W0067045

HANDBUCH DER PATHOLOGIE ZUR HOMÖOPATHISCHEN DIFFERENTIALDIAGNOSE

von Dr. med. Roger Morrison

Aus dem Amerikanischen übertragen von Veronika Theis

- KK -

Kai Kröger Verlag für homöopathische Literatur
Groß Wittensee

Titel der amerikanischen Originalausgabe:
Desktop Companion to Physical Pathology

Dieses Buch dient nicht dem Zweck der Selbstdiagnose oder der Selbstbehandlung. Patienten sollten dieses Buch auf keinen Fall ohne die direkte gesundheitliche Betreuung, Aufsicht und Anleitung durch einen Arzt oder Heilpraktiker benutzen.

Dieses Buch wurde auf chlorfrei gebleichtem Papier gedruckt.

ISBN 3-9801945-9-0

Druck: WDA Print Service, Brodersdorf
Bindung: Büge, Celle

Dieses Buch ist zu beziehen bei:

Kai Kröger Verlag für homöopathische Literatur
Rendsburger Straße 27
D-24361 Groß Wittensee

Telefon 04356/1473
Telefax 04356/98 67 91

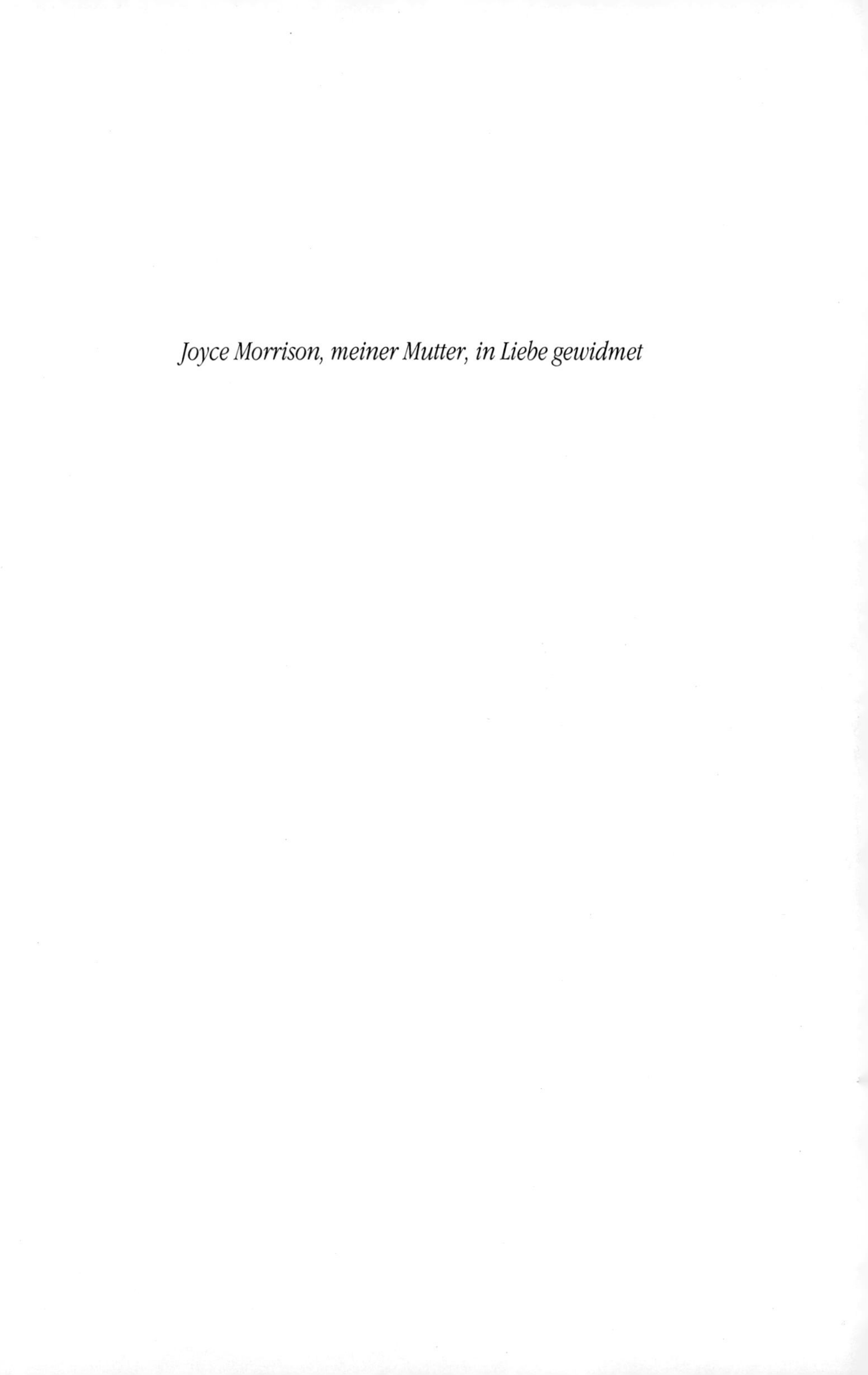

Joyce Morrison, meiner Mutter, in Liebe gewidmet

Danksagung

Mein Dank gilt...

...als erstes meiner Frau, Nancy Herrick, die bei der Entstehung dieses Buches in jeder Hinsicht beteiligt war und mich bei der Forschungsarbeit, beim Schreiben und beim Lektorat unterstützt hat. Es ist ein Segen, mit einer so zuverlässigen und hilfreichen Partnerin zusammenarbeiten zu dürfen, und es vergeht kein Tag, an dem ich mir dessen nicht bewusst bin.

...als nächstes meinem Lehrer und Mentor George Vithoulkas. Ohne seine Leitung und Hilfe hätte ich dieses Buch nicht schreiben können.

...meiner Hauptlektorin und Assistentin Julie Bernard, die enormen Zeitaufwand, Sachkenntnis und guten Geist beigesteuert hat. Ich werde ihren Beitrag zu dieser Arbeit und die Kraft, die sie mir geschenkt hat, nie vergessen.

...Deborah Gordon, die mir wieder wertvolle Erkenntnisse und Unterstützung geliefert hat. Ihre klaren und hilfreichen Beiträge zum *Handbuch der homöopathischen Leitsymptome und Bestätigungssymptome* und zum *Handbuch der Pathologie zur homöopathischen Differentialdiagnose* waren von unschätzbarem Wert (und sind letztes Mal leider unerwähnt geblieben).

...und schließlich meinen Freunden für ihre Unterstützung und Ermutigung zu diesem Buch – Rajan Sankaran, Jonathan Shore, Greg Bedayn, David Warkentin, David Riley, Jürgen Becker, Marianne Heger, Kai Kröger, Ken Pelltier, Laurie Dack und Murry Feldman.

Einführung

Wie bei meinem ersten Buch, *Handbuch der homöopathischen Leitsymptome und Bestätigungssymptome*, habe ich mir diese Arbeit vorgenommen, weil ich ein solches Buch für meine eigene Praxis brauchte. Ich habe versucht, einen knappen und dennoch gründlichen Überblick zur Differentialbehandlung der Hauptsyndrome zu schaffen, die uns in der homöopathischen Praxis begegnen. Mir ist daran gelegen, dass dieses Buch mein früheres Werk ergänzend begleitet.

Meine Hauptsorge beim Schreiben dieses Buches war es, dass sein Zweck und die Informationen, die es enthält, verzerrt und missbraucht werden könnten. Die Homöopathie ist ein Kunst und eine Wissenschaft, die immer darauf abzielen muss, den Patienten auf tiefster Ebene zu heilen. Bei diesem Ziel sind es oft die tiefsten inneren Konflikte und Nöte unserer Patienten, die uns zu dem korrekten Arzneimittel führen. Der Homöopath muss immer den ganzen Menschen berücksichtigen. In vielen Fällen heilt das Konstitutionsmittel eine Pathologie, die in unserer Materia Medica nicht aufgeführt ist. Dies ist eine unbestreitbare Tatsache – wozu also brauchen wir dann therapeutische Fachbücher, die körperliche Pathologie und Leitsymptome in den Mittelpunkt stellen?

Wegen dieses scheinbaren Paradoxons will ich erklären, was mich zum Schreiben der vorliegenden Arbeit bewogen hat. Dieses Buch soll dreierlei Zwecken dienen: Als erstes soll es eine Hilfe während der Konsultation mit dem Patienten (am Telefon oder persönlich) sein, um den Homöopathen auf mögliche Arzneimittel für eine bestimmte Beschwerde aufmerksam zu machen. Zweitens soll es als Lehrbuch dienen, das die Hauptaspekte der Arzneimittel in den Mittelpunkt stellt. Drittens enthält es Empfehlungen zur Behandlung – auf der Grundlage meiner eigenen und den Erfahrungen meiner Kollegen an unserem Zentrum.

In akuten Fällen ist es oft leicht, ein Arzneimittel anhand der akuten und lokalen Symptome auszuwählen, die in diesem Buch aufgeführt sind. Bei Konstitutionsfällen jedoch ist es in der Regel nicht zu empfehlen, den Fall durch die Linse der körperlichen Pathologie zu betrachten. Obwohl wir uns in der Praxis darum bemühen, nach der tieferen Bedeutung und den Ursachen für die körperliche Krankheit zu forschen und das Wesen oder den Kern der Natur des Patienten ausfindig zu machen, kommt es häufig vor, dass uns diese Suche nicht zur Auffindung des Simillimums führt. In vielen solchen Fällen liefert die körperliche Pathologie die notwendigen Hinweise zur Verschreibung.

Jedem pathologischen Syndrom habe ich Informationen zur Behandlung und Analyse beigefügt. Die Abschnitte zum Repertorium sollen die Suche nach hilfreichen Rubriken erleichtern. Die Abschnitte zur Behandlung enthalten Hinweise, die auf meinen eigenen Erfahrungen und denen meiner Kollegen in einer allgemeinen homöopathischen Praxis beruhen. Zusätzlich zu den Informationen zur homöopathischen Behandlung (Potenzwahl, Erstverschlimmerung usw.) und allopathischen Therapien (Medikamente, Untersuchungen usw.) sind therapeutische Hinweise zur naturheilkundlichen Behandlung gegeben.

Mancher mag der Meinung sein, dass diese naturheilkundlichen Ratschläge in einem homöopathischen Fachbuch fehl am Platz sind. Ich habe diese Hinweise aus mehreren Gründen eingefügt: Erstens sind sie eine Alternative, wenn der Patient Behandlung braucht, wir aber kein homöopathisches Arzneimittel geben wollen. Zweitens können sie eine Ergänzung sein, wenn wir mit einem Arzneimittel behandeln, das nicht wirkt, bzw. das spezifische Problem unbeeinflusst lässt. Drittens können naturheilkundliche Methoden die homöopathische Behandlung in vielen Fällen unterstützen. Die Tradition, derartige Ratschläge zu geben, hat bekanntlich schon mit Hahnemann begonnen.

Manche Leser waren der Meinung, dass meine Warnungen zur Vorsicht in diesem Buch übertrieben seien. Alle Fehler, vor denen ich hier warne, basieren auf meinen eigenen bitteren Erfahrungen. Wenn es hier klingt, als ob ich väterliche Ratschläge erteile, verstehen Sie es bitte als Zeichen meiner Verbundenheit, die ich gegenüber all denen empfinde, die genügend Mut haben, sich an die Praxis der Homöopathie zu wagen. Unsere Aufgabe kann sowohl befriedigend als auch beschwerlich sein. Mir ist sehr daran gelegen, die Last so weit wie nur möglich zu erleichtern.

Meine Vorschläge zur Behandlung sind oft vorsichtig, was meine medizinische Philosophie reflektiert. Meiner Überzeugung nach besteht unsere Hauptpflicht darin, um die Sicherheit und Gesundheit unserer Patienten bemüht zu sein, nicht unsere homöopathischen Ideale zu vertreten. Dies bedeutet, dass wir manchmal kurzfristig und vorübergehend auf allopathische Behandlungsmethoden zurückgreifen müssen. Auch die Sicherheit des Therapeuten ist von Bedeutung. Wir sollten niemals unsere Praxislizenz aufs Spiel setzen oder unseren Ruf gefährden. Dies gilt besonders in den Vereinigten Staaten, wo die Homöopathie immer noch oft das Ziel von Angriffen medizinischer Behörden ist. Ein ausgewogener und konservativer Ansatz ist unsere beste Chance, langfristig die Therapie, die wir lieben, zu verbreiten.

Die Homöopathie ist ein Vergnügen, wenn wir das richtige Arzneimittel finden und wissen, wie wir bei der Fallbehandlung vorgehen müssen. Ich hoffe, dass dieses Buch bei der Erreichung dieser Ziele behilflich sein kann.

Roger Morrison
1998

INHALT

Kopf & Hals

Kopfschmerzen
Konjunktivitis
Otitis Media
Allergie & Akuter Schnupfen
Sinusitis
Zahnschmerzen
Pharyngitis & Tonsillitis
Schilddrüsenbeschwerden

KOPFSCHMERZEN

Die große Mehrzahl aller Kopfschmerzen reagiert gut auf die homöopathische Behandlung. Dies trifft besonders dann zu, wenn die Kopfschmerzen das Hauptproblem des Patienten sind, und wenn die Symptome spezifisch und zuverlässig sind. Meine Zuversicht sinkt ein wenig, wenn ich meinen Patienten bitte, seine Kopfschmerzen zu beschreiben, und er antwortet: „Es scheint kein regelmäßiges Muster zu geben." Solche Fälle sind zeit- und energieaufwendiger. Darüber hinaus kann es sein, dass die Kopfschmerzen nicht das erste Symptom sind, das die Lebenskraft im Verlauf der Behandlung in Angriff nimmt. Es gibt auch das Syndrom von chronischen täglichen Kopfschmerzen ohne klare Modalitäten, deren Behandlung extrem frustrierend sein kann. In der Mehrzahl der Kopfschmerzen hilft jedoch sogar ein homöopathisches Simile. Es ist wichtig, den Fall sorgfältig zu beobachten, sogar nachdem sich die Kopfschmerzen gebessert haben, um sich zu vergewissern, dass es dem Patienten insgesamt besser geht und dass keine Unterdrückung stattgefunden hat.

BEHANDLUNG

Akute Kopfschmerzen und Migräne reagieren gewöhnlich rasch auf eine homöopathische Behandlung. (Ich bin einmal bei einer akuten Migräne eingeschlafen, noch während sich die Globuli der *Belladonna* C200 auf meiner Zunge auflösten). In anderen Fällen hat sogar ein anscheinend gut indiziertes akutes Arzneimittel wenig Wirkung auf akute Kopfschmerzen.

Dies liegt daran, dass der Patient gewöhnlich zur gleichen Zeit sein Konstitutionsmittel braucht. Es ist jedoch auch recht üblich, dass man das korrekte Konstitutionsmittel durch sorgfältige Analyse der Kopfschmerzsymptome allein findet! Dies kann sogar dann der Fall sein, wenn die Kopfschmerzen nicht die Hauptbeschwerde des Patienten sind.

Die Behandlung chronischer Kopfschmerzen ist oft durch eine Serie allopathischer Medikamente kompliziert, die das Muster der Schmerzen verändert haben mögen. Nebenwirkungen können zu dem Krankheitsbild hinzukommen, und die Wirkung des homöopathischen Mittels kann durch die Medikamente aufgehoben werden. Analgetika, die Koffein enthalten, scheinen harmlos zu sein, aber stören oft die homöopathische Behandlung. Manche Studien weisen darauf hin, dass sogar einfache entzündungshemmende Medikamente Kopfschmerzen hervorrufen und einen endlosen Teufelskreis auslösen können, bis die Medikamente abgesetzt werden. Wir sollten unsere Patienten soweit wie möglich dazu ermutigen, auf die Einnahme von Schmerzmitteln zu verzichten. In der Praxis jedoch ist dies oft nicht machbar, und wir müssen Patienten behandeln, während sie weiterhin andere Kopfschmerzmittel einnehmen. Medikamente, die nur während der Kopfschmerzen eingenommen werden, sind täglichen Präventivmitteln vorzuziehen. Besonders wenn der Fall wegen allopathischer Unterdrückung undurchsichtig ist, sollten wir unsere Patienten dazu anhalten, die allopathische Medikation für mehrere Wochen abzusetzen und dann eine erneute Fallaufnahme machen. Dies wird oft klare Modalitäten in einem Fall zum Vorschein bringen, wo vorher keine vorhanden waren.

Therapeutische Hinweise für Kopfschmerzen

HOMÖOPATHIE

- In den meisten Fällen sollte bei starken Kopfschmerzen die Potenz des Arzneimittels der Klarheit des Falles entsprechen. Wenn das Bild sehr klar ist, verwenden Sie eine 1M oder 10M; wenn der Fall nicht so klar ist, eine C200.

- Wenn kein klares Mittel in dem Fall zum Ausdruck kommt, ist es am besten, die Informationen erneut aufzunehmen, nachdem die allopathischen Medikamente für mehrere Wochen abgesetzt worden sind.
- In Fällen, in denen während der Behandlung mehr als ein einfaches Aspirin oder Paracetamol nötig ist, kann die Verordnung einer täglichen Dosis von C6 oder C12 des Arzneimittels hilfreich sein.
- In Fällen mit starker allopathischer Medikation können auch Q-Potenzen in Betracht gezogen werden.

NATURHEILKUNDE

- Nahrungsmittelallergien oder -unverträglichkeiten können chronische Kopfschmerzen verursachen. Eine Studie über Migränepatienten, veröffentlicht in *The Lancet*, hat gezeigt, dass über 90% der Patienten eine Linderung der Symptome durch Ausschalten der allergenen Substanzen aus der Diät erfuhren. Eine Eliminationsdiät schließt u.U. die Möglichkeit aus, dass die Beschwerden durch unverträgliche Nahrungsmittel hervorgerufen werden.
- Häufig störende Nahrungsmitteln sind: in Essig eingelegte und gegorene Nahrung; gewürzte Nahrungsmittel mit Lebensmittelzusätzen und Nitraten – Rotwein, Fleischkonserven, Fischkonserven, MSG; Hartkäse; Schokolade; Zitrusfrüchte; rote Pflaumen; Avocado; Himbeeren; Weißkohl; Tomaten; Auberginen; Kartoffeln; gebratene Speisen.
- Ferner sind bezüglich der Diät zu empfehlen: regelmäßige Mahlzeiten; Tyrosin-Einnahme einschränken; Koffeineinnahme absetzen; alle Weizen- oder Glutenprodukte und Süßigkeiten ausschalten.

- Geschlechtsverkehr oder Masturbation verschafft in vielen Fällen während einer Migräne Linderung – ein Thema, das vielleicht schwierig mit dem Patienten zu besprechen ist.

- Die Anwendung des Krautes *Pyrethrum parthenium* kann bei manchen Kopfschmerzpatienten ebenso wirksam sein wie ein Schmerzmittel und stört die homöopathische Behandlung nicht.

- Lecithin 3000 bis 6000 mg täglich hilft manchen Migränepatienten.

ALLOPATHIE

- Plötzliches Einsetzen starker Kopfschmerzen bei Patienten, die nie zuvor an Migräne gelitten haben, kann ein Zeichen einer subarachnoidalen Hämorrhagie sein.

- Gleichmäßig zunehmende progrediente Kopfschmerzen aus jüngerer Vergangenheit bedürfen immer einer ausführlichen neurologischen und / oder radiologischen Untersuchung.

- Viele Patienten verfallen aus Verzweiflung in die Gewohnheit, jedesmal gegen die Kopfschmerzen 3 oder 4 Aspirin oder Tylenol-Tabletten zu nehmen. Es ist hinreichend erwiesen, dass eine einzelne Aspirintablette bei den meisten Kopfschmerzen ebenso wirkungsvoll ist wie zwei oder mehr. Diese Medikamente können auch „Rückprall-Kopfschmerzen" hervorrufen und so einen Teufelskreis auslösen.

- Viele Patienten, die zu uns in die Behandlung kommen und narkotisierende Schmerzmittel einnehmen, haben Probleme im Zusammenhang mit Chemikalienabhängigkeit. Ein neuer Patient, der eine Packung des Schmerzmittels „verliert" und mit der Bitte um ein neues Rezept anruft, ist ein Alarmsignal mit dem Hinweis, dass er in diesem Bereich Hilfe braucht.

◆ Wenn es unmöglich ist, die allopathische Medikation auszusetzen, sollten wir dem Plan folgen, den Fall mit den am wenigsten störenden allopathischen Medikamenten zu begleiten.

HIERARCHIE ALLOPATHISCHER MEDIKAMENTE FÜR KOPFSCHMERZEN

1) Tylenol oder Aspirin
2) Ibuprofen oder andere steroidfreie entzündungshemmende Medikamente
3) Aspirin / Paracetamol / Koffeinpräparate (z.B. Excedrin)
4) Aspirin / Paracetamol / Sedativa (z.B. Fiorinal)
5) Ergotaminhaltige Medikamente
6) Betablocker – tägliche Einnahme über längeren Zeitraum (z.B. Propranolol)
7) Nicht narkotisierende Injektionen (z.B. Imatrex)
8) Schlafmittel
9) Tegretal oder andere Antiepileptika

REPERTORIUM

Die Abteilung **„Kopf, Schmerzen"** ist eine der ausführlichsten im Repertorium und kann recht verwirrend sein (Anm.: im *Complete Repertory* ist ein eigenes Kapitel unter „Kopfschmerzen" eingerichtet, vom Kapitel „Kopf" völlig getrennt). Das Kapitel beginnt (wie alle anderen auch) mit den Zeiten der Kopfschmerzen, folgt aber dann nicht der normalen Anordnung, indem die rechte und linke Seite aufgelistet sind. Stattdessen springt das Repertorium nach den Zeitrubriken sofort zu dem wichtigen Absatz der Modalitäten und führt allgemeine Modalitäten der Kopfschmerzen auf (andere Modalitäten findet man unter des spezifischen Lokalisationen und Schmerzeigenschaften). Es ist ein wenig schwierig, den Grund dafür zu begreifen, warum die spezifischen Lokalisierungen (Seiten, rechts und links, Scheitel etc.) nach den Hauptmodalitäten der

Kopfschmerzen aufgeführt sind. Diese Anordnung ist sinnvoll, wenn wir an diese Lokalisierungen als getrennte Teile denken (wie Schulter, Ellbogen usw. im Kapitel „Gliederschmerzen"). Auf diese Lokalisierungen folgen die spezifischen Schmerzeigenschaften (z.B. „Brennen", „Stechen" usw.). Verwirrend ist, dass in *Kents Repertorium* und im *Synthesis* (im *Complete Repertory* verschoben) manche Schmerzeigenschaften im Hauptabsatz der allgemeinen Modalitäten aufgeführt sind, gegen Anfang des Abschnitts „Kopf, Schmerzen" (z.B. „rasend", „wandernd" usw.). Unten sind, nach Kategorien angeordnet, Rubriken aufgeführt, in der Hoffnung, den Zugang zu diesem Abschnitt etwas zu erleichtern. Es gibt jedoch keinen Ersatz dafür, sich mit dem Repertorium selbst gründlich vertraut zu machen. Da so viele Patienten mit Kopfschmerzen als primär oder Sekundärbeschwerde kommen, lohnt es sich, jede Seite des Abschnittes „Kopf, Schmerzen" zwei- bis dreimal durchzulesen.

Zusammenfassung des Abschnittes Kopfschmerzen

Wetter • Temperatur • Jahreszeit

Abdecken
Baden, kalt
Baden, Meer
Feuchtigkeit, Haus
Gewitter
Herbst
Hitze, Erhitzung
Hitze, heiße Anwendungen
Kälte, kalte Anwendungen
Kälte, Verkühlung, Füße
Kälte, Verkühlung, Kopf
Kälte, Verkühlung
Kellerräume
Luft, frische / im Freien
Luft, kalte
Nässe, Durchnässung
Nässe, Kopf
Nässe, nasse Füße
Regen
Sommer
Sonne
Wärme, warme Anwendungen
Wärme, warmes Bett
Wärme, Zimmerwärme
Waschen, kaltes Wasser
Waschen, Kopf
Wetter (viele Unterrubriken)
Wetter, nasses
Wetter, warmes
Wind, kalter
Wind

Gemüt

Ablenkung
Angst
Aufmerksamkeit, zu starke
Bangigkeit
Bewusstlosigkeit
Delirium
Denken an die Schmerzen
Eile, Hast
Einkaufen
Erregung
Freude
Geistige Anstrengung
Geschäftsleute
Hysterie
Kontroverse
Kränkung
Kummer
Menschenmengen / Gesellschaft
Nervosität
Schreck
Schulmädchen
Träume, unangenehme
Trübsinn
Verärgerung
Widerspruch
Zorn

Pathologische Begleiterscheinungen

Asthma
Aufstoßen
Blähungen
Chorea
Diarrhœ
Epilepsie
Erbrechen
Frost, vor, während, nach
Gicht
Grippe
Hämorrhagie
Hämorrhoiden
Hautausschläge
Herzbeschwerden
Herzklopfen
Herzsymptome
Husten
Katarrh
Klimakterium
Lebererkrankungen
Magenbeschwerden
Malaria
Masern
Menses
Nasenbluten
Obstipation
Ohnmacht
Rheumatische Symptome
Scharlach
Schmerzen, Augen
Schmerzen, Herz
Schmerzen, Magen
Schmerzen, Milz
Schmerzen, Rücken

Schnupfen
Schwangerschaft
Schwindel
Urämie
Verdauungsbeschwerden
Wechsel mit, im (Unterrubriken)
Wehen
Zahnschmerzen

AKTIVITÄTEN

Anstrengung
Arbeit
Atem anhalten
Atmen
Aufstehen (Unterrubriken)
Auftreten
Autofahren
Baden
Bergab gehen
Bett, zu Bett gehen
Bewegung
Bewegung, Beginn
Blinzeln
Bootfahrt
Bügeln
Einkaufen
Gähnen
Gehen
Haar zusammenbinden
Haare kämmen
Haarschneiden
Heben
Heben, Arme
Husten
Kauen
Koitus
Kopf einhüllen
Kratzen
Lachen
Laufen
Lesen
Niesen
Reden
Schlaf
Schneuzen
Schreiben
Sexuelle Ausschweifungen
Sexuelle Betätigung, Onanie
Sexuelle Erregung
Sexuelle Unterdrückung
Singen
Steigen
Stuhlgang, Drücken beim
Tanzen
Waschen

KÖRPERFUNKTIONEN

Atmen
Aufstossen
Einatmen
Erbrechen
Erwachen
Gähnen
Harnentleerung
Harnentleerung, stark

Klimakterium
Menses
Schlaf
Schlafverlust
Schwangerschaft
Schwitzen
Stillen
Stuhlgang, nach
Stuhlgang, vor
Stuhlgang, während
Zahnung

LOKALE MASSNAHMEN MIT WIRKUNG AUF DIE SCHMERZEN

Abstützen, Kopf
Augen schließen
Baden
Berührung
Druck, äußerer (Unterrubriken)
Einhüllen, Kopf
Enge Kleidung
Haar herabhängen lassen
Haare kämmen
Hut
Kalte Anwendungen
Kopf einbinden
Kratzen
Reiben, Kopf
Rücken, Drücken gegen etwas Hartes
Stützen, Hand gegen den Kopf
Warme Anwendungen

STELLUNG

Aufstützen, Kopf
Bett, im
Beugen, Kopf nach vorn
Bücken
Drehen, Kopf
Halten, Kopf aufrecht
Heben, Kopf
Hinlegen, muss sich
Kopfnicken
Lehnen, gegen etwas
Liegen
Liegen auf der schmerzhaften Seite
Liegen, mit hochgelagertem (oder tiefgelagertem) Kopf
Neigen, Kopf nach hinten
Neigen, Kopf seitwärts
Rollen, Kopf
Rückenlage
Runzeln, Brauen
Schütteln, Kopf
Sitzen
Stehen
Stirn runzeln
Umdrehen im Bett

Nahrung • Schadstoffe • Essen

Abendessen
Bier
Bonbons
Brot
Chinin
Eisen
Essen
Essig (auch Säuren)
Fasten
Fette Speisen
Fleisch
Frühstück
Getränke, heiße
Getränke, kalte
Hunger
Kaffee
Kalbfleisch
Kupfer
Limonade
Metalle
Milch
Mittagessen
Opium
Quecksilber
Saure Dinge
Spirituosen
Süßigkeiten
Tabak
Tee
Warme Speisen
Warme Suppe
Wein

Reizung

Berührung
Dunkelheit
Erschütterung
Gerüche
Grelle Gegenstände
Lärm
Licht, künstliches
Licht, Tageslicht
Liegen im Dunkeln
Musik
Oper
Schritte
Sprechen anderer

Bezug zum Gesichtssinn

Augen schließen
Augen zu schließen, gezwungen, die
Augenanstrengung
Augenbewegung
Bewegung der Augen
Blinzeln
Grelle Gegenstände
Lesen
Sehen, abwärts
Sehen, aufwärts
Sehen, starr
Stirn runzeln

Verletzungen

Gehirnerschütterung
Hundebiss
Impfungen
Lasten tragen, auf der Schulter
Schläge auf den Kopf
Sturz, nach
Trauma
Verletzungen
Völlerei

Schmerzarten (Innerhalb des allgemeinen Abschnittes Kopfschmerzen)

Anfallsartig
Chronisch
Elektrischer Strom, wie
Erfroren, wie
Hämmernd
Heftig
Kleine Stelle
Kugel schlägt gegen den Schädel
Migräne
Neuralgisch
Periodisch
Pfeilartig
Plötzlich
Prellungsgefühl der Kopfhaut
Pulsierend
Rasend
Ständig
Stauungsschmerzen
Übelkeit, verursacht
Verrückt machend
Wandernd
Zuckend
Zunahme, allmähliche
Zunahme, rasche

Wichtige Rubriken an anderen Stellen im Repertorium

Gemüt, Angst mit Kopfschmerzen
Gemüt, Delirium bei Kopfschmerzen
Gemüt, Fluchen während Kopfschmerzen
Gemüt, Gedächtnisschwäche während Kopfschmerzen
Gemüt, Geistestrübung bei Kopfschmerzen
Gemüt, Konzentration schwierig während Kopfschmerzen (auch Verwirrung)
Gemüt, Kräfteverfall während Kopfschmerzen
Gemüt, Reizbarkeit während Kopfschmerzen
Gemüt, Trübsinn während Kopfschmerzen
Gemüt, Vergesslichkeit bei Kopfschmerzen
Gemüt, Weinen während Kopfschmerzen
Schwindel während Kopfschmerzen
Augen, Photophobie während Kopfschmerzen
Augen, schließt die Augen während Kopfschmerzen
Augen, Schmerzen während Kopfschmerzen
Augen, Tränenfluss während Kopfschmerzen
Sehen, Diplopie, Kopfschmerzen, bei
Sehen, Farbensehen, schwarze Flecke, Kopfschmerzen, vor, während
Sehen, Flackern, Kopfschmerzen, vor, während (siehe auch „Funken")
Sehen, Trübe, Kopfschmerzen, vor, während (siehe auch „Neblig" und „Verschwommen")
Sehen, Verlust der Sehkraft, Blindheit, Kopfschmerzen, vor, während
Nase, Nasenbluten während Kopfschmerzen
Nase, Schnupfen während Kopfschmerzen
Nase, Verstopfung während Kopfschmerzen
Gesicht, gerunzelte Stirn während Kopfschmerzen
Gesicht, Hitze während Kopfschmerzen
Gesicht, Verfärbung, blass während Kopfschmerzen
Gesicht, Verfärbung, rot während Kopfschmerzen
Mund, Speichelfluss während Kopfschmerzen
Magen, Durst während Kopfschmerzen
Magen, Erbrechen während Kopfschmerzen
Magen, gesteigerter Appetit während Kopfschmerzen
Magen, Aufstoßen während Kopfschmerzen

Magen, Übelkeit während Kopfschmerzen
Abdomen, Schmerzen im Wechsel mit Kopfschmerzen
Rektum, Diarrhœ während Kopfschmerzen
Rektum, Obstipation während Kopfschmerzen
Blase, Harnentleerung, häufig während Kopfschmerzen
Harn, reichlich, während Kopfschmerzen
Brust, Herzklopfen während Kopfschmerzen
Extremitäten, kalt (auch Hände, kalt) während Kopfschmerzen
Schlaf, Erwachen durch Kopfschmerzen
Schlaf, gestört durch Kopfschmerzen
Schlaf, Schlaflosigkeit bei Kopfschmerzen
Schweiß, kalt, während Kopfschmerzen
Allgemeines, Ohnmacht während Kopfschmerzen
Allgemeines, Schwäche während Kopfschmerzen

ARZNEIMITTEL

Es gibt kein einfaches Schema zur Kategorisierung von Kopfschmerzmitteln, aber es ist nützlich zu versuchen, die Mittel lockeren Gruppierungen wie Schmerzart oder -ort zuzuordnen. Natürlich passen viele Mittel zu mehr als nur einer Kopfschmerzart. In solchen Fällen wurde das Arzneimittel der Kategorie zugeordnet, in der es am häufigsten auftritt. Darüber hinaus hat nahezu jedes Arzneimittel in unserer Materia Medica irgendwelche Symptome im Zusammenhang mit Kopfschmerzen, viele davon sind hier nicht berücksichtigt.

Die folgenden Kategorien sind unten näher ausgeführt:

- **Das wichtigste Arzneimittel für Kopfschmerzen**
- **Die wichtigsten Arzneimittel für *rechtsseitige* Kopfschmerzen**
- **Weitere wichtige Arzneimittel für *rechtsseitige* Kopfschmerzen**
- **Die wichtigsten Arzneimittel für *linksseitige* Kopfschmerzen**

- **Arzneimittel für *Stauungs*kopfschmerzen**
- **Die wichtigsten Arzneimittel für *generalisierte* Kopfschmerzen**
- **Weitere wichtige Arzneimittel für generalisierte Kopfschmerzen**

◆ Das *wichtigste* Arzneimittel für Kopfschmerzen

NATRIUM MURIATICUM

Das Hauptmittel für Migräne und Kopfschmerzen allgemein – etwa 10 bis 15% von Migränefällen in unserer Praxis brauchen dieses Mittel.

ART: berstende Schmerzen. Empfindung wie von einem kleinen Hammer in einer Stelle. Schraubstock

ORT: bevorzugt die rechte Seite. Schläfe. Hinterkopf

Wenn die Kopfschmerzen auf einer Seite nachlassen, treten sie auf der gegenüberliegenden Seite auf.

Schlimmer: **morgens beim Erwachen; 10 Uhr oder 10 bis 15 Uhr**; **Kummer** oder starke Emotionen oder unterdrückte Emotionen; **Schulmädchen**, die ernst und angespannt sind

Sonne; Hitze; Menses; Einsetzen der Menses

Lesen; **Augenanstrengung**; Husten; Lachen; Weinen; während oder nach Frost bei rezidivierendem Fieber

Besser: kalte Anwendungen; Schweiß; Druck; Schließen der Augen; muss sich in dunklem Raum hinlegen.

Periodische Kopfschmerzen: täglich; alle zwei Tage; beliebige Periodizität

Sehstörungen und Erbrechen durch Kopfschmerzen

Kopfschmerzen im Zusammenhang mit Anämie in der Krankengeschichte

◆ Die wichtigsten Arzneien für *rechtsseitige* Kopfschmerzen

BELLADONNA

Ausgezeichnetes Arzneimittel für sowohl akute als auch chronische Kopfschmerzen und Migräne

ART: **die intensivsten Kopfschmerzen in unserer Materia Medica**

Beschrieben als: **Pochen**; „explosionsartig"; „rasend", „in den Wahnsinn treibend"

Empfindung von Druck nach aussen, „als würden die Augen herausspringen"

Die Schmerzen kommen und vergehen plötzlich; oder sie setzen langsam ein und verschwinden plötzlich.

ORT: **Beginn im rechten Hinterkopf, Ausbreitung zur rechten Stirn oder Auge**. Können auch in der rechten Stirnhälfte beginnen und sich zum Hinterkopf ausbreiten.

Schlimmer: **15 Uhr**; nachts; **Erschütterung**; Treppabgehen; Husten oder Niesen; Kopf schütteln; Bewegung; **Licht**; **Sonne**; Hitze; nach Unterkühlung; Haarschneiden oder **Haarwäsche**; **Bücken**; Vornüberbeugen des Kopfes; Liegen; Lärm; Pressen beim Stuhlgang; enger Kragen; **Menses**; **Klimakterium**

Besser: **Liegen im dunklen, ruhigen Zimmer**; kalte Anwendungen; Schließen der Augen; fester Druck von außen; Kopf bandagieren; sich im Bett aufsetzen; den Kopf nach hinten neigen; Harnentleerung

Hüpfender Puls im Kopf und Hals; stechende Schmerzen bei jedem Pochen

BEGLEITUMSTÄNDE: Hypertonie; Hormonveränderungen (Abort, Hysterektomie); Erbrechen bei Kopfschmerzen

Augen sind blutunterlaufen oder glänzen während der Kopfschmerzen.

Hände und Füße eiskalt während der Kopfschmerzen

SANGUINARIA

Stauungskopfschmerzen; Migräne

ORT: **Kopfschmerzen beginnen in der rechten Schulter oder Nacken und strahlen rechtsseitig in Stirn und Auge aus.**

ART: Pochen; Brennen

Schlimmer: Kopfschmerzen tagsüber, kommen und gehen mit der Sonne; Licht; Lärm; Gerüche; Erschütterung; Fasten; Menses; periodische Kopfschmerzen

Besser: **Schlaf; nach Erbrechen**; Windabgang durch Flatus oder Aufstoßen; Drücken des Kopfes gegen etwas Hartes. (*Meny.*)

Erbrechen bei Kopfschmerzen

Verdauungsstörungen, Brennen im Magen, saurer Magen bei Kopfschmerzen

Kopfschmerzen mit gerötetem Gesicht und Pulsieren in den Karotiden

◆ Weitere wichtige Arzneimittel für *rechtsseitige* Kopfschmerzen

AGARICUS

Kopfschmerzen gehen mit Zuckungen der Lider oder Gesichtsmuskeln einher.

ORT: rechte Seite; in oder über dem rechten Auge; Kopfschmerzen breiten sich zur Nasenwurzel aus.

ART: **Empfindung von einem Nagel**, besonders in der rechten Stirn; unerträglich; dumpfe, ziehende Empfindung; Schweregefühl; eisige Kälte oder wie kalte Nadeln; kalte Stellen beim Kratzen

Schlimmer: Stillsitzen; geistige Anstrengung oder Studium

Besser: langsame Bewegung; nach Stuhlgang

Acidum carbolicum

Rechtsseitige Stirnkopfschmerzen
Art: wie von einem Band gequetscht
Schlimmer: Dämpfe und chemische Ausdünstungen
Besser: starker Tee; Druck; Rauchen

Cedron

Schmerzen kehren genau zur selben Zeit wieder – täglich, alle zwei Tage, wöchentlich, bzw. mit beliebiger Periodizität
Ort: besonders über dem rechten Auge oder in der ganzen rechten Kopf- und Gesichtseite
Kopfschmerzen quer durch die Augen von einer Schläfe zur andern; oder sie beginnen in den Schläfen und breiten sich zur Stirn aus.
Schwellungsgefühl im Kopf
Der ganze Körper fühlt sich taub an während der Kopfschmerzen.
Schlimmer: 9 Uhr; 11 Uhr; frische Luft, im Freien; Aufstehen

Chelidonium

Ort: **Über dem rechten Auge**
Ausbreitung vom Scheitel zum Nacken oder zum rechten Schulterblatt
Schlimmer: mitten am Vormittag oder um 14 Uhr; Lesen; Augenbewegung
Besser: frische Luft; Schließen der Augen; **Essen**; Druck
Periodische Kopfschmerzen, alle 14 Tage
Gastrische Kopfschmerzen

Iris versicolor

Klassische Migräne. Beginnt mit visueller Aura und endet mit Erbrechen.

Visuelle Aura mit Flecken vor den Augen, Schimmern oder verschwommene Sicht

Wöchentlich auftretende Migräne, besonders am Wochenende (*Sulf.*). Periodisch

Ort: Schmerzen wechseln die Seiten; rechte Seite; rechte Stirn.

Schlimmer: kalte Luft; Sitzen oder Ruhe; Entspannung nach Studium; Husten

Besser: frische Luft; Stehen; Gehen; anhaltende sanfte Bewegung

Blindheit oder verschwommene Sicht bei Kopfschmerzen

Lycopodium

Kopfschmerzen über der rechten Stirn oder rechten Kopfseite

Schlimmer: **16 bis 20 Uhr**; morgens beim Erwachen; **Überhitzung**, besonders im Bett; Überanstrengung der Augen; **wenn der Hunger nicht sofort gestillt wird**; Fasten, selbst bereits nach einer Stunde; Menses; Drücken beim Stuhlgang; Husten

Besser: kalte oder frische Luft; Essen; Gehen; Liegen

Kopfschmerzen breiten sich vom Scheitel zur Schulter aus.

Natrium muriaticum

(siehe oben: Das wichtigste Arzneimittel für Kopfschmerzen)

Prunus spinosa

Ort: **rechte Stirnseite** oder Ausstrahlung von der rechten Stirnseite zum Hinterkopf. Schmerzen im rechten Auge mit Ausdehnung rückwärts in den Kopf. Schmerzen breiten sich zur rechten Seite der Protuberantia okzipitalis aus.

Art: Stechende Schmerzen; durchzuckende Stiche oder elektrische Stöße; Druck; der Patient beschreibt die Kopfschmerzen

möglicherweise, „als sei innen eine Schwellung oder ein Tumor";
Kopf wie geschwollen oder Bersten nach außen
Schlimmer: 16 Uhr; Druck; Bewegung; Sonne

Ranunculus bulbosus

Rechte Stirnseite oder über dem rechten Auge
Schlimmer: **vor einem Sturm oder Gewitter**; Wetterwechsel; **alkoholische Getränke**; Hinlegen; beim Eintreten in einen Raum, von draußen hereinkommend
Besser: Stehen oder Gehen

◆ Die wichtigsten Arzneimittel für *linksseitige* Kopfschmerzen

Spigelia

Starke Migräne; Ziliarneuralgie
Ort: **linke Stirnseite; über dem linken Auge; direkt im linken Auge**
Schmerzen breiten sich rückwärts in den Kopf oder Hinterkopf aus; sie können in Schläfe oder Hinterkopf beginnen und sich zum linken Auge oder der linken Braue ausbreiten.
Art: **stechende** oder neuralgische Schmerzen; heftige Schmerzen; kann die Stelle mit einem Finger bezeichnen und abdecken.
Schlimmer: morgens; kommen und gehen mit der Sonne; Bewegung; **Erschütterung**; Husten; Pressen beim Stuhlgang; Berührung; Bücken; Stehen; kalte oder frische Luft; Gehen im Freien; Wind; **Rauch**; Lärm
Besser: Hitze oder heißes Bad; Augen geschlossen halten; Hinlegen; mit hochgelagertem Kopf liegen
Kopfschmerzen in Verbindung mit Herzklopfen oder anderen Herzbeschwerden

BRYONIA

Chronische Migräne. Akutes Fieber mit grauenhaften Kopfschmerzen

ORT: **Schmerzen beginnen über dem linken Auge, breiten sich zum Hinterkopf und dann über den ganzen Kopf aus.**

Manchmal Ausbreitung zu Schultern und Rücken

In der Protuberantia okzipitalis

ART: dumpfe, schwere Schmerzen; stechende Schmerzen

Langsame Zunahme mit Schweregefühl, Stauung und Völlegefühl

Schlimmer: morgens beim Aufstehen bis mittags; **21 Uhr**

Geringste Bewegung, sogar der Augen, der Lider oder des Körpers; Erschütterung; **Husten**; festes Auftreten; Anstrengung; Treppensteigen; **bei Obstipation**; Bügeln; Hitze; Sonne; Essen; Kämmen der Haare; Gehen; Lärm; Schluckauf; kaltes Bad, wenn der Kopf erhitzt ist und schwitzt.

Besser: **Druck**; **Liegen auf der schmerzhaften Seite**; Liegen im Dunkeln; Schwitzen; Waschen mit kaltem Wasser; kühle Luft

Übelkeit oder Schwindel bei dem Versuch, sich aufzusetzen

LACHESIS

Stauungskopfschmerzen mit Pulsieren, Völlegefühl und Druck nach außen

ORT: **die linke Seite oder Stirn**

Beginnt in der linken Seite und geht dann nach rechts; Stirnkopfschmerzen mit Ausbreitung zur Nase oder Nasenwurzel

ART: **berstende Empfindung**, als würde das Gehirn platzen oder die Augen aus dem Kopf springen

Schlimmer: **morgens beim Erwachen**; Hitze; Schlaf; **enger Kragen**; Zorn; Erregung; Alkohol; vor der Menses; unterdrückte Menses; **Klimakterium**

Besser: Druck; kalte Luft und kalte Anwendungen; **während des Menstruationsflusses**; während Ausscheidungen aller Art; Nasensekret; Erbrechen

Kopfschmerzen im Zusammenhang mit Hypertonie

SEPIA

Kopfschmerzen im Zusammenhang mit viel Übelkeit; Migräne Periodische Kopfschmerzen oder Schmerzen, die in Wellen oder plötzlichen Stößen einsetzen

ORT: Kopfschmerzen in der linken Stirn und über dem linken Auge

Schlimmer: **Menses**, vor oder während. Schwangerschaft; Klimakterium. Licht, besonders künstliches Licht; geistige Anstrengung; stickige Räume; Koitus; Fasten; hypoglykämische Anfälle; mit Reiseübelkeit

Besser: frische Luft; **Erbrechen**; **Essen**; Schlafen; Liegen im Dunkeln; **kräftige Anstrengung**; Druck

Leeregefühl im Magen während der Kopfschmerzen

THUJA

ORT: **linke Stirnseite**, über dem linken Auge; Schmerzen breiten sich von der Stirn in das Hinterkopf aus.

ART: Wird oft beschrieben als Empfindung **wie von einem Nagel, der sich nach hinten in das Gehirn schiebt**; Spasmen werden bei Kopfschmerzen in der linken Nackenseite empfunden.

Schlimmer: nach Mitternacht; nachts im Bett, zwingt den Patienten aufzustehen; Liegen; Tee

Besser: Druck; frische Luft; warme Anwendungen; Neigen des Kopfes nach hinten

◆ Arzneimittel für *Stauungs*kopfschmerzen

ALOE

Stauungskopfschmerzen mit Schweregefühl in den Augen
ORT: drückende Schmerzen in der Stirn und über den Augen
Besser: **kalte Anwendungen**; Schließen der Augen oder Blinzeln
Schlimmer: Hitze
Kopfschmerzen im Zusammenhang oder Wechsel mit Diarrhœ

BELLADONNA

(siehe oben: Rechtsseitige Kopfschmerzen)

GLONOINUM

Intensiv klopfende Kopfschmerzen, als würde der Kopf bersten
Das Gesicht ist gerötet, und der Puls hüpft in den Karotiden.
Die Schmerzen nehmen mit Sonnenaufgang zu und mit Sonnenuntergang ab.
ORT: von der Schädelbasis aufsteigend
Schlimmer: **Sonne und Hitze**; Alkohol; Klimakterium oder vor der Menses; nach Metrorrhagie; Erschütterung; Bewegung; Schütteln des Kopfes; enger Kragen
Besser: Druck; Liegen in dunklem Raum; kalte Anwendungen oder **kaltes Waschen**; Neigen des Kopfes nach hinten; **Aufenthalt im Schatten**; Tragen einer Kopfbedeckung
Ohnmacht während Stauungskopfschmerzen

LACHESIS

(siehe oben: Linksseitige Kopfschmerzen).

Melilotus

Pochende Kopfschmerzen mit gerötetem Gesicht und Pulsieren in den Karotiden; Erbrechen bei Kopfschmerzen; Kopfschmerzen mit Nasenbluten

Schlimmer: 9 Uhr bis mittags

Besser: Menses; starke Harnentleerung

Schmerzen werden gelindert durch Nasenbluten oder eine andere Hämorrhagie.

Pulsatilla

Extrem veränderliche Kopfschmerzen

Art: Pulsieren, Stauungs- oder berstende Kopfschmerzen; starkes Völlegefühl im Kopf

Ort: **Veränderlich**; Stirn und Schläfen; Hinterkopf

Schlimmer: **Hitze; Sonne; stickige oder warme Räume**

Überessen; fette oder reichhaltige Speisen; Speiseeis; warme Getränke

Anstrengung mit Überhitzung; Stehen

Blicken nach oben; die Füße herabhängen lassen

Schneuzen; Husten

Unterdrückte Menses; **am Ende des Menstruationsflusses**

Klimakterium

Besser: **frische Luft**; langsames Gehen im Freien; kalte Anwendungen

Liegen mit durch Kissen hochgelagertem Kopf; Druck; Bandagieren des Kopfes

Erbrechen bei Kopfschmerzen

◆ Die wichtigsten Arzneimittel für *generalisierte* Kopfschmerzen

CALCAREA PHOSPHORICA

Schulkinder mit Kopfschmerzen und Magenschmerzen

Schlimmer: am Ende des Tages oder Schultages; nach dem Mittagessen

Schmerzen im Zervikalbereich, was Dumpfheit im Kopf und Trübung im Denken verursacht

ORT: Hinterkopf bis über den ganzen Kopf hinweg; Schmerzen werden innerhalb oder entlang der Schädelnähte empfunden.

CALCAREA CARBONICA

Chronische Kopfschmerzen und Migräne durch Stressbelastung und Sorgen

Schlimmer: **Kälte, feuchte Kälte**; nasser Kopf; geistige Anstrengung; Licht; Menses; Anstrengung; Bergaufgehen bzw. Treppensteigen; Heben schwerer Lasten; Schütteln des Kopfes; Bücken

Besser: Druck oder Bandagieren des Kopfes

CHINA

Besonders für Migräne und Neuralgie

Periodische Kopfschmerzen mit Schwäche

Kopfschmerzen schlimmer nach schwerer Hämorrhagie; nach Flüssigkeitsverlust – wie lang anhaltender Diarrhœ; im Zusammenhang mit Anämie

ORT: ganzer Kopf mit Ausbreitung in die Zähne

Schlimmer: frische Luft oder Zugluft; Gehen; Liegen; Lärm; Berührung; Bewegung

Besser: **fester Druck** mit der Hand; Hitze oder in warmen Räumen; Auf- und Abbewegen des Kopfes; Empfindung, als würde das Gehirn schmerzhaft gegen die Schädelinnenseiten schlagen.

Blasses Gesicht während Kopfschmerzen (zu anderen Zeiten gerötetes Gesicht)

CIMICIFUGA

Starke Schmerzen oder Neuralgie im Bereich von Hinterkopf, Scheitel und Halswirbelsäule

ORT: **Es besteht ausgeprägte Steifheit im Halswirbelbereich und Schmerzen im Nacken bei den Kopfschmerzen**

Zervikalbereich und Hinterkopf mit Ausbreitung über den Kopf; Scheitel

ART: als würde das Schädeldach abfliegen oder sich öffnen

Als sei das Gehirn zu groß

Schmerzhaft steif, „als sei ein Pflock vom Nacken in den Scheitel getrieben"

Neuralgische Schmerzen; durchzuckende Stiche; Stechen; Schmerzwellen

Zerschlagenheitsgefühl

Die Kopfschmerzen können tagelang anhalten.

Schlimmer: Augenbewegung; Studium; Wetterumschwung; feucht-kalte Witterung

Besser: frische Luft; Druck

GEMÜT: Geistestrübung und Verwirrung bei Kopfschmerzen

Hysterisch und unzufrieden bei chronischen Kopfschmerzen

COCCULUS

Kopfschmerzen durch Kummer und Sorgen um einen nahestehenden Menschen

Kopfschmerzen in Verbindung mit Schwindel oder Ohnmacht

Kopfschmerzen mit Übelkeit und häufig Erbrechen. Lärm löst Erbrechen aus.

Ort: ganzer Kopf; Hinterkopf und Nacken; Hinterkopf mit Ausbreitung den Nacken oder die ganze Wirbelsäule herab

Schlimmer: **Autofahren; Schlafverlust**; Alkohol; Bewegung; Erschütterung; Essen; Lesen; Rückenlage; Druck auf den Hinterkopf; Reden oder Lachen; Lärm; Licht

Besser: Schlaf; Seitenlage (entlastet das Hinterkopf vom Druck); Harnentleerung

Gelsemium

Starke und erschöpfende Kopfschmerzen

Schweregefühl im Kopf, besonders in der Stirn, mit herabhängenden Lidern; kann kaum den Kopf aufrecht und die Lider offen halten.

Kopfschmerzen im Wechsel mit Leibschmerzen

Ort: **Die Schmerzen beginnen im Hinterkopf und breiten sich zur Stirn aus.**

Art: Hämmern, besonders im Hinterkopf; „rasende" Kopfschmerzen; dumpfe, benommen machende Kopfschmerzen

Schlimmer: **10 Uhr.** 2 oder 3 Uhr; Wein; flaches Liegen; Kopfbewegung; Anstrengung; geistige Anstrengung

Besser: **Harnentleerung**, besonders reichliche Harnentleerung; Erbrechen; Liegen oder Zurücklehnen mit erhabenem Kopf

Häufig Diplopie mit Kopfschmerzen. Erweiterte Pupillen

Kalte Füße und kalter Schweiß während Kopfschmerzen

Schwäche, Entkräftung und Zittern während Kopfschmerzen

Glonoinum

(siehe oben: Stauungskopfschmerzen)

Iris versicolor

(siehe oben: Rechtsseitige Kopfschmerzen)

Lac caninum

Ort: **Kopfschmerzen wechseln die Seiten** (*Iris*).
Ausstrahlung vom Hinterkopf in die Stirn
Schlimmer: morgens beim Erwachen (besonders im Hinterkopf); nach Mitternacht; Verdrehen der Augen nach oben; während der Menses; Lärm; Sprechen; Nähen
Empfindung, als schwebe der Kopf in der Luft
Übelkeit und Erbrechen bei Kopfschmerzen

Lac defloratum

Kopfschmerzen mit starker Übelkeit und Erbrechen
Migräne mit Sehstörungen
Periodische oder wöchentliche Kopfschmerzen
Schlimmer: Lärm; Licht; Bewegung; Aufsitzen; Menses
Besser: bei Sonnenuntergang; Liegen; kalte Anwendungen
Blasser Harn in großen Mengen während der Kopfschmerzen
Schwere Obstipation während Migräne; harter Stuhl
Eiskalter Körper während der Migräne

Nux vomica

Migräne, Spannungskopfschmerzen und Kopfschmerzen durch Schadstoffe
Ort: Stirn; Hinterkopf; Ausbreitung vom Hinterkopf zum Nacken
Schlimmer: morgens im Bett; **Kälte**; **Alkohol** (Hauptmittel bei „Kater")
Lärm; Gerüche; Licht; Überempfindlich gegen alle Reize; Stress und Überarbeitung; Zorn; geistige Anstrengung
Kopf- oder Augenbewegung; Liegen auf der schmerzhaften Seite; Essen; Wind
Besser: morgens nach dem Aufstehen; abends im Bett; **Wärme**

Warme Anwendungen; Druck; Liegen auf der schmerzlosen Seite
Obstipation durch Kopfschmerzen
Deutliche Reizbarkeit bei Kopfschmerzen (*Syph.*)

PHOSPHORUS
Migräne mit brennenden oder pulsierenden Schmerzen
Kopfschmerzen jeden zweiten Tag
ORT: beliebige Seite, häufiger jedoch linksseitig; Stirn; Hinterkopf
Schlimmer: **Fasten** (*Psor.*); Liegen, besonders Linksseitenlage; heiße Speisen oder Getränke; Menses; **Licht**; geistige Anstrengung; vor Gewitter; Niesen; Bewegung
Besser: **nach Schlaf**, besonders Tiefschlaf; Essen; Reiben; **kalte Luft oder kalte Anwendungen**; Legen der kalten Hand auf die Stirn
Sehr hungrig während der Kopfschmerzen

SILICEA
Chronische Kopfschmerzen und Migräne
ORT: Kopfschmerzen beginnen im Hinterkopf und breiten sich zur Stirn oder den Augen aus.
Können auch rechtsseitig auftreten; beinahe jeder beliebiger Ort
Auch Kopfschmerzen mit chronischer Sinusitis über der Nasenwurzel
Schlimmer: **kalte Luft oder Zugluft**; Licht; Erschütterung; Lärm; Fasten; Anstrengung; nach Koitus; geistige Anstrengung; anhaltende tägliche Kopfschmerzen
Besser: Einhüllen oder Bedecken des Kopfes; warme Anwendungen; Druck; festes Einbandagieren des Kopfes; nach der Harnentleerung
Feuchtkalter Schweiß auf der Stirn während der Kopfschmerzen

Staphisagria

Kopfschmerzen werden hervorgerufen durch Auseinandersetzung oder Konflikt.

ORT: dumpfe Stirnkopfschmerzen mit Schlafverlust; Nasenwurzel Hinterhaupts-Kopfschmerzen oder hölzerne Empfindung

ART: **als sei ein „Holzblock" im Kopf**, besonders im Hinterkopf; Empfindung im Gehirn wie gequetscht; Gefühl wie von einer Bleikugel im Kopf

Schlimmer: **Kummer; unterdrückter Zorn; Empörung;** sexuelle Ausschweifungen; Mittagsschlaf

Besser: Gähnen; Druck

Sulfur

ORT: Hauptmittel für Kopfschmerzen auf dem **Scheitel**

ART: Die Schmerzen werden häufig als glühende Hitze beschrieben; auch drückende Kopfschmerzen oder **wie ein Band** um den Kopf herum

Stirnhöhlenkopfschmerzen mit starkem Völlegefühl

Empfindung von einem Gewicht auf dem Scheitel

Schlimmer: 11 Uhr; abends im Bett; **nur am Wochenende; Winter; Überhitzung**; bei Hunger; Überessen; Bücken; starke Gerüche; grelles Licht an bedeckten oder nebligen Tagen; **Stehen**; angeregtes Gespräch

Besser: **kalte Anwendungen;** Abdecken des Kopfes

Verschwommene oder getrübte Sicht vor Kopfschmerzen

Gesicht ist gerötet und die Augen sind blutunterlaufen während der Kopfschmerzen

Gereizt und ungeduldig während der Kopfschmerzen

◆ Weitere wichtige Arzneimittel für *generalisierte* Kopfschmerzen

Antimonium crudum

Ausgeprägte Übelkeit und Verdauungsstörungen mit Kopfschmerzen

Schlimmer: Erhitzung; Sonne; kaltes Bad
Unverträgliche Speisen; Wein; Essig

Besser: Gehen im Freien

Ausgeprägte Übelkeit und dick weiß belegte Zunge

Kopfschmerzen in Verbindung mit Haarausfall

Arnica

Ist als erstes Arzneimittel bei Kopfschmerzen nach einer Kopfverletzung zu berücksichtigen.

Kopf ist heiß, aber der Körper ist kalt (*Bell.*).

Schlimmer: morgens beim Erwachen bis 10 Uhr; Geweckt werden; Hitze

Arsenicum

Brennende Kopfschmerzen mit allgemeiner Frostigkeit

Schlimmer: nachts, besonders gegen Mitternacht; kalte oder feuchtkalte Orte; kann während Fieber oder akuter Krankheit in warmen Räumen schlimmer sein.

Besser: **warme Anwendungen**; Liegen mit hochgelagertem Kopf

Agaricus

(siehe oben: Rechtsseitige Kopfschmerzen)

Aloe

(siehe oben: Stauungskopfschmerzen)

Aurum

Im Zusammenhang mit Sinusitis, Migräne, Mastoiditis oder Neuralgie

ORT: **Nasenwurzel, über dem inneren Augenwinkel auf der rechten Seite**

Auch Schmerzen hinter dem linken Ohr nahe des Mastoideus

Tief innen empfunden, wie tief in den Knochen

Reißende Schmerzen im Hinterkopf

ART: Bohren an der Nasenwurzel; neuralgische, entsetzliche Schmerzen

Schlimmer: nachts; Schneuzen; unterdrückter Zorn

Unerträgliche Schmerzen; Suizidgedanken wegen der Schmerzen

Bromum

Kopfschmerzen in Verbindung mit verstopfter Nase, Allergie, Asthma

Kopfschmerzen mit Herzklopfen

ORT: über dem linken Auge oder in der linken Schläfe; Scheitel

Schlimmer: Hitze oder Sonne; Sommermonate; Milch; Bücken

Cedron

(siehe oben: Rechtsseitige Kopfschmerzen)

Chelidonium

(siehe oben: Rechtsseitige Kopfschmerzen)

Chininum sulfuricum

Schlimmer: 3 Uhr, weckt den Patienten aus dem Schlaf

Kopfschmerzen in Verbindung mit Tinnitus oder Schwindel

COFFEA

Kopfschmerzen und Neuralgie in Verbindung mit Schlaflosigkeit
Empfindung von einem Nagel im Kopf
Schlimmer: frische Luft; **Lärm**; Musik; **jede Erregung, selbst erfreuliche Nachrichten**; Bewegung; Gehen, bei jedem Schritt; Gerüche
Besser: kalte Anwendungen
Kopfschmerzen in Verbindung mit schwerer Schlaflosigkeit – oder Schlaflosigkeit in der Krankengeschichte

CYCLAMEN

Migräne mit ausgeprägten Sehstörungen
ORT: Stirn; linke Schläfe
Schlimmer: morgens nach dem Erwachen; frische Luft; **Menses**; Klimakterium
Besser: Waschen mit kaltem Wasser

FERRUM METALLICUM

Langwierige und **anhaltende Kopfschmerzen bis zu 3 oder sogar bis zu 7 Tage lang**
Kopfschmerzen während der gesamten Menses
Periodische Kopfschmerzen; alle 14 bis 21 Tage
ORT: **Stirn**; über dem linken Auge; Hinterkopf
ART: Pochen oder Hämmern
Schlimmer: Bewegung; Treppabgehen; Menses; nach der Menses
Besser: langsames Gehen; frische Luft; Drücken, Liegen

ACIDUM FLUORICUM

ORT: Hinterkopfseiten; entlang der Schädelnähte; Ausbreitung zum Oberkiefer
Schlimmer: **wenn man versucht, die Harnentleerung hinauszuzögern**; Hitze

Glonoinum

(siehe oben: Stauungskopfschmerzen)

Ignatia

Migräne, besonders nach Kummer und Trauer

Kopfschmerzen in Verbindung mit Rücken- oder Nackenkrämpfen

Schmerzen nehmen allmählich zu und hören plötzlich auf.

ART: **Schmerzen wie von einem Nagel** (*Coff.*), besonders in den Seiten des Kopfes

Schlimmer: **Emotionen** – Kummer, Zorn, Schreck; Studium oder Konzentration; Gerüche; **Rauch oder Dämpfe**; Licht; tiefes Bücken; Stuhlpressen

Besser: Liegen auf der schmerzhaften Seite; Alkohol; warme Anwendungen

Leeregefühl im Magen mit Kopfschmerzen

Indigo

Kopfschmerzen in Verbindung mit Epilepsie – oder Epilepsie in der Krankengeschichte

Schlimmer: Kummer; lang anhaltende oder tägliche Kopfschmerzen

Besser: starke Anstrengung; Reiben oder Druck

Ipecacuanha

Kopfschmerzen mit starker Übelkeit und Erbrechen

Empfindung wie Prellungsschmerzen in Kopf oder Schädel

Schlimmer: Stehen

Besser: frische Luft

ORT: durch alle Schädelknochen hindurch; Scheitel; Hinterkopf

AUSBREITUNG: abwärts durch die Schädelbasis hindurch zur Zungenwurzel; vom Hinterkopf in die Schultern

KALIUM BICHROMICUM

Blindheit geht den Kopfschmerzen voraus. **Das Sehvermögen kehrt wieder mit gleichzeitiger Zunahme der Kopfschmerzen**.

ORT: Kopfschmerzen in kleinen, spezifischen Stellen; wandernde Schmerzen; über oder entlang der Seiten der Augenbrauen; Nasenwurzel

Schlimmer: **täglich genau zur selben Zeit**; Liegen auf der schmerzhaften Seite; Kälte; nasskaltes Wetter; Sinusitis oder unterdrückte Nasenbeschwerden

LAC FELINUM

Durchbohrende Schmerzen über der linken Augenbraue – wie von einer Nadel (oder einer Klaue)

LACHESIS

(siehe oben: Linksseitige Kopfschmerzen)

MAGNESIUM MURIATICUM

Kopfschmerzen in Verbindung mit Leber- oder Verdauungsschwäche

Schlimmer: nachts im Bett; periodische Kopfschmerzen alle 6 Wochen

Besser: im Freien; Bewegung; sehr fester Druck, je fester desto besser; Drücken auf die Augäpfel; Verzehr von Zitronen oder Zitronensaft

MAGNESIUM PHOSPHORICUM

Migräne und Gesichtsneuralgie, oft auf der rechten Seite

Kopfschmerzen mit Ausbreitung in das Gesicht hinein

Schlimmer: Kälte

Besser: Hitze; fester Druck

Magnesium sulfuricum

Hauptsächlich Stirnkopfschmerzen, besonders abends

Schlimmer: Berührung; Augenbewegung; Aufrichten aus gebückter Haltung; Tragen einer Last auf der Schulter

Besser: morgens beim Erwachen; frische Luft; Nasenbluten

Melilotus

(siehe oben: Stauungskopfschmerzen)

Menyanthes

Starke Kopfschmerzen, nur gelindert durch **sehr festen Druck**

Der Patient hat vielleicht das Bedürfnis, den Kopf gegen ein Stück Holz oder gar gegen einen Stein zu pressen.

ORT: Scheitel mit Schweregefühl; Seiten

Schlimmer: Treppensteigen

Besser: Bücken oder vornübergebeugtes Sitzen

Eiskalte Hände und Füße während Kopfschmerzen (*Bell.*)

Natrium carbonicum

Kopfschmerzen im Wechsel mit Verdauungsstörungen

Kopfschmerzen gemeinsam mit Schwindel

Schlimmer: **Sonneneinwirkung** und Hitze; Sommer; Hitzschlag; Essen; Kummer oder Stress; geistige Anstrengung, manchmal sogar geringe geistige Anstrengung

Vor Sturm und Gewitter; bei Wetterumschwung

Natrium sulfuricum

Kopfschmerzen nach Kopfverletzung

Oft einhergehend mit Verwirrung oder Depressionen

Verdauungsstörungen mit Kopfschmerzen

Schlimmer: Licht

Besser: Schließen der Augen

Nux vomica

(siehe oben: Weitere wichtige Arzneimittel / Die wichtigsten Arzneimittel für generalisierte Kopfschmerzen)

Onosmodium

Kopfschmerzen durch Überbelastung der Augen (*Ruta*)

ORT: Hinterkopf; Hinterkopf und Stirn gleichzeitig; linke Stirnseite; Hinterkopfschmerzen mit Ausbreitung zur linken Schulter und umgekehrt

ART: dumpfes, volles und schweres Gefühl; wie berauscht oder wie unter Alkoholvergiftung

Schlimmer: morgens beim Erwachen; unverwandtes Ansehen eines Gegenstandes; Dunkelheit; Erschütterung; Liegen, besonders auf der linken Seite; Heben der Hände über den Kopf; Bewegung

Besser: nach Schlaf

Verwirrung, sexuelle Schwäche, Koordinationsstörungen und Taubheitsgefühl bei Kopfschmerzen

Palladium

ORT: von einem Ohr zum andern, dabei über den Scheitel hinweg

Paris quadrifolia

ORT: Kopfschmerzen um die Augen mit ziehender Empfindung

ART: **ziehende Empfindung, als seien die Augen durch eine Schnur nach hinten gezogen**

Kopfschmerzen mit Vergrößerungsgefühl im Kopf

Schlimmer: geistige Anstrengung; Bewegung; Augenanstrengung; Kopfverletzung

Besser: Druck mit der Hand

PHOSPHORUS

(siehe oben: Die wichtigsten Arzneimittel für generalisierte Kopfschmerzen)

ACIDUM PHOSPHORICUM

Dumpfe, schwere Empfindung bei Kopfschmerzen

Schweregefühl auf dem Kopf

ORT: Hinterkopf; Nacken; Schläfen

Schlimmer: Kummer; geistige Anstrengung; Studium; Schulmädchen (*Calc-p.*, *Ign.*, *Nat-m.*); Überbelastung der Augen; Essen

Starke Kopfschmerzen im Zusammenhang mit hochgradiger Erschöpfung

PIPER METHYSTICUM

Kopfschmerzen mit der Empfindung wie im Alkoholrausch

Muss beschäftigt bleiben oder unterhalten werden.

PRUNUS SPINOSA

(siehe oben: Rechtsseitige Kopfschmerzen)

PSORINUM

Chronische Kopfschmerzen und Schwäche

Wird nachts durch Kopfschmerzen mit einem Schlag aus dem Schlaf geweckt.

Schlimmer: nachts; **kalte oder frische Luft**; Zugluft; Fasten; unterdrückter Ausschlag

Besser: Essen; Nasenbluten; Wärme

Ausgeprägter Hunger, bevor die Kopfschmerzen einsetzen

PULSATILLA

(siehe oben: Stauungskopfschmerzen)

RANUNCULUS BULBOSUS

(siehe oben: Rechtsseitige Kopfschmerzen)

RHUS TOXICODENDRON

Kopfschmerzen beginnen mit fürchterlicher Steifheit im Nackenbereich.

In Verbindung mit Rheumatismus oder Steifheit

Schweregefühl im Kopf; es kostet Anstrengung, den Kopf aufrecht zu halten

Schlimmer: Wetterumschwung – bedeckt, windig, kalt und feucht; nasser Kopf oder Schwitzen am Kopf; Zorn und Verärgerung; kalte Zugluft oder Fahren im Wind

Besser: Hitze und Einhüllen des Kopfes; Bewegung; Gehen und Anstrengung im allgemeinen

RUTA GRAVEOLENS

Kopfschmerzen bei Augenanstrengung

Schlimmer: Lesen; Nähen

STANNUM

Kopfschmerzen nehmen allmählich zu und ab.

ORT: über dem linken Auge, mit Ausbreitung über die ganze Stirn

Schlimmer: Kopfschmerzen kommen und gehen mit der Sonne; Bücken

Besser: äußerer Druck

Syphilinum

Malmende Schmerzen im Schädel oder an der Hirnbasis
Stechende Schmerzen im Hinterkopf
Schmerzen, als würde der Kopf nach hinten gezogen
Schlimmer: **nachts**; die Schmerzen beginnen abends und hören bei Tagesanbruch auf; ihm graut vor der Nacht.
Besser: Hitze
Ruhelosigkeit und Schlaflosigkeit während der Kopfschmerzen
Ausgeprägte Reizbarkeit während der Kopfschmerzen

Tabacum

Kopfschmerzen mit grauenhafter, nicht nachlassender Übelkeit
Plötzliche Schmerzen, als sei er von einem Hammerschlag getroffen
Schlimmer: während der Harnentleerung; beim Fahren im Auto oder Schiff
Besser: kalte Anwendungen
Kopfschmerzen in Verbindung mit Schwindel

Zincum

Kopfschmerzen und Neuralgie
ORT: besonders Kopfschmerzen im Hinterkopf; linke Stirnseite
Schlimmer: **Genuß von Wein**; nach Kopfverletzung; nach Abusus von Eisenpräparaten
Besser: frische Luft; während der Menses; nach Stuhlgang oder durch Diarrhœ
Vorderer Kopfbereich kalt und Hinterkopf warm
Gesichtszuckungen bei Kopfschmerzen

Konjunktivitis

Es gibt viele wichtige ophtalmologische Themen, die ich aus Mangel an ausreichender Erfahrung in diesem Buch nicht aufgeführt habe: Glaukom, Iritis, Retinitis, Netzhautablösung, Katarakt. Ich habe genügend Erfahrung, um versichern zu können, dass alle diese Beschwerden auf eine homöopathische Behandlung sehr gut reagieren können, aber zu wenig Fälle, um eine detaillierte Differentialdiagnose zu erstellen. Ich glaube, dass wir weniger von diesen Fällen zu sehen bekommen, weil die Standardbehandlung im ophtalmologischen Bereich relativ wirkungsvoll ist.

Andererseits sehen wir viele Konjunktivitisfälle und andere Formen leichterer Augenreizung in der täglichen Praxis. Die Konjunktivitis ist eine relativ gutartige Beschwerde und lässt sich reibungslos behandeln, solange der Verlauf beobachtet wird.

Behandlung

Die große Mehrzahl der Konjunktivitisfälle lässt sich homöopathisch gut behandeln. Es ist wichtig zu bedenken, dass die Erkrankung sehr ansteckend ist und eine ganze Familie oder Schulklasse befallen kann. In der Praxis ist es manchmal schwierig, zwischen Konjunktivitis und Allergie oder Heuschnupfen zu differenzieren.

Therapeutische Hinweise für Konjunktivitis

Homöopathie

- Ein bequemes Dosierungsschema ist die C30, dreimal täglich. Die Beschwerde sollte innerhalb von 24 Stunden auf das richtige Mittel reagieren.

Naturheilkunde

- Augenwaschungen mit Augentrost-Aufguss (oder Tinktur im Verhältnis 1:15 in destilliertem Wasser) kann bei jeder Art einfacher Reizung hilfreich sein.
- Bei infektiöser Konjunktivitis sind Waschungen mit Hypericum-Calendula-Tinktur (Verdünnung 1:20 in sterilem Wasser) drei- bis viermal täglich hilfreicher. Einen Wattebausch mit der Lösung tränken und bei jeder Reinigung dreimal vom inneren Augenwinkel nach außen waschen.
- Das Kind sollte daran gehindert werden, die Augen zu berühren, damit sich die Infektion nicht ausbreitet, was immer eine schwere Aufgabe für die Eltern ist. Darum sollten beide Augen mit der verdünnten Hypericum-Calendula-Tinktur behandelt werden, selbst wenn nur eines betroffen ist.
- Wichtig ist es, das Kind zu Hause zu behalten, bis die Beschwerde geheilt ist, weil Konjunktivitis höchst ansteckend ist.

Allopathie

- Wenn die Beschwerde auf die homöopathische Behandlung nicht reagiert oder wenn die Eltern eine allopathische Behandlung bevorzugen, heben die allopathischen Tropfen selten die Wirkung von Konstitutionsmitteln auf.

ARZNEIMITTEL

◆ Hauptmittel für Konjunktivitis

Pulsatilla

Allergische und infektiöse Konjunktivitis

Infektion: **Rötung der Konjunktiva mit dicken, fließenden gelben oder grünen Absonderungen aus dem inneren Augenwinkel**

Schlimmer: **bei Kindern; Erkältung; Hitze oder warme Räume; Masern**

Unterdrückte Menses

Besser: **frische Luft; kaltes Bad; kalte Anwendungen**

Verstopfte oder infizierte Tränengänge, besonders bei Säuglingen

Allergie: Rötung und ausgeprägter Tränenfluss mit Jucken der Augen, der Lider und besonders der inneren Augenwinkel

Brennen, Juckreiz mit starkem Drang, die Augen zu reiben

Empfindung von einem Haar im Auge

◆ Weitere wichtige Arzneimittel für Konjunktivitis

Aconitum

Konjunktivitis, die sich nach Kälte oder Windeinwirkung rasch entwickelt

Reizung durch Fremdkörper im Auge oder nach einem Trauma

Rötung und starke Schmerzen

Schlimmer: kalte Luft; Bewegung

Apis

Besonders allergische Konjunktivitis

Rötung und erstaunliche Schwellung des Lides oder der Konjunktiva

Prolaps der Konjunktiva, die unter dem Lid hervortritt

Stechende oder brennende Schmerzen in der Konjunktiva
Schlimmer: **Hitze**; rechtes Auge; Pollen; Gifteiche
Besser: **frische Luft; kalte Anwendungen**

ARGENTUM NITRICUM

Infektiöse Konjunktivitis
Eitrige akute oder chronische Entzündung, die sich oft in den Augenwinkeln konzentriert
Entzündung der Augenwinkel, besonders die inneren Augenwinkel
Schlimmer: **Hitze; warme Räume**; vor einem offenen Feuer Anstrengung der Augen; Lesen
Besser: **Kälte; frische Luft**

BELLADONNA

Akute Augenentzündung, bevor Eiter oder Absonderungen einsetzen
Entzündung mit starken Schmerzen, Rötung, Hitze und Pulsieren
Glänzendes Aussehen der Augen
Schlimmer: rechtes Auge; Schließen der Lider; Hitze; Bewegung; Licht; Erkältung; Berührung; nach Augenverbrennungen
Besser: ruhiges Daliegen im Dunkeln

EUPHRASIA

Allergische und infektiöse Konjunktivitis
Brennen und scharfer Tränenfluss mit ständigem Bedürfnis zu zwinkern, was zeitweilig Linderung verschafft
Brennen, Rötung und Schwellung der Lider, besonders der Lidränder
Starker Tränenfluss und Juckreiz
Schlimmer: Erkältung; Pollen; Wind; Husten
Besser: Dunkelheit; Reiben

Graphites

Infektiöse Konjunktivitis. Ekzematöse Augenentzündungen

Trockenheit und Risse, besonders an den inneren Augenwinkeln

Dickes, in der Regel mildes Augensekret

Verklebung der Lider durch getrocknetes Sekret

Schmerzen beim Öffnen der Lider verursacht Niesen.

Rötung und Reizung der Lidränder

Schlimmer: Erkältung; nach Koitus; Licht, besonders Tageslicht

Hepar sulfuris

Eitrige Ausscheidungen und hochgradige Empfindlichkeit des Auges

Gelbliche, übelriechende Absonderung

Stechende oder splitterartige Schmerzen in den Augen

Schlimmer: **kalte Luft; kaltes Baden; frische Luft**; Zugluft; Licht; Bewegung; **Berührung**

Besser: **warme Decken**

Mercurius

Infektiöse Konjunktivitis

Grüner oder sogar blutiger Eiter aus den Augen

Schuppige Ausschläge auf den Lidrändern

Schmerzen und Reizung mit Rötung des ganzen Lides

Schlimmer: **nachts; Hitze; Aufenthalt in Feuernähe; Warmwerden im Bett;** Erkältung

Silicea

Konjunktivitis. Infektion der Tränengänge. Blepharitis

Schwellung und Rötung des Tränenganges mit Sekret, besonders am inneren Augenwinkel

Hauptmittel bei verstopften Tränengängen bei Säuglingen

Schmerzlose Infektionen der Kornea nach Verletzung oder durch Fremdkörper

Dicker gelber Eiter verkrustet die Augen.

Tränen fühlen sich heiß an während des Tränenflusses.
Schlimmer: abends; **Kälte;** frische Luft; Wind; Fremdkörper

SULFUR

Konjunktivitis. Blepharitis
Eitrige Entzündung, gelbliche Ausscheidungen, Brennen
Rötung der Augen, Lider und besonders der Lidränder
Juckreiz und Abschuppung der Augenlider und Wimpern (Seborrhö)
Gefühl wie von Sand unter den Lidern
Schlimmer: morgens; Hitze; **Waschungen oder Augenbäder;** linkes Auge
Besser: Kälte

Otitis Media

In den Anfangsjahren meiner ärztlichen Praxis galt es als sehr ungewöhnlich, dass ein Kind im ersten Jahr eine Otitis media bekam. Jetzt sieht man dies häufig bei Säuglingen jeden Alters. Diese Beschwerde hat rasch zugenommen, sowohl was die Zahl der Kinder angeht, die davon betroffen sind, als auch hinsichtlich der Resistenz gegen Antibiotika. Selbst viele Allopathen sind heute der Ansicht, dass unsere medizinische Intervention zu dieser Steigerung an Morbidität geführt hat. Jüngere Studien haben gezeigt, dass Antibiotika auf eine Otitis media nur wenig Einfluss ausüben, weder die Dauer der Krankheit verkürzen noch langfristige Komplikationen wie Hörverlust oder Sprachstörungen verhindern. Diese Studien können häufig Eltern beruhigen, die mit der Entscheidung über die Behandlung der Ohrenkrankheit ihres Kindes ringen.

Ein besonders beschwerlicher Konflikt zwischen Homöopathen und Allopathen ist das herrschende starke Behandlungsgebot der antibiotischen Versorgung bei einer Trommelfellperforation. Dieses Gebot ist so ehern, dass sogar eingefleischte Homöopathen beim ersten Zeichen einer Ausscheidung aus dem Ohr auf Antibiotika zurückgreifen. Dies wird durch die logische und ernste Angst vor den Langzeitfolgen wiederholter Perforationen und Narbenbildung am Trommelfell ausgelöst (dabei war während meiner frühen medizinischen Ausbildung Parazentese eine Standardbehandlung zur Schmerzlinderung). Spontane Perforationen heilen nahezu immer spontan, folgen den natürlichen Nähten im Trommelfell und führen selten zu Langzeitfolgen.

Das Ergebnis des Einflusses dieses starken Gebotes gegen die Möglichkeit, ein Ohrensekret unbehandelt zu lassen, hat homöopathisch vielerlei Konsequenzen. Eine wichtige Folge ist die, dass viele Informationen in unserem Repertorium bezüglich Ohreninfektionen – das heißt, der gesamte Abschnitt bezüglich Ohrenausscheidungen, deren Qualität und Charakter – beinahe unnütz geworden sind. Darüber hinaus führt die Unterdrückung dieser Ausscheidungen häufig zum Stadium einer chronischen serösen Otitis („Ohrenverklebung"). Eine weitere Folge ist, dass im Organismus des Patienten selbst oft eine Unterdrückung in tiefer gelegene Bereiche stattfindet, entweder auf körperlicher oder emotionaler Ebene. Wir müssen sicherlich der Rubrik, „Ohr, Absonderung, Unterdrückung" Aufmerksamkeit schenken. Diese Rubrik trifft auf fast jeden Patienten zu, der häufig oder langfristig mit Antibiotika gegen Otitis media behandelt wurde.

BEHANDLUNG

Die Behandlung der *akuten* Otitis media

Die homöopathische Behandlung von akuter Otitis media ist häufig unglaublich rasch und sanft. Wenn das Kind an akuten Schmerzen leidet, verschafft das richtige Arzneimittel innerhalb weniger Minuten Linderung, häufig innerhalb von Sekunden, spätestens innerhalb einer Stunde. In solchen akuten Bedingungen ist eine akute Verschreibung äußerst wirkungsvoll. Obgleich dies selten vorkommt, so muss man doch sorgfältig aufpassen, dass sich eine Otitis media nicht zu einer Meningitis ausweitet. Fieberanstieg, jedes Zeichen von Debilität oder Toxizität und Nacken- oder Kopfschmerzen verlangen eine sofortige Neuuntersuchung. Die Eltern sollten immer über diese Zeichen informiert werden und ermutigt werden anzurufen, wenn sie zu einer für sie beunruhigenden Situation Fragen haben.

Therapeutische Hinweise für *akute* Otitis media

HOMÖOPATHIE

- Wir wählen in der Regel ein akutes Arzneimittel auf der Grundlage der lokalen Symptome des Ohrs und der akuten Symptome für Fieber, Durst usw.
- Während der akuten Krise haben wir es oft mit einem Kind zu tun, das stark leidet, vielleicht schreit es sogar. Wir müssen in einem solchen Moment ruhig bleiben und zumindest genügend Informationen sammeln, um eine vernünftige Arzneimittelwahl zu treffen – und nicht bloß nach der nächsten Flasche *Chamomilla* greifen.
- Wenn das Kind bereits erfolgreich mit einem Konstitutionsmittel behandelt wird und die akuten Symptome zumindest teilweise von diesem Arzneimittel abgedeckt werden, ist es strategisch am besten, das Konstitutionsmittel zu wiederholen.
- Für die meisten akuten Fälle genügen zwei bis drei Gaben einer C30 oder eine Einzeldosis einer C200.

NATURHEILKUNDE

- Warmes Wollblumenöl oder Knoblauchöltropfen in das Ohr verschaffen oft Linderung. Das Öl sollte nicht bei Kindern verwendet werden, bei denen eine Trommelfellperforation stattgefunden hat. 2 bis 3 Tropfen in das Ohr träufeln und das Ohr mit einem Wattepfropf verschließen, damit das Öl nicht wieder herausläuft.

ALLOPATHIE

- In Fällen mit starken Schmerzen wirken *Tylenol* oder *Ibuprofen* selten störend auf das Arzneimittel. Sie können jedoch wichtige Informationen auslöschen, die zur Arzneimittelfindung benötigt werden.

Die Behandlung der *chronischen* Otitis media

Chronische Mittelohrinfektionen (in unseren Repertorien „Katarrh") lassen sich ebenfalls homöopathisch gut behandeln. In diesen Fällen wird mit größter Wahrscheinlichkeit ein Konstitutionsmittel anstelle einer akuten oder lokalen Verschreibung benötigt. In Fällen, die mehrere Monate lang geschwelt haben, kann es sein, daß die volle Wirkung des Mittels sich erst nach mehreren Wochen entfaltet. Die Bewertung der Arzneimittelwirkung sollte sich in den ersten Wochen auf den Allgemeinzustand des Kindes stützen und nicht so sehr auf die Ohrensymptome. In allen diesen Fällen ist es am besten, mit der Behandlung zu beginnen, nachdem allopathische Medikamente abgesetzt wurden. In seltenen Fällen kann dies wegen der elterlichen Sorge unmöglich sein, was eine Parallelbehandlung von homöopathischen Mitteln und Antibiotika verlangt.

Die Verkomplizierung einer Otitis in eine Mastoiditis sieht man in unserer Praxis selten. Obgleich frühere Homöopathen von zahlreichen Heilungen solcher Zustände berichtet haben, verfüge ich selbst über wenig Erfahrung bei der Behandlung derartiger Fälle und habe aus diesem Grunde viele wichtige Arzneimittel (*Aur.*, *Caps.*, *Fl-ac.* usw.) hier nicht berücksichtigt. Es wäre unklug, Fälle zu behandeln, wenn irgendein Hinweis auf ein Übergreifen der Infektion auf die Hirnhäute oder den Warzenfortsatz vorliegt.

Therapeutische Hinweise für die *chronische* Otitis („Leck-Ohr")

HOMÖOPATHIE

- Wenn keine allopathische Medikation verwendet wird, stützt sich die Wahl der Potenz auf die Klarheit des Falles, wie eben bei jeder konstitutionellen Verschreibung auch. In der Regel wählen wir die Potenz zwischen einer C30 und 1M als Einzeldosis.

- Wenn das Kind die allopathische Behandlung nicht absetzen kann, geben wir häufig eine C200 als Einzeldosis, gefolgt von der C12, täglich zwei bis vier Wochen lang. Stattdessen lassen sich aber auch Q-Potenzen verwenden.

Naturheilkunde

- Bei rezidivierenden oder chronischen Otitiserkrankungen von Kleinkindern müssen die Eltern darüber informiert werden, dass das Kind nicht im Liegen mit der Flasche ernährt werden darf. Diese Angewohnheit schafft in den Eustachischen Röhren die geradezu perfekten Bedingungen für eine Bakterienkultur.
- Bei manchen Kindern hilft es sicherlich schon, auf Milchprodukte zu verzichten. Sojamilch oder Reismilch sind gute Alternativen. Ziegenmilch wird häufig besser vertragen als Kuhmilch oder Käse. Wenn die Milchprodukte eingeschränkt werden, muss sichergestellt werden, dass die Kalziumzufuhr durch andere Nahrungsmittel wie Orangensäfte, denen Mineralien zugesetzt wurden, oder durch andere Nahrungsergänzungen gewährleistet ist.
- Rotations- oder Eliminationsdiät kann auch sehr hilfreich sein, besonders bei hartnäckigen Fällen. Als ersten Schritt bitten Sie den Patienten, Milchprodukte, Weizen, Mais, Zitrusfrüchte und Erdnussbutter aus dem Speiseplan zu streichen.
- Bitten Sie die Eltern, Reizmittel oder Allergene, die inhaliert werden, auszuschalten, insbesondere Zigarettenrauch, Staub und Tierhaare. Ein Luftfilter im Kinderzimmer und ein entsprechender Filter im Staubsauger kann hier helfen.
- Osteopathische oder kraniosakrale Behandlung kann sehr hilfreich sein.

Allopathie

- Bei Patienten, die täglich Antibiotika gegen eine chronische Otitis media einnehmen, ist es sehr schwierig, mit einer homöopathischen Behandlung klare Resultate zu erzielen. Am besten lässt man den Patienten die allopathische Behandlung zu Ende führen, bevor man mit der homöopathischen Behandlung beginnt.

- Röhrchen zur Trommelfellperforation stören die homöopathische Behandlung nicht.

REPERTORIUM

Die meisten wichtigen Rubriken sind unter der Überschrift **„Ohr, Schmerzen"** aufgeführt. Dies ist ein kurzes Kapitel und braucht keine Zusammenfassung. Sehr wichtig sind auch die Rubriken für Absonderungen aus den Ohren, obgleich diese, wie oben erwähnt, in Ländern, in denen zuviel Antibiotika verschrieben werden, an Wert verloren haben.

Weitere wichtige Rubriken für Ohrenbeschwerden

Ohr, Absonderungen (viele Unterrubriken)
Ohr, Abszess im Meatus
Ohr, Adhäsionen, Mittelohr, im
Ohr, Bohren, mit dem Finger im, bessert
Ohr, bohrt, mit dem Finger im, Kind
Ohr, Eiterung, Mittelohr
Ohr, Entzündung
Ohr, Gehör, behindert, Katarrh, Eustachische Röhre, durch
Ohr, Kälte, Meatus, im
Ohr, Karies, drohende
Ohr, Karies, drohende, Mastoiditis
Ohr, Katarrh, Eustachische Röhre
Ohr, Otitis media
Ohr, Otitis media, eitrig, akut
Ohr, Otitis media, eitrig, chronisch
Ohr, Pulsieren
Ohr, Trommelfellperforation
Ohr, Verstopfungsgefühl (viele Unterrubriken)
Ohr, Wind, empfindlich gegen
Hören, behindert, Katarrh, Eustachische Röhre, durch

ARZNEIMITTEL

◆ Hauptmittel für Otitis media

Chronische **Otitis:** *Pulsatilla, Mercurius, Silicea, Calcarea carbonica, Lycopodium, Medorrhinum, Sulfur, Tuberculinum*

Akute **Otitis:** *Chamomilla, Belladonna, Ferrum phosphoricum, Hepar sulfuris, Mercurius, Pulsatilla*

Rechtsseitige **Otitis:** *Mercurius, Mercurius jodatus flavus, Belladonna, Lycopodium, Acidum nitricum*

Linksseitige **Otitis:** *Mercurius jodatus ruber, Sulfur, Lachesis, Medorrhinum, Kalium bichromicum*

Mitten-in-der-Nacht-schreien-und-Homöopathen-wecken-Otitis:

Belladonna, Chamomilla, Hepar sulfuris, Lachesis

CHAMOMILLA

Akute Otitis (oder auch chronische Otitis), besonders bei Säuglingen und Kleinkindern

OHR: **äußerst schmerzhafte Otitis. Sehr schmerzempfindlich**

Schlimmer: **Berühren des Ohres**; **haßt die körperliche Untersuchung** oder Berührung; 21 bis 22 Uhr; nachts; 9 bis 10 Uhr; kalte Luft; Wind; Bücken

Besser: **Getragenwerden**; warmes Einhüllen; Bewegung

LOKAL: eine Wange rot und heiß, die andere blass und kalt. Neigt dazu, sich nach hinten durchzubiegen.

GEMÜTSVERFASSUNG: **Das Kind schreit, ist unerträglich reizbar und anstrengend, es muss getragen werden.**

MERCURIUS

Akute und rezidivierende Otitis media mit ausgeprägter Eiterung

Klare Rhinitis („Erkältung"), gefolgt von dicker Absonderung, dann Ohrenschmerzen

OHR: Greift häufiger das rechte Ohr an. Schmerzen, Absonderung

Hörverlust. Gelbgrüne übelriechende Ausscheidung aus dem Ohr mit Hörbehinderung. Entzündung des äußeren Gehörganges

Schlimmer: **nachts**; feuchtes Wetter; Bettwärme; Schlucken

Besser: kalte Anwendungen

LOKAL: Halsschmerzen bei akuter Otitis

Zunge mit schmutzigem Belag und Zahneindrücken

ALLGEMEIN: **Patient ist schweißbedeckt, hat übermäßigen Speichelfluss und verströmt einen übelkeiterregenden Geruch (v.a. der Atem).**

Oft zusammen mit anderen ernsten Erkrankungen: Sinusitis, Bronchitis, Pneumonie

PULSATILLA

Das häufigste Arzneimittel sowohl bei akuter als auch chronischer Otitis

Beginnt mit einer „Erkältung", die sich zu einer Otitis media entwickelt.

OHR: **schmerzhaftes Völlegefühl oder Gefühl, als wolle das Ohr bersten**, besonders im linken Ohr (allerdings kann auch das rechte betroffen sein)

Ohr ist verstopft, mit pulsierender Empfindung oder sogar pulsierendem, rauschendem Geräusch.

Schmerzen können sich zum Gesicht und den Zähnen hin ausbreiten.

Schlimmer: **Hitze;** nachts; beim Schneuzen

Besser: **frische oder kühle Luft;** Bewegung, leichtes Gehen

ALLGEMEIN: gewöhnlich warmblütig und besser im Freien

Fieber, Durstlosigkeit, veränderlicher Zustand; einen Augenblick spielt das Kind, im nächsten ist es krank.

Ausscheidungen sind dick, mild, reichlich, grün oder gelb.

GEMÜTSVERFASSUNG: **weinerlich und braucht Zuwendung und Zärtlichkeit und will langsam und sanft getragen werden.**

SILICEA

Hauptmittel für chronische seröse Otitis („Katarrh"), die häufig zu Gehörverlust und chronischen Schmerzen führt

OHR: Abfluss und Perforation. Schmerzlinderung durch Trommelfellperforation

Verstopfte Ohren, häufig mit platzendem, knisterndem Geräusch im Ohr, besser durch Gähnen oder Schlucken

Erstes Arzneimittel bei chronischem Hörverlust durch seröse Otitis

Kind bohrt aus Unbehagen im Ohr, sogar im Schlaf.

Ohrensekret riecht nach Käse. Dicke, eitrige Ausscheidung

Gilt als Arzneimittel für Mastoiditis.

Schlimmer: nachts; Wetterumschwung; **Kälte; Entblößen des Ohres;** Bewegung; Zugluft; **Wind;** Lageänderung; **laute Geräusche;** Schneuzen

Besser: äußere Hitze. Bedecken der Ohren

ALLGEMEIN: frostig und Verlangen nach warmen Umschlägen

Scheint sich dauernd zu erkälten.

GEMÜTSVERFASSUNG: schlank, zerbrechliche Erscheinung, ruhige Kinder mit Mangel an Ausdauer

◆ Weitere wichtige Arzneimittel für Otitis media

ACONITUM

Plötzliches Auftreten einer Otitis nach Frost oder Einwirkung von kaltem Wind

OHR: starke Schmerzen, besonders im linken Ohr

LOKAL: eine Wange Rot, die andere blass (*Cham.*)

Zusammengezogene Pupillen

ALLGEMEIN: hohes Fieber, gerötetes Gesicht, starker Durst

GEMÜTSVERFASSUNG: kann ängstlich oder sogar außer sich sein vor Angst, ist ruhelos, wild.

BARYTA CARBONICA

Häufige Infektionen einschließlich Otitis media

OHR: Die Schmerzen treten häufig auf der rechten Seite auf, oder sie beginnen rechts und gehen nach links.

Schlimmer: Schneuzen; Liegen auf der schmerzhaften Seite

Ausgeprägte Vergrößerung der Tonsillen; gegenseitige Berührung der stark geschwollenen Tonsillen hat Mundatmung zur Folge.

GEMÜTSVERFASSUNG: ruhig, furchtsam, ahnungslos, passiv. Langsame Entwicklung

BELLADONNA

Plötzliches Einsetzen pulsierender, unerträglicher Ohrenschmerzen

OHR: **schreckliche, pochende Schmerzen, besonders auf der rechten Seite**

Schlimmer: **15 Uhr;** das Kind schreit nachts nach Mitternacht vor Schmerzen; Zugluft; Lärm; Hinlegen; **Erschütterung**

Besser: warme Umschläge

Trommelfell ist knallrot, blutunterlaufen und vorgewölbt.

Äußeres Ohr ist häufig rot.

ALLGEMEIN: **begleitet von sehr hohem Fieber, rotem Gesicht und glasigen, glänzenden Augen, erweiterten Pupillen**

Heißes, gerötetes Gesicht, aber kalte Hände und Füße

Durstlos. Gelüste auf Limonade

GEMÜTSVERFASSUNG: erregt, Zuckungen oder sogar Delirium mit Fieber

CALCAREA CARBONICA

Jede Erkältung führt zu einer Ohrentzündung.

OHR: chronisch-seröse Otitis mit starkem Hörverlust

Schlimmer: kaltes Wetter oder Wetterumschwung; Schneuzen; Niesen; Schlucken

ALLGEMEIN: Kinder sind nicht so fröstelig wie erwachsene *Calcarea*-Patienten, oft warmblütig. Großer Kopf. Schwitzt nachts am Kopf.

Gelüste: Eier. Süßigkeiten

GEMÜTSVERFASSUNG: starrsinnig, methodisch, solide, aber unsicher außerhalb des eigenen Heims

CALCAREA SULFURICA

Chronischer Ohrenfluss, hauptsächlich rechtes Ohr

Dicke und gelbliche Ausscheidung ohne Heilungstendenz

FERRUM PHOSPHORICUM

Akute Otitis media, plötzliches Einsetzen mit starken Schmerzen und hohem Fieber

OHR: rechtsseitige Otitis media

Schlimmer: nachts

Besser: frische Luft; kalte Anwendungen

ALLGEMEIN: akute Krise, die einer Behandlung bedarf, aber es gibt nur wenige Bestätigungssymptome.

GRAPHITES

Chronische Otitis und Otitis externa, die häufig gemeinsam auftreten

OHR: linksseitige Otitis, beinahe immer mit Ohrenfluss

Chronische Absonderung aus dem Ohr, oft dick, klebrig und übelriechend. Hörbeschwerden. Hört besser in lauter Umgebung.

ALLGEMEIN: **chronische Beschwerden nach unterdrückten Absonderungen aus den Ohren**

GEMÜTSVERFASSUNG: stämmig, dickhäutig, phlegmatisch, schwer, langsam, frostig

HEPAR SULFURIS

Akute Otitis oder akutes Aufflackern schmerzhafter Otitis in lang schwelenden Fällen

OHR: Ohrenkatarrh führt zu Hörverlust. Mastoiditis

Splittergefühl im Ohr. Oft in Verbindung mit Halsschmerzen

Der Arzt wird durch aufgeregte Eltern geweckt, und im Hintergrund hört man während des gesamten Telefongesprächs ein kreischendes Kind.

Schlimmer: **spät nachts; kalte** oder frische **Luft**; Wind; Zugluft; besonders empfindlich gegen trockenes, kaltes Wetter; durch Berührung; Liegen auf der schmerzhaften Seite

Besser: Wärme; **Einhüllen des Ohres**

ALLGEMEIN: Muss gut zugedeckt sein; besonders das Ohr muss bedeckt sein. Manchmal tritt eine Verschlimmerung der Ohrenschmerzen bereits ein, wenn einc Hand oder ein Fuß abgedeckt wird.

GEMÜTSVERFASSUNG: **sehr schmerzempfindlich; schreit vor Schmerzen. Haßt es, untersucht oder berührt zu werden.**

KALIUM BICHROMICUM

Chronische Sinusitis und verstopfte Nase (wie bei *Kalium sulfuricum*) mit dickem, fadenziehendem, gelbem oder gelbgrünem Schleim

Linksseitige Otitis media und chronisch-seröse Otitis

KALIUM MURIATICUM

Chronische seröse Otitis, „Klebohr"

OHR: Knistern und Geräusche wie von Platzen in den Ohren beim Schlucken oder bei Kieferbewegung

KALIUM SULFURICUM

Tiefgreifende katarrhalische Erkrankungen mit Sinusitis, Bronchitis und Otitis oder chronisch-seröse Otitis

OHR: Hörverlust durch chronisch-seröse Otitis

Katarrh mit chronischem gelbem Sekret

ALLGEMEIN: Unbehaglich und gereizt in warmen Räumen, allerdings können sich die lokalen Symptome der Nasenverstopfung und des Schleimes in warmen Räumen bessern.

Mundatmung und Schnarchen

GEMÜTSVERFASSUNG: reizbar, aber furchtsam gegenüber Personen außerhalb des Familienkreises

LACHESIS

Akute und chronische Otitis, oft in Verbindung mit Halsschmerzen

OHR: **Schwere linksseitige Otitis media,** fürchterliche Schmerzen und Schreien. Besonders nachts so stark, dass der Arzt geweckt werden muss. Die Schmerzen pochen mit dem Pulsschlag.

Linksseitiges Sekret, manchmal besteht eine dunkle, blutige Absonderung.

Auch ein Arzneimittel bei sehr aggressiven, schmerzhaften Fällen von Otitis externa

Schlimmer: **nachts; Hitze;** Schlucken; Berührung; Linksseitenlage; Gehen

Besser: Bohren mit dem Finger; kalte oder frische Luft; Aufsitzen

GEMÜTSVERFASSUNG: intensiv, eifersüchtig, geschwätzig

LYCOPODIUM

Otitis media und chronisch-seröse Otitis

OHR: **rechtsseitige Infektion.** Beginnt rechts und geht zum linken Ohr über.

Schlimmer: 16 bis 20 Uhr; kalte oder frische Luft; Wind Schlucken; warme Anwendungen, sogar im Bereich von Hals oder Körper

ALLGEMEIN: Verlangen nach frischer Luft, die aber lokal verschlimmern kann

Gelüste: Süßigkeiten; warme Getränke – kalte Getränke verschlimmern.
GEMÜTSVERFASSUNG: ängstlich. Verlangen nach Personen, die sich in der Nähe aufhalten sollen

MANGANUM

Rezidivierende Infektionen und Schmerzen im Ohr
OHR: vor allem stechende Schmerzen in den Ohren
Jede Belastung oder Infektion endet im Ohr.
Progredienter Gehörverlust
Schlimmer: Wetterumschwung; Gehen, besonders im Freien; Lachen; Sprechen; Schneuzen
Besser: Hinlegen
ALLGEMEIN: Schmerzen greifen von entfernt gelegenen Körperpartien auf die Ohren über.
GEMÜTSVERFASSUNG: Verlangen, zu helfen und sich nützlich zu machen

MEDORRHINUM

Chronische Sinusitis und Rhinitis mit häufigen Erkältungen und Ohrinfektionen
OHR: **linksseitige Otitis media**
Chronisch-seröse Otitis und Gehörverlust
ALLGEMEIN: Kinder, die von Geburt an gesundheitliche Beschwerden haben
Alle katarrhalischen Symptome vergehen am Meer.
Gelüste: Saures; Eiswürfel; Fett; **Orangen und Orangensaft**
Schläft in Bauchlage oder in Knie-Ellbogen-Stellung.
GEMÜTSVERFASSUNG: erregbar. Ruhelose und sogar hyperaktive Kinder
Will lange aufbleiben.

MERCURIUS JODATUS FLAVUS

Dasselbe Bild wie *Mercurius solubilis*, doch durchweg mit rechtsseitigen Symptomen

Mercurius Jodatus ruber

Dasselbe Bild wie *Mercurius solubilis*, doch durchweg mit linksseitigen Symptomen

Mercurius dulcis

Katarrh der Eustachischen Röhre und Taubheit (seröse Otitis): chronisch-seröse Otitis – „Leckohr"

Mezereum

Ohrenbeschwerden nach unterdrückten Ausschlägen an Kopf oder Kopfhaut

Ohr: Schmerzen, Kältegefühl und Verstopfungsgefühl

Kälte im Gehörgang

Das Ohr fühlt sich zu offen an, als würde Wind hineinblasen.

Dickes Trommelfell und Taubheit durch unterdrückten Ausschlag

Schlimmer: **Kälte**; kalter Wind oder Luftzug

Besser: Bohren mit dem Finger

Allgemein: frostig und schlimmer durch Zugluft

Gelüste: Fett; Schinkenfett; Speck

Acidum nitricum

Chronische Schmerzen und Entzündung im rechten Ohr

Die Ohrenschmerzen breiten sich beim Schlucken vom Hals nach oben aus.

Ohr: starke Schmerzen; **stechende Schmerzen**

Ohrenknacken beim Kauen

Dünne, übelriechende, wundmachende Ausscheidungen

Drohende Mastoiditis

Schlimmer: nachts; Kälte; **Schlucken**

Besser: warme Anwendungen

Gemütsverfassung: Patient ist reizbar und fordert nach Zuwendung.

PETROLEUM

Juckreiz und Katarrh tief in den Eustachischen Röhren

OHR: chronische und eitrige Ausscheidung aus dem Ohr
Fortschreitender Verlust des Hörvermögens durch seröse Otitis
Stechende Schmerzen in den Ohren beim Schlucken

ALLGEMEIN: frostig. Schlimmer den ganzen Winter lang
Ausgeprägter Widerwille gegen Fette

LOKAL: Risse an den Fingern, besonders der Fingerspitzen

PSORINUM

Chronische Otitis oder sogar chronischer Ohrenfluss

OHR: Schmerzen und übelriechende Absonderungen hauptsächlich aus dem linken Ohr
Chronische, oft übelriechende Ausscheidungen aus den Ohren
Ausscheidungen mit Kopfschmerzen oder chronischer Diarrhœ
Schlimmer: Wetterumschwung; kaltes Wetter; Zugluft Schlucken
Besser: Hitze und warme Kleidung; Bewegung

LOKAL: Heuschnupfen, der zu Katarrh der Eustachischen Röhren führt. Trockener Schnupfen mit verstopfter Nase oder Absonderung aus den Choanen

ALLGEMEIN: ausgeprägte Frostigkeit
Starker Schweiß, möglicherweise übelriechend
Ohrenbeschwerden durch unterdrücktes Ekzem oder in Verbindung mit Ekzem
Gut gewählte Arzneimittel wirken nicht.

GEMÜTSVERFASSUNG: schwache Ausdauer und Widerstandskraft

SULFUR

Chronische Otitis, oft in Verbindung mit Sekundärinfektionen nach Erkältungen

OHR: linksseitige oder beidseitige Otitis media. Schmerzhafte, verstopfte Ohren. Seröse Otitis nach Antibiotika, oft mit beträchtlichem Hörverlust

Schlimmer: nachts im Bett; laute Geräusche; Essen; Schneuzen; Ohren sind oft knallrot.

ALLGEMEIN: warm und schweißig. Schlimmer durch Hitze. Streckt im Schlaf die Füße unter der Bettdecke hervor.

Gelüste: Süßigkeiten; Speiseeis; kalte Getränke

Abneigung: Eier

LOKAL: knallrote Lippen

GEMÜTSVERFASSUNG: dickköpfig, muss im Mittelpunkt der Aufmerksamkeit stehen, frühreif.

TELLURIUM

Ausgeprägte Ohrentzündung, häufig des äußeren Ohrs

OHR: chronische, wundmachende Absonderung aus dem Ohr mit Fischgeruch

Ohrmuschel ist dunkel oder sogar bläulich, wund gescheuert und schält sich.

Verletzungen des Trommelfells

Wundheit, Krusten und Entzündung des gesamten Bereichs unterhalb des Ohrs

ALLERGIE & AKUTER SCHNUPFEN

Die homöopathische Behandlung von sowohl Allergie als auch Schnupfen (sog. „Erkältungen") stützt sich auf dieselben gemeinsamen Basisinformationen. Allerdings ist es selten sinnvoll, „Erkältungen" mit homöopathischen Mitteln zu behandeln – immerhin ist die Beschwerde zeitlich begrenzt, vermutlich sogar nützlich zur Entwicklung oder Feineinstellung des Immunsystems und erzeugt selten ein Bild, das klar genug ist, um ein Arzneimittel zu identifizieren. Das führt dazu, dass wir ein Arzneimittel geben, das fehlschlägt, und der Patient denkt, „diese Homöopathie kann nicht einmal einen Schnupfen heilen!" Wenn sich im Einzelfall ein klares Arzneimittelbild zeigt, und wenn der Patient nicht in konstitutioneller Behandlung ist, dann ist es akzeptabel, die Infektion zu behandeln, und die Arzneimittel wirken erstaunlich gut.
Heuschnupfen andererseits ist ein Zeichen eines Ungleichgewichts im Immunsystem und verursacht eine deutliche Störung im Leben des Patienten. Um Heuschnupfen nachhaltig zu heilen, braucht der Patient eine konstitutionelle Behandlung. Während der akuten Krise jedoch kann eine akute Verschreibung gegen den Heuschnupfen notwendig sein, wenn die Beschwerde besonders beeinträchtigend ist. Nach Abklingen der Krise muss die Konstitutionsbehandlung fortgesetzt werden.

BEHANDLUNG

Allergische Beschwerden reagieren allgemein gut auf die homöopathische Behandlung. Die Krankheit kann jedoch recht hartnäckig sein, und manchmal dauert es drei bis vier Saisondurchläufe, bis sie vollständig ausgemerzt ist. Die Arzneimittelgabe während eines allergischen Anfalls kann oft eine erstaunliche Wirkung haben. Das Arzneimittel kann dazu führen, dass die Beschwerden für den verbleibenden Zeitraum der laufenden Saison völlig verschwinden. Unglücklicherweise kehren die Symptome im folgenden Jahr in vollem Umfang wieder. Die Wiederholung desselben Arzneimittels erzielt entweder eine zweite wunderbare Reaktion oder hat überhaupt keine Wirkung, wenn sich das Symptomenmuster auch nur ein wenig geändert hat. Möglicherweise ist in jeder Saison ein völlig anderes Arzneimittel indiziert. Dieser Zyklus lässt sich nur beenden, wenn wir in einem Zeitraum, in dem der Organismus nicht mit einem akuten Anfall zu kämpfen hat, das tiefere Konstitutionsmittel finden. Nach dem Konstitutionsmittel werden die Heuschnupfenanfälle von Jahr zu Jahr milder.

Bei der Behandlung von Heuschnupfen können entweder akute oder chronische Arzneimittel angezeigt sein. Trotz aller Bemühungen, ein tieferes Bild zu erkennen, findet man oft während einer Krise nur ein akutes Arzneimittel, und möglicherweise muss sogar diese Verschreibung noch während der laufenden Saison geändert werden. Wenn das indizierte Arzneimittel ein „Konstitutionsmittel" ist, besteht berechtigte Hoffnung auf eine Langzeitlösung des Problems. Diese Unterscheidungen sind zwar künstlich, aber auch recht nützlich. Natürlich kann jedes beliebige Arzneimittel akut oder konstitutionell wirken, und wir werden oft überrascht, wenn ein Arzneimittel, das für eine akute Beschwerde verschrieben wurde, eine tiefe Wirkung hat. Und viele Heuschnupfenpatienten sind von einem Konstitutionsmittel geheilt worden, das im Repertorium nicht unter den Heuschnupfenrubriken aufgeführt ist.

Therapeutische Hinweise für Allergien und Schnupfen

Homöopathie

- Wenn der Patient konstitutionell behandelt wird und die Heuschnupfensymptome im folgenden Jahr im milderer Form auftreten, sollte lieber kein weiteres Mittel gegeben werden.

- Wenn jedoch die Symptome so schwerwiegend sind, dass eine Behandlung nötig erscheint, gibt man in der Regel zuerst eine Wiederholungsgabe des Konstitutionsmittels in niedriger Potenz, etwa C12 oder C30. Wenn diese Strategie fehlschlägt, sollte ein akutes Mittel anhand des gegenwärtigen Symptomenbildes gewählt werden.

NATURHEILKUNDE

- Vielen Patienten helfen: Leinöl (1 Teelöffel 2 x tägl.); Brennessel (2 Kapseln 3 x tägl.); Quercetin (400mg 2 x tägl. vor Mahlzeiten); Bienenhonig von Imkern aus der Umgebung. Pollen kann manchmal auch helfen, sollte aber mit Vorsicht verwendet werden, weil gelegentlich schwere allergische Reaktionen ausgelöst werden.

- Vitamin C, 2000 mg mit Bioflavonoid hilft vielen Patienten. Auch Vitamin B6, 50 mg täglich – Pantothensäure – kann nützlich sein. Besonders für Patienten mit milden bis moderaten Heuschnupfensymptomen, die sich in konstitutioneller Behandlung befinden, sind diese therapeutischen Ergänzungsmaßnahmen der Verschreibung spezifischer homöopathischer Mittel vorzuziehen.

- Nasenduschen mit Kochsalzlösung können viele Symptome reduzieren.

- Sorgfältige Hygiene, Staubsaugen, Staubwischen, feinporige Luftfilter, das Fernhalten von Tieren und irritierenden Pflanzen, v.a. aus dem Schlafzimmer, sind zur Unterstützung der Behandlung unerlässlich.

ALLOPATHIE

- Bevor der Patient homöopathisch behandelt wird, ist die allopathische Behandlung am besten abzusetzen – es sei denn, die Allergie hat asthmatische Tendenzen.

- Zusätzlich zu den Medikamenten erhalten viele Patienten bei ihrem allopathischen Arzt auch eine Desensibilisierungsbehandlung, wenn sie zu uns in die Praxis kommen. Diese Behandlung (von der sogar viele Allopathen enttäuscht sind) sollte bei allen Patienten abgesetzt werden, mit Ausnahme derer mit spezifischen Einzelallergien und lebensbedrohlichen Reaktionen.

- Bei Patienten mit gutem allgemeinem Gesundheitszustand und einer oder zwei spezifischen Allergien verursacht die konzentrierte Desensibilisierungsbehandlung selten Probleme. Jedoch bei Patienten mit einem breiten Spektrum an Allergien und geschwächtem Immunsystem sind diese Injektionen mit multiplen Allergenen in der Regel vergeblich, stören oft die Wirkung homöopathischer Arzneimittel und führen oft zu tieferen Funktionsstörungen des Immunsystems, wie etwa zu Überempfindlichkeit gegen Chemikalien (Umweltkrankheiten).
- Wenn der Patient das Absetzen seiner Medikamente nicht erträgt, sollte der Versuch unternommen werden, die Form von allopathischen Medikamenten zu finden, die am wenigsten Störung verursacht.

Hierarchie der allopathischen Medikamente

1) Cromoglicin zur Inhalation
2) Antihistaminika
3) Kortisonhaltige Inhalationspräparate
4) Systemische Kortisone

REPERTORIUM

Die Repertoriumsanalyse für akuten Heuschnupfen ist wenig komplex. Die meisten wichtigen Rubriken stehen im Kapitel **„Nase"**. Die häufigsten Symptome sind unten aufgeführt. Natürlich sind alle allgemeinen oder Gemütssymptome, die im Einzelfall auftreten, von besonderer Wichtigkeit.

Hauptrubriken für Allergien und Schnupfen

Nase, Schnupfen, jährlich (im *Synthesis*: Heuschnupfen)
Nase, Schnupfen (und alle zutreffenden Unterrubriken)

Verwandte Allergierubriken

Augen, Entzündung, Konjunktivitis
Augen, Juckreiz
Augen, Tränenfluss
Ohren, Juckreiz, in
Nase, Entzündung, innen
Nase, Juckreiz
Nase, Kribbeln, innen
Nase, Niesen (Unterrubriken)
Nase, Sekret, wässrig
Nase, Sekret, wässrig, im Freien
Nase, Verstopfung, wässriges Sekret
Mund, Aphthen
Mund, Juckreiz am Gaumen
Hals, Juckreiz
Atmung, Asthma
Atmung, Asthma, Heuschnupfen

ARZNEIMITTEL

◆ Hauptmittel für Allergien und Schnupfen

ALLIUM CEPA (AKUT)

Schnupfen mit scharfem Nasensekret, das sogar die Nase oder Oberlippe wundmachen kann

Reichlich wässriges Sekret, „läuft wie ein Wasserhahn"

Soviel Sekret, dass der Patient sich Papiertaschentücher in die Nase stopft

Starker Tränenfluss, in der Regel mild (im Ggs. zum Schnupfen)

Heftiges Niesen

Nase ist infolge geschwollener Schleimhäute völlig verstopft.

Schlimmer: spät nachmittags oder abends; Spätsommer; warme Räume

Linke Seite, oderdie Beschwerde beginnt auf der linken Seite.

Hochgradige Empfindlichkeit gegen Blumen, Pfirsiche und Pollen

Besser: **frische Luft;** kalte Luft

BEGLEITSYMPTOME: stechende Schmerzen in der Kehle, schlimmer beim Husten. Starke Kopfschmerzen – sie bessern sich, wenn die Nase läuft.

ARSENICUM ALBUM (AKUT ODER CHRONISCH)

Scharfer, wässriger Schnupfen; läuft aus der Nase, die völlig verstopft ist.

Rechtsseitiger Schnupfen

Brennende Schmerzen in der Nase, in Augen und Hals, gebessert durch Hitze oder heiße Getränke

Niesen durch ein Kitzeln an einer umschriebenen Stelle „wie von einer Feder"

Niesen morgens beim Erwachen

Besser: in warmen Räumen; warme Getränke

Schlimmer: Kälte oder Einatmen kalter Luft

BEGLEITSYMPTOME: Geschwüre in den Nasenlöchern

EUPHRASIA (AKUT)

Entzündete Augen: extreme Reizung, Brennen und Juckreiz

Die Augen brennen, jucken, schmerzen, Photophobie mit ständigem Blinzeln

Die Absonderungen trocknen ein, und er wacht mit krustig verklebten Lidern auf.

Mildes, aber reichliches Nasensekret, wundmachender Tränenfluss

Intensives Niesen und wässriger Schnupfen

Schlimmer: morgens; warme Brise; Wind

Besser: nachts beim Hinlegen

BEGLEITSYMPTOME: **Heuasthma**

Ständiger Kitzelhusten

Husten besser im Liegen und nachts; schlimmer tagsüber

Absonderung in den Choanen sammelt sich nachts, verursacht Husten und Würgen morgens beim Erwachen.

NATRIUM MURIATICUM (CHRONISCH)

Heuschnupfen bei Intellektuellen, die ihre Probleme verdrängen

Reichlicher Schnupfen mit **eiweißartigem Sekret**

Schnupfen und verstopfte Nase sind schlimmer im Freien oder bei Wind.

Niesanfälle; hält das Niesen zurück; erfolgloser Niesreiz

Aufgesprungene Lippen und Risse in den Mundwinkeln

Tränenfluss jedesmal verschlimmert, wenn man an die frische Luft geht; schlimmer durch Wind

NUX VOMICA (AKUT ODER CHRONISCH)

Entsetzliches Niesen und Schnupfen morgens beim Aufstehen

Fließschnupfen morgens und tagsüber; die Nase ist fürchterlich trocken, roh, verstopft nachts und im Bett

Verstopfte, gereizte Nase; wird in warmen Räumen zu Fließschnupfen mit allgemeiner Erleichterung für den Patienten.

Schlimmer: morgens beim Erwachen; frische Luft; nach dem Essen

Besser: warme Räume oder warme Getränke

Kinder mit Allergie reiben sich die juckende Nase mit der Handfläche aufwärts, bis eine Querfalte auf der Nase entsteht.

PULSATILLA (AKUT ODER CHRONISCH)

Heuschnupfen besonders im Frühling oder in der Sommerhitze und im Herbst

Flüssiges, mildes, wässriges Sekret aus Nase und Augen (kann zu Infektion führen)

Furchtbares Augenjucken und Tränenfluss; besser durch kalte Anwendungen

Schlimmer: **Überhitzung** durch Sonne; heiße Speisen; Bettwärme usw.

Im Freien (im Ggs. zum gewöhnlichen *Pulsatilla*-Symptom)

Ausgeprägte Empfindlichkeit gegenüber Pollen, trockenem Gras, Beifuß

Besser: **Klimaanlage** – wirktwie frische Luft ohne Pollen.

BEGLEITSYMPTOME: Heuschnupfen; Keuchen und Husten, schlimmer im Liegen

SABADILLA (AKUT)

Enorme Niesanfälle; schwächendes Niesen

Schnupfen und Niesen werden schlimmer durch Kälte und besser durch Hitze und warme Getränke.

Ständiger Juckreiz und Kitzeln in der Nase

Starker wässriger Schnupfen. Verstopfte Nase

Tränenfluss, die Augen sind rot und brennen. Jedes Niesen löst Tränenfluss aus.

Schlimmer: frische Luft; Pollen besonders von Blumen

Besser: warme Räume; warme Getränke

BEGLEITSYMPTOME: Heuschnupfen. Trockener Husten Linksseitige Halsentzündung

◆ Weitere wichtige Allergiemittel

AGARICUS (AKUT ODER CHRONISCH)

Heuschnupfen, der den Patienten benebelt macht und zur Verzweiflung treibt

Entsetzlicher Juckreiz in den Ohren und am oberen Gaumen

Husten endet mit Niesen.

Zuckungen

AILANTHUS (AKUT)

Schnupfen mit stark verstopfter Nase, extrem störend

Lästige Empfindung von verstopfter Nase und Atemnot

Rohheit im Innern der Nase

AMBROSIA (AKUT)

Starker Juckreiz der Lider während Heuschnupfen

Verstopfte Nase. Heuasthma

AMMONIUM CARBONICUM (AKUT ODER CHRONISCH)

Trockene Nasenverstopfung, schlimmer nachts im Schlaf

Schnupfen schlimmer bei jeder Menses

Wundmachender Schnupfen

Niesen nachts oder **morgens beim Erwachen**

APIS (AKUT ODER CHRONISCH)

Schwere allergische Reaktionen, die sich tief in die Atemwege ausbreiten

Die Augen sind geschwollen, beinahe geschlossen; die Bindehaut ist geschwollen und tritt unter den Lidern hervor.

Brennen und Hitze im ganzen Gesicht und Augen; Verlangen nach kalten Anwendungen, um das Brennen zu lindern

Wässriger Schnupfen und Tränenfluss

BEGLEITSYMPTOME: Urtikaria

ARALIA (AKUT)

Scharfer, wässriger Schnupfen, schlimmer in kalter Luft

Schlimmer: Luftzug

Schnupfen greift rasch auf die Brust über, mit Atemnot und Keuchen.

ARSENICUM JODATUM (AKUT ODER CHRONISCH)

Schnupfen mit extrem wundmachendem Sekret

Gelbliche Absonderung mit Schmerzen an der Nasenwurzel

Besser: frische Luft

Extreme Reizung in der Nase, die sich zu Lippen und Gesicht ausbreitet

Patient bohrt in der Nase, oder er will sie reiben, leckt sich die Lippen oder zupft an Lippen und Gesicht.

Linksseitiger Schnupfen. Linksseitiger Tränenfluss und Konjunktivitis

Niesen und Schnupfen, schlimmer nachts oder morgens, besonders gegen 11 Uhr

BEGLEITSYMPTOME: Heiserkeit. Völliger Stimmverlust. Aufgesprungene Lippen. Risse an den Mundwinkeln

Lippen und die ganze linke Gesichtsseite schälen sich und sind rissig.

ARUNDO (AKUT)

Sehr starker Juckreiz in den Nasenlöchern oder tief in Nase oder Gaumen

Speichelfluss während Schnupfen

Die Absonderungen werden in manchen Fällen als bläulich beschrieben.

Gefühl, bereits durch bloße verstopfte Nase zu ersticken; hysterische Kurzatmigkeit

BROMUM (CHRONISCH)

Chronischer Schnupfen und Verstopfung, verschlimmert durch häufiges Niesen

Hauptsächlich rechts oder Beginn auf der rechten Seite (obwohl in der Regel ein linksseitiges Mittel)

Schlimmer: **jeder Kontakt mit Staub oder anderen Reizstoffen**

Überhitzung; im Sommer

Besser: **am Meer**

Brennen oder Kälte an der Nasenwurzel beim Einatmen kalter Luft.

Lippen und Ränder der Nasenlöcher sind wund durch chronisches ätzendes Sekret.

Heiserkeit und Reizung im Bereich von Larynx, Zungenwurzel und Brust

CALCAREA SULFURICA

Rechtsseitiger Schnupfen

Reifer Schnupfen mit dickem gelbem oder eitrigem Sekret

DULCAMARA (CHRONISCH)

Heuschnupfen im Spätsommer oder Herbst

Ständiges Niesen, schlimmer in kalten Räumen

Schlimmer: **feuchtkaltes Wetter**

Wenn kalte Nächte auf warme Tage folgen

Frisch gemähtes Gras (*Puls.*, *All-c.*, *Sabad.*); verschlimmert durch frische Luft oder den geringsten kalten Luftzug

Besser: warme Räume

GELSEMIUM (AKUT)

Überwältigende Schläfrigkeit und Schwäche während der Heuschnupfenanfälle

Heftiges und erschöpfendes Niesen morgens

Absonderung, als würde heißes Wasser durch die Nase laufen

Schlimmer: Überhitzung; feuchtwarmes Wetter

Erschöpft durch Niesen

JODUM (CHRONISCH)

Starker wässriger Schnupfen mit extrem wundmachendem Sekret

Laryngospasmus oder Asthma; ätzende Sekrete lösen tiefere Spasmen aus.

Schlimmer: heißes Wetter; frische Luft

Besser: **kalte Luft oder Klimaanlage**

Niesen schlimmer abends

Kalium jodatum (akut oder chronisch)

Verstopfte Nase mit scharfer, wässriger Absonderung
Schlimmer: früh morgens; warme Räume
Rohheit in der Nase; Brennen bei jedem Atemzug
Intensives Brennen in Nase und Augen
Absonderungen beginnen wässrig, aber enden häufig mit dickem, gelbem Schleim.
Niesen morgens beim Erwachen
Ausgeprägte Schwellung aller Gewebe, die mit dem Sekret in Kontakt kommen: Lippen, Lider usw.
Begleitsymptome: Ulzeration im gesamten Bereich von Nase und Mundrachenhöhle
Schwellung und Druck besonders an der Nasenwurzel
Starke Schmerzen beim Ausstrecken der Zunge infolge einer Halsentzündung

Lemna minor (akut oder chronisch)

Nase vollkommen verstopft durch geschwollene Nasenmuschel oder Polypen
Schlimmer: feuchtes, besonders feuchtkaltes Wetter
Geruchssinn ist völlig verlorengegangen.

Naja (chronisch)

Heuschnupfen bei warmem Wetter
Starke Nasenverstopfung; ständiges feuchtes Schniefen, aber nur wenig Sekret
Dünne, wundmachende Absonderung
Schlimmer: linke Seite, oder die Beschwerde beginnt links; morgens; frische Luft
Begleitsymptome: Heuasthma

Psorinum (chronisch)

Heuschnupfen mit großer Schwäche, Mangel an Lebenswärme, Gewichtsverlust und Verzweiflung
Schlimmer: geringstes Frieren; kalter Luftzug; frische Luft
Scharfer Tränenfluss und Konjunktivitis

Verstopfte Nase und übelriechende wässrige Absonderungen

Schmerzhafte Aphthen oder sogar Geschwürsbildung im Mund und an der Zunge

Ranunculus bulbosus (akut)

Juckreiz und Brennen an Gaumen und Augen

Brennen bessert sich durch Kratzen oder Reiben.

Schlimmer: feuchtes Wetter oder durch Wetterumschwung; am Abend; Überhitzung; Einatmen

Dicker, klebriger Schleim während des Anfalls oder bei Sekundärinfektionen

Sanguinaria (akut)

Rosenallergie. Allergien im Sommer. Verträgt keine Blumen.

Wässriger Schnupfen, besonders auf der rechten Seite

Brennende Schmerzen in Nase und Augen

Heuasthma mit trockenen Hustenanfällen, besser durch Aufstoßen oder Flatus

Silicea (chronisch)

Chronisch verstopfte Nase

Dicke Absonderung aus den Choanen

Schwellung von Nase und Gesicht über dem betroffenen Bereich – „allergischer Gesichtsausdruck"

Schlimmer: Verkühlung; Überhitzung, dann Abkühlung

BEGLEITSYMPTOM: Jeder allergische Anfall führt zu Sinusitis.

Sinapis nigra (akut)

Schnupfen besonders auf der linken Seite oder wechselnde Seiten

Niesen und Verstopfung schlimmer nachts, wenn man im Bett liegt

Fließschnupfen wechselt ab mit trockener, heißer, verstopfter Nase.

STICTA (AKUT)

Ausgeprägte Verstopfung ohne Sekret
Trockene Nasenschleimhaut
Völlegefühl an der Nasenwurzel
Ständiger Drang, sich zu schneuzen, allerdings wenig oder kein Schleim

SULFUR (CHRONISCH ODER AKUT)

Heuschnupfen insbesondere mit Beeinträchtigung der Augen
Empfindung, als seien die Augen voller Sand
Lidränder sind rot und verkrustet.
Dicke gelbe Absonderung wechselt ab mit klarem, manchmal übelriechendem Schleim.
Absonderung schlimmer im Freien oder in einem warmen Raum bei Überhitzung
Verstopfung und Schnupfen, schlimmer auf der rechten Seite
Niesanfälle, schlimmer abends

TUBERCULINUM (CHRONISCH)

Heuschnupfen und allergisches Asthma
Enorme Reaktion auf Tierhaare, besonders auf Katzenhaare
Lider geschwollen; Tränenfluss
Nahrungsmittelallergien; insbesondere gegen Milch

WYETHIA (AKUT)

Ungeheurer Juckreiz in Nase, Hals und besonders am Gaumen
Zieht die Zunge mit Gewalt vor und zurück, um so den Gaumen zu kratzen.
Juckreiz breitet sich zu den Ohren aus; der Patient bohrt in den Ohren oder reibt sie.
Ausgeprägte Trockenheit in Mund und Hals
Hals ist geschwollen; Patient räuspert sich ständig.

SINUSITIS

Bei der Behandlung einer Sinusitis müssen akute und chronische Erkrankungen unterschieden werden. Bei akuter Sinusitis hat der Patient gewöhnlich stark ausgeprägte Symptome einschließlich Schmerzen, Fieber und Absonderungen aus der Nase. In solchen Fällen sind häufig „akute" Arzneimittel angezeigt. Durch sorgfältige Abstimmung der Symptome des Patienten (bei ausgeprägten Symptomen) lässt sich eine genaue Arzneimittelwahl treffen.

Viele Patienten geben jedoch eine ungenaue Beschreibung, indem sie weniger virulente Nasenbeschwerden als Sinusitis bezeichnen – zum Beispiel Schnupfen, Allergien oder verstopfte Nase. Diese mäßigen Beschwerden bedürfen in der Regel keiner homöopathischen Behandlung und reagieren selten auf akute Arzneimittel. Diese milden Fälle haben kein klares Symptomenbild, und wir geben homöopathische Arzneimittel auf der Grundlage der oberflächlichsten Symptome – die am stärksten betroffene Seite, die Farbe der Absonderung usw. Wenn das Arzneimittel dann nicht wirkt, ist der Patient enttäuscht und glaubt, dass die Homöopathie nicht einmal bei einer so harmlosen Beschwerde helfen kann. Wenn ein Patient so schwer krank ist, dass er eine homöopathische Behandlung braucht, werden die Zeichen genügend deutliche Hinweise auf das indizierte Arzneimittel geben. Vorher mit Arzneimitteln behandeln zu wollen, ist ein vergebliches Unterfangen.

Bei chronischer oder rezidivierender Sinusitis ist in der Regel ein Konstitutionsmittel nötig. Die Nasensymptome sollten bei der Verschreibung mit berücksichtigt werden, aber das Arzneimittel muss auf der Grundlage des Gesamtbildes der Person ausgewählt werden.

BEHANDLUNG

Behandlung akuter Sinusitis

Bei akuter Sinusitis hat der Patient ein ausgeprägtes Symptomenbild, darum tritt gewöhnlich eine rasche Reaktion auf das Arzneimittel ein – innerhalb von sechs Stunden. Für Fälle, die tagelang ohne Besserung vor sich hin geschwelt haben, oder bei Fällen, die teilweise mit Antibiotika behandelt wurden, dauert die Behandlung länger, und die Arzneimittelwirkung sollte erst nach Ablauf eines Tages ausgewertet werden. Wenn der Patient Antibiotika nimmt und darauf reagiert, ist es am besten, kein homöopathisches Mittel zu geben, sondern die Antibiotikagabe zu Ende zu führen. Warten Sie, bis die Medikamente abgesetzt werden, und beginnen Sie anschließend mit der angemessenen Konstitutionsbehandlung.

Behandlung chronischer Sinusitis

Bei chronischen Fällen findet man selten Patienten, die keine lokal angewandten Kortisone als Inhalation in die Nase verwenden. In vielen Fällen nehmen sie sogar langfristig systemische Antibiotika, wenn sie zum Homöopathen in die Behandlung kommen. In diesen Fällen fehlt das akute Bild, und die Nasensymptome sind in der Regel mild und für die Arzneimittelfindung nicht sehr hilfreich. Die homöopathische Diagnose basiert beinahe ausnahmslos auf dem konstitutionellen Bild. Es ist nicht empfehlenswert, die allopathische Behandlung abzusetzen und gleichzeitig mit der homöopathischen Behandlung zu beginnen. Wenn man dies tut und eine Verschlimmerung eintritt, lassen sich die Entzugserscheinungen nicht von einer homöopathischen Erstverschlimmerung unterscheiden.

Darum ist es die beste Strategie, den Patienten zu bitten, die Medikamente zwei bis drei Wochen vor Beginn der homöopathischen Behandlung abzusetzen. Das hilft, die Symptome zu klären und zukünftige Reaktionen zu unterscheiden. Wenn der Patient die Medikamente nicht absetzen will oder kann, dürfen wir mit der homöopathischen Behandlung beginnen, ohne seine Einnahme zu ändern und dann die Medikamente mit zunehmender Besserung allmählich abzusetzen.

Therapeutische Hinweise für Sinusitis

Homöopathie

- Für eine akute Sinusitis ist es in der Regel ausreichend, das Arzneimittel in der C30 zwei bis drei Tage lang drei mal täglich zu geben. Wenn die Symptome ausgeprägt und klar sind, ist eine Einzeldosis einer C200 zu bevorzugen.
- Bei akuter Sinusitis bei Patienten, die bereits konstitutionell behandelt werden, vermeidet man besser akute homöopathische Verschreibungen. Wenn eine Behandlung nötig ist, versucht man es am besten mit einer Gabe der C12 oder C30 des Konstitutionsmittels, bevor man auf spezifische Arzneimittel zurückgreift.
- Bei chronischer Sinusitis wird ein Konstitutionsmittel gegeben, das der Klarheit des Falles und der Stärke des Patienten entspricht, in der Regel in einer C200 oder 1M.
- Bei chronischer Sinusitis von Patienten, die allopathische Medikamente nehmen, ist es oft hilfreich, eine tägliche Dosis einer C6 oder C9 des Konstitutionsmittels ergänzend zu geben, um zu verhindern, dass die Wirkung aufgehoben wird.

Naturheilkunde

- Bei leichten Nebenhöhlenentzündungen bei Patienten, die konstitutionell behandelt werden, genügen oft einfache hygienische Maßnahmen und sind der Anwendung von homöopathischen Mitteln vorzuziehen. Zu diesen Hygienemaßnahmen gehören: Inhalation von Wasserdampf (unter einem Handtuch über einem Kochtopf) zweimal täglich 5 Minuten lang. Heißer Tee oder Zitronensaft mit Honig und eine Prise Cayennepfeffer. Vermeidung von Milch- und Weizenprodukten, bis sich der Schleim gelöst hat.

- Während einer akuten Sinusitis können einige ergänzende Behandlungsmaßnahmen hilfreich sein, darunter: Kyolic-Kapseln (1 Kapsel 3 x tägl.); Grapefruitsamenextrakt; Zinktabletten (25 mg 2 x tägl. bis zu 7 Tage lang); Echinacea-Extrakt (15 Tropfen in Flüssigkeit 2 x tägl.).

ALLOPATHIE

- Wenn der Patient bereits Antibiotika für eine akute Sinusitis bekommt, ist es am besten, nur mit Ergänzungsmaßnahmen zu behandeln, nicht mit homöopathischen Arzneimitteln.

- Es ist in der Regel vergeblich, eine chronische Sinusitis bei Patienten behandeln zu wollen, die nicht bereit sind, die chronische Antibiotika-Einnahme abzusetzen.

REPERTORIUM

HAUPTRUBRIKEN FÜR SINUSITIS

Kopf, Schmerzen, Ausbreitung zu den Zähnen
Kopf, Schmerzen, katarrhalisch
Kopf, Schmerzen, Stirn, Mitte, Stirnhöhlen, durch chronischen Schnupfen
Kopf, Schmerzen, Stirn, über den Augen
Kopf, Schweregefühl, Stirn, Stirnhöhlen
Augen, Schmerzen, Ausbreitung zu den Stirnhöhlen
Nase, Katarrh, Übergreifen auf die Stirnhöhlen
Nase, Katarrh, Ausbreitung zur Kieferhöhle, Sinus maxillaris
Nase, Lokalisierung, Innere Höhlen (neue Rubrik, nicht im *Kent*)
Nase, Schmerzen, Nasenwurzel
Nase, Schnupfen, Übergreifen auf die Stirnhöhlen
Nase, Schwellung
Nase, Sekret (grün, gelb, dick usw.)
Nase, Völlegefühl
Nase, Völlegefühl, durch Entzündung

Gesicht, Abszess, Kieferhöhle
Gesicht, Karies, Knochen
Gesicht, Schmerzen, Bohren, Wangenknochen, in
Gesicht, Schmerzen, Jochbein
Gesicht, Schmerzen, Reißen, Wangenknochen, in
Gesicht, Schmerzen, Wange
Gesicht, Schwellung, Wangenknochen

ARZNEIMITTEL

◆ Hauptmittel für Sinusitis

Kalium bichromicum

Siebbeinhöhle und alle anderen Nebenhöhlen sind betroffen.
Dicker, klebriger, gelber oder gelbgrüner Schleim, der sich nur schwer löst
Fadenziehender Schleim. Retronasales Sekret
Völlegefühl an der Nasenwurzel
Nase ist völlig verstopft; Stimme klingt nasal.
Die Nase selbst scheint sich vor lauter hartnäckigem Schleim förmlich nach außen zu wölben.

Mercurius vivus

Besonders **Stirn**höhlenentzündung
Grünliches flüssiges Sekret
Keine Widerstandskraft gegen Infektionen; jede Verkühlung führt zu einer Sinusitis.
Schmutzig belegte Zunge, allgemein weißliche Verfärbung
Übermäßiger Speichelfluss. **Übelriechender Atem**
Schmerzen allgemein schlimmer nachts
Mercurius jodatus flavus bei primär rechtsseitigen Symptomen
Mercurius jodatus ruber bei primär linksseitigen Symptomen
(Siehe auch *Cinnabaris*)

♦ Weitere wichtige Arzneimittel für Sinusitis

Aurum

Chronische Sinusitis und Nasenkatarrh
Tiefsitzende Schmerzen in den Nebenhöhlen, besonders rechtsseitig in der Nasenwurzel mit bohrender Empfindung
Schmerzen schlimmer nachts
Stinkende Ausscheidung
Geschwür in der Nase

Belladonna

Generell rechtsseitige Symptome, besonders der Kieferhöhle
Beinahe immer in Verbindung mit Fieber und den typischen Schlüsselsymptomen von *Belladonna* (gerötetes Gesicht, kalte Hände und Füße usw.)
Extreme Schmerzen beim Bücken oder Vornüberbeugen des Kopfes
Schlimmer: Bewegung und besonders durch **Erschütterung**
Sinusitis in Verbindung mit Menière-Syndrom

Causticum

Chronisch verstopfte Nase und Absonderung aus den Choanen
Ständige Empfindung von Schleim und Bedürfnis, sich zu räuspern; hüstelt und räuspert sich immer stärker, aber es nützt nichts.
Beinahe immer etwas **Heiserkeit**
Nasensekret kann fehlen oder dick und sogar blutig sein.
Verstopfte Nase und Katarrh besser bei Regenwetter

Cinnabaris

Sinusitis mit akuten Schmerzen im Bereich der Nasenwurzel, die sich von dort nach außen oder über die Augenbrauen ausbreiten oder dorthin schießen
Viel Sekret aus den Choanen, aber wenig Ausscheidung durch die Nasenlöcher

Hepar sulfuris

Sinusitis mit verstopfter Nase und dickem Sekret aus Nase und Choanen nach jeder Verkühlung oder Kälteeinwirkung bei entblößtem Kopf

Übelriechende Absonderungen; Geruch nach altem Käse

Außerordentlich schmerzhafte Entzündung der Neben- und Stirnhöhlen

Hydrastis

Dickes, fadenziehendes Sekret (*Kali-bi.*)

Besonders retronasaler Katarrh

Schwellung und Verstopfung schlimmer auf der linken Seite

Kalium Jodatum

Rezidivierende Sinusitis mit Schmerzen, die das gesamte Gesicht in Mitleidenschaft ziehen, **besonders aber im Bereich der Nasenwurzel**

Entzündung und Brennen in der Nase, schlimmer bei jedem Einatmen

Heuschnupfen mit dünnem, wundmachendem Sekret, der schließlich in einer Sinusinfektion endet

Gelbe oder grünliche Absonderung und retronasales Sekret

Schlimmer: rechte Seite; warme Räume

Kalium sulfuricum

Akute und chronische Sinusitis mit ausgeprägter Verstopfung der Nase

Zwar allgemein schlimmer in warmen Räumen, aber die Nasensymptome bessern sich hier.

Dicker und klebriger gelber Schleim

Schnarchen

Lac delphinum

Dieses kürzlich entdeckte Arzneimittel besitzt eine starke Wirkung auf die Nebenhöhlen.
Schmerzhafte Sinusitis, oft in Verbindung mit Schwindel (*Sil.*)

Lemna minor

Chronisch verstopfte Nase, besonders während feuchtkalter Witterung
Schwellung der Nasenmuschel; Polypen in der Nase
Dickes nasales und retronasales Sekret durch das Einatmen von Mehltau
Verlust des Geruchssinns
Fauliger Geschmack und Geruch aus Mund und Hals morgens

Lycopodium

Rechtsseitige Sinusitis und Nasensekret
Stark verstopfte Nase; besonders nachts und im Schlaf
Dickes Nasensekret, gelb oder krustig
Häufige Erkältungen

Medorrhinum

Chronische Rhinitis und Sinusitis besonders bei feuchtem Wetter
Dicke Absonderungen aus Nase und Choanen, die in den Hals ablaufen und zu ständigem Räusperzwang führen
Schlimmer: feuchtkaltes Wetter
Besser: am Meer
Kinder mit ständigem dickem, saftigem, grünem Nasensekret

Psorinum

Häufige Erkältungen durch die geringste Einwirkung frischer Luft oder Kälte
Lang anhaltender Nasenkatarrh nach jeder Erkältung
Schlimmer: im Winter

Besser: warmes Einhüllen des Kopfes; Tragen einer Pelzmütze
Starker Heuschnupfen mit Aphthen im Mund und Rohheit in der Nase. Dicke und übelriechende Absonderung aus Nase und Choanen

SILICEA

Chronische Sinusitis, die nach jeder Erkältung monatelang anhält
Retronasales Sekret; eitrige Absonderung. Stirnhöhlenentzündung
Mangel an Lebenswärme und schlimmer durch kaltes Wetter
Sinusitis in Verbindung mit Schwindel

SPIGELIA

Im allgemeinen linksseitige Symptome, besonders in der linken Stirnhöhle
Starke, stechende Schmerzen in der Stirn, die nach hinten ausstrahlen oder die im oder hinter dem Auge empfunden werden
Schlimmer: feuchtkaltes Wetter. Rauch
Das Gesicht kann geschwollen erscheinen.

STICTA

Chronischer oder akuter Katarrh, der sich besonders in die Stirnhöhlen ausbreitet, mit stark verstopfter Nase
Ständiges Bedürfnis, sich zu schneuzen, obwohl nichts herauskommt
Nasensekret trocknet schnell ein und verursacht harte Krusten in der Nase.
Trockenheit und Völlegefühl im ganzen Nasenbereich; trockener Mund, Hals und Gaumen
Heuschnupfen; Niesanfälle; Grippe – alles endet mit Sinusitis.

Sulfur

Chronische und akute Sinusitis mit dickem gelbem Sekret; manchmal übelriechende oder blutige Absonderung

Mitunter trockene Verstopfung mit Krusten in der Nase

Schlimmer: im Winter; geschlossene Räume

Auch Heuschnupfenanfälle schlagen auf die Nebenhöhlen.

Besser: frische Luft

Manchmal brennende Schmerzen oder Wundheit in den Nebenhöhlenknochen

Nasenpolypen. Nasengeschwüre

Teucrium

Enorme Neigung zu rezidivierenden Nasenpolypen, besonders die rechte Seite ist angegriffen.

Ständiges Bedürfnis, sich zu schneuzen, ohne Absonderung (*Stict.*)

Prickeln und Kribbeln in der Nase, besonders an der Nasenwurzel

Thuja

Dickes, in der Regel klares oder grünliches Sekret aus den Choanen, mit Verstopfung

Schlimmer: linke Seite. Feuchtkaltes Wetter

Ausgeprägte linksseitige Stirnkopfschmerzen, oft bohrend oder wie ein Nagel, der hineingetrieben wird

Schmerzen, die beim Schneuzen in die Zähne hineinschießen

ZAHNSCHMERZEN

Die homöopathische Behandlung für Zahnerkrankungen kann von schneller und beeindruckender Wirkung sein. Wenn Schmerzen durch kleine Frakturen oder Entzündungen im Frühstadium entstehen, kann die homöopathische Behandlung das Problem nachhaltig beheben. Wenn sich jedoch Karies oder Abszesse entwickeln, braucht der Patient in der Regel eine gezielte zahnärztliche Behandlung, um das Problem zu beseitigen. Doch sogar in solchen Fällen kann das passende homöopathische Arzneimittel viel zur Schmerzlinderung und zum Abklingen der Entzündung beitragen. Wenn der Patient vor der Zahnbehandlung das passende homöopathische Mittel bekommt, treten weniger Komplikationen auf, die Wirkung des Konstitutionsmittels wird weniger beeinträchtigt, und der Bedarf nach Antibiotika wird herabgesetzt. Darüber hinaus kann die homöopathische Behandlung eine chronische Neigung zu Zahnfrakturen, Karies und Zahnfleischbeschwerden beseitigen oder verringern.

Es soll auch darauf hingewiesen werden, dass eine beträchtliche Zahl von Patienten, die mit Zahnschmerzen in die homöopathische Praxis kommen, in Wirklichkeit an einer Trigeminusneuralgie leiden. Wenn bei diesen Patienten keine korrekte Diagnose gestellt wurde, können sie über einen längeren Zeitraum hinweg erfolglos behandelt worden sein, – ja sogar Zähne sind womöglich gezogen worden. In allen Fällen, in denen Verwirrung bezüglich der Zahnschmerz-Diagnose herrscht, besteht in hohem Maße ein Verdacht auf eine Gesichtsneuralgie.

Die homöopathische Behandlung akuter Zahnschmerzen oder Beschwerden ist in der Regel am wirkungsvollsten, wenn akute Arzneimittel auf der Grundlage der lokalen Symptome gegeben werden. Wenn das Konstitutionsmittel gut wirkt, müssen wir es natürlich vermeiden, andere

Mittel zu geben – es sei denn, wir sind durch die Umstände dazu gezwungen. Bei schwerwiegenden chronischen Beschwerden, die auf die homöopathische Behandlung gut reagiert haben, kann es auch sehr schwierig sein zu bestimmen, wann man den Patienten an einen Zahnarzt überweisen soll. Natürlich muss man dem Patienten den Sachverhalt vollständig erklären und ihn bei einer so ernsten Entscheidung unterstützen. Die Gabe einer niedrigen Potenz (C30) des Konstitutionsmittels kann manchmal Linderung verschaffen; es ist eine sichere Vorgehensweise, und daher lohnt es sich oft, dies in solchen Fällen zu versuchen.

Die Repertorisierung der spezifischen Zahnsymptome ist oft zäh, aber führt in der Regel zu guten Resultaten bei Zahnschmerzen. Unsere homöopathischen Vorgänger hatten viel mehr Erfahrung mit Zahnbeschwerden als die heutigen Homöopathen. Dies lag einerseits an schlechterer Zahnhygiene, andererseits an dem allgemein primitiveren Standard der Zahnmedizin der deamaligen Zeit und überdies am Widerstreben der Patienten, sich dieser Behandlung zu unterziehen. Aus diesem Grunde sind unsere Repertorien hinsichtlich dieser Beschwerden sehr vollständig. In keinem anderen Kapitel unserer Repertorien sind die lokalen Symptome klarer und weichen stärker von den erwarteten Modalitäten ab. Arzneimittel, bei denen in der Regel Besserung durch Hitze, Kälte usw. Eintritt, haben oft unerwartete lokale Modalitäten bei den Zähnen. Darüber hinaus gibt es eine Menge widersprüchlicher lokaler Symptome. Trotz dieser Widersprüche kann uns das sorgfältige Studium der stark ausgeprägten lokalen Symptome oft zum korrekten Mittel führen.

Therapeutische Hinweise für Zahnschmerzen

HOMÖOPATHIE

- Während akuter Zahnschmerzen ist eine C30 oder C200 als Einzeldosis gewöhnlich ausreichend, um die Schmerzen zu lindern. Die Dosis kann wiederholt werden, wenn die Schmerzen wiederkommen.

- Es ist oft einen Versuch wert, das Konstitutionsmittel (sofern es bekannt ist) in einer C30-Potenz zu wiederholen, bevor man zu lokalen akuten Mitteln greift.

NATURHEILKUNDE

- Natürlich sind alle hygienischen Maßnahmen zur Verhinderung der Erkrankungen von Zähnen und Zahnfleisch wichtig. Die Reinigung der Zähne hat keine negative Wirkung auf homöopathische Mittel, allerdings berichten manche Homöopathen, dass die neuen Ultraschallreiniger eine Antidotwirkung haben können. Heimgeräte wie „Sonicare" haben keine Antidotwirkung.
- Für Patienten mit empfindlichen Zähnen ist es empfehlenswert, saure Nahrung, Vitamin C-Kautabletten, Zitronen usw. zu vermeiden.

ALLOPATHIE

- In der Regel hebt eine Einzeldosis eines Antibiotikums zur Verhütung einer Endokarditis bei Herzklappenpatienten die Wirkung eines homöopathischen Arzneimittels nicht auf. Richtlinien aus jüngerer Vergangenheit machen deutlich, dass viele Patienten unnötig antibiotische Behandlung bekommen.

REPERTORIUM

Die nützlichsten Rubriken findet man im Abschnitt „**Zähne, Schmerzen**". Dieser Abschnitt ist kurz und bedarf keiner Zusammenfassung.

Weitere wichtige Rubriken für Zahnschmerzen

Gemüt, empfindlich, Zahnfüllung
Kopf, Stauung, Zahnschmerzen, bei
Gesicht, Schmerzen, Karies
Gesicht, Schmerzen, Brennen, Karies, bei
Gesicht, Schwellung, Zahnschmerzen, durch
Mund, Zahnfleischablösung von den Zähnen

Mund, blutendes Zahnfleisch, Zahnextraktion, nach
Mund, Entzündung, Zahnfleisch
Mund, Fistel, Zahnfleisch
Mund, Furunkel, Zahnfleisch
Mund, Gangrän, Zahnfleisch
Mund, Geschwüre, Zahnfleisch, kariöser Zahn
Mund, Karies, Zahnfleisch
Mund, Schmerzen, wund, Zahnfleisch, Zahnung, während
Mund, Schmerzen, Zahnfleisch, Zahnextraktion, nach
Mund, Schwellung, Zahnfleisch, kariöser Zahn
Mund, Speichelfluss, Zahnung, während
Mund, Verfärbung, Zahnfleisch
Mund, Zahnfleischatrophie
Mund, Zahnfleischbluten
Mund, Zahnfleischbluten, Extraktion, nach
Mund, Zahnfleischbluten, Menses, kariöser Zahn

ARZNEIMITTEL

◆ Hauptmittel für Zahnschmerzen

BRYONIA

Karies; verletzte Zähne; Folge von Schlageinwirkung auf die Zähne; lockere Zähne; Zahnung

SCHMERZEN: stechende Schmerzen, schlimmer durch Bewegung selbst entfernt gelegener Körperteile

Schlimmer: **Bewegung**; Essen; Beißen; Einziehen der Luft; Berührung; Wärme; Tabakrauch

Besser: Stilliegen; **Liegen auf der schmerzhaften Seite;** Druck

ORT: rechte untere Backenzähne

AUSBREITUNG: **von einem Zahn zu einem anderen.** In den Kopf hinein

CHAMOMILLA

Zahnung; Karies; kleine Frakturen in gesunden Zähnen

Unser wichtigstes Arzneimittel für zahnende Kinder

Starke Schmerzen wecken den Patienten (und den Arzt ebenfalls) nachts oft auf.

Gesicht geschwollen und empfindlich; weigert sich, berührt zu werden.

SCHMERZEN: **unerträgliche Schmerzen mit ausgeprägter Reizbarkeit.** Pochen

Schlimmer: **nachts**, besonders im Bett; **kalte Luft;** frische Luft oder Zugluft

Kalte Getränke; **Kaffee;** Druck; Sprechen; Liegen; Verärgerung

Warme Speisen oder Getränke; Rauchen; das Mittel ist besonders bei Kindern angezeigt

Besser: kalte Getränke

ORT: linke untere Zahnreihe

Wundes Zahnfleisch bei zahnenden Kindern

AUSBREITUNG: Ohr. Gesicht. Kopf

COFFEA

Karies; kleine Frakturen; **Zahnneuralgien**

SCHMERZEN: fürchterliche Schmerzen mit Übererregung des Nervensystems

Hält Eiswasser im Mund, bis es warm wird; nimmt dann wieder neues Eiswasser.

Schlimmer: nachts, verursacht Schlaflosigkeit

Heiße Speisen oder Getränke; warme Anwendungen; Lärm; Menses; Erregung

Besser: **kalte Getränke** oder Anwendungen; Beißen

HEPAR SULFURIS

Abszess; Karies; lockere Zähne

Sehr schmerzhafte Infektionen, die häufig aufgeregte Telefonanrufe spät in der Nacht verursachen

SCHMERZEN: stechende, intensive Schmerzen

Schlimmer: **kalte Luft; Zugluft;** kalte Getränke; Beißen; Essen; Berührung; Berühren des Zahns mit der Zunge; Öffnen des Mundes; im Winter

Besser: warme Anwendungen

AUSDEHNUNG: Ohr

MERCURIUS

Karies. Abszess; lockerer Zahn

Infektionen mit übelriechendem Atem, Speichelfluss und schmutziger Zunge

Zerstörte Füllungen mit abstoßendem oder metallischem Geschmack

Schmerzhafte Schwellung, die auf die entsprechende Gesichtshälfte übergreift

SCHMERZEN: pochende Schmerzen im Zahn

Schlimmer: **nachts;** beim Einschlafen; **sowohl Hitze als auch Kälte;** im Winter

Kalte Luft oder Getränke; feuchtes Wetter; wenn Luft in den Mund gezogen wird

Warme Getränke; Warmwerden im Bett; Kinder; Zusammenbeißen der Zähne; Waschen; Rauchen

Besser: **Reiben;** äußere Wärme; Rauchen

ORT: Zahnwurzel

AUSBREITUNG: **Gesicht;** Ohr; Kopf

STAPHISAGRIA

Karies; Zahnung; Frakturen oder krümelnde Zähne

Ausgeprägte Höhlen schon bei kleinen Kindern; rezidivierende Karies; schwarze Zähne. Das Zahnfleisch ist schwammig und entzündet.

SCHMERZEN: stechende Schmerzen in verfallenen Zähnen. Pochende Schmerzen. Reißende Schmerzen

Schlimmer: nachts, besonders nach Mitternacht; beim Beißen
Kalte Getränke; kalte oder frische Luft; Gehen im Freien
Essen; nach Verärgerung; Menses; Schmerzen schon durch die geringste Berührung des Zahns
Besser: Wärme; Druck von außen auf den Mund
ORT: rechte untere Backenzähne

◆ Weitere wichtige Arzneimittel für Zahnschmerzen

Aconitum

Plötzliche intensive Zahnschmerzen oder Verletzung
Plötzliche Schmerzen in gesunden Zähnen; Mikrofrakturen
Schlimmer: Schock oder Schreck; kalter Wind, besonders trockener kalter Wind; stillende Mütter; Wein
Besser: frische Luft

Ammonium carbonicum

Karies; Zahnabszess; lockere Zähne
„Zusammenbeißen der Zähne sendet eine Schmerzwelle durch den ganzen Kopf."
Schlimmer: **abends;** nachts; Einziehen von Luft über den Zahn hinweg; frische Luft; feuchtes Wetter; während der Menses; Süßigkeiten; Beißen; Reden; Berührung
ORT: obere Backenzähne

Antimonium crudum

Karies; Zahnung; krümelnde Zähne
Nach *Chamomilla* eines unserer besten Mittel bei der Zahnung
Empfindliche Zähne, erträgt keine Zahnbehandlung.
Schlimmer: abends oder nachts; **nachts im Bett;** Bettwärme
Kalte Getränke; kaltes Waschen; Essen; bei Kindern; **Berühren des Zahns mit der Zunge**
Besser: Gehen im Freien
AUSBREITUNG: zum Kopf

ARNICA

Erste-Hilfe-Mittel bei Zahnverletzungen

Nach Extraktionen, Füllungen oder anderen Zahnbehandlungen

Schmerzhaft empfindliche Zähne, schlimmer durch Berührung

BELLADONNA

Karies; Zahnung

Plötzliche, intensive Schmerzen; pochende Zahnschmerzen

Schlimmer: abends oder nachts; kalte Luft; Einziehen der Luft; Luftzug; Kaffee; Essen

Wenn man die Zähne zusammen„klickt"; **Erschütterung**

ORT: rechtsseitige Schmerzen, besonders in den unteren Zähnen

CALCAREA CARBONICA

Karies; Abszeß; krümelnde Zähne; langsame oder schwierige Zahnung

Schlimmer: feuchtes Wetter; kalte Luft; kalte Speisen oder Getränke; warme Speisen; Einziehen von Luft über den Zahn; Luftzug; Waschen oder Nasswerden; Berührung

Besser: warme Anwendungen (allerdings verschlimmert warme Nahrung)

ORT: obere Zähne rechts

CALCAREA FLUORICA

Frakturen oder krümelnde Zähne. Karies

Abszeß mit harter Schwellung (*Hekla*). Kieferexostose

Schmerzhafte Karies, schlimmer durch geringste Berührung mit der Nahrung

CALCAREA PHOSPHORICA

Verzögerte oder schwierige Zahnung mit Wimmern und Stöhnen

Zahnverfall und leichte Kariesbildung

CAUSTICUM

Karies; Abszess; Fistel; lockere Zähne; Zahnung
Karies und Kieferschmerzen nach kaltem Wind
Kiefergelenksbeschwerden, besonders der linken Seite
Schlimmer: **trockenes Wetter** oder besonders **kalter, trockener Wind;** kalte Luft
Einziehen von Luft über den Zahn; Schlaf; Berührung
Warme Speisen. Rauchen
Besser: kalte Getränke; Saugen am Zahn
ORT: **linker unterer Molar** oder oberer Backenzahn
AUSBREITUNG: **Nase. Jochbein.** Ohr

CHINA

Karies; lockere Zähne; Neuralgie
Pochende Schmerzen in kariösem Zahn
Schlimmer: Luftzug; frische Luft; Bewegung; während Schwitzen
Berührung des Zahns oder Kiefers; Rauchen
Besser: festes Zusammenbeißen der Zähne; kaltes Wasser; warme Anwendungen
ORT: **linker oberer Molar** oder unterer Molar

CLEMATIS

Karies
Schlimmer: nachts; warme Speisen; Erhitzung im Bett; Liegen; Bewegung
Besser: **Einziehen kalter Luft über den Zahn;** kalte Luft; kalte Getränke; Waschen mit kaltem Wasser; **Saugen am Zahn**

ACIDUM FLUORICUM

Mangelhafter Zahnschmelz; krümelnde Zähne; Karies
Mangelhafte oder verzögerte Zahnung
Die Zähne sind zu empfindlich, der Patient kann keine Zahnbehandlung ertragen.
Zahnschmerzen durch warme oder kalte Getränke
ORT: rechte obere Zähne

HEKLA

Abszeß; große, harte Exostose im Zahnfleisch

Abszeß mit ausgeprägter Schwellung, aber spärlichem Eiter

HYPERICUM

Erste-Hilfe-Mittel für schmerzhafte Zahnverletzungen oder Frakturen

Nach zahnärztlichem Bohren, mit durchzuckenden, einschießenden Stichen

IGNATIA

Karies; Zahnung

Zahnschmerzen mit paradoxen oder widersprüchlichen Symptomen

Schlimmer: Essen; Berührung; sofort beim Liegen; Kaffee; Stehen; geistige Anstrengung; Lesen

Besser: Druck; Zusammenbeißen der Zähne

KREOSOTUM

Karies; krümelnde Zähne

Die Milchzähne lösen sich anscheinend bereits auf, bevor sie durch das Zahnfleisch treten.

Zahnung mit rohem, entzündetem Zahnfleisch und mitleiderregendem Weinen. Übelriechender Atem

ORT: obere Backenzähne, besonders linksseitig

AUSBREITUNG: Ohr. Kopf

LACHESIS

Karies; krümelnde Zähne

Zahnschmerzen mit pochenden Schmerzen und geschwollener Wange

Schlimmer: morgens beim Erwachen. Zähneputzen; heiße Getränke; unterdrückte Menses

ORT: linke Seite; untere Zähne, mit Ausbreitung zum Ohr

MAGNESIA CARBONICA

Karies; schwierige Zahnung; lockere Zähne; Mikrofrakturen in gesunden Zähnen

Schlimmer: nachts; kalte Luft; Luftzug; im Bett; Bettwärme; Essen; Menses

Besser: Bewegung; kaltes Wasser; Gehen; Liegen auf der schmerzhaften Seite

ORT: rechte Seite

AUSBREITUNG: Kopf

MAGNESIA PHOSPHORICA

Karies; Mikrofrakturen

Schlimmer: kalte Luft oder kalte Getränke

Besser: **warme oder sogar fast kochendheiße Anwendungen;** Beißen; Druck; warme Getränke

MEZEREUM

Karies

Schlimmer: nachts; Beißen; Berührung; Berühren des Zahns mit der Zunge; Bewegung

ORT: linke obere Zähne

NUX VOMICA

Karies; Füllungen

Ausgeprägte Schmerzen mit starker Reizbarkeit

Rechte Wange geschwollen und schmerzhaft bei Berührung

Schlimmer: kalte Luft oder Zugluft; frische Luft; kalte Getränke; Essen; Bewegung; **geistige Anstrengung; Lesen;** Verärgerung; Denken an die Schmerzen; Tabak; Alkohol; Kaffee; Berührung; Gehen; im Winter

Besser: **warme Anwendungen;** Einhüllen des Kopfes; warme Getränke und Speisen; Gehen im Freien

ORT: rechte Schneidezähne

AUSBREITUNG: Gesicht

PHOSPHORUS

Karies; Abszeß; lockere Zähne; Pyorrhœ; blutendes Zahnfleisch

Schlimmer: abends und nachts; kalte oder frische Luft; kalte Getränke; feuchtes Wetter; warme Getränke; Liegen; im Bett; Schlafen; Berührung; Gehen; Süßigkeiten

Besser: Reiben; Druck

ORT: obere oder untere Backenzähne der linken Seite

PHYTOLACCA

Schwierige Zahnung

Schmerzhaftes Zahnfleisch, bei festem Zusammenpressen der Kiefer

Besser: Zusammenbeißen der Zähne; ständiger Drang, die Kiefer krampfhaft geschlossen zu halten

PLANTAGO

Karies; bröckelnde Zähne; Pyorrhœ

Zahnschmerzen mit geschwollenen Wangen und Speichelfluß

„Zahnschmerzen mit Reflexneuralgie der Augenlider"

Schlimmer: kalte oder warme Getränke; Berührung

Besser: Essen; nach dem Frühstück

AUSBREITUNG: zum Ohr

PULSATILLA

Karies

Schmerzhaft empfindliche Zähne oder Pochen darin. Kinder weinen bei Zahnschmerzen.

Schlimmer: **abends; warme Getränke oder Speisen;** Kaffee; **warme Anwendungen**

Sich Erhitzen, besonders im Bett; Berührung; Sitzen; **Menses**

Besser: **kalte oder frische Luft; kalte Speisen oder Getränke;** Einziehen kalter Luft; kaltes Waschen. Bewegung; Gehen, besonders im Freien

ORT: veränderlich, wandernde Schmerzen

RHODODENDRON

Karies; Neuralgie

Schmerzen besonders im rechten Unterkiefer

Schlimmer: **Wetterumschwung; vor einem Gewitter;** kalte Luft oder Luftzug; Wind; feuchte Witterung; Berührung

Besser: **Essen;** warme Anwendungen

ORT: Backenzähne

AUSBREITUNG: zum Ohr

RHUS TOXICODENDRON

Karies; lockere Zähne

Schlimmer: feuchtes Wetter; Kälte; Waschen mit kaltem Wasser; Beißen; Liegen

Besser: **Bewegung; Gehen;** warme Getränke oder Anwendungen

ORT: untere Eck- oder Schneidezähne

SEPIA

Karies

Zahnverfall und Infektion, die sich ausbreitet, die linke Wange ist dabei geschwollen.

Schlimmer: nachts; Kälte oder kalte Luft; warme Getränke; Berührung; Beißen; im Liegen; während der Menses; Süßigkeiten; Sprechen

Besser: frische Luft; kalte Getränke; Saugen am Zahn

ORT: linker unterer Schneidezahn. Linker unterer Backenzahn

AUSBREITUNG: zum Ohr hin

SILICEA

Abszess; Karies; lockere Zähne; langsame oder schwierige Zahnung

Die Wange ist über dem betroffenen Zahn schmerzhaft geschwollen.

Schlimmer: nachts; kalte Luft oder kalte Getränke; warme Getränke; Einziehen von Luft; Beißen; feuchtes Wetter; Waschen; nach unterdrücktem Schweiß, besonders unterdrücktem Fußschweiß; im Winter

Besser: warme Anwendungen; Einhüllen oder Bedecken des Kopfes
ORT: untere linke Zähne

SPIGELIA

Karies; bröcklige Zähne; Neuralgie
Karies mit schmerzhafter Schwellung der linken Wange
Schlimmer: **Tabak oder Rauch im allgemeinen;** nachts; Bewegung; kalte Luft; kalte Getränke; Waschen mit kaltem Wasser; Denken an die Schmerzen
Besser: Stehen; Gehen; Liegen; Essen
ORT: Zähne oben links

SULFUR

Karies; Abszeß; Fistel; lockere Zähne; Zahnung
Brennende oder pochende Schmerzen
Schlimmer: nachts; kalte Luft oder **frische Luft;** Zugluft; nachts im Bett; **Waschen;** Waschen mit kaltem Wasser; warme Anwendungen; vor der Menses
Besser: im Freien; kalte Getränke; warme Getränke
ORT: **linke Schneidezähne** oder Backenzähne

ZINCUM

Abszess und Karies; lockere Zähne
Schlimmer: Essen; vor der Menses
ORT: obere und untere Backenzähne, besonders linksseitig

Pharyngitis & Tonsillitis

Wir sind mit einigen wichtigen Themen konfrontiert, wenn wir Halsinfektionen homöopathisch behandeln wollen, anstatt zu konventionellen Medikamenten zu greifen. Erstens kennen wir häufig nicht das volle Ausmaß der Beschwerde. Ist es einfach eine Virusentzündung im Rachen oder eine Reaktion auf Sekretabfluss aus den Choanen? Wie wollen wir das Problem angehen, wenn eine Streptokokkeninfektion vorliegt? Nach derartigen Entscheidungen gilt es immer noch, das korrekte Arzneimittel zu finden!

Die große Mehrzahl akuter Rachen- und Mandelentzündungen sind Virusinfektionen von naturgemäß begrenzter Dauer. Schwieriger wird es, wenn wir es mit einer echten Streptokokkeninfektion zu tun haben. Obgleich die homöopathische Behandlung die Halsschmerzsymptome wirkungsvoll lindern kann und obgleich mir kein Fall bekannt ist, bei dem nach der homöopathischen Behandlung einer Streptokokkeninfektion ein rheumatisches Fieber aufgetreten ist, gibt es keine Studien, die nachweisen, dass die Homöopathie die ernsten Folgen einer Streptokokkeninfektion verhindern kann. Ich empfehle zwar nicht, sich bei einem Streptokokkeninfekt im Hals mit der homöopathischen Behandlung zurückzuhalten, doch sollte der Patient auf die schwerwiegenden Komplikationen aufmerksam gemacht werden: rheumatisches Fieber, Nephritis, rheumatische Herzerkrankung. Viele Patienten entschließen sich in Anbetracht dieser Informationen zur Einnahme von Antibiotika, und daran sollte man sie auch nicht hindern. Es ist frustrierend zu wissen, dass die Erkrankung leicht homöopathisch behandelt werden kann, dass es zudem sehr unwahrscheinlich ist, dass irgendwelche Komplikationen eintreten, und dennoch müssen Antibiotika eingesetzt werden (die in der Regel die konstitutionelle Behandlung stören).

Die medizinisch-rechtliche Problematik darf auch nicht außer Acht gelassen werden.

Anfang dieses Jahrhunderts und davor hatten Homöopathen fast täglich mit lebensbedrohlichen Halsinfekten zu kämpfen – mit Diphtherie, Syphilis, Streptokokkeninfektion des Halses. Viel Zeit und Energie wurde darauf verwendet, das Wissen und die Erfahrung zu sammeln, mit diesen Erkrankungen fertig zu werden, mit denen wir heute nicht mehr konfrontiert sind. *Vithoulkas* hat einmal gesagt: „Es gibt keine neuen Krankheiten und keine, die ausgestorben sind, nur neue Diagnosen und tiefere unterdrückte Krankheitsformen. Die verschwundenen sog. Kinderlähmungen aus der Vergangenheit treten in neuerer Zeit als aus dem Boden sprießende Multiple Sklerose wieder auf; die tuberkuläre ‚Schwindsucht' erfährt als AIDS ihre Wiedergeburt." Somit müssen wir mit einer Rückkehr der aggressiven Halsentzündung rechnen, besonders angesichts der zunehmenden Resistenz gegen Antibiotika.

BEHANDLUNG

Die erste Frage, die wir uns in einem Pharyngitisfall stellen müssen, ist die, ob es sich um einen Fall für die homöopathische Behandlung handelt. Schwach ausgeprägte Infektionen mit nur allgemeinen Charakteristika – Schmerzen beim Schlucken, Rohheit im Hals usw. – sind keine guten Kandidaten für eine homöopathische Behandlung. Andere Beschwerden wie Diphtherie oder Peritonsillarabszess lassen sich wirkungsvoll homöopathisch behandeln, aber die Behandlung sollte nur mit größter Vorsicht und nach Rücksprache mit einem Spezialisten vorgenommen werden.

Therapeutische Hinweise für Pharyngitis & Laryngitis

Homöopathie

- In den meisten Fällen von akuter Pharyngitis reicht eine C30 in 3 oder 4 Gaben aus, um die Erkrankung zu heilen. In chronischeren Fällen (z.B.

rezidivierenden Fällen) oder bei aggressiveren Formen (z.B. bei Peritonsillarabszess) braucht man höhere Potenzen.

- Geben Sie kein Arzneimittel, wenn das Krankheitsbild unklar ist. Häufig wird ein Arzneimittel gegeben, bevor man den Krankheitszustand oder die Gesamtheit der Symptome genau kennt, weil man helfen will oder einfach nur auf die Forderungen des Patienten reagiert. Wir hören nur eine einzige klare Modalität – wie etwa rechtsseitige Schmerzen – und geben beinahe reflexartig ein Mittel wie *Lycopodium*. Das Ergebnis ist, dass die Schmerzen auf die linke Seite übergeht und das Mittel keine echte Heilwirkung erzielt.
- Wir müssen uns dazu zwingen abzuwarten, bis sich das vollständige Symptomenbild entwickelt hat und zum Vorschein kommt. Wenn die Beschwerde abklingt, bevor ein Arzneimittel gegeben wurde, so war kein Mittel nötig. Wenn die Erkrankung schlimmer wird, so würde ein falsches Mittel daran nichts ändern, sondern die Symptome würden bloß verschwommen, und eine gute Verschreibung könnte damit verhindert werden.
- Wenn das Konstitutionsmittel bekannt ist, kann die Gabe dieses Mittels in niedriger Potenz wie etwa C12 oder C30, zwei bis drei Mal täglich, die Infektion wirksam beheben, selbst wenn die Symptome der akuten Erkrankung nur teilweise dem Arzneimittel entsprechen.

NATURHEILKUNDE

- Es gibt eine Reihe von wirksamen Methoden, die Schmerzen zu lindern und auch dem Patienten die Sorge zu nehmen, wenn er das Gefühl hat „etwas unternehmen zu müssen". Dazu gehören u.a.: warme Getränke. Tee aus Ulmenrinde, Zink-Kautabletten (25 mg 2 x tägl.), Vitamin C (1000 mg 2 x tägl.), Echinacea-Tinktur (15 Tropfen in Flüssigkeit 2 x tägl.).
- Weitere ergänzende Therapiemaßnahmen: Gurgeln mit Salzwasser (1 Teelöffel auf 1 Tasse warmes Wasser), Hydrotherapie (Handtuch mit kaltem Wasser tränken, auswringen und um den Hals wickeln, mit ei-

nem warmen trockenen Handtuch umwickeln, 20 Minuten im Liegen einwirken lassen), Lebertran (1 Teelöffel tägl.).

ALLOPATHIE

- Bei der schwereren Erkrankung eines Peritonsillarabszesses ist Vorsicht geboten. Wenn ein Trismus vorliegt (der Patient will keinen Speichel schlucken) sollte man sofort an diese Möglichkeit denken. Wenn diese Pathologie gegeben ist, sollte parallel zur homöopathischen Behandlung um allopathischen Rat ersucht werden.

REPERTORIUM

Die meisten nützlichen Rubriken findet man im Abschnitt **„Hals, Schmerzen"** und seinen vielen Unterrubriken. Unsere Repertorien legen viel Gewicht auf Symptome im Zusammenhang mit Diphtherie – eine Krankheit, mit der unsere Vorgänger viel zu tun hatten, die aber in unserem Kulturkreis praktisch unbekannt ist.

WEITERE RUBRIKEN FÜR PHARYNGITIS & LARYNGITIS

Hals, Ablagerungen
Hals, Abszess
Hals, Aphthen
Hals, belegt
Hals, Blasen
Hals, Eiterung
Hals, Entzündung (viele Unterrubriken)
Hals, Entzündung, phlegmonöse (Peritonsillarabszess)
Hals, Erosion
Hals, Exkoriation
Hals, fissurig
Hals, Gangrän
Hals, Geschwüre
Hals, käsige Ablagerungen
Hals, Katarrh

Hals, Membranen
Hals, Pusteln
Hals, Reizung
Hals, Schwellung, Tonsillen
Hals, Verfärbung (viele Unterrubriken)
Hals, Vergrößerung, Tonsillen
Hals, Verhärtung
Äußerer Hals, Schmerzen, Halslymphknoten
Äußerer Hals, Schmerzen, Brennen, Halslymphknoten
Äußerer Hals, Schwellung, Halslymphknoten
Äußerer Hals, Schwellung, Halslymphknoten, hart
Äußerer Hals, Verhärtung, Lymphknoten

WEITERE VERWANDTE RUBRIKEN

Gemüt, Bewusstlosigkeit, Halsschmerzen, während
Gemüt, Delirium, Ulzera in Schlund und Tonsillen, mit
Gemüt, Erregung, Halsuntersuchung zuzulassen, zu stark um
Gemüt, Furcht, ersticken, Halsentzündung, bei
Gemüt, Trübsinn, Halsschmerzen, bei
Augen, Entzündung, abwechselnd, Halsschmerzen, mit
Augen, Schmerzen, Halssymptomen, mit
Ohren, Schmerzen, Ausbreitung, Hals, in den
Ohren, Schmerzen, Halsschmerzen, mit
Ohren, Schmerzen, Stechen, Ausbreitung, Hals, in den
Gehör, eingeschränkt, hypertrophierte Tonsillen und Rachenmandeln, durch
Gehör, eingeschränkt, vergrößerte Tonsillen, durch
Nase, Schnupfen, Halsschmerzen, mit
Mund, Ausstrecken der Zunge, schwierig, Halsschmerzen, bei
Mund, Herpes, Mund, Tonsillen und Hals, in
Mund, Speichelfluss, stark, Abszess im Hals, bei
Mund, Ulzera, Ausbreitung, Hals zum Gaumendach, vom
Geschmack, faulig, Pharynx, Schleim abhusten
Magen, Schmerzen, wechseln mit Schmerzen, Pharynx, im
Husten, Kitzeln, Hals, durch
Husten, Schleim, Hals, im
Atmung, behindert, Schwellung, Tonsillen
Atmung, schwierig, vergrößerte Tonsillen, durch
Brust, Schmerzen, Sternum, wechseln, Halsschmerzen, mit

Rücken, zu einer Seite gezogen, Halsschmerzen, bei
Extremitäten, Schweiß, Fuß, unterdrückt, Halsbeschwerden, durch
Schlaf, Gähnen, Einschnürung im Hals, durch
Schlaf, schlaflos, Wundheit, Mund und Hals, in
Frost, Begleitsymptom, Halsschmerzen, bei
Allgemeines, Konvulsionen, Halsreizung, durch

ARZNEIMITTEL

◆ Hauptmittel für Pharyngitis & Laryngitis

BELLADONNA

Das wichtigste Arzneimittel bei akuter Tonsillitis mit raschem Auftreten

HALS: **hauptsächlich rechtsseitige Entzündung und Brennen**

Pharynx und Tonsillen sind knallrot, geschwollen und hochgradig entzündet. Aphthen

Schlimmer: **geringste Berührung am Hals;** Drehen des Kopfes; Bewegung; Schlucken, besonders von Flüssigkeiten; Räuspern; kalte Luft

Gilt auch als Mittel für Peritonsillarabszess.

LOKAL: rote Zunge oder „Erdbeerzunge"

ALLGEMEIN: hohes Fieber, gerötetes Gesicht, Mydriasis, kalte Hände und Füße

HEPAR SULFURIS

Fortgeschrittene Pharyngitis und Tonsillitis, gewöhnlich im Stadium der Eiterung

HALS: außerordentlich stechende Schmerzen, häufig wie Splitter im Hals

Schlimmer: abends oder nachts; **kalte Luft; kalte Getränke oder Speisen**

Gähnen, Strecken oder Drehung des Kopfes; Schlucken

Besser: **Wärme und warme Getränke**

Die Schmerzen strahlen beim Schlucken zu den Ohren aus.
Geschwürsbildung im Hals
Eines der Hauptmittel bei Peritonsillarabszess

ALLGEMEIN: Patient hat das Gefühl, eingehüllt bleiben zu müssen, deckt besonders den Hals gut zu.

LACHESIS

Bei allen Halsbeschwerden – von leichten Halsschmerzen bis zu schwerwiegender Entzündung oder Abszess

HALS: **linksseitige Pharyngitis oder Tonsillitis**

Entzündung beginnt links und geht nach rechts.

Die Tonsillen sind geschwollen, dunkelrot oder sogar purpurfarben.

Die Uvula ist geschwollen. Peritonsillarabszess

Fortgeschrittene Fälle mit Geschwürsbildung, Exkoriation oder Sickerblutung

Schlimmer: nachts im Schlaf oder morgens beim Erwachen
beim Schlucken, aber ständiger Schluckzwang (*Merc-c.*)
Süßigkeiten oder Säuren; warme Getränke
Husten oder Räuspern
Berühren des Halses; Drehen des Kopfes; enger Kragen

Besser: kalte Getränke; besser (einen Augenblick lang) nach dem Schlucken. Feste Nahrung lässt sich leichter schlucken als Flüssigkeiten oder Speichel.

Kloßgefühl oder Einschnürungsgefühl, kehrt sofort nach dem Schlucken wieder.

ALLGEMEIN: warmblütig. Beschwerden bei Hitze oder bei Wechsel der Jahreszeiten

LYCOPODIUM

Rechtsseitige Pharyngitis oder Tonsillitis mit Beginn auf der rechten Seite

Schlimmer: nachmittags von 16 bis 20 Uhr

Besser: warme Getränke, manchmal besser durch kalte Getränke

MERCURIUS VIVUS

Akute oder rezidivierende Pharyngitis oder Tonsillitis jeden Schweregrades

HALS: Pharynx und Tonsillen eitern oder sind schmutzig belegt, oft rechtsseitig.

Geschwürsbildung. Peritonsillarabszess

Empfindung, als säße ein Apfelgehäuse im Hals fest

Schlimmer: **nachts; Bettwärme; Hitze oder Kälte**

Schlucken, besonders Leerschlucken; Husten

Lokal: **Die Zunge ist belegt und sieht schmutzig aus.**

Metallischer Geschmack auf der Zunge

Die Zunge ist geschwollen, und die Zähne hinterlassen darin Abdrücke.

Der Atem ist beinahe immer übelriechend.

Vermehrter Speichelfluss, besonders nachts

ALLGEMEIN: sowohl Mangel an Lebenswärme als auch ein Zuviel an Lebenswärme

Nachtschweiße halten die ganze Nacht an.

Geschwollene, schmerzhafte, brennende Halslymphknoten

MERCURIUS JODATUS FLAVUS

Rechtsseitige Pharyngitis oder Tonsillitis, setzt allerdings langsamer ein als bei *Belladonna*. Die Schmerzen beginnen auf der rechten Seite und gehen nach links über. Ähnlich wie *Mercurius*, aber der verstärkte Speichelfluss als Charakteristikum kann fehlen.

MERCURIUS JODATUS RUBER

Linksseitige Pharyngitis oder Tonsillitis

Hat die meisten Modalitäten von *Mercurius vivus*, aber weniger Speichelfluss.

Häufiger indiziert als *Merc-j-f*.

◆ Weitere wichtige Mittel für Pharyngitis & Laryngitis

ACONITUM

Plötzliches Einsetzen der Halsschmerzen nach Kälteeinwirkung oder nach Aufenthalt in kaltem trockenem Wind

ALLGEMEIN: hohes Fieber, gerötet, Ruhelosigkeit – und oft Angst oder Furcht

Pharynx und Tonsillen sind knallrot ohne Eiter: brennende Schmerzen und leicht geschwollen

Schmerzen beim Schlucken, allerdings großer Durst auf kalte Getränke

AILANTHUS

Schwere Pharyngitis und Tonsillitis mit drohender Sepsis

HALS: dunkelrot oder sogar purpurfarben

Tiefe Geschwüre auf den Tonsillen, besonders linksseitig

Stupor, Verwirrung, Delirium

APIS

Brennende (manchmal auch stechende) Halsschmerzen mit ausgeprägter Rötung

HALS: Schmerzen, Entzündung und Schwellung, hauptsächlich auf der rechten Seite

Enorme Schwellung, besonders der Uvula, aber auch der Tonsillen

Die Schleimhaut ist knallrot und glänzend.

Schlimmer: Hitze und heiße Getränke; warme Räume

Besser: **kalte Speisen oder Getränke,** allerdings nicht viel Durst

ALLGEMEIN: oft hohes Fieber; trockene Hitze wechselt ab mit Frost.

ARGENTUM METALLICUM

Rohe Halsentzündung, oft chronisch, mit Schleim, der in den Hals abläuft

Schmerzen beim Husten

Schlimmer: Ausatmen; Schlucken; Gähnen

Heiserkeit; besonders bei Berufsrednern oder Sängern

ARGENTUM NITRICUM

Stechen oder splitterartige Schmerzen im Hals

HALS: Schmerzen sind schlimmer rechts.

Schlimmer: Einziehen der Atemluft über die rohen Stellen; Schlucken

Besser: kalte Getränke oder kalte Luft

Dicker Schleim im Hals; viel Räuspern

Oft begleitet von Laryngitis und Heiserkeit

ARSENICUM ALBUM

Brennende Schmerzen im Hals, oft mit **kleinen Geschwüren oder Blasen**

HALS: rechtsseitige brennende Schmerzen, besser durch Hitze

Schlimmer: Kälte oder kalte Getränke

Besser: Wärme; **warme Getränke**

Ausgeprägte oder sogar bösartige Entzündung, allerdings nur leichte Schwellung

Brennende Geschwüre in Mund und Hals

Die Zunge hat beinahe immer einen milchig-weißen Belag.

Die Patienten haben praktisch ausnahmslos einen Mangel an Lebenswärme, sind oft ängstlich oder ruhelos.

BAPTISIA

Pharyngitis und Tonsillitis, auffallend schmerzlos

HALS: Tonsillen und Uvula vergrößert, dunkelrot oder sogar purpurfarben

Mundgeruch stinkt entsetzlich, schmutzige Zunge, ausgedehnte Geschwürsbildung

Gesicht ist gerötet und macht den Eindruck wie schwer; der Gemütszustand ist stumpf und verworren. Septische Zustände

BARYTA CARBONICA

Chronische und rezidivierende Tonsillitis, besonders bei Kindern

HALS: **Die Tonsillen sind stark geschwollen,** selbst wenn die Entzündung nur leicht wirkt.

Schlimmer: nachts; Sprechen

Ausgeprägte Schmerzen beim Schlucken, besonders **leeres Schlucken**

Schmerzen oder Brennen verhindert Schlucken fester Nahrung. Trismus. Peritonsillarabszess

Große, harte Halslymphknoten

Gehörverlust durch riesige Tonsillen und Rachenmandeln

BARYTA MURIATICA

Riesig geschwollene und entzündete Tonsillen, oft mit Eiterung

HALS: Schmerzen und Schwellung oft schlimmer auf der rechten Seite

Schlimmer: nach einer Erkältung

Besser: kalte Getränke

Verlängerte Uvula

Beinahe immer einhergehend mit ausgeprägter Schwellung und Schmerzen der Halslymphknoten

BROMUM

Linksseitige Pharyngitis oder Tonsillitis, oft mit entzündetem Larynx

HALS: Clarke beschreibt die Verfärbung des inneren Halses als „netzartige" Rötung.

Schlimmer: Hitze oder im Sommer

Steinharte, geschwollene Halslymphknoten

BRYONIA

Halsschmerzen nach Erkältung

HALS: Pharynx dunkelrot; Zunge weiß oder bräunlich belegt

Schlimmer: **jede Bewegung** – Schlucken, Husten, Sprechen

LOKAL: Zunge trocken, im Zentrum braun oder schmutzig belegt

ALLGEMEIN: träges, unaufhaltsames Einsetzen mit hohem Fieber

Ausgeprägter Durst, Reizbarkeit; Verlangen, allein gelassen zu werden

CALCAREA CARBONICA

Rezidivierende Pharyngitis und Tonsillitis mit ausgeprägter Lymphknotenschwellung

Schlimmer: kaltes Wetter; Wetterumschwung; feuchtes Wetter

Nach dem Essen; Menses

Harte, schmerzhafte Halslymphknoten

ALLGEMEIN: Mangel an Lebenswärme, schweißig, arbeitet sich in Erschöpfung und Krankheit hinein.

CAUSTICUM

Halsschmerzen in Verbindung mit Laryngitis

Schleim im Pharynx oder Larynx mit ständigem Drang, sich zu räuspern

CHAMOMILLA

Pharyngitis oder Tonsillitis mit Ohrenschmerzen, besonders bei Säuglingen und Kleinkindern

Besser: Wärme und durch heiße Getränke

Schlimmer: Schlucken; durch Halsuntersuchung
Gereizt und gerötet, besonders eine der beiden Wangen

CISTUS CANADENSIS

Rezidivierende Erkältung und Pharyngitis mit brennenden Schmerzen
HALS: **Schmerzen sind schlimmer bei jedem Einatmen, besonders von kalter Luft.**
Trockenheit im Hals wird gebessert durch ständiges Schlucken oder schlückchenweises Trinken.
Ausgeprägte Schwellung der Halslymphknoten
Patient hat einen Mangel an Lebenswärme, und die Verschlimmerung hält den ganzen Winter an.

DULCAMARA

Pharyngitis bei kaltem Wetter, besonders bei nasskalter Witterung
Halsschmerzen durch Verkühlung

FERRUM PHOSPHORICUM

Tonsillitis; heißer, stark entzündeter Hals oder sogar Geschwürsbildung im Hals
Hohes Fieber liegt beinahe immer vor; der Patient ist entkräftet.
Keine lokalen Symptome oder Modalitäten

GELSEMIUM

Halsentzündung, wird über mehrere Tage allmählich schlimmer.
HALS: Schmerzen breiten sich beim Schlucken zum Ohr aus.
Schmerzen beim Schlucken; der Hals fühlt sich zu schwach zum Schlucken an.
Schlimmer: warme Speisen
Patient ist schwach, Frostschauer gehen den Rücken hoch, er ist durstlos, herabhängende Augenlider

IGNATIA

Akute Pharyngitis mit kleinen aphthösen Geschwüren im Bereich des gesamten Halses

HALS: Schmerzen und Kloß- oder Fremdkörpergefühl. Besonders rechtsseitig

Besser: **nur beim oder unmittelbar nach dem Schlucken**

Kalte Getränke

Ständiger Schluckzwang, um sich Linderung zu verschaffen

Schmerzhafte Submaxillardrüsen, schlimmer bei Kopfbewegung

KALIUM JODATUM

Ausgeprägte Pharyngitis, generell mit viel Schleim in den Choanen

HALS: Schwellung der Tonsillen und Uvula

Ulzerationen im Hals

Ausgeprägte Schmerzen an der Zungenwurzel beim Herausstrecken der Zunge

Schlimmer: abends; Husten; Schlucken; Sprechen

ALLGEMEIN: warmblütig und besser durch kühle Luft

LAC CANINUM

Entzündete Tonsillen und Pharynx, bis zur Geschwürsbildung und Eiterung

HALS: früher eines der Hauptmittel bei Diphtherie

Die Schmerzen wechseln die Seiten oder den Ort.

Schlimmer: warme Getränke

Während der Menses; Beginn und Ende mit der Menses

Besser: **kalte Getränke**

Schmerzen breiten sich beim Schlucken zu den Ohren aus.

Ein altes Schlüsselsymptom: Membran auf dem Hals ist schillernd weiß und glänzend.

Kloßgefühl oft deutlich auf einer Seite, mit Halsentzündung

MERCURIUS CORROSIVUS

Aggressive Formen von Pharyngitis und Tonsillitis

HALS: Geschwüre, die sich ausbreiten, schmerzhaft sind und bluten

Grauenhafte brennende Schmerzen, die sich bis zu den Ohren ausbreiten

Schlimmer: Schlucken, besonders Flüssigkeiten; Druck auf den Hals

Brennende Schmerzen, die durch kalte Getränke schlimmer werden (*Ars.*)

Ständiger Schluckzwang, obgleich Schlucken unerträgliche Schmerzen verursacht

Die Schwellung verursacht Erstickungsgefühl.

MERCURIUS CYANATUS

Besonders virulente Pharyngitis und Tonsillitis

Schwellung, Ulzeration und graue Absonderungen

Gewebenekrose im Hals und am Gaumen

ACIDUM NITRICUM

Grauenhafte Schmerzen, oft stechend oder als „Fischgrätgefühl im Hals" beschrieben

HALS: Tonsillen und Pharynx sind verhärtet und dunkelrot. Ulzeration

Schlimmer: **Schlucken,** senkt den Kopf, um schlucken zu können; **kalte Luft;** Verkühlung; Husten

Die Schmerzen können sich besonders beim Schlucken zu den Ohren ausbreiten.

LOKAL: übelriechender Atem (ähnlich wie *Mercurius*, aber ohne den übermäßigen Speichelfluss)

Risse an den Mundwinkeln oder in der Zunge

ALLGEMEIN: übelriechender Schweiß. Reizbar und anspruchsvoll

NUX VOMICA

Infektionen der oberen Atemwege schlagen auf den Hals.

HALS: Schmerzen im Hals breiten sich beim Schlucken zu den Ohren aus.

Schlimmer: Husten oder Schlucken

Empfindlich gegen den geringsten Luftzug oder schon die feinste Luftbewegung, selbst wenn man zugedeckt ist

PHOSPHORUS

Rohheit im Hals mit ausgeprägter Heiserkeit

HALS: ausgeprägte Schwellung der Tonsillen oder der Uvula

Schlimmer: kalte Luft; Sprechen; Husten oder Niesen; Gähnen

Besser: kalte Getränke

Erkältungen greifen auf Brust und Hals über.

PHYTOLACCA

Brennen oder schmerzhafte Empfindlichkeit im Bereich von Hals, Tonsillen oder Zungenwurzel

HALS: oft beschrieben als Empfindung, als stecke eine „glühende Eisenkugel" im Hals

Entzündete Tonsillen, sie sind dunkel oder purpurfarben. Peritonsillarabszess

Diphtherie-Leitsymptom: Membran grau, sieht wie trockenes Leder aus.

Schlimmer: rechte Seite; verschlimmert, wenn man den Kopf nach links dreht; nachts; Berührung

Heiße Getränke; kann heiße Getränke nicht schlucken.

Besser: Verkühlung; **kalte Getränke**

Schmerzen breiten sich beim Schlucken zu den Ohren aus. Schmerzhafte Stiche zucken in die Ohren.

Die Halslymphknoten sind hart und schmerzhaft.

PULSATILLA

Pharyngitis durch Erkältung

HALS: Völle- oder Schwellungsgefühl

Dickes, grünliches Nasensekret

RHUS TOXICODENDRON

Bei Grippe und Erkältungen mit lästigen Halsschmerzen und Blasenbildung

HALS: Die Schmerzen beginnen auf der linken Seite und breiten sich nach rechts aus.

Schlimmer: Entsteht während feucht-kaltem Wetter. Durch Überanstrengung der Stimme

Besser: warme Getränke; Schlucken

Schmerzt bei der ersten Schluckbewegung; Besserung, wenn schon einige Schlucke getan sind

LOKAL: in Verbindung mit Heiserkeit und Laryngitis. Die Zunge ist weiß belegt, **rote Zungenspitze, wie ein rotes Dreieck**

ALLGEMEIN: schmerzhaft und unruhig, besser durch Bewegung und Wärme

SABADILLA

Oft linksseitige Pharyngitis oder Beginn auf der linken Seite

HALS: Erkältungen mit ungeheurem Niesen und Halsschmerzen

Besser: warme Getränke

Schlimmer: Einatmen kalter Luft. Herausstrecken der Zunge

SILICEA

Rezidivierende oder chronische Entzündung und Schwellung in Hals und Tonsillen

HALS: beinahe immer mit etwas Eiterung. Vereiterte Tonsillen

Fortgeschrittene Infektionen. Peritonsillarabszess

Schlimmer: **bei Abkühlung;** Schlucken

Hustet faulige Eiterklumpen ab.

Stechende, nadel- oder splitterartige Schmerzen im Hals

Halslymphknoten sind vergrößert und sehr hart.

Sulfur

Halsschmerzen oder Tonsillitis – oft, nachdem mehrere Arzneimittel versagt haben

Hals: ausgeprägtes Brennen, Rohheit und Trockenheit im Hals

Besser: warme Getränke (im Ggs. zur gewohnten Modalität)

Alte, sich dahinschleppende Halsinfektionen mit übelriechendem Atem

Eiterung. Peritonsillarabszess

Lokal: Die Lippen sind knallrot und oft aufgesprungen.

Allgemein: schweißig, zerzaustes fettiges Haar

Friert leicht, aber Abneigung gegen warme Räume

ERKRANKUNGEN DER SCHILDDRÜSE

Viele Schilddrüsenbeschwerden lassen sich mit homöopathischer Behandlung lindern. Eine Hypothyreose reagiert in vielen Fällen schlechter als eine Hyperthyreose, weil die vorangegangene Schilddrüsenentzündung das Drüsengewebe zerstört hat. Wenn eine Schilddrüsenentzündung jedoch in der Frühphase behandelt werden kann, lassen sich gute Resultate erzielen. Es ist wichtig, während der Behandlung solcher Patienten das Schilddrüsenhormon im Blut zu kontrollieren und die Entwicklung zu verfolgen oder mit einem Spezialisten zusammenzuarbeiten, der die entsprechenden Werte bestimmen und die relevanten Informationen zur Verfügung stellen kann.

BEHANDLUNG

Behandlung von Hyperthyreose

Fälle von Hyperthyreose sind viel leichter zu behandeln, bevor der Patient allopathische Medikamente bekommt. Soweit dies möglich ist, sollten alle Medikamente abgesetzt werden, bevor man mit der homöopathischen Behandlung beginnt. Vorsicht ist allerdings geboten, wenn gefährliche Symptome einer Hyperthyreose in der Anamnese des Patienten vorliegen; eine Veränderung der allopathischen Medikation muss dann sehr sorgfältig abgewogen werden. In solchen Fällen sollte man parallel mit der homöopathischen Behandlung beginnen und die allopathischen Medikamente allmählich stufenweise absetzen, sobald sich eine Besserung der Symptome zeigt. Bei sehr akutem Morbus Basedow tritt eine sehr rasche

Reaktion auf das korrekte Arzneimittel ein, häufig mit einer 50%igen Besserung innerhalb der ersten sechs Wochen. Bis zur völligen Normalisierung der Schilddrüsenfunktion dauert es oft mehrere Monate.

Therapeutische Hinweise für Hyperthyreose

HOMÖOPATHIE

- Wenn es nicht möglich ist, die allopathischen Medikamente abzusetzen, eignet sich oft die Methode von Wiederholungsgaben des Arzneimittels, indem man eine Dosis einer C200 verabreicht, gefolgt von täglichen Gaben von C9 oder C12. Stattdessen kann man auch Q-Potenzen verwenden.

NATURHEILKUNDE

- Bei Hyperthyreose macht die gesteigerte Stoffwechselrate eine erhöhte Vitaminzufuhr notwendig, um den Bedarf zu decken. Die „Megadosierungen" von Multivitaminen sind hier empfehlenswert. Nützlich sind außerdem: Vitamin B Komplex (50 mg 3 x tägl.); Vitamin C (1000 mg, 3 x tägl., wenn keine Kontraindikation vorliegt); Leinöl.

- Bei Hyperthyreose bitten Sie den Patienten, alle Stimulanzien zu vermeiden – Kaffee, Tee, Schokolade, Cola, Nikotin

- Bestimmte Nahrungsmittel stehen in dem Ruf, die Ausschüttungsfunktion der Schilddrüse herabsetzen; dazu gehören: Gemüse aus der Kreuzblütlerfamilie (Brokkoli, Weißkohl, Rosenkohl); grünes Gemüse (Grünkohl, Spinat); Rüben; sowie Birnen und Pfirsiche.

ALLOPATHIE

- Bei Hyperthyreose dürfen bei älteren Patienten sowie in Fällen mit Thyreotoxikose, Exophthalmus, Pulswerten von über 100 oder Konvulsionen in der Vorgeschichte die allopathischen Medikamente nicht abgesetzt werden.

- Wenn man die allopathischen Medikamente nicht absetzen kann, sind Betablocker zu bevorzugen, da diese auf die Endorgane wirken und nicht auf die Schilddrüse selbst.

- Wenn sich eine Besserung zeigt, schleichen wir uns vorsichtig aus der allopathischen Medikation heraus, wobei wir aufpassen, dass die Pulswerte den Sicherheitsbereich nicht verlassen, und wir achten auf andere Zeichen von Thyreotoxikose.

Hierarchie der allopathischen Medikamente

1) Betablocker
2) Propylthiouracil
3) Subtotale Schilddrüsenextirpation
4) Radioaktives Jod (das dem Erhalt von etwas Schilddrüsengewebe dienen soll)
5) Schilddrüsenextirpation

Behandlung der Hypothyreose

Bei Hypothyreose bekommt der Patient häufig bereits Schilddrüsenhormone, wenn er wegen anderer Beschwerden in die homöopathische Praxis kommt. Der Schilddrüse schenkt der Patient während der Konsultation kaum Beachtung. Es ist wichtig, sich ein genaues Bild über die Vorgeschichte zu verschaffen, weil sich die Symptome des Patienten durch die Hormontherapie oft wesentlich verändert haben. Obgleich uns die groben Symptome wie Energiemangel, Obstipation usw. nicht viele nützliche homöopathische Informationen geben, ist es wichtig, den Zustand des Patienten vor der Hormonzufuhr zu kennen, um eventuell charakteristischere Symptome zu ermitteln (etwa Struma oder Nahrungsmittelbegierden, die gute Hinweise auf die Verschreibung geben können). Viele Patienten kommen in die homöopathische Praxis, während sie Schilddrüsenhormone nehmen, und es besteht kein klarer Hinweis auf eine Schilddrüsenstörung. Besonders adipöse oder erschöpfte Patienten nehmen oft unnötig Hormonpräparate zur Steigerung der Schilddrüsenfunktion. Schilddrüsenhormone werden auch in Fällen von Autoimmunthyreoiditis genommen, um die Schilddrüse „abzukühlen", obgleich keine Hypothyreose vorliegt. Diese Art von Hormoneinnahme stört gewöhnlich die homöopathische Behandlung nicht, allerdings kann sie wichtige Symptome wie Temperatur und andere Modalitäten verschleiern.

Therapeutische Hinweise für Hypothyreose

Homöopathie

- Schilddrüsenhormone stören die homöopathische Behandlung nur selten.
- In Fällen, in denen die Einnahme von Schilddrüsenhormonen wichtige Modalitäten drastisch verändert hat, so dass etwa ein Patient, der zuvor an einem Mangel an Lebenswärme litt, warmblütig geworden ist, sollten wir den Symptomen vor der Hormoneinnahme höheres Gewicht beimessen.
- Bei Patienten, die Schilddrüsenhormone einnehmen, ohne dass dies nötig ist, sollte die Hormoneinnahme über einen Zeitraum von vier bis sechs Wochen vor Beginn der homöopathischen Behandlung allmählich abgesetzt werden. Wenn wir gleichzeitig mit der Gabe eines Arzneimittels beginnen, lässt sich eine mögliche Erstverschlimmerung von Entzugserscheinungen nicht unterscheiden.

Naturheilkunde

- Bei Hypothyreose sollte die normale Diät durch Seetang ergänzt werden (2000 bis 3000 mg tägl.).
- Unterstützende Nahrungsmittel sind: Melasse, Petersilie, Aprikosen, Datteln, Pflaumen, Fisch, Hühnchen.

- Fluor in jeder Form sollte vermieden werden, da es Jodrezeptoren blockiert. Dies bedeutet die Vermeidung von fluorhaltiger Zahnpasta, von Mundspülungen und von Leitungswasser in vielen Gegenden.

ALLOPATHIE

- Schilddrüsenhormonpräparate beeinträchtigen die homöopathische Behandlung in der Regel nicht.
- Es ist wichtig, den Hormonspiegel während der homöopathischen Behandlung zu beobachten. In manchen Fällen, wenn die Schilddrüse noch über Regenerationskraft verfügt, kann nach der homöopathischen Arzneimittelgabe eine Hyperthyreose eintreten, wenn der Patient weiterhin die Hormonpräparate einnimmt.

REPERTORIUM

Hauptrubriken für Schilddrüsenbeschwerden

Augen, Hervortreten, Exophthalmus
Äußerer Hals, Struma
Äußerer Hals, Struma, exophthalmisch

Weitere wichtige Rubriken für Schilddrüsenbeschwerden

Gemüt, Aktivität
Gemüt, Angst
Gemüt, Angst, Brust, Herzgegend
Gemüt, Angst, Gehen, Luft, an frischer, bessert
Gemüt, Angst, körperliche
Gemüt, Dumpfheit
Gemüt, Eile
Gemüt, Erregung
Gemüt, Fleißig
Gemüt, Furcht, Erstickung, Struma, bei
Gemüt, Geistestrübung
Gemüt, geschäftig

Gemüt, Konzentrationsschwierigkeiten
Gemüt, Langsamkeit
Gemüt, Manie
Gemüt, Ruhelosigkeit, Bettwärme verschlimmert
Gemüt, Ruhelosigkeit, bewegen, muss sich ständig
Gemüt, Stimmungswechsel
Gemüt, Trägheit, Abneigung gegen Arbeit
Gemüt, Ungeduld
Kopf, Haar, Haarausfall
Augen, Pupillen, erweitert
Gesicht, Lähmung, Struma, Unterdrückung, durch
Mund, dick, Zunge, Empfindung wie
Hals, Würgen, Struma, bei
Äußerer Hals, Ameisenlaufen, Schilddrüse
Äußerer Hals, Einschnürung, Schilddrüse
Äußerer Hals, Erweiterungsgefühl, Schilddrüse
Äußerer Hals, Juckreiz, Schilddrüse
Äußerer Hals, Juckreiz, Struma, mit Husten
Äußerer Hals, Kälte, Schilddrüsengegend
Äußerer Hals, Kitzeln, Struma
Äußerer Hals, lebendige Empfindung bei Struma
Äußerer Hals, Luftgefühl, bläst beim Atmen durch die Schilddrüse
Äußerer Hals, Pulsieren, Struma
Äußerer Hals, Schmerzen, Drücken, Schilddrüse
Äußerer Hals, Schmerzen, Schilddrüse
Äußerer Hals, Schmerzen, Schilddrüse, geschwürig
Äußerer Hals, Schmerzen, Stechen, Schilddrüse
Äußerer Hals, Schmerzen, Wundheit, Schilddrüse
Äußerer Hals, Schwellung, Schilddrüse
Äußerer Hals, Spannung, Schilddrüse
Äußerer Hals, Struma, Bewegung in der Schilddrüse
Äußerer Hals, Struma, Empfindlichkeit
Äußerer Hals, Struma, Herzsymptomen, mit
Äußerer Hals, Struma, Rucken in der Schilddrüse
Äußerer Hals, zusammengepresst, von Daumen und Finger, als sei die Schilddrüse
Magen, Appetit, Gefräßig, Abmagerung, mit
Geschlechtsorgane, Frauen, Menses, abwesend, Amenorrhœ
Geschlechtsorgane, Frauen, Menses, stark
Geschlechtsorgane, Männer, Atrophie, Hoden

Rektum, Diarrhœ, Struma
Rektum, Inaktivität
Rektum, Obstipation
Atmung, asthmatisch, Begleitsymptom, Struma
Husten, Druck, Struma, durch
Husten, Reizung in den Luftwegen, Schilddrüse, im Bereich der
Husten, Schneidend, durch Schneiden in die Schilddrüse
Husten, Struma, mit
Brust, Atrophie der Mammæ
Brust, Einschnürung, Herz
Brust, Herzklopfen, Anstrengung, durch
Brust, Herzklopfen, Gehen
Brust, Herzklopfen, Struma, mit
Brust, Herzklopfen, tumultartig
Brust, „Kropfherz"
Brust, Schmerzen, Herz, Struma, während
Extremitäten, Kälte
Extremitäten, Kälte, Fuß
Extremitäten, Schwellung, Bein
Extremitäten, Zittern, Hand
Schweiß, Anstrengung, gering, während
Schweiß, nachts
Schweiß, Schlaf, während
Schweiß, schwächend
Allgemeines, Abmagerung, Appetit, gefräßig
Allgemeines, Adipositas
Allgemeines, Atrophie, Drüsen
Allgemeines, Bewegung, frische Luft, bessert
Allgemeines, Essen, vor
Allgemeines, Fasten
Allgemeines, Gehen, Luft, an frischer, bessert
Allgemeines, Hypothyreose
Allgemeines, Konvulsionen, Struma, Unterdrückung
Allgemeines, Kretinismus
Allgemeines, Lebenswärme, Mangel an
Allgemeines, Myxödem
Allgemeines, Puls, häufig, Bewegung verschlimmert
Allgemeines, schlaffes Gefühl
Allgemeines, Schwäche
Allgemeines, Trägheit, körperliche

ARZNEIMITTEL

◆ Hauptmittel für Schilddrüsenbeschwerden

ARSENICUM JODATUM

Hyperthyreose
THYROIDEA: Struma. Verhärtete Drüse
ALLGEMEIN: warm oder sogar sehr heiß, aber oft empfindlich gegen Kälte oder Zugluft
Besser: frische Luft
Schlimmer: Warmwerden im Bett
Ausgeprägte Abmagerung trotz großer Gefräßigkeit
LOKAL: Exophthalmus
Einschnürungsgefühl im Herzen; tumultartiges Herzklopfen
Tremor der Hände
GEMÜT: extreme Erregung und Ruhelosigkeit; Eile und Ungeduld
Geschwätzig, aber genau in den Ausführungen
Zorn; Impuls zu töten
BEGLEITSYMPTOME: Lupus; Heuschnupfen; Asthma; Psoriasis
Morbus Hodgkin

JODUM

Hyperthyreose; Struma
THYROIDEA: **schmerzhafte vergrößerte Thyroidea**
Rechtsseitige Struma
Einschnürungsgefühl in der Schilddrüsengegend
ALLGEMEIN: **heiß. Hitze oder warme Räume sind unerträglich.**
Besser: **Essen; kaltes Baden;** heftige Anstrengung

Abmagerung trotz ausgezeichneten Appetits
Die Schilddrüse wird größer, während andere Drüsen (Brust, Hoden) schrumpfen.
LOKAL: Exophthalmus
Heftiges Herzklopfen. Pulsieren bis in die Fingerspitzen
GEMÜT: Angstgefühl, wie zu Eile angetrieben
Ruhelos und zappelig; kann nicht still sitzen.
Geschwätzigkeit; spricht sehr schnell.
Heftiger Rededrang durch Stillsitzen; besser durch Anstrengung

KALIUM JODATUM

Hyperthyreose; Struma
THYROIDEA: diffuse Vergrößerung
Die Schilddrüse ist vergrößert und sehr berührungsempfindlich.
ALLGEMEIN: verschlimmert durch Hitze
LOKAL: Exophthalmus
Ausgeprägte Allergie und Schnupfen
GEMÜT: eilig und reizbar, besonders mit der Familie. Macht Späße und ist fröhlich.

LACHESIS

Hyperthyreose; Thyreoiditis
THYROIDEA: linksseitige Struma
Engegefühl im Hals; Schluckbeschwerden
ALLGEMEIN: warmblütig; warme Räume oder warmes Bad sind unerträglich.
Ausgeprägte Hypertonie. Intensives Herzklopfen
GEMÜT: **geschwätzig und intensiv**
Schilddrüsenvergrößerung und **Hyperthyreose nach enttäuschter Liebe, Eifersucht oder Unterdrückung intensiver Emotionen**
Zorn und erträgt keinen Widerspruch.

NATRIUM MURIATICUM

Hyperthyreose; Hypothyreose; Thyreoiditis; Thyreotoxikose

THYROIDEA: diffuse Struma

ALLGEMEIN: Hitze oder Sonne sind unerträglich.

Langsames Wachstum, Gehenlernen und Sprachentwicklung bei Kindern sind verzögert.

LOKAL: Exophthalmus

Zittern am ganzen Körper, besonders der Kopf

Heftiges Herzklopfen, schlimmer durch Anstrengung oder beim Liegen auf der linken Seite

GEMÜT: erregbar und nervös

Thyreoiditis nach Kummer oder enttäuschter Liebe

♦ Weitere wichtige Mittel für Schilddrüsenbeschwerden

ALUMINA

Hypothyreose

LOKAL: **grauenhafte Obstipation, selbst bei weichem Stuhl**

Die Haut ist dick, trocken und juckend, schlimmer durch Hitze.

GEMÜT: **körperlich und geistig langsam**

APIS

Hyperthyreose; Thyreoiditis

THYROIDEA: Ausgeprägte Schwellung, heiß, entzündet. „Blähhals"

ALLGEMEIN: **extrem heiß oder Hitzewallungen.** Heiße Räume sind unerträglich.

Besser: kalte Anwendungen oder kaltes Baden

Schwimmt gern in kaltem Wasser.

GEMÜT: Muss aktiv und geschäftig sein; liebt Anstrengung; reizbar

Angstgefühl, vielbeschäftigt

Ist so in Eile, dass sie linkisch wird und Dinge fallen lässt.

ARGENTUM NITRICUM

Hyperthyreose; Hypothyreose

ALLGEMEIN: heiß. Abneigung gegen warme Räume

Besser: kühle oder frische Luft

LOKAL: Diarrhœ oder ausgeprägter Flatus und Aufstoßen

Ausgeprägter Tremor

GEMÜT: **ständiges unerklärliches Gefühl der Eile;** wird nervös und wie aufgedreht

Sonderbare Impulse und Wutausbrüche

AURUM

Hyperthyreose; Thyreoiditis

THYROIDEA: diffus vergrößerte Thyroidea. Knoten

ALLGEMEIN: Verschlimmerung durch Hitze

LOKAL: Exophthalmus

Heftiges Herzklopfen. Ein Schlag setzt aus, darauf folgt ein kräftiger Schlag.

GEMÜT: hohe oder unrealistische Erwartungen

Schilddrüsenstörung durch enormen selbst auferlegten Druck

Verzweiflung über die Grenzen, die ihm durch die Krankheit gesetzt werden

BARYTA CARBONICA

Hyperthyreose, besonders bei Kindern und Jugendlichen

THYROIDEA: **riesige Drüsenschwellung**

ALLGEMEIN: Appetit gesteigert, mit Abmagerung

Abmagerung mit großem Trommelbauch

Schwächender Schweiß. Nachtschweiße

LOKAL: Exophthalmus

Atrophie anderer Drüsen: Hoden, Mammæ usw.

Herzklopfen. Tremor

GEMÜT: Eile und sehr fleißig

Übererregung und Angst bezüglich Verantwortung und Herausforderungen

BARYTA JODATA

Hyperthyreose; Thyreoiditis

THYROIDEA: ausgeprägte Schilddrüsenschwellung
Thyreoiditis in der Kindheit

ALLGEMEIN: **Verschlimmerung bei Erhitzung; Hitze ist unerträglich.**
Tremor

LOKAL: Exophthalmus
Knotige Halslymphknoten
Beschleunigter Puls. Tumultartiges Herzklopfen

GEMÜT: ruhelos; ungeduldig; zwanghaftes Verhalten; nervös und unentschlossen

BELLADONNA

Hyperthyreose; Thyreotoxikose

THYROIDEA: **diffus geschwollen und sehr schmerzhaft**
Hitzegefühl und Pulsieren in der Thyroidea

ALLGEMEIN: heißes, gerötetes Gesicht, aber distale Extremitäten kalt
Hüpfender Puls und Hypertonie

GEMÜT: erregt und ruhelos; Wut, sogar rasender Zorn
Zunahme der Körperkräfte

CACTUS

Hyperthyreose

THYROIDEA: schmerzhaftes Einschnürungsgefühl in der Drüse

LOKAL: Exophthalmus
Hüpfender Puls. Tumultartiges Herzklopfen
Einschnürungsgefühl in der Brust

CALCAREA CARBONICA

Gutartige Struma. Hypothyreose. Thyreoiditis. Hyperthyreose

THYROIDEA: harte Schilddrüse. Schilddrüsenknoten. „Blähhals"
Langsames, ständiges Wachstum der Schilddrüse

ALLGEMEIN: stumpf und träge; immer müde. Mangel an Lebenswärme. Besonders kalte Füße nachts im Bett

Inneres Zittergefühl (und daher weniger stark sichtbar)
Langsames Wachstum bei Kindern
LOKAL: Exophthalmus
Übermäßiger Kopfschweiß, besonders nachts.
GEMÜT: Symptome nach Übererregung, schwere Verantwortung und Sorgen; Depression und ständige Angst

CALCAREA FLUORICA

Schilddrüsenknoten
Harte Knoten in der Thyroidea
Schilddrüsenerkrankungen in Verbindung mit Arthritis

CALCAREA JODATA

Hyperthyreose. Thyreoiditis. Schilddrüsen-Tumore und -Knoten
Struma im Zusammenhang mit hormonellen Veränderungen: Pubertät, Schwangerschaft, Menses
THYROIDEA: stärker vergrößert auf der rechten Seite
ALLGEMEIN: warm; Ohnmacht in warmen Räumen
Gefräßiger Appetit
Adipositas. Abmagerung bei gesteigertem Appetit
LOKAL: wabenartige Tonsillen mit kleinen Krypten
Angstgefühl in Brust und Herz
Plötzliches, heftiges Herzklopfen

CONIUM

Hyperthyreose; Thyreoiditis; Hypothyreose
THYROIDEA: **steinharte Schilddrüsenvergrößerung**
ALLGEMEIN: Mangel an Lebenswärme. Hitzewallungen
Schwäche und Erschöpfung, schlimmer durch Anstrengung
LOKAL: Exophthalmus mit Strabismus oder Schielen
Tränenfluss durch Photophobie
Schwäche in den Oberschenkeln; Schwierigkeiten beim Aufstehen aus der Hocke
GEMÜT: gedrückt und deprimiert
Krankheit nach Kampf gegen Ungerechtigkeit

FERRUM JODATUM

Hyperthyreose

THYROIDEA: Struma nach unterdrückter Menses

ALLGEMEIN: warmblütig

Adipositas

Anämie. Schlimmer nach Hämorrhagie

Hypertonie

Gelüste: Salzfisch, Sardinen

LOKAL: Exophthalmus

Empfindung, als ob Nahrung im Hals nach oben drückt

FUCUS

Gutartige Struma; Hyperthyreose

Exophthalmische Struma

Ausgeprägte Adipositas bei Struma

Dyspepsie bei Schilddrüsenerkrankung

GELSEMIUM

Hypothyreose; Thyreoiditis

ALLGEMEIN: **extreme Schwäche** und Schläfrigkeit. Tremor durch Schwäche

LOKAL: Exophthalmus. Diplopie durch Exophthalmus

Herabhängende Lider; kann sie kaum offen halten.

Zunge ist dick und schwer.

GRAPHITES

Hypothyreose; Struma; Hyperthyreose; Schilddrüsenknoten

THYROIDEA: deutlich vergrößerter Kropf

Multiple Knoten in allen Bereichen der Schilddrüse

ALLGEMEIN: Mangel an Lebenswärme; verträgt keine Hitze

Adipositas; Erschöpfung und Schwäche

LOKAL: Pulsieren durch den ganzen Körper hindurch

Obstipation mit Völlegefühl im Rektum

Die Haut ist dick und hart; aufgesprungene rissige Haut

Das Haar ist grob und verfilzt; das Haar wird dünner.

GEMÜT: Geistestrübung und Leeregefühl im Kopf
Weinerlichkeit und Angst

KALIUM CARBONICUM

Hypothyreose
THYROIDEA: diffuse Vergrößerung
ALLGEMEIN: Mangel an Lebenswärme und empfindlich gegen Zugluft
LOKAL: Obstipation ohne Stuhldrang
GEMÜT: durch Pflichten ausgelaugt

LYCOPODIUM

Thyreoiditis; Hypothyreose; Hyperthyreose
THYROIDEA: rechtsseitige Vergrößerung oder Knotenbildung
ALLGEMEIN: Erträgt nüchternen Magen und Fasten nicht; kann keine Mahlzeit auslassen.
LOKAL: harter knotiger Stuhl, gefolgt von flüssigem Stuhl
GEMÜT: Ängstlich, fühlt sich Herausforderungen nicht gewachsen.

LYCOPUS VIRGINICUS

Hyperthyreose
THYROIDEA: diffuse Vergrößerung
Vergrößerte Schilddrüse nach unterdrückter Menses oder Hämorrhoiden
ALLGEMEIN: zittrig. Zittrige Schwäche. Erträgt keine Hitze.
Schwach oder ohnmächtig nach Klettern oder beliebiger Anstrengung
Fliegende Schmerzen durch den Körper hindurch
LOKAL: Exophthalmus
Heftiges und rasches Herzklopfen
Schmerzen und Herzklopfen, schlimmer in Rechtsseitenlage
Brustbeklemmung, Druck auf der Brust. Würgen beim Hinlegen
GEMÜT: nervös und eilig. Ruhelose Aktivität; zu Arbeit von beliebigem Umfang bereit – „Das schaffe ich problemlos auch noch!"
Geistestrübung; die Gedanken schweifen ab.

NUX VOMICA

Hyperthyreose; Hypothyreose

THYROIDEA: leichte Vergrößerung, aber ausgeprägte Symptomatik

ALLGEMEIN: Mangel an Lebenswärme, aber leicht überhitzt durch beliebige Anstrengung

Kalter Schweiß durch geringe Anstrengung

Zittrig und körperliche Anspannung

LOKAL: Exophthalmus

Spannung im Hals; erträgt keinen Kragen.

Muskelspannung oder Krämpfe. Zittern der Hände

GEMÜT: eilig, gereizt, sogar gewalttätig; extrem fleißig und ehrgeizig

PHOSPHORUS

Thyreoiditis; Hyperthyreose

THYROIDEA: rechtsseitige Struma

LOKAL: Exophthalmus

Herzklopfen, schlimmer in Linksseitenlage, schlimmer durch Erregung

SEPIA

Hypothyreose

THYROIDEA: Struma, mehr auf der rechten Seite

ALLGEMEIN: kalt; Hände und Füße sind besonders kalt.

Schlimmer: 16 bis 18 Uhr oder vor dem Abendessen.

Vor oder während der Menses. Durch Stillen oder Blutverlust

LOKAL: **fahle, gelbe Hautfarbe.** Verdickte Haut

Obstipation ohne Stuhldrang

GEMÜT: Geistestrübung und Depression; Teilnahmslosigkeit

Weinen; reizbar und träge

SPONGIA

Hyperthyreose

THYROIDEA: ausgeprägte Schwellung, die Thyroidea ist verhärtet und schmerzhaft.

Schmerzhafte Struma, schlimmer beim Schlucken.

Stechende Schmerzen

Würgen oder Einschnürungsgefühl in der Thyroidea, schlimmer durch enge Kragen

Empfindung, als ob Luft beim Atmen durch den Kropf weht

Empfindung wie von Bewegung in der Thyroidea

ALLGEMEIN: warm; Hitzewallungen

Verschlimmerung im Schlaf

LOKAL: Exophthalmus

Heftiges Herzklopfen

Angst und Beklemmungsgefühl in der Brust

Erstickungsgefühl in Verbindung mit dem Kropf

Orchitis oder Schmerzen in den Ovarien

GEMÜT: Fröhlichkeit wechselt ab mit Ernsthaftigkeit.

BEGLEITSYMPTOM: Asthma

THYROIDINUM

Hyperthyreose; Hypothyreose

THYROIDEA: Struma

ALLGEMEIN: Ohnmacht im Stehen, besonders morgens beim Erwachen

Den ganzen Tag lang schläfrig

Schlimmer: vor oder während der Menses

Besser: nach der Menses

Adipositas. Abmagerung

Tremor

LOKAL: Exophthalmus

Dilatierte Pupillen

Haarausfall

Herzschwäche mit tauben Fingern

Herzklopfen, schlimmer im Liegen, schlimmer durch geringe Anstrengung
Gliederschmerzen besser während der Menses
GEMÜT: Schwermut morgens beim Erwachen
Schlechte Laune, streitsüchtig, Wut wegen Kleinigkeiten.
Herrisch; Abneigung gegen Widerspruch
Paranoia

BRUST

Husten
Pneumonie
Asthma
Herzbeschwerden

HUSTEN

Dieses Kapitel über Husten umfasst Abschnitte zu:

Husten ohne Komplikationen
Krupphusten
Pertussis

Viele Erkrankungen haben Husten als eine der Hauptbeschwerde, u.a. Asthma, Pneumonie, Pertussis, Krupphusten, Grippe, Sinusitis und Infektionen der oberen Atemwege. (Asthma und Pneumonie sind in einem gesonderten Kapitel behandelt). Eine der ersten Grundregeln bei der Behandlung von Husten ist es sicherzustellen, dass wir nicht eine schwerwiegendere und potentiell gefährliche Krankheit behandeln.

REPERTORIUM

Es ist nicht immer einfach, ein spezifisches Hustensymptom im Repertorium zu finden. Dies liegt zum Teil an Sprach- und Verständigungsschwierigkeiten (z.B. meinen wir, die Rubrik „Harter Husten" heranziehen zu müssen, wenngleich „Heftiger Husten" zutreffender wäre), zum andern ist es schwierig, sich alle aufgeführten Begriffe zu merken. Unten finden Sie eine Liste einiger wichtiger Kategorien und Modalitäten, die beim Auffinden der korrekten Rubrik helfen.

ZEITEN

Die Hauptrubriken im Zusammenhang mit Zeit des Hustens findet man am Anfang des Hustenkapitels. Ausführliche Zeitmodalitäten stehen auch unter „Trockener Husten", „Hackender Husten", „Lockerer Husten", „Anfallsartiger Husten", „Krampfhusten", „Kitzelhusten", „Heftiger Husten" und „Keuchhusten".

Wetter • Temperatur

Abdecken
Eiskalte Luft
Erhitzt
Feuchte Räume
Frühling
Herbst
Kälte
Kellerräume
Luft (frische, kalte usw.)
Meeresluft
Nass werden
Nebel
Raum, im geschlossenen
Schnee
Sonne
Wärme
Wetter (Unterrubriken)
Winter

Stellung, Lage

Bett
Beugen
Bücken
Drehen, Kopf
Heben, Arme
Hochgenommen werden, muss
Knien
Liegen
Sitzen
Sitzen, muss
Stehen
Strecken

Nahrung

Abendessen
Bier
Branntwein
Essen
Essig
Fasten
Fette Speisen
Fisch
Fleisch
Flüssigkeiten
Frühstück
Hunger
Kaffee
Kalte Getränke
Kartoffeln
Milch
Mittagessen
Obst
Pfeffer
Rauchen
Salz
Säuren
Saures
Speiseeis
Spirituosen
Süßigkeiten
Tee
Trinken
Warme Flüssigkeiten
Warme Speisen
Wein
Zucker

Emotionen

Agitiertheit
Angesprochen werden
Daran denken
Erregung
Fremde
Hysterisch
Kummer
Mitfühlend
Nervös
Personen im Raum
Schreck
Sorgen
Student
Trost
Überraschung
Verärgerung
Verdruss
Weinen
Zorn

ÄUSSERE REIZE

Berührung des Larynx
Berührung des Ohrs
Druck auf den Larynx
Feuer
Flatus
Geräusche, Lärm
Gerüche
Grelle Gegenstände
Klavier
Kleidung
Kohlendämpfe
Musik
Rauch
Scharfe Empfindung
Schwefeldämpfe
Staub
Trockener
Husten, Raucher
Violine
Zähneputzen

AKTIVITÄTEN

Anstrengung
Atmen
Aufstoßen, Ruktus
Ausatmen
Auswurf, bessert
Bergab gehen
Bewegen
Bewegung
Einatmen
Gähnen
Gehen
Heben
Husten verschlimmert
Keuchen
Koitus
Lachen
Lautes Lesen
Manuelle Tätigkeit
Niesen
Reden
Reiten
Rennen
Ruktus, Aufstoßen
Schließen, Augen
Schreiben
Singen
Steigen, Bergaufgehen
Tanzen
Weinen
Zähneputzen
Zahnung
Zunge herausstrecken

REIZENDE EMPFINDUNGEN

Beißende Empfindung
Brennen
Daunengefühl
Fremdkörpergefühl
Haargefühl
Hackender Husten als Folge von:
- Kitzeln
- Trockenheit

Juckreiz
Kitzeln
Krabbelgefühl
Kratzgefühl
Kribbeln
Krümelgefühl
Pfropfgefühl
Prickeln
Rauheit
Reizung
Rohheit
Schmerzen
Schwellungsgefühl
Staubgefühl
Stechende Empfindung
Stelle, Empfindung von einer
Trockener Husten als Folge von:
- Kitzeln
- Reizung

Trockenheit innen
Vibrieren
Völlegefühl
Würgen
Wurmgefühl

BEGLEITERSCHEINUNGEN • KRANKHEITEN IN VERBINDUNG MIT HUSTEN

Ausschläge
Fieber
Gicht
Gonorrhœ
Hämorrhoiden
Herzkrankheit
Impfung
Ischialgie
Konvulsionen
Magen
Masern
Menses
Milz
Pocken
Remittierendes Fieber
Scharlach
Schüttelfrost
Schwangerschaft
Sodbrennen
Stuhlgang, häufiger
Verlängerte Uvula
Wehen
Windpocken

HUSTENARTEN

Anfallsartig
Anstrengend
Asthmatisch
Bellend
Eng
Erschöpfend
Erstickend
Explosionsartig
Gereizt
Gewaltsam
Hackend
Hart
Hartnäckig
Heftig
Heiser
Hektisch
Hohl
Keuchhusten
Klingend
Krächzend
Krampfhusten
Kratzig
Kruppös
Kurz
Locker
Metallisch
Periodisch
Pfeifend
Pistolenschußartig
Plötzlich
Quälend
Qualvoll
Rasselnd
Rauh
Reißend
Reizhusten
Schabend
Scharf
Schmerzhaft
Schrill
Schwierig
Sonor
Tief
Tonlos
Trocken
Trompetenartig
Überwältigend
Würgend
Zischend

Weitere wichtige Rubriken für Husten

Zusätzlich zu diesen Rubriken im Hustenkapitel gibt es zahlreiche wichtige beachtenswerte Rubriken über das ganze Repertorium verstreut. Hier ist aus Platzgründen nur eine Auswahl aufgelistet. Rubriken, die nicht viele zusätzliche Informationen liefern, sind unberücksichtigt geblieben (z.B. viele der Schmerzmodalitäten bei Kopfschmerzen durch Husten usw.)

Gemüt, Angst, Husten, durch
Gemüt, Angst, Husten, Keuchhusten, vor einem Anfall
Gemüt, Angst, Husten, vor
Gemüt, Angst, Husten, während
Gemüt, Anklammern, Kinder, Husten, während
Gemüt, Bewusstlosigkeit , Hustenanfällen, zwischen
Gemüt, Delirium, Husten, mit
Gemüt, erschreckt, leicht , Husten, während
Gemüt, Furcht , Husten, während
Gemüt, Furcht zu sprechen, um keinen Husten auszulösen
Gemüt, Geistestrübung, Husten, während
Gemüt, Kreischen, bei Husten
Gemüt, Reizbarkeit, Husten, vor
Gemüt, Ruhelosigkeit, Husten, bei
Gemüt, Ruhelosigkeit, Husten, bei, nachts
Gemüt, Stöhnen, Husten, während
Gemüt, Träume, Husten, trocken, chronisch und tuberkulös
Gemüt, Trübsinn, Husten, nach
Gemüt, Verwirrung, Husten, vor einem Anfall
Gemüt, Wahnsinn, Husten, bei
Gemüt, Weinen, Husten, nach
Gemüt, Weinen, Husten, vor
Gemüt, Weinen, Husten, während
Gemüt, Zorn, Husten, durch
Gemüt, Zorn, Husten, vor
Schwindel, Husten, beim
Kopf, Bewegungen, Husten, beim
Kopf, Einschnürung, Hinterkopf, Husten, bei
Kopf, Einschnürung, Husten, bei
Kopf, Einschnürung, Schläfen, Husten, während

Kopf, Einschnürung, Stirn, Husten, bei
Kopf, Geräusche, Summen oder Dröhnen, Husten, bei
Kopf, Händen, hält den Kopf mit den, Husten, bei
Kopf, Hitze, Husten, während
Kopf, Lockersein, Empfindung von, Gehirn, Husten, bei
Kopf, Pulsieren, Hinterkopf, Husten, während
Kopf, Pulsieren, Husten, durch
Kopf, Rucken, Kopf nach vorn und Knie aufwärts, Husten, während
Kopf, Schmerzen, Bersten, Husten, bei
Kopf, Schmerzen, Hinterkopf, Husten, bei
Kopf, Schmerzen, Husten bei, besser
Kopf, Schmerzen, Husten, bei
Kopf, Schmerzen, Scheitel, Husten, bei
Kopf, Schmerzen, Schläfen, Husten, bei
Kopf, Schmerzen, Seiten, Husten, bei
Kopf, Schmerzen, Stechen, Husten, bei
Kopf, Schmerzen, Stirn, Augen, über, Husten, nach
Kopf, Schmerzen, Stirn, Husten, bei
Kopf, Schmerzen, Wechsel mit, im, Husten
Kopf, Schüttelgefühl, Husten, während
Kopf, Schweiß, Kopfhaut, Schläfen, Husten, bei
Kopf, Schweiß, Kopfhaut, Stirn, Husten, während
Kopf, Schweregefühl, Hinterkopf, Husten, bei
Kopf, Schweregefühl, Husten, bei
Kopf, Stauung, Husten, bei
Kopf, Stöße, Husten, bei
Kopf, Stöße, Schläfen, Husten, während
Kopf, Völlegefühl, Hinterkopf, Husten, bei
Kopf, Völlegefühl, Husten, bei
Kopf, Zittern, Husten, während
Kopf, Zuckungen, Husten, während
Augen, Blutung, Husten, Keuchhusten, durch
Augen, Blutung, Retina, Husten durch
Augen, Ekchymose, Husten durch
Augen, Schmerzen, Husten, bei
Augen, Schmerzen, Stechen, Husten, bei
Augen, Tränenfluss, Husten, bei
Augen, Tränenfluss, Husten, Keuchhusten, bei
Sehen, Funken, Husten, bei
Ohren, Absonderung, Blut, Husten, während

Ohren, Absonderung, Blut, Husten, während
Ohren, Geräusche, Husten, bei
Ohren, Schmerzen, Husten, während
Hören, beeinträchtigt, Husten bessert
Hören, beeinträchtigt, Husten, während
Nase, Epistaxis, Husten, bei
Nase, Epistaxis, Husten, Keuchhusten, Anfall, nach
Nase, Epistaxis, Husten, Keuchhusten, bei
Nase, Niesen, Husten, Keuchhusten, mit
Nase, Niesen, Husten, nach
Nase, Niesen, Husten, zwischen
Nase, Schmerzen, Choanen, Husten, durch
Nase, Schmerzen, Stechen, Husten, durch
Nase, Schnupfen, Husten, bei
Gesicht, Hitze, Wallungen, Husten, während
Gesicht, Schmerzen, Husten, während
Gesicht, Schweiß, Husten, bei
Gesicht, Steifheit, Muskeln, Husten, während
Gesicht, Verfärbung, bläulich, Husten, Keuchhusten, während
Gesicht, Verfärbung, bläulich, Husten, während
Gesicht, Verfärbung, bläulich, Lippen, Husten, Keuchhusten, während
Gesicht, Verfärbung, rot, dunkelrot, Husten, während
Gesicht, Verfärbung, rot, Husten, während
Gesicht, Zuckungen, Husten, bei
Mund, Blutung, Keuchhusten, bei
Mund, Geruch, abstoßend, Husten, während
Mund, Geschmack, blutig, Husten, bei
Mund, Geschmack, Eier, wie faule, Husten, bei
Mund, Geschmack, faulig, Husten, nach
Mund, Geschmack, sauer, Husten, bei
Mund, Geschmack, schlecht, Husten, bei
Mund, Geschmack, süßlich, Husten, nach
Mund, Schleim, fliegt aus dem Mund, Husten, bei
Mund, Speichelfluss, Husten, während
Zähne, Schmerzen, Husten, verschlimmert
Hals, innerer, Gurgeln, Husten, nach
Hals, innerer, Hitze, Husten, nach
Hals, innerer, Pulsieren, Husten, nach
Hals, innerer, Schmerzen, Brennen, Husten, nach
Hals, innerer, Schmerzen, Husten, bei

Hals, innerer, Schmerzen, Husten, bei
Hals, innerer, Schmerzen, Husten, nach
Hals, innerer, Schmerzen, Rohheit, Husten, bei
Hals, innerer, Schwefeldämpfe im Hals, Empfindung, Husten, bei
Hals, innerer, Würgen, Husten, bei
Äußerer Hals, Ameisenlaufen, Halsgrube, Husten, verursacht
Magen, Aufstoßen, Husten, nach
Magen, Aufstoßen, scharf, Husten, bei
Magen, Erbrechen, Galle, Husten, während
Magen, Erbrechen, Husten, bei
Magen, Erbrechen, Nahrung, Husten, durch
Magen, Erbrechen, Schleim, Husten, durch
Magen, Leeregefühl, Husten, bei
Magen, Pulsieren, Husten, bei
Magen, Pulsieren, Husten, durch
Magen, Schluckauf, Husten, nach
Magen, Schmerzen, Husten, vom
Magen, Schmerzen, Husten, vor einem Hustenanfall
Magen, Schmerzen, empfindlich und wie wund, Husten, bei
Magen, Übelkeit, Husten, während
Magen, Würgen, Husten, bei
Abdomen, Auftreibung, Keuchhusten, bei
Abdomen, Einschnürung, Hypochondrium, Husten, während
Abdomen, Kontraktion, Husten, bei
Abdomen, Schmerzen, erstrecken sich zu den Hoden, Husten, bei
Abdomen, Schmerzen, erstrecken sich zum Samenstrang, Husten, bei
Abdomen, Schmerzen, erstrecken sich zur Schamgegend, Husten, bei
Abdomen, Schmerzen, Husten, während
Abdomen, Schmerzen, Hypochondrium, Husten, durch
Abdomen, Schmerzen, Hypochondrium, linkes, Husten, bei
Abdomen, Schmerzen, Hypochondrium, rechtes, Husten, bei
Abdomen, Schmerzen, Hypogastrium, Husten, bei
Abdomen, Schmerzen, Leber, Husten
Abdomen, Schmerzen, Leisten, Hernie, als käme es zu einer, Husten, bei
Abdomen, Schmerzen, Leisten, Husten
Abdomen, Schmerzen, Leistenring, Husten, bei
Abdomen, Schmerzen, Leistenring, Husten, bei, mit Erstrecken in die Hoden
Abdomen, Schmerzen, Milz, Husten, bei
Abdomen, Schmerzen, Nabel, Husten, während
Abdomen, Erschütterung, innerliche, Husten, durch

Abdomen, Erschütterung, innerliche, Husten, durch
Rektum, Diarrhœ, Husten, bei
Rektum, Flatus, Husten, bei
Rektum, Hämorrhoiden, Schmerzen, Stiche im Rektum, Husten, bei
Rektum, Prolaps, Husten, durch
Rektum, Schmerzen, Husten, durch
Rektum, Schmerzen, Stechen, Husten, bei
Rektum, unfreiwilliger Stuhlabgang, Husten oder Niesen, beim
Blase, Schmerzen, Drücken, Druck in, Husten, bei
Blase, Harnabgang, unfreiwilliger, Husten, während
Männer, Schmerzen, Hoden, Husten, bei
Männer, Schmerzen, Penis, Husten, während
Männer, Schmerzen, Samenstränge, Husten, während
Männer, Schweiß, Husten verschlimmert
Frauen, greift an die Genitalien, Husten oder Spasmen, während
Frauen, Leukorrhœ, albuminös, Husten, bei
Larynx, Einschnürung, Larynx, Husten, bei
Larynx, Krupphusten, Keuchhusten, während
Larynx, Laryngismus stridulus, Husten, vor
Larynx, Reizung, nimmt zu, je mehr man hustet
Larynx, Schleim in den Luftwegen, Larynx, Husten, nach jedem Anfall
Larynx, Schmerzen, Brennen, Husten, während
Larynx, Schmerzen, Brennen, Larynx, Husten, während
Larynx, Schmerzen, Brennen, Trachea, Husten, bei
Larynx, Schmerzen, Larynx, Husten, bei
Larynx, Schmerzen, Larynx, Husten, bei, greift sich an die Kehle
Larynx, Schmerzen, Larynx, Husten, losgerissen, als würde etwas
Larynx, Schmerzen, roh in den Atemwegen, Larynx, Husten, durch
Larynx, Schmerzen, Rohheit in den Atemwegen, Trachea, Husten, bei
Larynx, Schmerzen, Trachea, Husten, bei
Larynx, Schwefeldämpfe, wie, Husten, während
Larynx, Stimme, Heiserkeit, Husten, während, bessert
Larynx, Stimmverlust, Husten, bei
Larynx, Trockenheit, Larynx, Husten, bei
Larynx, unterstützt, Larynx, Husten, bei
Atmung, asthmatisch, Husten, nach
Atmung, asthmatisch, Husten, verschlimmert
Atmung, Atemstillstand, Husten
Atmung, behindert Husten, trocken, ohne Expektoration
Atmung, behindert, Husten, während

Atmung, beschleunigt, Husten, während Hustenanfall
Atmung, keuchend, Husten, vor
Atmung, keuchend, Husten, während
Atmung, pfeifend, Husten, während
Atmung, pfeifend, Keuchhusten, bei
Atmung, rauh, Husten, zwischen
Atmung, schwierig, Ausatmen, Husten, während
Atmung, schwierig, Husten, bei
Atmung, stockend, Husten
Atmung, stockend, Husten, nach
Brust, Angstgefühl in, Husten, bei
Brust, Auftreibungsgefühl, Husten, durch
Brust, Beklemmung, Husten, bei
Brust, Einschnürung, Husten, Keuchhusten, während
Brust, Einschnürung, Husten, Krampfhusten, während
Brust, Einschnürung, Husten, während
Brust, Einschnürung, Sternum, Husten, bei
Brust, Herzklopfen, Husten, während
Brust, Kälte, Seiten, links, Husten, bei
Brust, Krampf, Husten, bei
Brust, Leeregefühl, Husten, nach
Brust, Leeregefühl, Husten, während
Brust, Schmerzen, Brennen, Husten, nach
Brust, Schmerzen, Brennen, Husten, während
Brust, Schmerzen, Husten, während
Brust, Schmerzen, Lungen, rechts, Basis Husten, während
Brust, Schmerzen, Mammæ, Husten, während
Brust, Schmerzen, Rohheit, Husten, bei
Brust, Schmerzen, Rohheit, Husten, nach
Brust, Schmerzen, Rohheit, nachts, Husten, während
Brust, Schmerzen, Seiten, Husten, während
Brust, Schmerzen, Stechen, Husten, beim
Brust, Schmerzen, Sternum, hinter, Husten, bei
Brust, Schmerzen, Sternum, Husten, bei
Brust, Schmerzen, empfindlich und wie wund, hält sich die Brust mit den Händen, Husten, während
Brust, Schmerzen, wund, Husten, durch
Brust, Schmerzen, wund, Sternum, Husten, während
Brust, Schmerzen, wund, Sternum, unter, Husten, bei
Brust, Erschütterung der, Husten, während

Brust, Erschütterung der, Husten, während
Brust, Schwäche, Husten, durch
Brust, Spasmen, Husten, bei
Brust, Stöße, Husten, bei
Rücken, Kälte, Dorsalbereich, Schulterblättern, zwischen, Husten, bei
Rücken, Kälte, Lumbalbereich, Husten, bei
Rücken, Pulsieren, Husten, verschlimmert
Rücken, Schmerzen, Dorsalbereich, Husten, bei
Rücken, Schmerzen, Dorsalbereich, Schulterblätter, Husten, bei
Rücken, Schmerzen, Dorsalbereich, Schulterblätter, links, unter, Husten, während
Rücken, Schmerzen, Dorsalbereich, Schulterblätter, rechts, unter, Husten, bei
Rücken, Schmerzen, Husten, bei
Rücken, Schmerzen, Lumbalbereich, Ausdehnung, mit, Hoden, in die, Husten, bei
Rücken, Schmerzen, Lumbalbereich, Husten, bei
Rücken, Schmerzen, Lumbosakralbereich, Husten, bei
Rücken, Schmerzen, Sakralbereich, Husten, bei
Rücken, Schmerzen, Wirbelsäule, Husten, während
Rücken, Schmerzen, Zervikalbereich, Husten
Extremitäten, Gliederschmerzen, obere Gliedmaßen, Husten, während
Extremitäten, Gliederschmerzen, obere Gliedmaßen, Schulter, Husten, während
Extremitäten, Gliederschmerzen, untere Gliedmaßen, Hüfte, Husten, bei
Extremitäten, Gliederschmerzen, untere Gliedmaßen, Ischialgie, Husten, bei
Extremitäten, Gliederschmerzen, untere Gliedmaßen, Knie, Husten, während
Extremitäten, Gliederschmerzen, untere Gliedmaßen, Oberschenkel, Husten, bei, erstrecken sich zum Knie, mit
Extremitäten, Gliederschmerzen, untere Gliedmaßen, Unterschenkel, Husten, während
Extremitäten, Gliederschmerzen, untere Gliedmaßen, Unterschenkel, Wade, Husten, bei
Extremitäten, Kälte, Hände, Husten, während
Extremitäten, Kälte, obere Gliedmaßen, Husten, während
Extremitäten, Kontraktion, Finger, krampfartig, Husten, während
Extremitäten, Konvulsionen, Husten, während
Extremitäten, Krämpfe, Unterschenkel, Husten, während
Extremitäten, Rucken, Knie, aufwärts, Husten, während
Extremitäten, Rucken, untere Gliedmaßen, Husten im Sitzen
Extremitäten, Schweiß, Hand, Husten, bei

Extremitäten, Steifheit, Husten, vor
Extremitäten, Steifheit, Husten, während
Extremitäten, Taubheitsgefühl, Fingerspitzen, Keuchhusten, während
Extremitäten, Zittern, Husten, durch
Extremitäten, Zuckungen, Hand, Husten, bei
Schlaf, Erwachen, Husten, durch
Schlaf, Erwachen, Husten, durch, Menses, während
Schlaf, Erwachen, Mitternacht, nach, 3 Uhr, Husten, durch
Schlaf, Gähnen, Husten, bei
Schlaf, Gähnen, Husten, nach
Schlaf, Schlaflosigkeit, Husten, durch
Schlaf, Schläfrigkeit, Husten, bei
Schlaf, Schläfrigkeit, Husten, nach
Fieber, Husten erhöht die Hitze
Frost, Husten, durch
Frost, trinken, verursacht, Husten
Schweiß, Geruch, abstoßend, Husten, nach
Schweiß, Husten, bei, nachts
Schweiß, Husten, durch
Schweiß, Hustenanfälle enden mit
Allgemeines, Konvulsionen, Husten, nach
Allgemeines, Ohnmacht, Husten, während
Allgemeines, Pulsieren, äußerlich, Husten, während
Allgemeines, Schwäche, Husten, durch
Allgemeines, Schwäche, Husten, nach
Allgemeines, Strecken, Husten, nach
Allgemeines, Zittern, Husten, durch

HUSTEN OHNE KOMPLIKATIONEN

Diese Kategorie von Husten umfaßt Beschwerden wie Infektionen der oberen Atemwege, Allergien, leichte Formen von Bronchitis und Tracheitis und Husten durch Absonderung aus den Choanen. In der Regel sind dies zeitlich begrenzte Beschwerden, dennoch werden viele Patienten mit diesen Erkrankungen von allopathischen Ärzten mit hustenhemmenden Medikamenten und Antibiotika behandelt. Wenn wir sicher sind, dass der Patient nicht an einer schwereren Krankheit, wie etwa Asthma oder Pneumonie, leidet, können wir gefahrlos empfehlen, in solchen Fällen eine allopathische Verschreibung zu vermeiden. Diese Erkrankungen reagieren gut auf die homöopathische Behandlung. Die meisten leichteren Infektionen dieser Art brauchen nicht einmal eine homöopathische Behandlung. Eines der Zeichen zur Ermittlung, ob eine homöopathische Behandlung gerechtfertigt ist und gute Resultate verspricht, ist ein klares Symptombild. Routinemäßige oder oberflächliche Verschreibungen von *Spongia*, *Coccus cacti* usw. sind in der Regel zum Scheitern verurteilt und können das Bild verändern oder verschleiern. Zu derartigen Verschreibungen kommt es häufig, wenn der Homöopath durch die Sorgen und Ängste des Patienten unter Druck gerät. Man tut gut daran, sich das Dilemma im voraus vor Augen zu führen und eine Reihe von Empfehlungen bereit zu haben, eventuell sogar ein gedrucktes Informationsblatt, auf das man dem Patienten gegebenenfalls verweisen kann.

Therapeutische Hinweise für Husten ohne Komplikationen

Homöopathie

- Für leichten Husten eignet sich eine Dosis von C30, zwei bis drei Mal täglich.
- Wenn der Patient sich in homöopathischer Konstitutionsbehandlung befindet, gibt man besser naturheilkundliche Behandlung als ein akutes Arzneimittel.

- Wenn die Krankheit so schwerwiegend ist, dass die homöopathische Behandlung gerechtfertigt erscheint, aber die Symptome kein spezifisches akutes Mittel klar indizieren, können wir das Konstitutionsmittel in einer Dosis von C30 oder C200 wiederholen.

Naturheilkunde

- Bei leichtem Husten genügen oft einfache Maßnahmen: Echinacea-Tinktur (30 Tropfen in Flüssigkeit, täglich bis zu sieben Tage lang); Vitamin C (2000 mg pro Tag); Zinktabletten (25 mg Kautabletten 3 x tägl.); warmer Tee.

- Bei Husten mit Auswurf, wenn die Symptome nicht schwer oder aber klar genug sind, um eine homöopathische Arzneimittelgabe zu rechtfertigen, können *Yerba Santa* oder Hals-Kräutertees sehr hilfreich sein. Kanadische Gelbwurz (*Hydrastis canadensis*) sollte eher Bronchitis und anderen schweren Hustenformen vorbehalten bleiben, die auf gut gewählte Arzneimittel nicht schnell genug reagieren.

- Bei Reizhusten, Kitzelhusten u.ä. helfen oft Pfefferminztee oder Pfefferminzbonbons. (Unsere Fachliteratur bestätigt, dass *Menta piperita* ein ausgezeichnetes Mittel für solche Fälle ist).

Allopathie

- Die Verwendung leichterer hustenhemmender Medikamente vor dem Schlafengehen in Fällen von hartnäckigem Husten beeinträchtigt die homöopathische Behandlung gewöhnlich nicht. Bei Husten mit Auswurf jedoch ist es wichtig, die hustenhemmenden Medikamente auf die Schlafenszeit zu beschränken und tagsüber die Expektoration zuzulassen.

- Abschweller (allopathisch oder naturheilkundlich – Ephedra usw.) und Antihistaminika sind bei Husten mit Auswurf ganz klar kontraindiziert.

- Jeder Patient mit Husten, der sich unter Behandlung nicht innerhalb von 24 Stunden löst, sollte in der Praxis untersucht werden.

ARZNEIMITTEL

◆ Hauptmittel für Husten ohne Komplikationen

BRYONIA

Sehr schmerzhafter Husten, mit Schmerzen im ganzen Kopf- und Brustbereich

Muss sich bei jedem Husten die Brust halten, manchmal auch den Kopf.

Trockener Husten bei jeder Bewegung oder bei jedem tiefen Atemzug. Furcht vor dem Einatmen

Schlimmer: Essen oder Schlucken; Überhitzung; Liegen mit tief gelagertem Kopf; Bergaufgehen; Heben der Arme; Neigen des Kopfes nach hinten

Besser: frische Luft

(siehe auch Pertussis, Pneumonie)

CAUSTICUM

Reiz- und Kitzelhusten mit spärlichem, schwierigem Auswurf

Der *Causticum*-Husten kann zu beliebiger Zeit auftreten, aber ein Husten, der tagsüber völlig verschwindet, ist eine Indikation für dieses Mittel.

Schlimmer: Zugluft oder kalte Luft; Baden

Warmwerden nachts im Bett

Liegen; nur im Liegen; **Vornüberbeugen des Kopfes**

Sprechen

Besser: **kalte Getränke;** Regenwetter

Heiserkeit ist oft eine Begleiterscheinung.

Rohheit in der Brust oder Kitzeln im Larynx löst Husten aus.

Empfinden von Schleim in der Brust, wodurch er versucht, noch etwas tiefer zu husten, um ihn zu lösen

LOKAL: Harninkontinenz bei Husten

Schmerzen in den Hüften, besonders der linken Hüfte während des Hustens

EXPEKTORATION: klebrig; fettig oder wie Seifenlauge. Patient kann den Schleim nicht abhusten, ganz gleich, wie sehr er sich anstrengt; muss das Sputum schlucken.
(Siehe auch Pertussis)

COCCUS CACTI

Anfallsartiger Kitzelhusten um **6 bis 7 Uhr oder nach 23:30 Uhr**
Schlimmer: **Erhitzung; warme Räume;** warme Getränke oder Speisen
Liegen; Ausspülen des Mundes; im Winter; bei Alkoholikern
Besser: **kalte oder frische Luft**
Kalte Getränke oder kalte Speisen
Harter, kurzer, hackender Husten in Anfällen, die mit viel Schleim enden
Husten produziert dicke Schleimschnüre. Aber auch völlig trockener Husten ist möglich.
(Siehe auch: Keuchhusten)

KALIUM CARBONICUM

Bronchitis und Husten mit Auswurf. Trockener Kitzelhusten
Husten nachts, besonders 2 bis 4 Uhr und morgens
Husten weckt den Patienten, besonders nach Mitternacht.
Krabbel-, Kitzelgefühl nachts beim Hinlegen löst Husten aus.
Schlimmer: **2 bis 4 Uhr;** beim Einschlafen
Kalte Luft oder schon geringste Zugluft
Liegen; Anstrengung; tiefes Einatmen; warme Speisen
Besser: **aufrechtes Sitzen oder sogar vornüber gebeugtes Sitzen**
Erbrechen beim Husten
Stechende Schmerzen in der Brust bei jedem Husten
(Siehe auch Pneumonie, Pertussis)

PULSATILLA

Husten infolge von Allergie und Asthma oder als Folge von Fließschnupfen

Lockerer rasselnder Husten mit grünem, saftigem Auswurf

Schlimmer: **abends oder nachts im Bett**

Abkühlung (besonders während der Infektion)

Warme Räume (bei Allergien); Durchnässung

Rauchige Räume; warme Getränke

Große Anstrengung; Liegen; Masern

Vor der Menses oder durch unterdrückte Menses

Besser: **frische oder kühle Luft; leichtes Umhergehen**

Sitzen; tiefer Atemzug; **Liegen durch Kissen hochgelagert**

Kinder mit Husten nachts, Husten infolge retronasalen Sekretes

Trockener Husten abends, der sich im Laufe des Morgens und Vormittags löst

LOKAL: Tränenfluss während Husten

Unfreiwillige Harnentleerung während Husten

Brustschmerzen während Husten

EXPEKTORATION: morgens beim Aufstehen

gelber oder grüner Schleim

Leichtes Herausbringen von saftigem grünem Schleim

Bitteres Sputum

PHOSPHORUS

Jede Erkältung endet mit Husten und Brustinfektion.

Trockener Kitzelhusten. Schmerzhafter Husten

Brennen in der Brust beim Husten

Schlimmer: **abends oder in der Dämmerung;** erwacht durch den Husten

Kalte Luft; Gehen vom warmen Zimmer an die kalte Luft oder umgekehrt (wenn er aus der Kälte an die Wärme kommt); **Linksseitenlage**

Gerüche, Rauch oder Dämpfe

Sprechen; lautes Lesen; Singen

Besser: Umdrehen auf die rechte Seite; Wärme

LOKAL: ausgeprägte Kopfschmerzen während Husten

Brennen oder Schmerzen in der Brust durch Husten, muss sie halten oder pressen.

Allgemeines Zittern und Erschöpfung während Husten

RUMEX

Kitzelnder Reizhusten – das Hauptmittel

Unaufhörlicher, heftiger Kitzelhusten mit spärlichem Auswurf

Intensives Kitzeln in Larynx und Trachea, schlimmer durch kalte Luft

Bedeckt den Mund, wenn er an die kalte Luft gehen muss.

Schlimmer: **23 Uhr;** morgens; kalte oder frische Luft

Eintreten in einen warmen Raum aus der Kälte oder Herauskommen an die Kälte

Luftveränderungen; Entkleiden; Abdecken

Neigen des Kopfes nach hinten; Einatmen; Sprechen; Liegen

Bereits leichter Druck auf die Kehlgrube

Änderung des Atemrhythmus

Besser: Umdrehen auf die rechte Seite

Trockener Reizhusten. Auch harter Husten mit Auswurf

SPONGIA

Trockener, hackender Husten durch Allergie, Asthma oder Infekt

Schlimmer: vor oder um Mitternacht; sowohl tags als auch nachts

Kalte, trockene Luft; kalte Getränke

Besser: warme Getränke oder Speisen; **durch Essen oder Trinken**

Ständiges Lutschen harter Bonbons oder „Hustenbonbons"; Sitzen; Vornüberbeugen des Kopfes

Bellender, kruppöser Husten oder Reizhusten, oft mit Einschnürungsgefühl oder Kitzeln im Larynx

Erstickender Husten; Zyanose bei Husten

Ausgeprägtes Brennen im Hals, Larynx und Brust bei jedem Husten (siehe auch Krupphusten)

◆ Weitere wichtige Arzneimittel für Husten ohne Komplikationen

Aconitum

Entwickelt sich plötzlich nach **Aufenthalt an kalter, trockener Luft oder Wind.**

Geht oft mit hohem Fieber einher.

Schlimmer: nachts oder im Schlaf, oft unmittelbar nach dem Einschlafen; Einatmen; Seitenlage; Weingenuß

Besser: Rückenlage

Der Patient kann ausgesprochen angsterfüllt, furchtsam und unruhig sein.

(Siehe auch Pneumonie, Krupphusten, Pertussis)

Agaricus

Husten besonders durch Allergien

Trockener Kitzelhusten mit Reizung oder Juckreiz in den Atemwegen

Husten durch Berührung oder Juckreiz im Gehörgang

Hustenanfall endet mit Niesen oder **mischt sich mit Niesen.**

Allium cepa

Husten durch Erkältung oder Heuschnupfen. Oft mit reichlichem wässrigem Sekret

Schlimmer: abends; warme Räume; Eintreten aus der Kälte in einen warmen Raum oder umgekehrt

Besser: frische Luft

Schmerzhafter Husten; greift sich vor Schmerzen bei jedem Husten an die Kehle.

Ambra grisea

Krampfhusten ist mit Aufstoßen vermischt.

Schlimmer: ältere Patienten; nervöser Husten in Gegenwart Fremder; Verlegenheit; Musik; Sprechen oder lautes Lesen

Besser: frische Luft; Bewegung

Antimonium crudum

Hustenanfall mit Heiserkeit oder Aphonie

Heftiger Hustenanfall, gefolgt von zunehmend schwächeren Anfällen

Der Husten scheint vom Darm herzurühren.

Schlimmer: morgens, besonders nach dem Aufstehen

Betreten eines warmen Raumes; Sonne; ausstrahlende Hitze; Blicken ins Feuer

Nach kaltem Bad oder Schwimmen im kalten Wasser

Husten in Verbindung mit ausgeprägter weißer Verfärbung der Zunge

Husten in Verbindung mit Windpocken

Antimonium tartaricum

Geräuschvoller, rasselnder, lockerer Husten, als sei die Brust voller Schleim

Kleine Kinder oder ältere Personen, die zu schwach sind, den Schleim abzuhusten

Schlimmer: nachts, besonders von 22 Uhr bis nach Mitternacht; Zorn; Essen; Gähnen; flaches Liegen

Besser: Sitzen; nach Expektoration

Der Patient kann reizbar sein und Widerwille gegen Berührung oder die körperliche Untersuchung zeigen.

(Siehe auch Pertussis, Pneumonie)

Arnica

Husten bei Grippe usw. mit starken Schmerzen und Zerschlagenheitsgefühl im Körper

Schmerzhafter Husten, der Patient hält sich bei jedem Husten die Brust.

Husten jedesmal, wenn das Kind zu weinen anfängt

Husten während Fieber, besonders in der Phase des Fieberabfalls

(Siehe auch Pertussis)

Arsenicum

Husten durch Allergie oder Infektion oder Reizung der Atemwege

Schlimmer: **nachts von 24 bis 2 Uhr**

Kälte oder frische Luft; kalte Getränke

Liegen; Staub, Rauch oder Dämpfe; Treppensteigen

Besser: **Wärme und warme Getränke;** aufrechtes Sitzen

Der Patient hat oft einen Mangel an Lebenswärme, ist unruhig, ängstlich, hat Durst auf Getränke, die er in kleinen Schlucken zu sich nimmt.

Vermehrter Schweiß während Husten und Dyspnœ

(Siehe auch Pertussis, Pneumonie)

Badagia

Hustenanfälle durch Kitzelgefühl im Larynx

Schlimmer: kalte Luft; Abkühlung; Süßigkeiten

Besser: Wärme

Klebriger Schleim fliegt beim Husten gewaltsam aus dem Mund (oder aus der Nase).

Belladonna

Plötzliches hohes Fieber mit heftigen Hustenanfällen

Schlimmer: Bewegung; tiefe Atemzüge; Staub; jede Berührung der Kehle; Gähnen

Husten wird ausgelöst durch Fremdkörpergefühl in der Kehle.

Jeder Husten verursacht stärkere Reizung in den Atemwegen, was wiederum noch mehr Husten auslöst.

Lokal: starke, berstende Kopfschmerzen bei jedem Husten

Knallrotes Gesicht während des Hustens

Ausgeprägte Wirbelsäulenschmerzen während Husten

(Siehe auch Pertussis, Pneumonie)

Bromum

Husten durch Infektion oder Allergie, besonders in den Sommermonaten

Erstickungsanfälle durch Husten

Schlimmer: morgens beim Aufstehen und abends beim Hinlegen zum schlafen; Hitze oder warme Räume; Einatmen; **Schlucken**
Durch Reizung im Larynx
Besser: frische Luft
Trockener, harter Husten durch Reizung infolge Rauch oder Staub
Husten tritt beinahe immer zusammen mit Laryngitis zu Beginn auf, oder Laryngitis ist eine Begleiterscheinung des Hustens.
(Siehe auch Krupphusten)

CALCAREA CARBONICA

Trockener Husten, der abends und morgens locker ist
Husten durch Reizung im Larynx
Empfindung, als ob sich ein Pfropf in der Trachea auf- und abbewegt, was Husten auslöst
Schlimmer: feuchtkaltes Wetter; Zugluft; Essen; Klaviermusik

CAPSICUM

Kitzelhusten oder nervöser Husten
Schlimmer: abends; sobald der Kopf das Kissen berührt
Besser: kalte Getränke
LOKAL: Kopfschmerzen bei Husten; greift sich während des Hustens an den Kopf.
Schmerzen in entfernt gelegenen Körperteilen beim Husten
EXPEKTORATION: **faulig riechendes Sputum, stinkender Atem, übelriechendes Aufstoßen nach Husten**

CHAMOMILLA

Husten bei Kindern und Säuglingen, besonders während der Zahnung
Schlimmer: Zorn; nachts im Schlaf; 22 Uhr; 9 Uhr
Chronischer Husten bei schlecht gelaunten, schwierigen Kindern

Cina

Hustenanfälle. Hackender Husten
Würgen beim Husten
Schlimmer: morgens beim Aufstehen; durch Zorn; im Herbst oder Frühling
Abwechselnd mit Niesen
Husten bei Kindern mit Madenwürmern
Besonders für Kinder, die extrem reizbar und unruhig sind, und die in der Nase bohren

Conium

Kitzelhusten durch Reizung oder Trockenheit in Hals oder Brust
Muss sich sofort nach dem Hinlegen aufsetzen und abhusten, was Linderung verschafft.
Schlimmer: nachts, sobald man liegt; nur anfangs im Liegen
Tiefe Atemzüge; an die frische Luft gehen; Schwangerschaft
Säurehaltige Nahrungsmittel; salzige Speisen
Schmerzen in der Brust beim Husten, besonders in der linken Brustseite
Husten verursacht Schmerzen im Sternum, die sich bis in den Rücken ausbreiten.

Cuprum

Schwere Hustenanfälle, oft **mit Erstickungsgefühl oder Würgen**
Schlimmer: kalte Luft; Schlucken oder Essen; tiefes Einatmen
Meeresluft
Besser: **kalte Getränke**
(Siehe auch Pertussis)

DROSERA

Anfälle von hartem, tiefem und sogar heftigem Husten

Starke Reizung der Atemwege mit Kitzelgefühl und Trockenheit im Hals

Schlimmer: nachts, besonders 24 bis 2 Uhr; **Trinken** oder Essen
Sprechen oder Singen; Rauch oder andere Reizstoffe
Liegen nachts, kann aber tagsüber im Liegen gebessert sein
Sobald der Kopf das Kissen berührt

Besser: Aufsitzen; langsames Umhergehen

Schmerzhafter Husten, der Patient muss sich Brust oder Epigastrium halten.

Erstickender Husten – so schmerzhaft, dass er dem Hustenreiz nicht nachgeben kann, bis er in die Magengrube hineindrückt.

Eitriger, bitterer oder sogar blutiger Auswurf

DULCAMARA

Husten und Bronchitis jedesmal, wenn das Wetter kalt und nass wird

Kitzeln oder Rohheit hinten im Hals

Schlimmer: tiefes Atmen; Liegen; Wetterumschwung; Winter

Mühelose Expektoration

EUPATORIUM PERFOLIATUM

Husten in Verbindung mit Fieber und Schmerzen

Schlimmer: Einatmen

Besser: wenn er sich auf Hände und Knie herabläßt.

Muss sich beim Husten die Brust halten.

EUPHRASIA

Besonders bei Husten mit allergischer Ursache

Husten den ganzen Tag lang, aber wird nachts völlig ruhig.

Deutliche Besserung beim Hinlegen

Schlimmer: Sprechen; Rauch

Besser: Essen

Kitzelhusten in Anfällen; heftiger Husten

Oft in Verbindung mit Konjunktivitis oder Tränenfluss

Ferrum metallicum

Brustbeklemmung und Kitzelhusten
Schlimmer: morgens nach dem Aufstehen
Bewegung oder Anstrengung; Heben der Arme; Gehen
Nach dem Essen oder manchmal noch während des Essens
Besser: Hinlegen; langsames Gehen
Stößt bei jedem Husten unverdaute Nahrung auf.

Hepar sulfuris

Husten mit Auswurf von dickem gelbem Schleim. Auch trockener, kruppöser Husten
Schlimmer: abends im Bett bis Mitternacht; kaltes Wetter**; kalte trockene Luft;** kalte Getränke oder Speisen
Geringste Zugluft; Wind; **Abdecken** oder Entkleiden; selbst wenn nur die Hand kalt wird; nach dem Essen, besonders nach dem Mittagessen; Sprechen
Besser: **Wärme;** nach Auswurf
Trockener Husten nachts, aber morgens gelöst
Hysterischer Husten die ganze Nacht lang
(Siehe auch Krupphusten)

Hippozænum

Bei chronischer Bronchitis mit Erstickungsgefühl und mit dickem Schleim, der sich nur schwer löst
Schlimmer: ältere Patienten
Rasselnde, asthmatische Atmung bei alten Menschen (*Ant-t.*, *Am-c.*)

HYOSCYAMUS

Reizhusten, Kitzelhusten mit Krämpfen in der Brust und Schweiß

Husten durch Rückenmarksreizung, bei Apoplexie oder neurologischen Beschwerden

Kitzeln oder Krampf durch eine trockene Stelle in der Kehle

Schlimmer: nachts; kalte Luft; **unmittelbar beim Hinlegen** Sprechen; Essen; Trinken

Besser: aufrechtes Sitzen

Husten weckt den Patienten. Wegen Husten völlige Schlaflosigkeit

IGNATIA

Husten in Verbindung mit emotionaler Belastung oder Kummer

Kann kaum den Husten unterbrechen, um Atem zu schöpfen. Hysterischer Husten

Schlimmer: **umso schlimmer, je mehr der Patient hustet** Rauch oder andere Reizstoffe; wenn man unterwegs bei einem Spaziergang stehen bleibt, um sich auszuruhen.

JODUM

Insbesondere allergischer Husten, schlimmer im Sommer oder im Herbst

Schlimmer: durch Hitze

Besser: frische Luft

Kitzeln oder Reizung im Larynx löst Husten aus.

Brennen in der Brust durch jeden Husten

IPECACUANHA

Beinahe immer ein völlig trockener Husten: Tracheitis, Bronchiolitis, Asthma

Anfallsartiger Reiz- oder Kitzelhusten

Würgen beim Husten

Oftmals Erbrechen in Verbindung mit Husten

Schlimmer: nachts, besonders um 19 Uhr

tiefes Einatmen, besonders morgens beim Liegen im Bett
Essen; in warmen Räumen
Besser: nach Expektoration; kalte Getränke
(Siehe auch Krupphusten, Pertussis, Pneumonie)

Kalium bichromicum

Rasselnder Husten mit Auswurf, oft in Verbindung mit Sinusitis
Schlimmer: nachts von 1 bis 3 Uhr; morgens beim Aufstehen
Kälte; Abdecken; **Essen;** nach dem Mittagessen
Besser: wenn man sich im Bett aufgewärmt hat; Aufsitzen
Husten bessert sich schon nach nur etwas Expektoration.
Dicker, klebriger oder fadenziehender Schleim; lässt sich nur schwer lösen und abhusten.

Kalium sulfuricum

Husten und Bronchitis, schlimmer abends oder nachts
Rasseln in der Brust und Husten mit Auswurf.
Dicker gelber Auswurf
Schlimmer: abends; 2 Uhr; warme Räume
Besser: frische Luft oder kalte Luft; kalte Getränke

Lachesis

Intensiver Husten durch Allergie, schwere Infektionen oder Herzkrankheit
Schlimmer: **die ganze Nacht lang, stört den Schlaf;** morgens beim Erwachen
Erwacht unmittelbar nach dem Einschlafen mit Husten
Stickige Räume; im Liegen, besonders Linksseitenlage; Trinken
Druck oder sogar Berührung an Hals oder Kehlkopf
Besser: frische Luft; nach Expektoration
Reizhusten durch Einschnürung oder Krümelgefühl im Larynx
So starke Reizung des Larynx, dass jeder Versuch zu sprechen Husten auslöst
(Siehe auch Pneumonie)

Lycopodium

Häufige Phasen mit trockenem Kitzelhusten
Chronischer lästiger Husten
Schlimmer: **16 bis 20 Uhr;** abends oder nachts im Bett; beim Einschlafen (oder hindert am Einschlafen); Anstrengung Linksseitenlage; leeres Schlucken; beim Treppabgehen
Besser: **warme Getränke;** Rückenlage
Husten im Bett nachts durch die Empfindung, als ob eine Feder in der Kehle kitzelt
Chronischer Husten bei abgemagerten Jungen
LOKAL: Pulsieren im Kopf durch Husten
Kopfschmerzen in beiden Schläfen durch Husten
Stöße oder Schmerzen in der Brust durch Husten
EXPEKTORATION: salzig; fördert Auswurf nur nach dem Essen.

Manganum

Kitzelhusten, unwiderstehlich, mit Heiserkeit
Schlimmer: nachmittags, besonders 16 Uhr; feuchtes Wetter Tiefes Atmen; Singen oder lautes Lesen; Lachen
Besser: Hinlegen; Rückenlage

Medorrhinum

Schleichender oder asthmatischer Husten nach jeder Erkältung oder Sinusinfektion
Kinder mit retronasalem Sekret und Rasseln tief in der Brust
Ständiges Räuspern
Schlimmer: nachts
Besser: Kann Sputum nur abhusten, wenn er sich auf Hände und Knie herabgelassen hat.
EXPEKTORATION: Blass-grünlich-gelber, gallertartiger, geschmackloser Schleim

NATRIUM MURIATICUM

Asthmatischer Husten durch Kitzeln in der Brust oder im Epigastrium

Husten ist begleitet von Tränenfluss.

Schlimmer: abends; beim Betreten warmer Räume; Winter

NUX VOMICA

Trockener Husten durch Allergien, Asthma oder Grippe

Schlimmer: **morgens beim Erwachen;** 3 Uhr; von Mitternacht bis Tagesanbruch

Kalte Luft oder Wind; Gehen aus dem warmen Zimmer in die Kälte

Essen; in Verbindung mit Verdauungsstörung oder Gastritis

Zorn; Erregung; geistige Anstrengung; Kaffee- und Alkoholabusus

Bewegung, besonders Bewegung der Brust; Rückenlage; durch Juckreiz in Hals oder Brust

Besser: Wärme oder warme Getränke; Seitenlage

Harter, quälender, schmerzhafter Husten

LOKAL: Schmerz in der Wade während des Hustens

RHUS TOXICODENDRON

Trockener Reizhusten. Husten mit Auswurf. Schmerzhafter Husten

Schlimmer: 11 Uhr, 18 Uhr oder nachts; kalte Luft; frische Luft; feuchtes Wetter; **Baden oder Nasswerden**

Sitzen; im Schlaf; Liegen; Entkleiden oder Entblößen auch nur eines Körperteils

Husten unmittelbar vor den Frostschauern (besonders bei Wechselfieber)

Besser: Bewegung; **warme Getränke**

(Siehe auch Pneumonie)

SAMBUCUS

Plötzliche Anfälle von erstickendem Husten nachts

Schlimmer: um Mitternacht; beim Einschlafen

Starke Schweißausbrüche beim Erwachen mit Husten und Atemnot

(Siehe Krupphusten)

SANGUINARIA

Husten durch Allergie und Magenbeschwerden. Rosenallergie. Husten bei Grippe

Erschöpfender, krampfartiger Husten bei Kindern nachts beim Hinlegen

Jede Erkältung schlägt auf die Brust.

Schlimmer: nachts; Liegen; Kälte; Hinausgehen aus einem warmen Zimmer in die Kälte

Besser: **Windabgang durch Aufstoßen oder Flatus** nach Expektoration; Sitzen

LOKAL: Gesicht wird während des Hustenanfalls rot.

Umschriebene Wangenrötung während Husten

Krabbeln, Trockenheit oder Kitzel- oder Fremdkörpergefühl in der Trachea

Ausgeprägtes Brennen hinter dem Sternum und im Larynx

EXPEKTORATION: äußerst übelriechend

SENEGA

Chronischer oder rezidivierender Husten bei älteren und geschwächten Personen

Heftiger Husten; asthmatischer Husten; Atmung ist stark eingeschränkt.

Schlimmer: abends; kalte oder frische Luft; bereits durch geringe Anstrengung; Liegen, besonders Rechtsseitenlage

Trockener Kitzelhusten oder schwacher Husten mit klebrigem Schleim

Lokal: Niesen ist vermischt mit Husten oder setzt nach dem Husten ein.
Schleim sammelt sich in der Kehle und verursacht Heiserkeit und Husten.
Klagt oft über starkes Wundheitsgefühl und große Empfindlichkeit in der gesamten Brustwand.
Wundheitsgefühl in der linken Brustseite bei Armbewegung
Thorax fühlt sich zu klein oder eingeschnürt an.
Expektoration: klebriges, durchsichtiges Sputum; gelbes Sputum

Sepia

Ständiger Husten, besonders nachts, oft durch retronasales Sekret
Nächtlicher Husten bei Kindern
Hustenanfälle enden mit Würgen und Erbrechen.
Schlimmer: kaltes oder feuchtes Wetter
Im Liegen, der Patient muss sich aufsetzen.
Besser: Umdrehen auf die rechte Seite
Geschmack nach faulen Eiern im Mund nach Husten
Harninkontinenz durch Husten

Silicea

Husten und Stauung in der Brust; quälend nach jeder Erkältung
Schlimmer: Kälte; kalte Getränke oder Nahrung; Abdecken der Füße
Liegen; **durch Haargefühl auf der Zunge oder in der Kehle**
Bewegung; Überhitzung und Anstrengung; durch Sprechen
Besser: warme Getränke
Expektoration: klumpiges gelbes oder grünes übelriechendes Sputum

Squilla

Plötzliche, heftige Hustenanfälle
Schlimmer: tiefes Atmen; kalte Getränke
Trockener Husten, gefolgt vom Bedürfnis, sich zu schneuzen
LOKAL: starke Kopfschmerzen durch Husten
Fürchterliche Inkontinenz durch Husten – Harn, Stuhl, sogar Tränen
Milz ist vergrößert oder schmerzhaft bei chronischem Husten.
Starke Leibschmerzen während Husten
Wundheitsgefühl in der Brust durch heftigen Husten
EXPEKTORATION: viel Sputum, aber nur morgens

Stannum

Tiefer Husten, in der Regel mit Auswurf und einhergehend mit Erschöpfung
Schlimmer: warme Getränke; Wein; Bewegung; Sprechen, Lachen oder Singen; Rechtsseitenlage
Husten wird ausgelöst durch Schleim im Hals oder Larynx.
Der Patient ist oft geschwächt; gerät schon in Atemnot, wenn er nur durch das Zimmer geht.
Zu schwach zum Sprechen. **Hohles Gefühl in der Brust**
EXPEKTORATION: **salzig oder ekelhaft süß,** massenweise und grün
(Siehe auch Pneumonie)

Staphisagria

Nervöser, ständiger leichter Husten
Schlimmer: den ganzen Tag lang; nur tagsüber; nach dem Mittagessen; Fleischgenuß; Zähneputzen
Husten wechselt ab mit Ischialgie.

SULFUR

Schleichender oder verschleppter Husten. Husten bei Kindern. Bronchitis

Schlimmer: 11 Uhr; **nachts;** frische Luft oder Kälte; im Bett; Liegen, besonders Rücken- oder Linksseitenlage; Menses; Masern

Trockener Husten die ganze Nacht lang, aber tagsüber gelöst. **Stört den Schlaf.**

LOKAL: heißer Kopf während Husten

Kopfschmerzen durch einen äußerst heftigen Husten

Brennen in der Brust bei Husten

Nackenschmerzen während oder als Ergebnis von Husten

Husten wechselt mit Hautausschlägen ab.

EXPEKTORATION: grünlich; gelblicher klebriger Schleim; süßlicher Schleim

THERIDION

Wird als tuberkuläres Arzneimittel betrachtet.

Heftiger Husten bewirkt, dass sich der Patient zusammenkrümmt, Hochrucken der Beine und Rucken des Kopfes nach vorn

Schmerzen oder Stiche in der linken Lungenspitze durch den Körper hindurch zum Rücken hin

TUBERCULINUM

Trockener, „halbherziger", chronischer Husten oder Hüsteln

Rezidivierende Bronchitis und Atemwegsinfektionen. Dieses Arzneimittel wird gewöhnlich nicht durch spezifische Hustensymptome ermittelt.

Schlimmer: abends; kalte Luft oder Getränke; feuchtes oder regnerisches Wetter; Wetterumschwung; vor einem Gewitter Sprechen; bei der Menarche; Heben der Arme

Erkältet sich leicht, und jede Erkältung führt zu schleichender „Brusterkältung".

Verbascum

Tiefer, hohler oder trompetenartiger Husten
Schlimmer: trockene Luft; warme Räume; Liegen
Besser: tiefes Einatmen
Besonders in Verbindung mit Gesichtsneuralgie

Zincum

Krampfhusten, Reizhusten
Schlimmer: **Süßigkeiten; Wein;** Erregung
Vor der Menses, besonders morgens
Besser: Auswurf
Husten in Verbindung mit Varizen
Das Kind greift sich beim Husten an die Genitalien.

KRUPPHUSTEN

Krupphusten lässt sich in der Regel gut mit homöopathischen Mitteln behandeln. In manchen Fällen entwickelt sich eine gefährliche Atemnot, da sollte die Behandlung unterwegs zur Notfallstation vorgenommen werden. Besonders zu beachten ist, ob ein anhaltender Stridor vorliegt, was auf eine Epiglottitis hinweisen kann. Den meisten Eltern wird empfohlen, das Kind an die kalte Luft oder in einen Raum zu bringen, dessen Luft von warmem Wasserdampf erfüllt ist. In der Homöopathie wissen wir, dass sich jedes Arzneimittel vom andern unterscheidet, und so können wir sehr viel akkuratere Ratschläge geben, sobald wir das Mittel kennen. *Hepar sulfuris*-Patienten zum Beispiel sollten niemals an die Kälte geführt werden und dergleichen.

Therapeutische Hinweise für Krupphusten

Naturheilkunde

- Vitamin C in der empfohlenen Dosierung (6 bis 12 Monate: 60 mg 3 x tägl.; 1 bis 4 Jahre: 100 bis 200 mg 3 x tägl.; 5 Jahre und älter: 500 mg 2 x tägl.).
- Orale Zinktabletten in der empfohlenen Dosierung (6 bis 12 Monate: 5 mg tägl.; 1 bis 4 Jahre: 5 mg 2 x tägl.; 5 Jahre und älter: 5mg 3 x tägl.).
- Lebertran (ein Teelöffel 2 x tgl. für Kleinkinder) kann die Heilung unterstützen.

ARZNEIMITTEL

◆ Hauptmittel für Krupphusten

ACONITUM

Hauptsächlich nützlich am ersten Tag des Anfalls

Tritt häufig nach Kälteeinwirkung ein, insbesondere nach Aufenthalt in trockener Kälte und Wind.

Erwacht aus dem ersten Schlaf mit trockenem bellendem Husten.

Schlimmer: jeder Atemzug; Trinken

Stridor und erstickender Husten, was dazu führt, dass sich das Kind an die Eltern klammert.

EXPEKTORATION: kein Schleim

SPONGIA

Trockener, bellender Husten. Oft beschrieben als Seehundsbellen, oder manchmal macht der Husten ein Geräusch, wie wenn eine Säge durch Holz fährt

Lauter, pfeifender Stridor

Kind erwacht mit Schreck und Erstickungsgefühl durch Husten.

Schlimmer: **um Mitternacht** oder unmittelbar danach; kalte Luft oder Getränke

Besser: **Essen, Trinken oder Gestilltwerden;** aufrechtes oder vornüber gebeugtes Sitzen; Vorbeugen des Kopfes

HEPAR SULFURIS

Krupphusten, der nachts einsetzt, oft um 2 bis 4 Uhr oder gegen Morgen

Schlimmer: Abgedecktwerden; Abkühlung; kalte Luft; kalte Getränke

Besser: Zurückwerfen des Kopfes

EXPEKTORATION: dicker, rasselnder Schleim

◆ Weitere wichtige Arzneimittel für Krupphusten

Belladonna

Krupphusten beginnt plötzlich bei einem Kind, das am Morgen noch völlig gesund wirkte.

Starke Hustenanfälle mit hochrotem Gesicht

Schlimmer: Berührung oder Druck auf die Kehle

Bromum

Krupphusten in den **Sommermonaten**

Einatmen löst Laryngospasmen aus.

Schlimmer: morgens beim Aufstehen und abends beim Hinlegen zum Schlafen; Hitze oder warme Räume; Einatmen; **Schlucken**

Besser: frische Luft

Ausgeprägte Heiserkeit während Krupphusten

Calcarea sulfurica

Krupphusten beginnt sofort nach dem Erwachen, besonders morgens.

Besser: kalte oder frische Luft; kalte Dusche

Expektoration: gelb oder eitrig

Coccus cacti

Anfälle von bellendem Husten nachts im Schlaf

Besser: kalte oder frische Luft

Schlimmer: wenn man sich im Bett hinlegt

Ipecacuanha

Krupphusten mit Würgen oder Erbrechen

Schlimmer: nachts; warme Räume

Oft mit hörbarem Keuchen und sogar Zyanose

Jodum

Krupphusten mit Hustenanfällen und Einschnürung in der Kehle
Pfeifender Stridor kann vorliegen. Einatmen ist schwierig.
Besser: kalte Luft

Kalium bichromicum

Husten hat einen „metallischen" Klang. Der Husten erfolgt in Anfällen mit extremer Atemnot.
Schlimmer: nachts; kalte Luft
EXPEKTORATION: dicker und fadenziehender Schleim

Lachesis

Krupphusten mit Erstickungsgefühl
Schlimmer: nachts im Schlaf, weckt das Kind häufig auf;
Geschlossene oder stickige Räume
Wenn irgendetwas den Hals berührt oder ein enger Kragen
Besser: frische Luft

Phosphorus

Harter, qualvoller, schmerzhafter Husten, veranlasst das Kind dazu, sich die Brust zu halten.
Schlimmer: kalte Luft; Sprechen; Einatmen

Rumex

Husten wird ausgelöst durch Einatmen.
Schlimmer: kalte oder frische Luft; Betreten oder Verlassen eines Zimmers
Sofort beim Entkleiden des Kindes

Sambucus

Plötzliche Anfälle von erstickendem Husten nachts
Keuchen oder Stridor beim Ausatmen während des Anfalls
Kind wacht weinend auf, mit Atemnot, Husten und Zyanose.
Schlimmer: **um Mitternacht;** beim Einschlafen
Starke Schweißausbrüche beim Erwachen mit Husten und Atemnot

PERTUSSIS

Moderne Homöopathen haben viel weniger Erfahrung mit Pertussis als unsere Vorfahren. Es ist interessant, wie viele unserer wichtigsten Pertussismittel neurologische oder epileptische Arzneimittel sind. Dies gibt einen Hinweis darauf, dass die Beschwerde zumindest teilweise durch eine neurologische Reizung als Folge der Infektion verursacht wird. Die hohe Rate von Enzephalitisfällen sowohl durch die Erkrankung als auch den Impfstoff bestätigt diese Beobachtung.

Unsere allopathischen Kollegen sind häufig noch verkümmerter bei der Diagnose von Pertussis als Homöopathen. Ich habe häufig in meiner Praxis Pertussis diagnostiziert, wenn der Kinderarzt sich weigerte, dieser Diagnose Glauben zu schenken, selbst wenn die Eltern einen Verdacht auf „Keuchhusten" äußerten. Dies hat zweierlei Ursachen: Erstens hat der Kinderarzt ein ungerechtfertigtes Vertrauen in die Präventivwirkung der Impfung – und das, obwohl die meisten Patienten, die aktuell an Pertussis erkrankt sind, gegen Pertussis geimpft worden sind; zweitens stellen sich die meisten Kinderärzte sehr viel schwerwiegendere Fälle vor, wenn sie an Pertussis denken.

Die Mehrzahl unserer Patienten mit Pertussis werden ambulant behandelt. Die Brustuntersuchung ergibt oft einen unauffälligen Befund, und die Röntgenuntersuchung ist negativ. Kulturen aus dem Halsabstrich können bei der Diagnose helfen. Ein Befund von extrem hoher Leukozytenzahl bei einem Kind mit nächtlichem Husten, das in der Praxis relativ gesund wirkt, ist ein Hinweis auf Pertussis. Der Verdacht auf die Diagnose entsteht jedoch hauptsächlich, wenn wir den Bericht der Eltern hören. Da die Ohren des Homöopathen immer offen sind für das Ungewöhnliche, fällt uns sofort auf, wenn die Mutter den charakteristischen Stridor, das „Keuchen" am Ende des Hustenanfalls, beschreibt. Auch das Ausmaß der Beunruhigung und Überraschung in der Beschreibung der Mutter bezüglich der Symptome des Kindes erregt unsere Aufmerksamkeit.

Die allopathische Behandlung von Pertussis mit Erythromycin kann die Infektion geringfügig verkürzen. Die Behandlung dient eher der Vorbeugung der Ansteckung. Die homöopathische Behandlung kann vergleichsweise überraschend wirkungsvoll sein, aber der Homöopath muss bedenken, dass es sich um eine schwerwiegende Infektion handelt, und dass man nicht erwarten kann, dass der Husten über Nacht verschwindet. Oft kann das Arzneimittel den Husten nur mildern, so dass das Kind nachts durchschlafen kann. Anschließend kann noch wochenlang etwas Husten und Schleimauswurf bestehen bleiben. Wir dürfen von unserem Arzneimittel nicht enttäuscht sein, wenn der Husten anhält, sofern der Schweregrad um 50 Prozent herabgesetzt werden konnte. Ein Wechsel vom ursprünglich wirksamen Arzneimittel zu einer anderen Arznei kann die Heilung um Tage oder Wochen hinauszögern. „Besser ist der Feind des Guten" heißt ein geflügeltes Wort bei uns im amerikanischen Süden.

ARZNEIMITTEL

◆ Hauptmittel für Pertussis

ANTIMONIUM TARTARICUM

Erschöpfender Husten mit wenig Auswurf, als sei das Kind zu schwach

Dicker, klebriger Schleim, der sich schwer löst und nach Abhusten viel Linderung verschafft

Das Kind springt vor dem Anfall vor Angst auf.

Schlimmer: 22 Uhr bis Mitternacht; wenn verärgert oder gereizt; Essen; Liegen

Besser: Sitzen; Neigen des Kopfes nach hinten

LOKAL: Das Kind wird nach dem Anfall vom Schlaf überwältigt.

Schläfrigkeit, Gähnen und Zuckungen im Gesicht zwischen den Anfällen

Zyanotisch während des Anfalls; das Kind schnappt minutenlang nach Luft.

Greift sich während des Hustens an die Kehle.
Rasseln in der Brust; zu schwach, den Schleim abzuhusten
Erbrechen durch erfolglose Bemühungen, den Schleim abzuhusten.
EXPEKTORATION: dick; wird nicht abgehustet; wird geschluckt.

ARNICA

Schmerzhafter quälender Husten, der Patient hält sich die Brust, fürchtet sich vor jedem Anfall.
Bei Husten fängt das Kind jedesmal an zu weinen.
Husten während Fieber, besonders in der Phase des Fieberabfalls
Kann tagsüber stärker ausgeprägt sein.
LOKAL: Epistaxis bei Husten
Der Husten ist so stark, dass die Gefäße um die Augen platzen und blaue Flecke wie von Prellungen verursacht werden.
Hält sich die Brust während des Hustens oder drückt beim Husten den Unterarm gegen die Brust, als sei er geschient.
Fieberanstieg während des Hustenanfalls
EXPEKTORATION: dicker, klebriger gelber Schleim; blutiger Schleim

BRYONIA

Sehr schmerzhafter Husten, mit Schmerzen im gesamten Kopf- und Brustbereich
Muss sich bei jedem Husten die Brust halten.
Schlimmer: **geringste Bewegung; tiefe Atemzüge,** Furcht vor dem Einatmen
Essen oder Schlucken; Trinken; Überhitzung; Liegen
Heftiger Husten, der anscheinend aus dem Magen kommt
Husten bis zum Erbrechen beim Essen, kehrt dann zu seiner Mahlzeit zurück.
EXPEKTORATION: Sputum ist blutig und klebrig oder hart.

BELLADONNA

Rasches Einsetzen eines schweren, fürchterlich schmerzhaften Hustens

Heftige Hustenanfälle mit rotem Gesicht, hervortretenden Augen, starken Bauchschmerzen

Schlimmer: nachts; Weinen; tiefes Atmen
Berührung der Kehle; Gähnen
Husten wird ausgelöst durch Trockenheits- oder Fremdkörpergefühl in der Kehle.

Heftige Anfälle, gelindert durch geringen Auswurf; zwischen den Anfällen nehmen Trockenheit und Kitzeln im Larynx zu, bis der nächste Anfall kommt.

LOKAL: Weinen vor dem Husten
Knallrotes Gesicht
Starke, berstende Kopfschmerzen bei jedem Husten
Heftiger Husten, der Funken und Zickzacklinien vor den Augen auslöst
Wundheitsschmerzen oder Reißen in der Kehle während Husten
Leibschmerzen vor und während Husten

EXPEKTORATION: hellrotes Blut; blutiger Geschmack beim Husten

CARBO VEGETABILIS

Hustenanfälle und Würgen mit rotem Gesicht, gefolgt von Kälte, Schweißausbruch, Kollaps und blassem oder blauem Gesicht

Kalt, aber schlimmer durch Zudecken

Verlangen nach frischer Luft oder zugefächelter Luft

Schlimmer: abends; vor Mitternacht
flaches Liegen; Gehen
kalte Speisen; kalte Getränke
beim Ausatmen

Besser: **nach mundvollem Abhusten von Sputum**

Anfälle von dreimaligem Husten

EXPEKTORATION: übelriechend, oft mit klumpigem, bräunlichem Blut

Coccus Cacti

Anfallsartiger Kitzelhusten um **6 bis 7 Uhr oder nach 23:30 Uhr**
Schlimmer: sofort morgens beim Erwachen
Erhitzung; Liegen; warme Getränke oder Speisen
Besser: kalte oder frische Luft; **kalte Getränke**
Harter, quälender Husten mit purpurrotem Gesicht; Husten bis zum Erbrechen oder bis Auswurf produziert wird
Ausgeprägtes Brennen der Schleimhäute, nachdem sich der Schleim gelöst hat
EXPEKTORATION: **Dicke Schleimschnüre hängen aus dem Mund.**

Cuprum

Extreme und lang anhaltende Hustenanfälle mit Erstickungsgefühl und Zyanose
Husten kann mit Konvulsionen oder Bewusstlosigkeit enden.
Heftige Anfälle, gefolgt von Steifheit. Spasmen oder Zuckungen oder anfallsartiger Apnœ; während der Erholungsphase tritt Erbrechen ein.
Schlimmer: Schlucken; tiefes Einatmen; Neigen des Kopfes nach hinten
Besser: **kalte Getränke**
Anfälle bestehen aus drei Hustenattacken (*Carb-v.*).
LOKAL: Tränenfluss während des Anfalls
Krämpfe in den Händen und Füßen beim Husten
Verkrampft die Daumen (schlägt sie nach innen in die Faust ein) während des Anfalls.
EXPEKTORATION: zäh und blutig; metallischer Geschmack

Drosera

Heftige Hustenanfälle mit Würgen, der Patient kann kaum Luft schnappen, weil der Husten so heftig ist.
Schlimmer: **nach Mitternacht; sofort nach dem Hinlegen**

Essen; Trinken

Ausatmen; Trockenheit oder Krabbelgefühl im Hals; Rauch

Besser: langsames Umhergehen; Sitzen

LOKAL: Zyanose beim Anfall

Epistaxis bei Husten

Würgen und Erbrechen bei Husten

Rasches Keuchen vor dem Anfall

Schmerzen in den Rippen oder im Magen beim Husten verhindert Husten und Expektoration, besser durch Druck auf das Epigastrium.

Hält sich die Brust, weil der Husten so schmerzhaft ist.

EXPEKTORATION: blutig oder gelb und dick

IPECACUANHA

Erstickungsanfälle mit Würgen und Erbrechen

Grauenhafte Übelkeit während der gesamten Dauer des Infekts

Unaufhörlicher Husten; hustet bei jedem Atemzug.

Kind wird während des Anfalls steif, das Gesicht wird rot oder blau.

Schlimmer: nachts, besonders um 19 Uhr; in warmen Räumen
Essen

Besser: frische Luft; nach Expektoration; kalte Getränke

LOKAL: Gesichtsmuskeln werden während des Anfalls steif.

Epistaxis durch Husten

Einschnürung im Larynx und Stridor beginnen unmittelbar vor dem Husten.

EXPEKTORATION: blutiger Schleim; übelkeiterregendes Sputum

◆ Weitere wichtige Arzneimittel für Pertussis

ALLIUM CEPA

Fürchterlich schmerzhafte Anfälle, das Kind hält sich den Hals vor Angst bereits, bevor der Anfall beginnt.

Schlimmer: Einatmen kalter Luft; warme stickige Räume; abends beim Hinlegen

CINA

Das Kind wird völlig steif, beißt die Zähne zusammen, bekommt zyanotische oder blaue Lippen durch den Hustenanfall.

Das Kind sitzt still und schweigsam aus Angst vor dem Anfall.

Schlimmer: **morgens beim Aufstehen;** Verärgerung; Bewegung

LOKAL: Tränenfluss durch heftigen, schmerzhaften Husten

Gurgeln im Hals nach dem Anfall

Würgen durch den Husten

Starke Schmerzen in der Brust, als sei etwas innerlich losgerissen

EXPEKTORATION: Sputum lässt sich schwer lösen; grau oder weißlich

CORALLIUM RUBRUM

Starke Hustenanfälle mit Erstickungsgefühl und schwarzem oder purpurfarbenem Gesicht

Husten beginnt mit Schnappen nach Luft.

Schlimmer: zu Beginn einer Mahlzeit oder danach; durch eisiges Gefühl in den Atemwegen

Kurze Anfälle tagsüber, die ganze Nacht hindurch schlimmer

Deutliche Einschnürung im Larynx während des Hustens

Erschöpft und schlaff nach dem Anfall

DIRCA PALUSTRIS

Hat einen guten Ruf als Mittel bei Pertussis, obgleich es nur wenige Indikationen gibt.

Stechende Schmerzen im Larynx von innen nach außen

EUPHRASIA

Schwere Hustenanfälle nur tagsüber

Schlimmer: Sprechen; Rauch

Besser: Essen; **Hinlegen**

Tränenfluss während Husten

KALIUM CARBONICUM

Heftiger Husten und Erbrechen

Schlimmer: 2 bis 3 Uhr morgens; Essen; warme Speisen
Tiefe Atemzüge

Muss sich während des Anfalls aufsetzen und vornüber beugen.

Erbrechen beim Husten

EXPEKTORATION: dick mit käsigem Geschmack; harte Klumpen fliegen aus dem Mund.

KALIUM SULFURICUM

Heftige Anfälle nachts mit schwieriger Expektoration

Schlimmer: abends; nachts, besonders 2 bis 3 Uhr morgens
Warme Räume

Besser: frische Luft; kalte Getränke

Folgt auf *Pulsatilla*.

MEPHITIS

Anfälle ausschließlich nachts. Erstickender Husten

Schlimmer: Liegen; Sprechen; Trinken

Besser: hochgelagert, von Kissen gestützt

Keuchende Atmung und schwieriges Ausatmen durch den Krampf. Erbrechen während des Anfalls; stößt im Liegen Nahrung auf, selbst stundenlang nach dem Essen.

EXPEKTORATION: übelriechend

PULSATILLA

Anfälle mit **müheloser Expektoration**

Schlimmer: abends oder nachts im Bett
Warme Räume oder warme Getränke
Anstrengung; Liegen

Besser: leichtes Umhergehen; frische Luft
Sitzen oder Hochlagerung im Bett

Erbricht ohne Mühe und in milder Form durch den Husten.

EXPEKTORATION: grünlich, locker und bitter

RUMEX

Kitzelhusten, erstickend, mit mundvollem Auswurf von Sputum
Schlimmer: **23 Uhr; kalte oder frische Luft**
Betreten oder Verlassen eines warmen Raumes
Neigen des Kopfes nach hinten; Einatmen; Sprechen
Intensives Kitzeln in Larynx und Trachea

SANGUINARIA

Heftiger Husten mit rotem Gesicht, endet mit Rülpsen oder Flatus.
Starkes Brennen in der Brust beim Husten
Erbrechen lindert den Husten.
Husten, der sich nach Pertussis monatelang hinzieht

PNEUMONIE

Als ich mit der homöopathischen Praxis begann, arbeitete ich hauptberuflich als Notarzt. Es kostete viel Nerven, als ich meinen ersten Fall einer leichten Otitis media homöopathisch behandelte. Ich dachte insgeheim: „Ich glaube ja an die Homöopathie, aber in diesem Augenblick würde ich mich viel sicherer fühlen, wenn ich Antibiotika geben könnte!" Nach meiner Homöopathieausbildung arbeitete ich weiterhin als Notarzt. Mir wurde bewusst, daß sich ein echter Wandel vollzogen hatte, als eines Nachts ein Kind mit akuter Lobärpneumonie eingeliefert wurde. Nachdem ich ein Rezept für ein Antibiotikum geschrieben hatte, ertappte ich mich bei dem Gedanken: „Ich muss diese Antibiotika geben, aber ich würde mich viel sicherer fühlen, wenn ich ein homöopathisches Arzneimittel verschreiben könnte."

BEHANDLUNG

Es trifft sicher zu, dass sich Pneumonie in vielen Fällen gut homöopathisch behandeln lässt. Dies sollte aber nie leichthin unternommen und auch nicht von unerfahrenen Homöopathen durchgeführt werden. Man braucht die klinische Erfahrung, um zu wissen, wann die Pneumonie für den Patienten gefährlich wird. Wir dürfen bezüglich der homöopathischen Behandlung nie dogmatisch werden, sondern immer sicherstellen, dass alles zum Schutz des Patienten unternommen wird. Wenn die geringsten Zweifel bezüglich des Arzneimittels oder des Zustandes des Patienten bestehen, sollten die konventionellen therapeutischen Maßnahmen ergriffen werden. Homöopathische Arzneimittel können bei Pneumonie parallel zu den Antibiotika gegeben werden, aber es ist oft unmöglich, die Arzneimittelwirkung unter solchen Umständen auszuwerten.

Therapeutische Hinweise für Pneumonie

Homöopathie

- Erstellen Sie eine vollständige und gründliche Anamnese. Versuchen Sie zu warten, bis die Symptome klar ein Arzneimittel indizieren. Wenn der Zustand akut und ernst ist, wird der Fall fast immer klar sein, weil die Symptome ausgeprägt sind. Geraten Sie nicht in Panik, und verschreiben Sie nicht, bevor der Fall klare Indikationen entwickelt hat, nur weil Fieber oder dergl. vorliegen. Ein unkorrektes Arzneimittel verändert den Fall ausreichend, um später die besten Symptome zu verschleiern.
- Seien Sie nicht überrascht, wenn der Fall häufig hohe Potenzen braucht. Es ist durchaus üblich, sogar eine 1M oder 10M mehrmals täglich wiederholen zu müssen.
- In ernsten Fällen erstellen Sie mindestens einmal täglich eine neue Anamnese.
- Es ist nicht ungewöhnlich, dass ein Pneumoniefall mehr als nur ein Arzneimittel braucht, um vollständig geheilt zu werden. Wenn neue Symptome auftreten, seien Sie bereit, auf ein Komplementärmittel überzugehen.
- Das indizierte Arzneimittel ist häufig das Konstitutionsmittel, das der Patient evtl. bereits bekommt. Wenn die stärksten Symptome der Pneumonie auch nur teilweise von dem Konstitutionsmittel abgedeckt sind, ist es am besten, das Konstitutionsmittel zu wiederholen.
- Traditionell haben Homöopathen die Pneumonie in eine Frühphase (Entzündung), eine Konsolidierungsphase (Hepatisierung) und eine Genesungsphase eingeteilt. Diese Unterscheidung hat ihren Nutzen bei der Differenzierung von Arzneimitteln, allerdings kann natürlich jedes Mittel in jeder Phase indiziert sein.

Naturheilkunde

- Während der Krankheit ist es von höchster Wichtigkeit, ausreichende Flüssigkeitszufuhr zu gewährleisten, sowohl zur Stärkung als auch, um den Schleim flüssig zu halten und die Expektoration zu erleichtern. Heißer Ingwertee ist eine ausgezeichnete Flüssigkeit, die diesem Zweck dienlich ist.

- Bitten Sie den Patienten, Milchprodukte, Weizen, Zucker, Süßigkeiten und Koffein während der Krankheit zu meiden.

- Wir können den Patienten mit einer Reihe von Nährstoffen unterstützen, u.a.: Vitamin C (manche Ärzte geben 5.000 bis 10.000 mg tägl., wenn keine Kontraindikation vorliegt); Vitamin A (die höchste Dosis von 50.000 Einheiten pro Tag sollte nicht mehr als sieben Tage lang gegeben werden); Bioflavonoide (250 mg täglich); Zink (80 mg tägl.) und kolloidales Silber.

- Unterstützende Kräutermittel sind u.a.: Echinacea (30 Tropfen in Flüssigkeit tägl.); Knoblauch (roh oder in Kapseln); Shitake-Pilz-Kapseln; Probiotikum.

Allopathie

- Der schlimmste Fall für den Homöopathen ist der, dass er den Patienten mehrere Tage lang mit homöopathischen Mitteln behandelt, ohne einen Erfolg zu erzielen. Letztendlich entschließt er sich, es mit Antibiotika zu versuchen. Auch das führt zu keiner Besserung. Vielleicht hat er keine Sputumkultur angelegt, oder es fehlen Röntgenuntersuchungen. Dann ist der Homöopath plötzlich gezwungen, den Fall an einen allopathischen Arzt zu überweisen, oder der Patient selbst geht zu seinem Hausarzt. Das Ergebnis ist ein Patient mit unzulänglicher Untersuchung, eine Woche unangemessener Behandlung und ein (gerechtfertigterweise) der Homöopathie gegenüber feindselig gesonnener allopathischer Arzt. Einige Vorschläge können eine solche Katastrophe verhüten:

- Behandeln Sie ernste Infektionen nicht am Telefon.
- Führen Sie die vollständigen allopathischen Untersuchungen durch, einschließlich der Anlegung von Kulturen.
- Führen Sie täglich Hausbesuche durch, und achten Sie sorgfältig auf Gewichtsverlust, Flüssigkeitsmangel, Atembeschwerden des Patienten.
- Versuchen Sie nie, den Patienten zur Homöopathie zu überreden, wenn er eher an die allopathische Behandlung glaubt. Es sollte umgekehrt sein, dass der Patient den Arzt davon überzeugt, dass er homöopathisch behandelt werden möchte.
- Behandeln Sie einen solchen Fall nicht, wenn Sie nicht ständig erreichbar sind.

REPERTORIUM

Hauptrubriken für Pneumonie

Die wichtigsten Rubriken stehen in dem **Abschnitt „Brust, Entzündung, Lungen"** und seinen zahlreichen Unterrubriken. Die anderen beiden wichtigen Kapitel sind **„Husten"** und **„Expektoration"**. Dieselben Hustenrubriken gelten, ganz gleich, welche Pathologie dem Husten zugrunde liegt.

Weitere wichtige Rubriken für Pneumonie

Gemüt, Furcht, Pneumonie, vor
Kopfschmerzen, Hinterkopf, Pneumonie, während
Augen, verzerrt, Pneumonie, bei
Augen, Entzündung, Pneumonie, bei
Nase, Bewegung der Nasenflügel, Pneumonie, bei
Rektum, Diarrhœ, Pneumonie, bei
Rektum, Flatus, geräuschvoll, Pneumonie, bei
Atmung, schwierig, Pneumonie, bei
Atmung, schwierig, Pneumonie, bei, alte Menschen

Husten, aufsetzen, muss sich, und den Kopf mit beiden Händen halten, Pneumonie, bei
Husten, heftig, Pneumonie, nach
Expektoration, blutig, spuckt reines Blut, Pneumonie, bei
Atmung, asthmatisch, Bronchialkatarrh, bei
Brust, Beklemmung
Brust, Bronchiektasie
Brust, Hämorrhagie, Pneumonie, Ergebnis von
Brust, Hepatisierung
Brust, Katarrh
Brust, Paralyse, Lunge, Katarrh, durch
Brust, Resorption langsam, Pneumonie, bei
Brust, Tuberkulose (Unterrubriken)
Schlaf, Schläfrigkeit, Pneumonie, bei
Schlaf, Schlaflosigkeit, Pneumonie, bei
Fieber, Kontinua, Pneumonie, bei
Allgemeines, Pneumonie, nie gesund seit
Allgemeines, Rekonvaleszenz, Beschwerden während, Pneumonie, nach
Allgemeines, Zyanose

ARZNEIMITTEL

◆ Hauptmittel für das Frühstadium einer Pneumonie

In den ersten Tagen der Krankheit, wenn der Fall primär Fieber, Schüttelfrost und akuten Husten zeigt, denken wir an die folgenden Arzneimittel, der Reihenfolge nach gemäß dem schnellsten Auftreten angeordnet:

ACONITUM

Plötzliches Einsetzen einer ernsten Erkrankung bei normalerweise robusten Patienten
Gewöhnlich **durch Kälteeinwirkung, Wind oder plötzlichen Schock**
Hohes Fieber ist die Regel, beinahe immer über 39°C

Hohes Fieber ist die Regel, beinahe immer über 39°C

GEMÜTSVERFASSUNG: **ruhelos, ängstlich oder verstört**. Typischerweise hat der Patient große Angst vor dem Tod oder Vorahnungen vom Tod. Verlangen nach Gesellschaft (dies ist für die Indikation nicht unabdingbar.)

ZEICHEN: hüpfender Puls

Gesicht gerötet. Heiße, trockene Haut

Die Pupillen können kontrahiert sein.

Intensiver Durst auf kalte Getränke

HUSTEN: trockener schmerzhafter Husten in ersten Stunden

Besser: im Sitzen

EXPEKTORATION: Nach den ersten paar Stunden wird das Sputum blutig: **„kirschrot"**.

ORT: linksseitige Pneumonie, besonders der linke obere Lappen ist betroffen.

Sulfur ist das Hauptkomplementärmittel zu *Aconitum* und schließt oft die Heilung ab.

BELLADONNA

Plötzliches Einsetzen, ebenfalls nach Kälteeinwirkung bei robusten Personen

Hohes Fieber ist die Regel, beinahe immer über 39°C.

GEMÜTSVERFASSUNG: rasche Entwicklung von Delirium mit lebhaften oder beängstigenden Halluzinationen

ZEICHEN: hochrotes Gesicht. Hüpfender Puls

Glühend heißes Gesicht, aber kalte Hände und Füße. Erweiterte Pupillen. Lichtempfindlichkeit der Augen.

Trockener Mund, aber in der Regel durstlos. Verlangen nach Limonade

Starke Kopfschmerzen und Pochen

Schlimmer: **Erschütterung; Bewegung; Husten**

HUSTEN: **trockener und schmerzhafter Husten. Gefühl, als ob sich der Kopf spaltet**

Schlimmer: durch Bewegung; Rechtsseitenlage

ORT: hauptsächlich auf der rechten Seite

BRYONIA

Langsames Einsetzen, beginnt mit einer Infektion der oberen Atemwege mit Krankheitsgefühl und Niesen. Am zweiten Tag aufgesprungene Lippen und niedriges Fieber. Am dritten oder vierten Tag hohes Fieber und Anzeichen einer schweren Krankheit

GEMÜTSVERFASSUNG: reizbar. **Abneigung gegen Gesellschaft,** will nicht gestört werden. Kann geschäftliche Sorgen haben. Will im Delirium nach Hause gebracht werden.

ZEICHEN: dunkelrotes Gesicht

Zunge weiß oder gelb **belegt,** oder aber besonders schmutzigbraun, hauptsächlich in der Zungenmitte

ALLGEMEIN: **schlimmer durch Hitze; besser in kühlem Raum**

Extremer Durst, besonders auf große Mengen kalten Wassers

Die Symptome verschlimmern sich gegen 21 Uhr.

Sowohl die Schmerzen als auch der Husten werden durch Bewegung verschlimmert.

HUSTEN: **intensive Schmerzen mit jedem Husten;** hält sich die Brust.

Pleuraschmerzen

Schlimmer: **Bewegung;** tiefes Einatmen; keucht, um tiefe Atmung zu vermeiden, weil er weiß, dass dies den schmerzhaften Husten auslöst.

EXPEKTORATION: dunkler oder brauner klebriger Schleim, der sich nur schwer löst

LOKAL: linksseitige Stirnkopfschmerzen, die sich zum Hinterkopf ausbreiten

Starke Kopfschmerzen mit stechenden oder berstenden Schmerzen

Schlimmer: **Husten;** Bewegung

Schmerzen in allen Muskeln

Schlimmer: **Bewegung; Erschütterung**

ORT: hauptsächlich rechtsseitige Pneumonie

CHELIDONIUM

Langsames Einsetzen; das Mittel passt oft zu späteren Stadien der Pneumonie.

GEMÜTSVERFASSUNG: reizbar und „schnippisch"

ZEICHEN: Gelbfärbung von Zunge und Gesicht

ALLGEMEIN: Gelüste auf warme Getränke. Behält nur warme Getränke bei sich.

Schlimmer: 4 Uhroder 16 Uhr

HUSTEN: reichlicher Auswurf. Husten besser im Sitzen oder beim Vornüberlehnen. Schleim fliegt mit Nachdruck aus dem Mund.

LOKAL: **starke Schmerzen oder Stiche im Bereich des rechten Schulterblattes oder im rechten Schulterbereich**

Rechter Fuß oder Hand kalt, die linke Seite normal

ORT: rechtsseitige Pneumonie

FERRUM PHOSPHORICUM

Entwickelt sich langsamer, über ein oder zwei Tage.

Hohes Fieber ist die Regel, beinahe immer über 39°C.

GEMÜTSVERFASSUNG: Will lieber allein gelassen werden.

Es kann außer dem hohen Fieber ein überraschender Symptomenmangel bestehen.

ZEICHEN: beschleunigter Puls. Umschriebene Wangenrötung. Blass um den Mund

Manche Autoren beschreiben ein Reibegeräusch als ein übliches Zeichen.

ALLGEMEIN: extrem starker Durst auf kalte Getränke

HUSTEN: unaufhörlicher Husten mit Reizung hinter dem Sternum

Schlimmer: Kälte, Zugluft

EXPEKTORATION: Blut im Sputum, hellrote Streifen

ORT: rechtsseitige Pneumonie, besonders im rechten oberen Lappen

IPECACUANHA

Besonders ein Arzneimittel für Kinder und Säuglinge. Die Pneumonie setzt über zwei bis drei Tage ein. Das Fieber ist weniger hoch ($38^{o} - 39^{o}$C).

GEMÜTSVERFASSUNG: reizbar, launisch, mit nichts zufrieden

ZEICHEN: gerötetes Gesicht. Schweiß. Gefolgt von Erschöpfung und Blässe. Zyanose, besonders während des Hustenanfalls

Die Zunge ist in der Regel sauber, rot und glatt.

Keuchen und ausgeprägte Atemnot

HUSTEN: Erstickungsanfälle, gefolgt von heftigen Hustenanfällen mit **Würgen und Erbrechen**

Schlimmer: 19 Uhr; Hitze

Besser: frische Luft

EXPEKTORATION: fadenziehendes Sputum, manchmal mit hellrotem Blut

ORT: beliebig

Hauptmittel bei Bronchiolitis. Interstitielle Pneumonie

VERATRUM VIRIDE

Plötzlicher rascher Fieberanstieg auf 40°C oder höher

GEMÜTSVERFASSUNG: erregt, furchtsam

ZEICHEN: intensives Pulsieren im ganzen Körper. Hüpfender und stark beschleunigter Puls – 140 oder 150 Schläge pro Minute

Erweiterte Pupillen

Zunge ist gelb oder mit **hellrotem Streifen in der Mitte.**

Kalter Schweiß auf der Stirn

ALLGEMEIN: reichlicher Schweiß mit Schweißperlen am Körper

Intensiver Durst

Übelkeit und Erbrechen

HUSTEN: schwierige Expektoration

PHOSPHORUS

Die Symptome entwickeln sich rasch (nicht so schnell wie bei *Aconitum* oder *Belladonna*), das Mittel ist aber auch in den späteren Stadien der Krankheit indiziert.

Recht hohes Fieber, über 38°C

GEMÜTSVERFASSUNG: ängstlich, furchtsam und leidend. **Starkes Bedürfnis nach Gesellschaft**

ZEICHEN: heiße trockene Haut; Zunge weiß belegt
Gesichtszuckungen; Händezittern

ALLGEMEIN: **großer Durst auf kalte Getränke**
Friert leicht. Verschlimmerung durch kalte Luft

HUSTEN: trockener Kitzelhusten während der ersten Tage
Lockerer Husten mit hellrotem, blutigem Auswurf
Schlimmer: **Linksseitenlage;** kalte Luft
Besser: **kalte Getränke**
Dyspnœ mit Angst; sctzt sich auf und neigt den Kopf nach hinten.
Spätstadium mit quälendem Husten; Brust brennt bei jedem Husten.

EXPEKTORATION: lockerer Husten mit hellrotem blutigem Auswurf
Viel Auswurf nach dem Essen

LOKAL: starke Kopfschmerzen durch jeden Hustenanfall. **Schweregefühl in der Brust;** als läge ein Gewicht auf der Brust. Taubheitsgefühl in den Fingerspitzen

ORT: hauptsächlich bei Lobärpneumonie im rechten unteren Lappen

◆ Hauptmittel für Pneumonie im fortgeschrittenen Stadium

Wenn das Fieber und die akuten Symptome bis zu einem gewissen Grad abgeklungen sind, geht der Patient in eine schwerere Phase der Krankheit über. Hier sind einige der wichtigsten Arzneimittel aufgeführt, die in den späteren Stadien in Frage kommen.

ARSENICUM ALBUM

Spätere Stadien und Kollapszustände

GEMÜTSVERFASSUNG: Zuerst **ruhelos und ängstlich** mit Furcht vor dem Tod und Verlangen nach Gesellschaft. Später zu erschöpft, um sich zu bewegen, und der Patient liegt da wie tot.

Sobald er wieder ein wenig zu Kräften kommt, tritt die Ruhelosigkeit erneut ein.

ZEICHEN: Kollaps; kalt und entkräftet; Schüttelfrost durch leichten Luftzug. Zunge weiß belegt; brennende Zunge. Stinkender Atem oder übelriechendes Sputum

ALLGEMEIN: **Mangel an Lebenswärme,** Patient braucht Wärme.

Schlimmer: **24 bis 1 Uhr**

Durst auf kaltes Wasser in kleinen Schlucken

Brennende Schmerzen im Bereich dens ganzen Atemtraktes

HUSTEN: enge Brust. Die Brust brennt bei jedem Husten.

Schlimmer: Liegen, muss sich aufsetzen; Erstickungsgefühl im Liegen

EXPEKTORATION: spärlicher Auswurf. Schaumiges Sputum

ORT: hauptsächlich rechtsseitige Pneumonie

Oft ist der rechte obere Lungenlappen angegriffen.

KALIUM CARBONICUM

Spätere Stadien, in der Regel vom zweiten Tag an. Besonders bei Kindern

GEMÜTSVERFASSUNG: Patient ist bei Bewusstsein, aber zurückgezogen, als werde alle Energie darauf verwendet, gegen die Krankheit zu kämpfen. Empfindlich. Verlangt nach Gesellschaft. Ängstlich

ZEICHEN: aufgedunsene Lider; **geschwollene Lider**

ALLGEMEIN: durstig, hauptsächlich auf Getränke von Zimmertemperatur

Schüttelfrost. Schlimmer schon durch leichten Luftzug

HUSTEN: erstickender Husten mit starkem kaltem Schweiß

Schlimmer: **2 bis 4 Uhr;** Zugluft; Rechtsseitenlage

Besser: aufrechtes Sitzen oder sogar vornüber gebeugtes Sitzen

Sputum lässt sich nur schwer abhusten, muss den Schleim schlucken.

ORT: rechter unterer Lappen (in manchen Quellen ist der linke untere Lappen erwähnt).

LYCOPODIUM

Nachdem das Frühstadium vorüber ist, vor allem am dritten Tag oder später

Fieber steht weniger im Vordergrund, kann hoch sein, oder aber es ist auch gar nicht vorhanden.

GEMÜTSVERFASSUNG: ängstlich; schwach und sogar stuporös

ZEICHEN: **gerunzelte Brauen. Bebende Nasenflügel**

Schaum an den Mundwinkeln. Blaue Lippen

Zunge ist steif und geschwollen und weiß belegt.

Starker Schweiß und Nachtschweiße

HUSTEN: hackender Husten ohne Auswurf. Manche Fälle haben heftige Hustenanfälle mit starkem Auswurf von gelbem Schleim in großer Menge.

Schlimmer: **16 bis 20 Uhr;** Rückenlage

Schwere auf der Brust; Atembeklemmung

ORT: rechtsseitige Pneumonie

SULFUR

Spätere Stadien, im allgemeinen vom zweiten Tag an

GEMÜTSVERFASSUNG: schlapp; niedergeschlagen; beklagt sich; Verzweiflung

Furcht vor dem Tod

Schmutziges oder schmierig-fettiges Aussehen – will nicht die Kleidung wechseln.

ZEICHEN: gerötetes Gesicht. Rote Lippen und blutunterlaufene Augen. Fettiges Haar

ALLGEMEIN: trockener Mund. Durst auf kalte Getränke

Friert leicht, aber verschlimmert durch Hitze oder verschlimmert durch Hitze und Kälte. Starke Schweißausbrüche

HUSTEN: Schmerzen im Sternum beim Husten; die Schmerzen breiten sich zum Rücken aus.
Schlimmer: nachts im Bett; Sprechen
Schwere auf der Brust
EXPEKTORATION: spärlicher Auswurf; Sputum gelb oder grün
ORT: linksseitige Pneumonie (oder rechts)

◆ Weitere wichtige Arzneimittel für Pneumonie im fortgeschrittenen Stadium

ANTIMONIUM TARTARICUM

Späteres Stadium einer Pneumonie mit Kollaps, besonders bei Säuglingen und alten Menschen
GEMÜTSVERFASSUNG: reizbar und verdrießlich. Abneigung gegen Berührung. Elend
ZEICHEN: zyanotische Lippen
Eingesunkene oder abgezehrte Gesichtszüge
Kalter Schweiß im Gesicht
Beben der Nasenflügel
Verwendet alle Hilfsmuskeln; strengt bei jedem Atemzug die Halsmuskeln an.
Zunge ist dick und weiß belegt.
Puls ist schwach und fadenförmig. Zittrig
ALLGEMEIN: Mangel an Lebenswärme, aber verschlimmert durch Hitze. Will Luft zugefächelt bekommen.
Besser: von Kissen aufgestützt sitzen
Durst auf kalte Getränke (manchmal durstlos)
Widerwille gegen Speisen. Übclkeit
HUSTEN: **Rasseln in der Brust. Schwacher Husten ohne Auswurf mit feuchtem Klang**
Besser: **Sitzen**
Erstickungsgefühl. Sogar die Decke verursacht ein Beklemmungsgefühl.
EXPEKTORATION: weißlicher, eitriger Schleim

CARBO VEGETABILIS

Spätstadien einer Pneumonie mit Kollaps

GEMÜTSVERFASSUNG: apathisch oder sogar komatös

ZEICHEN: Gesicht oder Lippen sind blau; kalter Atem
Gesicht ist aufgedunsen, aufgebläht und fleckig.
Kalter Schweiß, besonders auf der Stirn

ALLGEMEIN: **kalt, aber Abneigung dagegen, zugedeckt zu sein. Will Luft zugefächelt bekommen.**
Verlangen nach frischer Luft
Kann nicht flach liegen.

HUSTEN: Hustenanfälle
Schlimmer: flaches Liegen
Besser: Sitzen

EXPEKTORATION: schwieriger Auswurf in großen Mengen sowie Würgen

LOKAL: Schweregefühl in der Brust, wie von einem Gewicht
Brennen in der Brust bei jedem Husten
Schwache Brust mit viel Rasseln

KALIUM JODATUM

Das erste Arzneimittel, an das man bei rezidivierender Pneumonie denken sollte

GEMÜTSVERFASSUNG: reizbar. Macht Späße.

ZEICHEN: Schwellung der Lider. Nachtschweiße

ALLGEMEIN: ruhelos und warmblütig
Schlimmer: **Hitze; warme Räume;**
Nachts, besonders von 2 bis 5 Uhr
Besser: frische Luft

HUSTEN: Husten mit Schmerzen, die sich bis in den Rücken ausbreiten
Schlimmer: nachts
Besser: Sitzen

EXPEKTORATION: dickes, grünes, salziges Sputum. Der Schleim scheint von tief in der Brust herzukommen.

ORT: rechtsseitige Pneumonie

Laurocerasus

Schleichende Pneumonie; der Patient zeigt keinerlei Anzeichen der Genesung.

Gemütsverfassung: apathisch. Stupor

Zeichen: Zyanose der Lippen, des Gesichts, der Fingernägel

Allgemein: grauenvoller Mangel an Lebenswärme, als ob der Körper überhaupt keine Hitze erzeugen würde

Kurzatmig bei leichter Anstrengung. Auffallend schwach

Schwächegefühl in der Brust bei lautem Sprechen (*Stann.*)

Gerät bereits im Sitzen in Atemnot; muss sich hinlegen.

Schnappt nach Luft, drohender Atemstillstand

Husten: Hustenanfälle mit mildem Schleim oder blutigem Sputum

Schlimmer: 14 Uhr; Liegen (im Ggs. zur Dyspnœ)

Besser: Sitzen

Expektoration: Schleim mit hellroten Blutstippen

Pulsatilla

Pneumonie mit lockerem Husten mit Auswurf

Gemütsverfassung: weinerlich und ängstlich; Verlangen nach Gesellschaft und Zuwendung

Zeichen: rotes, erhitztes Gesicht

Zunge ist dick weiß belegt.

Allgemein: starke Hitze und Verlangen nach Kälte. Auch mit Frostschauern

Starkes Beklemmungsgefühl und Bedürfnis nach frischer Luft

Durstlos, häufig trotz trockenem Mund

Ausgeprägte Dyspnœ und Bedürfnis, mit Kissen hochgelagert zu sein

Husten: lockerer Husten mit leichtem Schleimauswurf

Heftiger, würgender Husten mit Gefühl, als würde etwas losgerissen

Reichlicher Auswurf morgens beim Aufstehen

EXPEKTORATION: grüner oder gelbgrüner saftiger Schleim
Zähes, gelbes, blutiges Sputum (in fortgeschrittenen Fällen)
Bitteres oder salziges, übelriechendes Expektorat
LOKAL: Pneumonie beginnt mit Schnupfen oder Otitis.

RHUS TOXICODENDRON

Spätere Pneumoniestadien
GEMÜTSVERFASSUNG: ruhelos; ängstlich; stuporös mit Murmeln
ZEICHEN: rote Zungenspitze. Trockene Zunge. Schweiß am ganzen Körper, außer am Kopf
ALLGEMEIN: körperliche Ruhelosigkeit und starke Schmerzen
Schlimmer: kaltes, feuchtes Wetter oder Durchnässung
Plötzliche anfallsartige Frostschauer und Fieber
HUSTEN: *Schlimmer*: Kälte; wenn die Frostschauer eintreten.
EXPEKTORATION: dickes Sputum, kann durch altes Blut „rostig" aussehen.

SENEGA

Pneumonie besonders bei alten Menschen oder Patienten mit chronischen Brustbeschwerden
ERSCHEINUNG: heißes, gerötetes, schweißiges Gesicht, besonders beim Husten
Gesicht kann bläulich, zyanotisch sein.
Liegt im Bett hochgelagert oder will aufrecht sitzen.
ALLGEMEINES: **ausgeprägte Beklemmung in der Brust und Dyspnœ**
HUSTEN: hart, qualvoll, Reizhusten mit **schwierigem Auswurf**
Schlimmer: Kälte; Liegen; frische Luft oder Zugluft; Temperaturwechsel
Husten endet mit Niesen.
EXPEKTORATION: weißer oder durchsichtiger, klebriger, fadenziehender Schleim
Kann Schleim nicht abhusten, muss ihn schlucken.

LOKAL: ausgeprägte Heiserkeit und Scharren in der Kehle
Rasseln in der Brust (*Ant-t.*)
Wundheitsgefühl und Empfindlichkeit der Brustwand, besonders linksseitig

STANNUM

Spätstadien und in der Genesungsphase
GEMÜTSVERFASSUNG: traurig und geschwächt
ZEICHEN: Zittern mit Schwäche. Starke Nachtschweiße
ALLGEMEIN: **hochgradige langwierige Schwäche**
Schlimmer: **Sprechen,** durch geringste Anstrengung – sogar der Toilettengang erschöpft ihn.
HUSTEN: Hustenanfälle, schlimmer durch Sprechen
Sputum ist dick und von sonderbar salzigem oder süßlichem Geschmack.
Hohles Gefühl in der Brust; muss sich die Brust halten beim Husten.
Schwächegefühl in der Brust, schlimmer durch Anstrengung beim Sprechen
EXPEKTORATION: leicht geförderter Auswurf, strengt sich nicht an, um Schleim abzuhusten.
Salziger oder **ekelhaft süßer Geschmack.** Gelbes, grünes oder graues übelriechendes Sputum

Weitere wichtige Arzneimittel die in Frage kommen sind: *Ammoniacum, Arnica, Calcarea carbonica, Hepar sulfuris, Jodum, Kalium bichromicum, Kalium sulfuricum, Lachesis, Lobelia, Mercurius, Natrium sulfuricum, Sanguinaria, Silicea, Spongia, Thuja, Tuberculinum*

ASTHMA

Die Behandlung von Asthma ist einer der zufriedenstellendsten Aspekte der homöopathischen Praxis. Die meisten Asthmafälle reagieren rasch auf das korrekte Konstitutionsmittel. Dennoch darf man die Behandlung von Asthma nicht allzu leicht nehmen, besonders da dieser Zustand lebensbedrohlich ist und es auch in jüngerer Vergangenheit Todesfälle gegeben hat. Homöopathen mit wenig allopathischer Erfahrung sei angeraten, die Behandlung dieser Krankheit nicht ohne die Hilfe eines Facharztes vorzunehmen.

In den vergangenen Jahren haben asthmatische Erkrankungen zugenommen. Uns begegnen oft Fälle von Kindern, die bei jeder „Brusterkältung" oder frühen Bronchitis aggressiv mit Antibiotika behandelt worden sind. Häufig sind solche Fälle in ein chronisches Asthma abgerutscht, das durch die allopathische Behandlung rezidivierender Brustinfektionen verstärkt wird. Zum allopathischen Ansatz gehört es, dass immer früher interveniert wird – oft schon bei dem geringsten Anzeichen einer Infektion der oberen Atemwege –, um Asthmaanfälle zu verhindern. Der Homöopath erkennt diese allopathische Unterdrückung der Infektionen als mögliche Ursache der zunehmend schlimmer werdenden Erkrankung.

Darüber hinaus hat sich die allopathische Praxis in den letzten Jahren auf eine aggressivere und frühere Therapie mit Medikamenten mit stärker unterdrückender Wirkung verlagert – besonders die systemischen Kortikosteroide, die inhaliert werden. Das Problem wird durch die neuere Erkenntnis verstärkt, dass Broncholytika gefährliche Arrhythmien auslösen können. Daher ist die homöopathische Behandlung von Asthma schwieriger geworden, weil das natürliche Muster der Krankheit verschleiert wird und unsere Arzneimittel Schwierigkeiten haben, die starke Wirkung der allopathischen Medikamente zu überwinden.

Todesfälle infolge Asthma haben in den letzten Jahren zugenommen. Diese Tragödien unterstreichen die Tatsache, dass bei der Behandlung von Asthmafällen Vorsicht geboten ist. Viele Homöopathen sind mit den Techniken zur Überwachung von Asthma nicht vertraut (wie Spirometer zum persönlichen Gebraucch durch den Patienten usw.). Ziehen Sie in jedem Asthmafall, in dem bereits eine Notfallbehandlung nötig war, eine Rücksprache mit einem Spezialisten in Erwägung.

BEHANDLUNG

Asthmakategorien

Zum Zweck der Behandlung und Arzneimittelbeschreibung ist es hilfreich, Asthma in vier Kategorien einzuteilen:

1) Akute Asthma-Krise – dazu gehören Patienten, bei denen die asthmatischen Beschwerden erst kürzlich eingesetzt haben oder bei denen ein einzelner Asthmaanfall aufgetreten ist.

2) Periodisches Asthma – dazu gehören Patienten, die phasenweise an Asthmaanfällen leiden, und denen es zwischen diesen Anfällen völlig gut geht.

3) Chronisches Asthma – dazu gehören Patienten mit konstantem Asthma, die leichte Medikamente brauchen, wie etwa Theophyllin, Terbutalin und alle inhalierten Medikamente.

4) Kompliziertes Asthma – zu dieser Gruppe gehören Asthmapatienten, die starke allopathische Medikamente brauchen, einschließlich systemischer Kortisone oder anderer immunsupressiver Wirkstoffe wie etwa Methotrexat.

HIERARCHIE DER ALLOPATHISCHEN MEDIKAMENTE

1) Antihistaminika
2) Inhalationspräparate, die Cromoglicinkarbonat enthalten
3) Bronchodilatatoren – Alupent, Salbutamol ea.
4) Systemisches Theophyllin oder Terbutalin oder Bricanyl
5) Eine Kombination von Theophyllin und Terbutalin oder Bricanyl
6) Inhaliertes Kortison
7) Systemische Kortisone in zwei- bis dreiwöchigen Blöcken
8) Chronische systemische Kortisone
9) Methotrexat oder andere Immunsupressiva

Während der homöopathischen Behandlung versuchen wir, den Fall – unter Gewährleistung der Sicherheit des Patienten und Einschränkung der Symptome auf ein erträgliches Maß – hierarchisch so niedrig wie möglich in die allopathisch-medikamentöse Therapie einzustufen. Wenn die Besserung eintritt, setzt man die Medikamente ab, indem man sich zuerst aus dem Medikament mit der stärksten unterdrückenden Wirkung herausschleicht. Die Behandlung mit allopathischen Medikamenten sollte nur von Fachärzten vorgenommen werden. Im Zweifelsfalle ist es besser, übervorsichtig zu sein.

BEHANDLUNG DER ERSTEN GRUPPE

Bei Patienten, die wegen einer neuen Asthmaerkrankung in die Praxis kommen, d.h. wegen einer akuten Asthmakrise, ist es wahrscheinlich, dass ein klares Symptomenbild vorliegt, anhand dessen wir verschreiben können. Der Anfall tritt entweder im Zusammenhang mit einer akuten Atemwegsinfektion oder akuten allergischen Reaktionen auf. Solche Patienten nehmen selten irgendwelche allopathischen Mittel, was die akute Wirkung des homöopathischen Arzneimittels ebenso begünstigt wie die Klarheit des homöopathischen Bildes. Unter solchen Umständen sollten wir den gesamten Fall aufnehmen, wobei wir den akuten Zustand in den Mittelpunkt stellen, aber gleichzeitig versuchen, das Konstitutionsmittel zu bestimmen. Bei vielen Patienten ist das schwierig („Warum fragen Sie mich nach meinen Träumen, wenn ich am Ersticken bin?!"), weil die akuten Symptome so intensiv sind.

Therapeutische Hinweise für die erste Gruppe

Homöopathie

- Wenn der Patient stabil genug ist, um mit homöopathischen Mitteln allein behandelt werden zu können, ist die Reaktion schneller und dauerhafter.
- Wenn die Krise sehr akut oder ernst ist, sollte eine rasche Besserung durch das Arzneimittel (d.h. innerhalb von zwei bis drei Stunden) eintreten.
- Wenn die Krise bereits länger als zwei oder drei Tage besteht, kann es länger dauern, bis eine Besserung eintritt – bis zu 12 Stunden nach der ersten Arzneimittelgabe.
- In schweren Fällen muss das Arzneimittel oft wiederholt werden – alle zwei bis vier Stunden. Die Reaktion ist gewöhnlich rasch, oft in den ersten Minuten oder zumindest ersten Stunden nach der Gabe des korrekten Arzneimittels.
- Wenn in der erwarteten Zeit keine Besserung eingetreten ist, sollte der Fall erneut überdacht und ein besseres Arzneimittel gewählt werden.
- Das homöopathische Arzneimittel wird in der Regel in einer mittleren bis hohen Potenz gegeben, d.h. C200 bzw. 1M.

Naturheilkunde

- Wir können oft mit Ergänzungsmitteln Linderung verschaffen (wenn der Patient sich nicht in einem Notzustand befindet). Besonders nützlich sind: Leinöl (2 Teelöffel täglich); Bromelain (100 mg 3 x tägl.); Quercetin (500 mg 3 x tägl.); Vitamin C.

- Bitten Sie den Patienten, schleimbildende Lebensmittel, wie Milchprodukte und Weizen, zu vermeiden.
- Auch kalte Lebensmittel wie Eiswürfel oder Speiseeis sollten vermieden werden.

ALLOPATHIE

- Wenn die Krise sehr ernst ist, sollte ein allopathischer Arzt parallel zur homöopathischen Behandlung zu Rate gezogen werden. Es kann notwendig sein, den Patienten allopathisch zu stabilisieren, bevor oder während man mit der homöopathischen Behandlung beginnt. Unter keinen Umständen sollte ein Patient in Gefahr gebracht werden, während man ein Arzneimittel nach dem andern versucht. Unsere philosophische Überzeugung in der Homöopathie bedeutet, daß die Sicherheit unseres Patienten oberstes Gebot ist.

BEHANDLUNG DER ZWEITEN GRUPPE

Bei der Patientengruppe, die an periodischen oder jahreszeitlich bedingten Asthmaanfällen leiden, ist die Situation oft etwas komplizierter. Erstens nimmt der Patient oft bereits allopathische Medikamente, von früheren Episoden her, die das Symptomenbild bedeutend ändern. Zweitens ist der Zustand Teil des Konstitutionsbildes und bedarf eventuell des Konstitutionsmittels (anstelle eines scheinbar indizierten akuten Arzneimittels), selbst wenn dieses Arzneimittel nicht jedes Symptom der akuten Krise abdeckt. Drittens kann die Reaktion auf das Arzneimittel träger sein, weil ein tieferer Prozess behandelt wird – das heißt eine chronische Krankheit.

Therapeutische Hinweise für die zweite Gruppe

HOMÖOPATHIE

- Der ganze Fall muss ausgewertet werden, mit der Erwartung, ein Konstitutionsmittel zu verschreiben. Nur wenn einem ein sehr klares akutes Bild entgegenspringt, sollte ein „akutes" Arzneimittel verschrieben werden.
- Wenn nach dem Konstitutionsmittel eine weitere Krise auftritt, oder selbst wenn es zu einem Rückfall kommt, so ist das nicht unbedingt ein Zeichen, dass das Arzneimittel versagt hat. Wir müssen die Jahreszeit berücksichtigen, die Stressbelastung im Leben des Patienten, den Schweregrad des Anfalls, die Medikamentendosis, die währenddessen nötig war. Anhand eines Vergleichs des erneuten Anfalls mit früheren Episoden lässt sich die Wirksamkeit der Behandlung bestimmen.
- Wenn es klar ist, dass das Arzneimittel noch auf der emotionalen oder allgemeinen Ebene wirkt, muss man sich gut überlegen, ob bei einem leichten Aufflackern der Symptome eine Wiederholungsgabe angemessen ist. Versuchen Sie es lieber mit einer C12, ein- oder zweimal täglich drei bis vier Tage lang.

NATURHEILKUNDE

- Man muss sorgfältig darauf achten, dass der Kontakt mit Allergenen auf ein Minimum beschränkt wird. Diesem Zweck dienen feinporige Filter, die in tragbare Luftfilter bzw. die zentrale Klimaanlage eingesetzt werden.
- Unterstützende Wirkung haben: Leinöl (2 Teelöffel täglich); Quercetin (500 mg 3 x tägl.); Bromelain (100 mg 3 x tägl.); Vitamin C; Bienenhonig.

ALLOPATHIE

- Der Patient soll seine allopathischen Medikamente nach Bedarf weiterhin nehmen dürfen, und man schleicht sich allmählich heraus, soweit die Besserung dies zulässt. Diese Patienten sind mit dem Prozess des Absetzens von Medikamenten in der Regel vertraut

BEHANDLUNG DER DRITTEN GRUPPE

Patienten mit chronischem Asthma, die tägliche Medikamente das ganze Jahr hindurch brauchen, stellen eine noch größere Herausforderung dar. Bei diesen Fällen liegt eine noch stärkere Unterdrückung vor, sie haben eine schwächere Konstitution, das homöopathische Bild ist verschwommener, und man muss mit dem Absetzen der allopathischen Medikamente noch vorsichtiger sein. Viele allopathische Therapeuten sind erst dann mit ihrem Behandlungsergebnis zufrieden, wenn die Symptome des Patienten vollständig unterdrückt sind. Dies stellt natürlich eine bedeutsame Herausforderung bei der Arzneimitteldiagnose dar. Es ist eher selten, in solchen Fällen anhand der Asthmasymptome eine korrekte Diagnose für das homöopathische Arzneimittel stellen zu können. Das bedeutet nicht, daß wir die Atemwege nicht auf klare Symptome hin untersuchen sollten, sondern vielmehr, dass wir uns nicht durch die allgemeine und grob pathologische Natur der Atemwegssymptome in die Irre führen lassen dürfen.

Therapeutische Hinweise für die dritte Gruppe

HOMÖOPATHIE

- Wenn das Arzneimittel nicht klar ist, können wir Symptome aus der Vergangenheit nehmen. Besonders nützlich sind Symptome der ersten Asthmaanfälle.

- Wenn das Arzneimittel nicht klar ist, können wir den Patienten bitten, die allopathischen Medikamente zwei oder drei Wochen lang soweit zu reduzieren, daß leichte Symptome entstehen und versuchen so, mehr Informationen über die Charakteristika der Erkrankung zu ermitteln.

- Die Reaktion auf das Arzneimittel ist recht unterschiedlich. Im Verlauf der ersten vier bis sechs Wochen kann der Patient seine Medikamente oft drastisch reduzieren. Andererseits ist es möglich, dass man in der Anfangszeit nur eine Besserung der Gemütssymptome oder eine Zunahme der Energie feststellen kann, und dass das Asthma noch für einige Monate bestehen bleibt, bevor eine Besserung eintritt – das trifft besonders dann zu, wenn die Krankheit bereits sehr lange bestanden hat. Es gilt in jedem Falle, bei der Auswertung der Arzneimittelwirkung die gesamte Person zu berücksichtigen und einzuschätzen, nicht nur den Zustand der Atemwege.

- Wenn das Arzneimittel klar ist, können wir eine mittlere bis hohe Potenz geben (C200 bis 1M). Eine Erstverschlimmerung ist durchaus möglich, daher sollte man mit der Dosierung vorsichtig sein.

- Wenn das Arzneimittel unklar bleibt, ist es oft besser, eine tiefere Potenz zu verwenden, etwa eine C30 wöchentlich oder C12 täglich oder auch Q-Potenzen.

NATURHEILKUNDE

- Wenn dem Asthma eine Allergie zugrunde liegt, sollten wir, wie bereits erwähnt, sorgfältig darauf achten, dass der Kontakt mit Staub und Pollen vermieden wird, indem feinporige Luftfilter verwendet werden, unterstützt durch sorgfältiges Staubsaugen und Staubwischen.

- Wenn viel Schleimproduktion im Vordergrund steht, kann eine Steigerung der Flüssigkeitszufuhr die Sekretion verdünnen. Weizen- und Milchprodukte aus dem Diätplan zu streichen, kann sich als nützlich erweisen. Und schließlich können Glucosamin-Sulfate (500 mg 3 x tägl.) die Schleimproduktion herabsetzen.

- Leichte sportliche Betätigung kann die Kapazität der Atemorgane verbessern. Die Verwendung starker allopathischer Medikamente zur Stimulierung körperlicher Anstrengung ist eher schädlich. Leibesübungen an kalter Luft sollte man grundsätzlich vermeiden.

ALLOPATHIE

- Wir beginnen die Behandlung, indem wir den Patienten bitten, seine allopathischen Medikamente auf die niedrigste Dosierung zu senken, wobei leichte Symptome entstehen sollten. So können wir den Fortschritt beobachten und einschätzen, indem wir uns von der erforderlichen Dosierung leiten lassen. Derartige Einstellungen sollten nur von Fachärzten vorgenommen werden.

- Ein hohes Fieber kann eine ausgezeichnete Reaktion auf das Arzneimittel sein (d.h. Erstverschlimmerung). Ein solches Fieber ist häufig der Vorbote einer tiefgreifenden konstitutionellen Besserung. Das Fieber in solchen Fällen ist oft 39°C oder höher und kann mit oder ohne Schwäche auftreten. Allerdings kann hohes Fieber auch eine ernste Infektion bedeuten. Auskultation der Lungen, diagnostische Untersuchungen und Röntgenaufnahmen sind unter Umständen erforderlich, um hier die Differentialdiagnose zu stellen.

BEHANDLUNG DER VIERTEN GRUPPE

Die Behandlung komplizierter Asthmafälle, in der Regel solche, die tägliche Gaben systemischer Kortisone über einen lange Zeitraum hinweg benötigen, ist immer schwierig und häufig gefährlich. Nur ein erfahrener Homöopath sollte sich hier an eine Behandlung wagen, und auch das nur mit allopathischer Erfahrung oder Unterstützung. Viele dieser Fälle sind unheilbar. Auf jeden Fall ist die Lebenskraft des Patienten stark beeinträchtigt. Nur durch sehr sorgfältige homöopathische Verschreibung kann hier schließlich eine Heilung erreicht werden.

Therapeutische Hinweise für die vierte Gruppe

Homöopathie

- Aus unbekannter Ursache sind Patienten, die im Alter von über 60 Jahren ein schweres Asthma entwickeln, häufig unheilbar.
- Es kommt häufig vor, daß sich das Asthma während der ersten sechs Monate der Behandlung kaum bessert, und daß eine Besserung nur auf mentaler und energetischer Ebene eintritt.
- Wenn das Arzneimittel klar ist, können wir eine mittlere bis hohe Potenz geben, C200 oder 1M. In der Regel sind diese Fälle zu stark unterdrückt oder zu schwach, um eine starke Erstverschlimmerung als Reaktion auf das Arzneimittel zu produzieren.
- Es ist allgemein empfehlenswert, dem Patienten eine tägliche Dosis der C12 zu geben, um eine Antidotwirkung zu vermeiden.
- Wenn das Arzneimittelbild unklar ist, gibt man am besten eine C12 täglich, C30 wöchentlich oder 2 x wöchentl. bzw. Q-Potenzen.

Allopathie

- Der häufigste Fehler, der bei der Behandlung solcher Patienten gemacht wird, ist das übereifrige Absetzen des Kortisons. Wenn die Dosierung zu schnell reduziert wird, tritt oft ein so starkes Aufflammen der Symptome ein, dass man den Patienten vollständig verliert. Der Homöopath, der die Macht dieses Medikaments mehr respektiert als der Allopath, der sie verschreibt, sollte wissen, dass beim Absetzen Vorsicht geboten ist.
- Die Dosierung von Kortison ist mit der Steuerung eines großen Schiffes vergleichbar: Man sieht die Wirkung einer Dosierungsänderung erst mehrere Tage später.

- Wir empfehlen das folgende Schema zur Reduktion der Dosierung:

  1) 10 mg tägl. (drei Wochen lang)
  2) 8 mg tägl. (drei Wochen lang)
  3) 6 mg tägl. (drei Wochen lang)
  4) 5 mg tägl. (drei Wochen lang)
  5) 4 mg tägl. (drei Wochen lang)
  6) 3 mg tägl. (drei Wochen lang)
  7) 2,5 mg tägl. (drei Wochen lang)
  8) 2 mg tägl. (drei Wochen lang)
  9) 2 mg alle zwei Tage (drei Wochen lang)
  10) 2 mg alle drei Tage (drei Wochen lang)
  11) Aufhören.

- Jeder Schritt sollte mindestens drei Wochen lang beibehalten werden. Es ist durchaus üblich, dass man ein oder zwei Tage nach der Senkung der Dosis eine Verschlimmerung der Symptome erlebt. In der Regel bessert sich das spontan, wenn sich der Körper an die niedrigere Dosis anpaßt.

- Wenn der Patient irgendwelche Zeichen einer Dekompensierung bei der niedrigeren Dosierung zeigt, sollte die Dosis wieder für drei Wochen erhöht werden. Wir müssen uns darüber im klaren sein, dass es sechs bis zwölf Monate dauert, einen Patienten von systemischen Kortisonen zu entwöhnen. Der Fall liegt natürlich anders, wenn der Patient erst seit wenigen Wochen oder Monaten Kortison eingenommen hat.

REPERTORIUM

Wenn man Asthmafälle repertorisiert, ist es oft hilfreich, andere Abschnitte im Kapitel **„Atmung"** mit zu berücksichtigen. Häufig findet man eine bessere Rubrik im Abschnitt **„Atmung, schwierig"** als unter **„Atmung, asthmatisch"**. Zum Beispiel enthält die Rubrik „Atmung, asthmatisch, kalte Luft, verschlimmert" nur die Arzneimittel *Lobelia*, *Nux vomica* und *Petroleum*. In der Rubrik „Atmung, schwierig, kalte Luft, verschlimmert" sind hingegen 14 zusätzliche Mittel aufgeführt. Wenn wir ein sonderliches und stark ausgeprägtes Symptom haben, aber keine passende Rubrik im Kapitel **„Atmung"** finden, können wir manchmal im Kapitel **„Husten"** das Gesuchte entdecken.

Zusammenfassung des Kapitels Atmung

Temperatur • Wetter

Schwierig, Abdecken
Asthma, Baden im Meer
Schwierig, Fächeln
Asthma, Frühling
Asthma, Gewitter
Schwierig, Gewitter
Schwierig, gewittriges Wetter
Asthma, Herbst
Schwierig, Herbst
Schwierig, Hitze
Schwierig, Luft, kalte
Asthma, Luft, Zugluft
Asthma, Luft, frische
Schwierig, Luft, frische
Asthma, Luft, kalte Luft
Asthma, Luft, Seeluft
Asthma, Nebel
Schwierig, offene Türen und Fenster
Asthma, Sommer
Schwierig, Sommer
Schwierig, Sonne
Asthma, Überhitzung
Asthma, Verkühlung, wenn überhitzt
Asthma, Wetterumschwung
Asthma, warmes Wetter
Asthma, feuchtes Wetter
Schwierig, feuchtes Wetter
Asthma, nasskaltes Wetter
Asthma, trockenes kaltes Wetter
Schwierig, kaltes Wetter
Schwierig, nasskaltes Wetter
Asthma, trockenes Wetter
Schwierig, windiges Wetter
Asthma, Wind
Asthma, Winter
Asthma, Zimmerwärme
Schwierig, Zimmerwärme

NAHRUNG • ESSEN

Schwierig, Abendessen
Schwierig, Bier
Asthma, Essen
Schwierig, Essen
Schwierig, Kaffee
Asthma, kalte Getränke
Schwierig, kalte Speisen
Schwierig, kaltes Wasser
Asthma, Mahlzeit, sättigende
Asthma, Mittagessen
Schwierig, Mittagessen
Schwierig, Schlucken
Schwierig, Schweinefleisch
Schwierig, Trinken
Schwierig, warme Getränke
Asthma, warme Speisen
Schwierig, warme Speisen
Asthma, Wein

STELLUNG

Schwierig, Arme, gespreizt
Schwierig, Arme, gehoben
Schwierig, Aufstehen
Schwierig, Biegen, Arm nach hinten
Schwierig, Beugen, nach hinten
Schwierig, Beugen, nach vorn
Asthma, Beugen, Kopf nach hinten neigen
Schwierig, Beugen, Kopf nach hinten neigen
Asthma, Beugen, Kopf vornüber
Schwierig, Bücken
Schwierig, Heben, Arme
Schwierig, Herabhängen, Beine
Schwierig, Knien
Asthma, Lehnen, zurück
Asthma, Liegen
Schwierig, Liegen
Schwierig, Liegen, Rückenlage
Schwierig, Liegen, Kopf tief gelagert
Schwierig, Liegen, Seitenlage
Schwierig, Schließen, Augen
Asthma, Sitzen
Schwierig, Sitzen
Schwierig, Sitzen, nach hinten geneigt
Schwierig, Sitzen, vornüber gebeugt
Schwierig, Sitzen, aufrecht
Schwierig, Stehen
Schwierig, Strecken, Arme
Schwierig, Ziehen, Schultern nach hinten
Schwierig, Zurückziehen, Schultern

AKTIVITÄTEN

Schwierig, morgens, Anstrengung
Schwierig, Arbeiten
Schwierig, Arme, heben
Schwierig, Athleten, alte
Schwierig, Aufstehen
Schwierig, bergauf Gehen
Asthma, Bewegung
Schwierig, Bewegung
Schwierig, Bewegung, Arme
Asthma, Fahren
Schwierig, Fahren
Schwierig, Gehen
Asthma, Koitus

Schwierig, Koitus
Asthma, Lachen
Schwierig, Lachen
Schwierig, manuelle Tätigkeit
Schwierig, Rennen
Schwierig, Reiten
Asthma, Schlaf
Schwierig, Schlaf
Schwierig, Schlucken
Schwierig, Schreiben
Asthma, Seeleute
Schwierig, Singen
Asthma, Sprechen
Schwierig, Sprechen
Schwierig, Sprechen, schnell
Asthma, Treppensteigen
Schwierig, Umdrehen im Bett
Asthma, Wiegen
Schwierig, Wiegen

EMOTIONEN

Asthma, Angst
Schwierig, Dunkelheit
Asthma, Emotionen
Schwierig, Emotionen
Asthma, Erregung
Schwierig, Erregung
Asthma, galliges Temperament
Schwierig, Eile
Asthma, geistige Anstrengung
Schwierig, geistige Anstrengung
Asthma, hysterisch
Schwierig, hysterisch
Schwierig, Kränkung
Schwierig, Lesen
Schwierig, Liebeskummer
Asthma, Musik
Schwierig, Musik
Asthma, nervös
Schwierig, nervöse Ursache
Asthma, Schreck
Schwierig, Schreck
Schwierig, Träume
Schwierig, überfülltes Zimmer
Asthma, Verärgerung
Schwierig, Verärgerung
Asthma, Zorn

KÖRPERLICHE PROZESSE • LEBENSPHASEN

Asthma, alte Menschen
Schwierig, alte Menschen
Schwierig, Ausscheidungen
Asthma, Aufstoßen
Schwierig, Aufstoßen
Schwierig, Ausatmung
Schwierig, Druck auf das Sternum
Schwierig, Einatmung
Schwierig, Erwachen
Asthma, Expektoration
Schwierig, Expektoration
Schwierig, Gähnen
Asthma, Harnentleerung
Asthma, Kinder
Schwierig, Kinder
Asthma, Klimakterium
Asthma, Menses
Schwierig, Menses, vor
Schwierig, Menses, während
Schwierig, Menses, nach
Schwierig, Schluckauf
Schwierig, Schlucken

Asthma, Schwangerschaft
Schwierig, Schwangerschaft

Asthma, Stuhl
Schwierig, Stuhl

Reizstoffe

Asthma, Federkissen
Schwierig, Kleidung, enge
Asthma, Pferde
Schwierig, Rauch
Asthma, Rauchen

Schwierig, Schwefeldämpfe
Asthma, Staub
Schwierig, Staub
Asthma, Tabak

Krankheiten

Asthma, Begleitsymptom, Rheumatismus
Asthma, Begleitsymptom, Schnupfen
Asthma, Begleitsymptom, Schwindel
Asthma, Begleitsymptom, Struma
Asthma, Begleitsymptom, Tuberkulose
Asthma, Begleitsymptom, Urämie
Asthma, Blähsucht
Asthma, Bronchialkatarrh
Schwierig, Einschnürung, Diaphragma
Schwierig, Einschnürung, Larynx
Asthma, Emphysem
Schwierig, Emphysem
Schwierig, Epilepsie
Schwierig, Erkrankung in entferntem Körperteil
Schwierig, Fieber
Schwierig, Flatus
Schwierig, Frost, während
Asthma, Gallenblase, Erkrankung der
Asthma, gastrische Störungen
Asthma, Gesichtsschmerzen
Asthma, Gicht
Asthma, Hämorrhoiden
Asthma, Hautausschlag, unterdrückter
Asthma, Hautausschläge

Schwierig, Hauterscheinungen, Krankheit bei
Asthma, Herzasthma
Asthma, Herzklopfen
Asthma, Herzkrankheit
Schwierig, Herzkrankheit
Asthma, Hiatushernie
Asthma, Husten
Schwierig, Husten
Asthma, Kolitis
Asthma, Konjunktivitis
Schwierig, Konvulsionen, während
Schwierig, Kopfschmerzen
Schwierig, Kyphose
Schwierig, Leberkrankheit
Schwierig, Lungenödem
Asthma, Magenerkrankung
Asthma, Masern
Schwierig, Masern, unterdrückte
Schwierig, Menorrhagie
Asthma, Nierenbeschwerden
Schwierig, rheumatische Herzkrankheit
Schwierig, Rheumatismus
Schwierig, Schleim in der Trachea
Asthma, Schnupfen
Schwierig, Schnupfen

Schwierig, Schweiß
Schwierig, Schwindel
Schwierig, Sodbrennen
Schwierig, Tuberkulose
Schwierig, Ulzera
Schwierig, unterdrückter Hautausschlag
Schwierig, Urämie
Schwierig, vergrößerte Tonsillen
Schwierig, Verletzung
Asthma, Wechselfieber
Asthma, wechselt mit, Erbrechen
Asthma, wechselt mit, Gicht
Asthma, wechselt mit, Hautausschlägen
Asthma, wechselt mit, Kopfschmerzen
Asthma, wechselt mit, nächtlicher Diarrhœ
Asthma, wechselt mit, Rheumatismus
Asthma, wechselt mit, Urtikaria
Asthma, Wirbelsäulenverletzung

Weitere verwandte Rubriken

Gemüt, Angst, Asthma, bei
Gemüt, Angst, Dyspnœ, bei
Gemüt, Ruhelosigkeit, Asthma, bei
Gemüt, Sprache, Stammeln, Asthma, bei
Kopfschmerzen, alternierend mit Asthma
Kopfschmerzen, Asthma, mit
Nase, Niesen, Heuasthma, bei
Nase, Schnupfen, Asthma, mit
Nase, Schnupfen, Asthma, vor
Nase, Schnupfen, chronisch, Asthma, verursacht
Nase, Schnupfen, Dyspnœ, mit
Nase, Schnupfen, jährlich wiederkehrend, asthmatische Atmung
Gesicht, Verfärbung, bläulich, Asthma, bei
Gesicht, Verfärbung, bläulich, Dyspnœ, bei
Gesicht, Verfärbung, rot, Lippen, Asthmaanfall, während
Mund, Geruch, Fischlake, Asthmaanfall, vor
Mund, Schmerzen, Schneiden in, Zunge, Asthma, vor
Mund, Speichelfluss, Asthma, bei
Mund, Speichelfluss, Dyspnœ, bei
Hals, Einschnürung, Asthma, bei
Hals, Schmerzen, Stechen, Asthma, vor
Magen, Angstgefühl, Asthma, bei
Magen, Appetitmangel, Asthma, bei
Magen, Erkrankung, Asthma, bei

Magen, Würgen, Dyspnœ, durch
Rektum, Diarrhœ, Asthma, vor
Blase, Harnentleerung, unfreiwillig, Asthmaanfall, während
Harn, spärlich, Asthma, bei
Frauen, Menses, unterdrückt, Asthma, bei
Frauen, Metrorrhagie, wechselt mit Dyspnœ
Larynx, Stimme, Verlust, Asthma, bei
Atmung, Asphyxie
Atmung, Atemstillstand
Atmung, behindert
Atmung, keuchend
Atmung, laut
Atmung, pfeifend
Atmung, rasselnd
Atmung, rauh
Atmung, schnappt nach Luft
Atmung, stertorös
Atmung, Stridor
Husten, asthmatisch
Brust, Beklemmung
Brust, Einschnürung, asthmatisch
Brust, Emphysem
Brust, Hautausschlag, Exanthem, wechselt, Asthma, mit
Brust, Hydrops, Asthma, mit
Brust, Hypertrophie, Herz, rechts, Asthma
Brust, Kleidung verschlimmert
Brust, Schmerzen, Asthmaanfall, während
Brust, Spasmen
Brust, Stauung
Rücken, Schmerzen, Sitzen, Dyspnœ, mit
Extremitäten, Ausschlag, obere Gliedmaßen, Exanthem, wechselt mit Asthma
Extremitäten, Ausschlag, Unterarm, Exanthem, wechselt mit Asthma
Extremitäten, Ausschlag, Unterarm, Pickel, wechselt mit Asthma
Extremitäten, Heben, Schulter, Dyspnœ, mit
Extremitäten, Juckreiz, Schulter, Asthma, während
Extremitäten, Kälte, Dyspnœ, mit
Extremitäten, Schwellung, Knöchel, Dyspnœ, bei
Extremitäten, Verfärbung, obere Gliedmaßen, blau, Asthma, bei
Gliederschmerzen, Gelenke, gichtig, wechseln mit Asthma
Gliederschmerzen, Gelenke, gichtig, Asthma, bei

Schlaf, Gähnen, Dyspnœ
Schlaf, Schläfrigkeit, Dyspnœ, durch
Schlaf, Stellung, Knie, unter die Brust gezogen, Asthma, bei
Schweiß, Dyspnœ, bei
Schweiß, stark, Dyspnœ, bei
Haut, Ausschläge, Exanthem, Engegefühl in der Brust, wechselt mit Asthma
Haut, Ausschläge, Exanthem, juckend, wechselt ab mit Asthma
Haut, Ausschläge, Urtikaria, asthmatischen Beschwerden, bei
Haut, Ausschläge, Urtikaria, wechselt ab mit Asthma
Haut, Ausschläge, wechseln ab mit Asthma
Allgemeines, Ameisenlaufen, Asthma, vor
Allgemeines, Krämpfe, Asthma, bei
Allgemeines, Ohnmacht, Asthma, durch
Allgemeines, Zyanose, Asthma, bei

ARZNEIMITTEL

◆ Hauptmittel für akute asthmatische Krise

Bei der Arzneimittelwahl sollte man daran denken, daß jedes beliebige Arzneimittel Asthma heilen kann, wenn es zu der Gesamtheit des Falles paßt, selbst wenn es nicht als Asthmamittel aufgeführt ist. Darüber hinaus ist die Unterscheidung zwischen akuten und chronischen Mitteln eine völlig künstliche Trennung. Viele chronische Fälle reagieren auf die Arzneimittel, die in diesem Abschnitt aufgelistet sind und umgekehrt.

Akute Asthma-Krisen fallen in der Regel in eine von zwei Kategorien: solche, die durch Allergien hervorgerufen werden und diejenigen, die auf einer Infektion wie Bronchitis beruhen. Es gibt auch einige Formen von intrinsischem Asthma, die sich ohne erkenntliche Ursache als Asthma-Anfall darstellen.

Akute Asthmafälle brauchen am häufigsten eine akute Verschreibung, und daher gehören die unten aufgeführten Charakteristika zu den wichtigsten Verschreibungssymptomen. Bei chronischem Asthma hingegen wird der Fall häufiger durch das Konstitutionsmittel gelöst, das anhand der Gemüts- und Allgemeinsymptome ausgewählt wird.

ANTIMONIUM TARTARICUM

Besonders für Kinder und ältere Patienten

Im Zusammenhang mit einer Infektion – asthmatische Bronchitis, chronische Lungenkrankheit mit Atembehinderung

ASTHMA: Asthma mit feuchten Lungen

Schleim in der Brust mit grober rasselnder Atmung beim Ein- und Ausatmen

Husten mit feuchtem Klang, aber ohne Auswurf; der Patient kann eventuell schließlich die Kraft finden, ein wenig klebrigen gelben Schleim abzuhusten, was die Dyspnœ deutlich bessert.

Dyspnœ schlimmer im Liegen, muss hochgelagert liegen.

Keuchen schlimmer nachts

Dyspnœ schlimmer durch Hitze

ALLGEMEIN: gebessert durch Zufächeln von Luft

Erbrechen beim Husten

GEMÜTSVERFASSUNG: reizbar und will allein gelassen werden.

APIS

Hauptsächlich bei akuten allergischen Reaktionen. Kann mit angioneurotischem Ödem, geschwollenen Lippen, Laryngospasmus einhergehen.

Angespannte und schmerzhafte Atmung, „als sei jeder Atemzug der letzte"

ASTHMA: angespanntes, trockenes Keuchen

Schlimmer: Hitze; warme Getränke; unterdrückte Ausschläge

Besser: frische Luft

Schmerzhafte Dyspnœ

BEGLEITSYMPTOME: **Asthma in Verbindung mit Quaddeln**

ARSENICUM ALBUM

Akutes Asthma entweder durch Infektion der Atemwege oder Allergie

ASTHMA: angespanntes Keuchen. Brustbeklemmung ohne Keuchen

Keuchen infolge Allergien gegen Katzen oder Staub oder Rauch

Bronchitis oder Pneumonie mit Keuchen und spärlichem Auswurf

Schlimmer: **24 bis 2 Uhr** oder spezifisch um 1 oder 2 Uhr

Liegen, muss aufrecht oder vornübergeneigt sitzen

Kalte Luft; kaltes Wetter; Bewegung

Asthma nach unterdrücktem Hautausschlag

Besser: Wärme; heiße Getränke; vornübergebeugtes Sitzen oder sich Wiegen

ALLGEMEIN: sehr großer Mangel an Lebenswärme und unruhig

Durst auf kleine Schlucke während der Krise

Starker Schweißausbruch während Dyspnœ

GEMÜTSVERFASSUNG: ruhelos, ängstlich, voller Furcht bei Dyspnœ

CARBO VEGETABILIS

Schwere akute Keuchanfälle mit Schwäche und Kollaps

Asthma ist beinahe immer von Rülpsen und Flatus begleitet.

Keuchen wird gebessert durch Aufstoßen – trinkt kohlensäurehaltige Getränke, um aufzustoßen.

Schlimmer: flaches Liegen, muss hochgelagert sein; Essen

CHAMOMILLA

Überempfindliche Patienten, die auf alles reagieren, mit „gereiztem Energiefeld"

Schlimmer: Zorn oder Verärgerung; Wind; trockenes Wetter

Besser: Neigen des Kopfes nach hinten

Husten von 9 bis 10 oder 21 bis 22 Uhr

Cuprum metallicum

Plötzliche starke asthmatische Spasmen mit tiefem heftigem Husten
Zyanose, das Gesicht läuft blau an.
Die Symptome können gegen 3 Uhr auftreten.
Husten wird gebessert durch kalte Getränke.
Asthmaanfälle durch Zorn, Schreck oder andere starke Emotionen
Asthma durch unterdrückte Ausschläge
Daumen sind während des Anfalls in die geballte Faust eingeschlagen.

Euphrasia

Allergische Krise in Verbindung mit Heuschnupfen und Tränenfluss
Asthmatischer Husten
Husten und Keuchen schlimmer tagsüber
Die Symptome werden nachts und im Liegen besser.

Ipecacuanha

Im allgemeinen in Verbindung mit akuter Bronchitis oder Bronchiolitis
Rasseln in der Brust mit erstickendem Husten und Zyanose
Ständiger Husten mit Würgen und Erbrechen
Schlimmer: warmes feuchtes Wetter; Liegen
Bewegung oder leichte Anstrengung
Besser: frische Luft; Aufsitzen
Besonders ein Arzneimittel für asthmatische Krise in der Kindheit
Bronchiolitis
ALLGEMEIN: warmblütig und Abneigung gegen Hitze
Hände und Füße sind kalt und schweißtriefend. Kalte Ohren

JODUM

Schweres allergisches Asthma mit Spasmen in Hals und Brust

Scharf-ätzender Schleim und Sekretion aus den Choanen, was Spasmen auslöst

Laryngospasmus

Schlimmer: **Hitze;** im Sommer; Anstrengung

Besser: kalte Luft oder kalte Getränke

KALIUM BICHROMICUM

Asthma in Verbindung mit akuter Bronchitis und klebrigem Schleim

Beinahe immer in Verbindung mit Sinusitis und retronasaler Absonderung

Keuchen im Schlaf, ohne daß der Patient dadurch erwacht (*Kali-s.*)

Schlimmer: 1 Uhr oder um Mitternacht; Kälte; Liegen

Husten schlimmer durch Essen

Besser: Sitzen; **nach Auswurf**

KALIUM JODATUM

Allergische Fälle mit dünnem, scharfem Schnupfen und Tränenfluss

Infektiös mit dicker, eitriger Absonderung aus Lungen und Nebenhöhlen

Schlimmer: warme Räume; spät nachts gegen 3, 4 oder besonders um 5 Uhr

Besser: frische Luft

KALIUM SULFURICUM

Hauptsächlich in Verbindung mit Infektionen oder als Folge einer schleppenden Infektion

Husten mit dickem, oft gelblichem Auswurf

Schlimmer: **abends** oder von 2 bis 3 Uhr; Anstrengung; Essen; **warme Räume**

Besser: kalte Getränke; frische Luft

Keuchen und Rasseln im Schlaf – so laut, dass man es beim Eintreten ins Zimmer hört, besonders bei Kindern (*Kali-bi.* bei Erwachsenen)

Lachesis

Plötzliches Einschnürungsgefühl in Brust und Hals. Erstickungsgefühl, reißt die Fenster auf.

Mühselige Atmung, Ausatmung verlängert, gerötetes Gesicht; rote Augen, die hervorzutreten scheinen; Kragen oder Halskette sind unerträglich.

Schlimmer: nachts im Bett; morgens beim Erwachen; **tritt im Schlaf auf; Kleidung oder irgendetwas, das Hals, Brust oder sogar Abdomen einschnürt oder berührt. Reißt sich die Kleider vom Leib.**

Starke Emotionen, besonders Eifersucht

Hitze; Anstrengung, besonders Anstrengung der Arme; Sprechen

Besser: **frische Luft;** kühle Luft; aufrechtes Sitzen; Ausscheidung oder Hämorrhagie; Expektoration

Lemna minor

Asthma bei kaltem, feuchtem Wetter

Verstopfte Nase und Schwellung der Nasenmuschel

Lobelia

Hysterisches Asthma: Dyspnœ ist unverhältnismäßig stark im Vergleich zum Keuchen.

Tuberkulose oder Pleuritis in der Vorgeschichte

Einschnürungs- oder Kloßgefühl in der Brust

Asthma während der Wehen

Schlimmer: Zugluft; Kälte oder Feuchtigkeit

Besser: schnelles Gehen; langsames und tiefes Atmen

Übermäßiger Speichelfluss während Asthma

LYCOPODIUM

Akute asthmatische Bronchitis-Krise mit Rasselgeräuschen in der Brust

Besonders bei Säuglingen, alten Menschen und schwächlichen Jungen

Trockener Kitzelhusten

Aufstoßen und Auftreibung des Abdomens in der Krise

Schlimmer: **Mangel an Lebenwärme, aber Bedürfnis nach frischer Luft;** Schlucken; Liegen, besonders Rückenlage

Besser: Wärme und warme Getränke; Sitzen

Beben der Nasenflügel und Verwendung anderer Hilfsmuskeln

MOSCHUS

Plötzliche und heftige Asthma-Anfälle mit Zyanose und drohender Asphyxie

Schmerzhafte Einschnürung in Brust oder Kehle. Hysterisches Asthma

Schlimmer: nasskaltes Wetter; Zorn oder Erregung

Besser: Aufstoßen

NUX VOMICA

Allergisches Asthma; Heuasthma

Häufig treten die Anfälle nach einer Periode intensiver Arbeit ein, mit Schlafverlust und übermäßigem Konsum von Stimulantien oder Alkohol.

Oft in Verbindung mit Verdauungsstörungen (*Lyc.*, *Carb-v.*, *Sang.*)

Schlimmer: **morgens beim Erwachen; 4 Uhr** (weckt den Patienten)

Kälte oder kaltes trockenes Wetter; im Winter

Essen löst den Anfall aus; Verdauungsstörungen

Erträgt keine enge Kleidung.

Besser: warme Getränke; Aufstoßen

PHOSPHORUS

Jede Erkältung schlägt auf die Brust und verursacht Husten und Keuchen.

Heiserkeit während der Bronchitis. Husten durch Engegefühl, Kitzeln, Reizung

Schlimmer: morgens; abends in der Dämmerung; nachts, besonders gegen 22 Uhr

Linksseitenlage

Plötzlicher Temperaturwechsel

Betreten oder Verlassen warmer Räume

Sprechen oder lautes Lesen; Lachen; Singen; tiefes Atmen

Dämpfe oder sogar Parfum oder Blumenduft; Essen

Besser: Rechtsseitenlage

PULSATILLA

Beide Asthmaformen mit etwas unterschiedlichem Muster

Allergisches Asthma:

Heuasthma – oft mit Konjunktivitis und juckenden Augen und klare, wässrige Absonderung aus Nase oder Augen

Schlimmer: abends (*Nat-m.*, *Kali-s.*); Sommer; Hitze

Frische Luft; Pollen oder beifußblättrige Ambrosia; Katzen; Essen

Liegen mit tiefgelagertem Kopf

Besser: **kühle Luft oder Klimaanlage;** kalte Anwendungen; hochgelagert Schlafen

Akute Infektionen wie Erkältung oder Bronchitis:

Husten mit flüssigem, grünem Sekret aus Brust oder Nase

Schlimmer: nachts, verursacht Schlafstörungen; Liegen; Anstrengung; Rauch; Hitze; stickige Räume

Besser: **frische Luft;** sanfte Bewegung; Gehen an frischer Luft; Liegen im Bett, hochgelagert. Muss sich während der Krise aufsetzen.

SABADILLA

Allergisches Asthma

Ausgeprägtes Niesen, das den Anfall verschlimmert oder auslöst

Juckreiz im Bereich von Nase, Gaumen und sogar Rektum während des Anfalls.

Husten verursacht Tränenfluss.

SAMBUCUS NIGRA

Besonders bei Asthma in der Kindheit. Schwere Lungenspasmen und Zyanose

Erwacht mit beängstigendem Erstickungsgefühl, Husten und blau angelaufenem Gesicht.

Springt nachts mit Erstickungsgefühl hoch (*Lach.*, *Sulf.*, *Grind.*).

Akute Bronchitis oder Sinusitis, die Asthma auslöst

Schlimmer: nachts, besonders Mitternacht oder 24 bis 3 Uhr; 3 Uhr morgens

Wiederholte Anfälle die ganze Nacht lang

Begleitet von starkem Schweiß, besonders nach dem Erwachen durch die asthmatische Krise

SANGUINARIA

Allergie mit „Rosenallergie" oder „Sommerschnupfen"

Asthma durch Duft oder Parfum

Husten und Keuchen werden gebessert durch Flatus.

Asthma mit Reflux-Ösophagitis und Aspirationspneumonie

Schmerzen in der rechten Seite der Brust strahlen aus in die rechte Schulter.

SPONGIA TOSTA

Jeder Husten oder Erkältung führt zu Asthmaanfällen.

Besonders nützlich bei Asthma in der Kindheit

Schlimmer: im Schlaf; 1 Uhr; Menses; Liegen; kalte Getränke; kalte Luft; kalter Wind; Anstrengung; Tanzen; Sprechen

Besser: Vornüberbeugen des Kopfes; **nach vorn gelehntes Sitzen**
Essen oder Trinken; warme Getränke
Gefühl in Hals oder Mund, als seien sie verlegt oder blockiert
Empfindung, als atme man durch einen Schwamm
Trockener Husten. Kitzelhusten, Krupphusten

♦ Hauptmittel für chronisches Asthma

Viele der hier aufgeführten Arzneimittel kommen auch in dem Abschnitt über akutes Asthma vor. Sofern keine zusätzlichen Informationen zur Anwendung des Arzneimittels bei der chronischen Form der Beschwerde vorliegen, folgt keine erneute Beschreibung. In Fällen von chronischem Asthma ist es ungewöhnlich, dass die spezifischen Atemwegssymptome die Hauptgrundlage für die Verschreibung darstellen. Wir müssen hier den ganzen Fall zu Grunde legen, vor allem die psychischen und allgemeinen Symptome. Die unten angegebenen Symptome können oft wichtige Hinweise liefern.

ARSENICUM ALBUM

Dünne, angsterfüllte Patienten, die den Eindruck erwecken, dass die Atemorgane sehr geschwächt sind
Periodisches Asthma
Asthma bei älteren Patienten (dieses Arzneimittel kann jedoch auch in jedem anderen Alter indiziert sein)
Asthma nach unterdrücktem Hautausschlag oder im Wechsel mit Ekzem
Patient fühlt sich unfähig, einen tiefen Atemzug zu nehmen.
Schlimmer: **24 bis 2 Uhr oder spezifisch um 1 oder 2 Uhr morgens.**
Liegen; muss sich aufrecht hinsetzen oder nach vorn beugen; Umdrehen im Bett

Kalte oder frische Luft; Wetterumschwung; stürmisches Wetter, Gewitter

Anstrengung; Rauch; Staub; Katzen; Erkältung

Besser: Wärme oder warme Getränke; aufrechtes oder vornübergebeugtes Sitzen

Blatta orientalis

Adipöse Patienten mit Asthma

Schlimmer: **Schimmel und Mehltau,** besonders faulende Blätter; kalte Luft

Besser: Expektoration

Bromum

Leicht mit *Medorrhinum* zu verwechseln wegen der deutlichen **Besserung am Meer.**

Empfindung, als atme man Rauch ein

Schlimmer: Hitze; Sommer; Schlucken; „Seeleute auf Landurlaub"; **Staub oder andere Reizstoffe;** tiefe Atemzüge lösen Husten aus.

Besser: **Meeresluft;** frische Luft

Laryngospasmus

Calcarea carbonica

Asthma oder nach Luft schnappen

Schlimmer: nasskaltes Wetter; Anstrengung; Bergaufgehen

Anstrengung beim Gehen gegen den Wind

Vornüberbeugen oder Bücken

Besser: Ziehen der Schultern nach hinten

Tritt in Phasen der Überarbeitung und Überbelastung auf.

CARCINOSINUM

Perfektionistische, angespannte Patienten, bei denen Asthma oder Krebs oder Diabetes in der Familienanamnese stark vertreten sind

Die Symptome verschlimmern sich oft während des Vormittags.

Chronisch rezidivierende grippale Infekte und Erkältungen, die zu Asthma führen

Reiz- oder Kitzelhusten, schlimmer an kalter Luft

CAUSTICUM

Emotional intensive, aufrichtige Patienten mit Schweregefühl auf der Brust

Keuchen und Husten gleichzeitig

Starker Kitzelhusten mit Asthma

Schlimmer: Anstrengung; kalter Wind; Husten oder Lachen

Atmung ist schwieriger beim Einatmen.

Besser: **Feuchtigkeit oder Regenwetter**

Chronisch rezidivierende Sinusitis und Bronchitis; Heiserkeit

Tiefer Husten mit wenig Auswurf; will tiefer husten.

CHINA

Asthma und chronische Stauung in der Brust

Schlimmer: im Herbst; Kälte oder nasskaltes Wetter

Periodizität der Anfälle, besonders jeden zweiten Tag oder alle sieben Tage

Geblähte Wangen beim Ausatmen

Dyspnœ wird möglicherweise stärker empfunden beim Einatmen.

Asthma nach Hämorrhagie oder bei Kindern, deren Mutter während der Schwangerschaft oder Entbindung viel Flüssigkeit verloren hat oder stark anämisch war

CUPRUM METALLICUM

Verschlossene und unterdrückte Patienten mit Phasen von Asthma mit Erstickungsgefahr

Asthma mit ungeheuren Spasmen in Lunge und Hals

Asthma durch unterdrückte Emotionen, Schreck oder Zorn

Asthma bei Patienten mit epileptischen Beschwerden oder starken Beinkrämpfen

Schluckauf vor der Krise

Asphyxie; Zyanose, v.a. das Gesicht wird blau.

Schlimmer: nachts, besonders 3 Uhr; vor der Menses; Neigen nach hinten

Kann nichts in der Nähe des Mundes ertragen, weil es die Atmung behindert

Unterdrückte Hautausschläge; nach starken oder unterdrückten Emotionen

Dyspnœ schlimmer durch Heben der Arme

Hustenanfall bessert sich durch kalte Getränke.

EUPHRASIA

(siehe oben: Akutes Asthma)

GRAPHITES

Asthma durch unterdrückte Hautausschläge; wechselt ab mit Ekzem.

Schlimmer: nach Mitternacht, weckt den Patienten, er springt aus dem Bett; abends im Bett oder beim Einschlafen; im Liegen

Besser: nach dem Essen

IGNATIA

Asthma durch Kummer mit schwerer Brust und Beklemmungen

„Asthmatischer Husten", Patient kann beim Husten kaum Luft holen.

Hysterisches Asthma

Globus hystericus

Jodum

(siehe oben: Akutes Asthma)

Ipecacuanha

Gedrungene Patienten mit periodischem Asthma bei warmem feuchtem Wetter
Asthmaanfälle beginnen mit anhaltendem Husten.
Übelkeit und Erbrechen oder Magenkrämpfe mit Husten
Rasseln in der Brust; dicker, gelber Auswurf (*Ant-t.*, *Kali-s.*)
Spärlicher Auswurf mit starkem Keuchen
Asthma bei Kindern
Bronchiektasie
(siehe oben: Akutes Asthma)

Kalium arsenicosum

Verschlimmerung zwischen 2 und 3 Uhr
Periodisches Asthma, schlimmer jeden zweiten Tag oder alle drei Tage
Die übrigen Modalitäten entsprechen *Kalium carbonicum*.

Kalium bichromicum

Asthma in Verbindung mit dickem Schleim in Brust und Nebenhöhlen
Schlimmer: 1 Uhr; kaltes Wetter; Liegen
Husten schlimmer nach dem Essen
Besser: Sitzen; nach Expektoration
(siehe oben: Akutes Asthma)

Kalium carbonicum

Eines der wichtigsten Asthmamittel
Hochgradige Angst bei jeder Erkältung, dass die Erkrankung in Asthma übergehen könnte
Brust ist oft voller Schleim, besser nach Expektoration.
Husten mit Kälte in der Brust und stechenden Schmerzen

Schlimmer: **gegen 2 Uhr oder 2 bis 4 Uhr;** morgens beim Erwachen

Kälte oder nasskaltes Wetter; Zugluft

Kalte Getränke bei Überhitzung

Bewegung; Gehen; Anstrengung

Liegen, besonders Linksseitenlage

Besser: **aufrechtes Sitzen; nach vorn gebeugtes Sitzen, die Ellbogen auf die Knie gestützt**

Asthma wechselt ab mit Diarrhœ, besonders nächtliche Diarrhœ.

KALIUM JODATUM

Symptome schlimmer in warmen Räumen und besser an frischer Luft

Schlimmer: Anstrengung, besonders Bergaufgehen oder Treppensteigen

Verschlimmerung spät nachts: 3, 4 oder besonders 5 Uhr

Entwickelt sich oft nach schwerer oder rezidivierender Pneumonie.

(siehe oben: Akutes Asthma)

KALIUM NITRICUM

Typisches *Kalium*-Muster mit nächtlicher Verschlimmerung

Schlimmer: 3 Uhr

Beim Trinken; kann den Atem nicht lang genug anhalten, um zu trinken.

Kältegefühl in der Brust oder um das Herz

KALIUM SULFURICUM

Ein sehr häufiges Arzneimittel für Asthma, besonders bei Kindern

Rasseln in der Brust und viel dicker, gelber Schleim

Geräuschvolle Atmung nachts im Schlaf

Schlimmer: abends; 2 bis 3 Uhr; Anstrengung

Besser: frische Luft; kühles Wetter

Asthma mit chronisch verstopfter Nase

Lachesis

Intensive Patienten mit hochgradiger Empfindung von Einschnürung im Larynx oder in der Brust und Erstickungsgefühl

Asthma, das sich durch intensive oder heftige Emotionen entwickelt

Asthma infolge Eifersucht, z.B. nach der Geburt eines weiteren Kindes in der Familie

Schlimmer: **nachts, unmittelbar nach dem Einschlafen** und die ganze Nacht hindurch; im Schlaf; morgens beim Erwachen

Hitze; geschlossene Räume

Herbst oder Frühling; Wetterumschwung

Anstrengung, besonders der Arme; Sprechen

Vor der Menses; Klimakterium

Unterdrückte Ausscheidungen oder Hautausschläge

Besser: **frische Luft; während der Menses**

Ausscheidungen; Expektoration

Aufrechtes oder vornübergebeugtes Sitzen

(siehe oben: Akutes Asthma)

Lobelia

(siehe oben: Akutes Asthma)

Lycopodium

Asthma bei dünnen, intellektuellen Patienten

Asthma in Verbindung mit Verdauungsbeschwerden, Blähsucht und besonders Kolitis

Schlimmer: 16 bis 20 Uhr oder um 2 Uhr morgens

Kalte Luft, der Patient bevorzugt aber frische Luft

Anstrengung oder Bergaufgehen bzw. Treppensteigen

Chronischer, trockener Kitzelhusten

Medorrhinum

Vermutlich das häufigste Arzneimittel für Asthma in der Kindheit

Asthma in Verbindung mit Arthritis

Schlimmer: 2 Uhr; nasses Wetter; Süßigkeiten

Besser: **am Meer;** frische Luft oder Fächeln

Fühlt sich besser in Knie-Ellbogen-Stellung.

Oft in Verbindung mit dickem, grünlichem Schleim aus Augen, Nase oder Brust

Natrium arsenicosum

Äußerst ehrgeizige Patienten mit Rigidität im Bereich der Atemorgane

Schlimmer: **jede Art von Rauch oder Staub;** Anstrengung

Rasselgeräusch in der Brust. Starke Expektoration grünlichen Schleims

Natrium muriaticum

Allergisches Asthma bei übertrieben ernsten Patienten

Schlimmer: **abends,** besonders 17 bis 19 Uhr; durch Kummer Treppaufgehen; Anstrengung; Menses

Besser: frische Luft

Natrium phosphoricum

Asthma schlimmer abends

Schlimmer: nach Tabakabusus (wonach der Patient starkes Verlangen hat)

Natrium sulfuricum

Sehr wichtiges Arzneimittel für Asthma bei Erwachsenen ebenso wie bei Kindern

Schlimmer: **4 Uhr oder 4 bis 5 Uhr morgens;** abends, besonders beim Zubettgehen

Feuchtes Wetter – warme oder kalte Feuchtigkeit; schlimmer durch Nebel; durch Stürme und Gewitter

Anstrengung. Vor der Menses
Chronische Bronchitis. Allergisches Asthma
Bei Belastung durch zahlreiche Verpflichtungen; Kummer
Hört oft in der Pubertät auf und kehrt später im Erwachsenenalter wieder.
Rasselgeräusche und viel Schleim in der Brust. **Viel grüner Schleim.**
Schwächegefühl in der Brust, hält sich die Brust beim Husten.

NUX VOMICA
(siehe oben: Akutes Asthma)

PHOSPHORUS
(siehe oben: Akutes Asthma)

PSORINUM
Patient mit vielen akuten Atemwegsinfektionen, besonders nach Einwirkung von Kälte oder Zugluft
Schlimmer: kalte Luft; Sitzen
Besser: Liegen, besonders Rückenlage mit gespreizten Armen. Liegt im Bett „wie gekreuzigt".

PULSATILLA
(siehe oben: Akutes Asthma)

RHUS TOXICODENDRON
Asthma infolge unterdrückten Ausschlags
Innerer Juckreiz in den Lungen
Schlimmer: nasskaltes Wetter
Asthma nach Zorn

SAMBUCUS
(siehe oben: Akutes Asthma)

SANGUINARIA

(siehe oben: Akutes Asthma)

SENEGA

Subakute oder chronische asthmatische Fälle mit fortgeschrittener Bronchitis und reichlichem zähem Schleim

Ausgesprochen schwache Atemorgane (*Ant-t.*)

Halsentzündung und Heiserkeit mit Räuspern von Schleim

Besonders für ältere Patienten angezeigt

Schlimmer: kalte Luft; Liegen

Der Patient hat das Gefühl, daß die linke Brustseite stärker in Mitleidenschaft gezogen ist.

SILICEA

Besonders nützlich bei Kindern nach unterdrückter Otitis und Atemwegsinfektionen oder nach Impfung

Häufige und wiederholte Erkältungen und Bronchitis verschlimmern das Asthma.

Schlimmer: nasskaltes Wetter; Zugluft; Anstrengung oder „manuelle Tätigkeit"

SPONGIA TOSTA

(siehe oben: Akutes Asthma)

SULFUR

Asthma in Verbindung mit Ekzem; beide werden gleichzeitig schlimmer.

Schlimmer: Winter; Atemwegsinfektion; Erhitzung

Besser: frische Luft

Husten weckt den Patienten aus dem Schlaf.

Erwacht nachts mit Gefühl wie von einem Gewicht auf der Brust.

TUBERCULINUM

Asthma in der Kindheit, oft mit Atemwegserkrankung oder Emphysem in der Familienanamnese

Allergie gegen Katzen mit starkem Keuchen ist oft der erste Auslöser.

Schlimmer: alle Tierhaare; Hinlegen; heiße stickige Räume

Besser: frische Luft; Fahren mit offenem Fenster

Häufige Infektionen, die immer mit Brustkatarrh enden

HERZERKRANKUNGEN

Diese Kapitel über Herzkrankheiten umfasst Abschnitte zu:

Herzrhythmusstörungen
Angina pectoris
Degenerative Herzkrankheiten

Nur ein ausgebildeter Arzt sollte Herzkrankheiten behandeln, und während der homöopathischen Behandlung muss durchweg ein allopathischer Facharzt konsultiert werden. In der Regel sind Herzpatienten bereits in allopathischer Behandlung und nehmen die entsprechenden Medikamente ein, wenn sie zur ersten Konsultation kommen. Es ist unklug, die allopathische Medikation zu ändern, bis unter der homöopathischen Behandlung eine deutliche Besserung eingetreten ist. Auch sollte keine Veränderung an den Medikamenten vorgenommen werden ohne vorherige Rücksprache mit dem behandelnden Facharzt.

Trotz all dieser Vorsichtsmaßnahmen hat die homöopathische Behandlung bei einer Vielzahl von Herzbeschwerden einiges zu bieten. Entgegen der weit verbreiteten Überzeugung müssen Herzkrankheiten keineswegs als irreversibel angesehen werden. Sogar bei Patienten mit ausgeprägten degenerativen Herzbeschwerden kann die Funktionsfähigkeit in vielen Fällen vollständig wiederhergestellt werden. Besonders wenn wir die Homöopathie in die Gesamtheit der Rehabilitationsbemühungen einbeziehen, können wir einen großen Nutzen erwarten.

HERZRHYTHMUSSTÖRUNGEN

Natürlich gibt es ein breites Spektrum von Herzrhythmusstörungen, einige gutartig und andere lebensbedrohlich. Viele Fälle reagieren auf homöopathische Arzneimittel selbst während der Einnahme allopathischer Medikamente. Bei manchen leichten Arrhythmieformen ist es akzeptabel, die allopathischen Medikamente vor Beginn der homöopathischen Behandlung abzusetzen. Zum Beispiel können wir bei verfrühter Vorhofkontraktion und bei jungen Menschen, die allgemein bei guter Gesundheit sind und gelegentlich an Vorhofflimmern oder paroxysmaler Vorhoftachykardie leiden, die allopathischen Medikamente absetzen. Ein allopathischer Facharzt sollte konsultiert werden, wenn man das Absetzen der Medikamente in Erwägung zieht. Außerdem werden Betablocker zur symptomatischen Linderung auch häufig in Fällen verschrieben, in denen keine echte Arrhythmie vorliegt, sondern die überempfindlich auf den normalen Herzrhythmus oder Herzschlag reagieren (als „Herzklopfen" empfunden). In diesen Fällen ist natürlich das Absetzen der Medikamente vor der homöopathischen Behandlung zu bevorzugen.

Bei Vorhofflimmern und bei älteren Menschen mit Herzschwäche bekommen sehr viele Patienten Digitalis in irgendeiner Form (z.B. als Digoxin). Die frühen Wirkungen von Digoxin sind oft homöopathisch und wohltuend, wodurch sich der Patient viel besser fühlt. In diesem Stadium wirkt das homöopathische Arzneimittel trotz des Digoxin oft gut. Nach Ablauf eines gewissen Zeitraums jedoch gewöhnt sich der Patient an das Medikament, oder aber, was noch schlimmer ist, es entwickeln sich Vergiftungssymptome. Allopathische Pharmazeuten haben ermittelt, daß Digoxin das Medikament mit den häufigsten Fehlverschreibungen ist. In diesem Stadium wirkt Digoxin störend auf die homöopathische Behandlung. Andere Standardmedikamente gegen Herzrhythmusstörungen (etwa Chinidin, Betablocker und Kalziumkanalblocker) haben eine etwas weniger störende Wirkung auf die homöopathische Behandlung.

In den meisten Fällen erzielt man mit homöopathischen Arzneimitteln eine gute Wirkung bei Herzrhythmusstörungen. Die Ausnahme ist langwieriges Vorhofflimmern, das über einen langen Zeitraum mit Medikamenten unter Kontrolle gehalten worden ist, ohne jemals zum Normalsinusrhythmus zurückzukehren. In solchen Fällen informiert man am besten den Patienten von Anfang an, dass eine Heilung der Herzrhythmusstörungen eher unwahrscheinlich ist. Die homöopathische Behandlung kann dennoch eine gute Wirkung auf den allgemeinen Gesundheitszustand haben, auch wenn sich das Vorhofflimmern nicht heilen lässt.

Die homöopathische Behandlung bei Herzrhythmusstörungen ist immer eine Konstitutionsbehandlung, außer während einer akuten Krise, dann sind spezifische Arzneimittel zu bevorzugen.

REPERTORIUM

Hauptrubriken für Herzrhythmusstörungen

Die Hauptrubriken sind unter **„Brust, Herzklopfen"** aufgeführt. Es ist ein relativ kurzer Abschnitt und bedarf keiner Zusammenfassung. Außerdem sind die Rubriken unter „Allgemeines, Puls" wichtig.

Weitere wichtige Rubriken für Herzrhythmusstörungen

Gemüt, Angst, Atmung schwierig, Herzklopfen, Erwachen nach Mitternacht
Gemüt, Angst, Herzklopfen, bei
Gemüt, Angst, Herzklopfen, bei, Kinder
Gemüt, Angst, Herzklopfen, durch
Gemüt, Angst, Herzklopfen, mit, Angina pectoris, bei
Gemüt, Bangigkeit, Herzklopfen, bei
Gemüt, Erregung, Herzklopfen, durch
Gemüt, Fröhlichkeit, wechselt mit, Herzklopfen und Brustbeklemmung
Gemüt, Furcht, Apoplexie, Herzklopfen, bei
Gemüt, Geistestrübung, Herzklopfen, durch
Gemüt, Hochfahren, Herzklopfen, durch
Gemüt, Hochfahren, Schlaf, aus dem, Herzklopfen, bei
Gemüt, Ruhelosigkeit, Herzklopfen, hysterisch
Gemüt, Ruhelosigkeit, Herzklopfen, während
Gemüt, Trübsinn, Herzklopfen, während
Gemüt, Weinen, Herzklopfen, während
Schwindel, Herzklopfen, bei

Kopf, Hitze, Herzklopfen, bei
Kopf, Schmerzen, Herzklopfen, mit
Kopf, Schweiß, Kopfhaut, Herzklopfen, bei
Ohren, Geräusche, Herzklopfen, bei
Nase, Schnupfen, alte Menschen, Herzklopfen, mit
Gesicht, Hitze, Herzklopfen, während
Gesicht, Kälte, Herzklopfen, während
Gesicht, Schweiß, Herzklopfen, bei
Gesicht, Verfärbung, rot, Herzklopfen, bei
Mund, Geruch, abstoßend, Herzklopfen, bei
Mund, Speichelfluss, Herzklopfen, bei
Hals, Krampf, Herzklopfen, durch
Hals, Krampf, Œsophagus, Herzklopfen, bei
Hals, Pulsieren, Herzklopfen, bei
Äußerer Hals, Struma, Herzklopfen, mit
Magen, Appetitmangel, Herzklopfen, mit
Magen, Aufstoßen, Herzklopfen, mit
Magen, Auftreibung, Herzklopfen, mit
Magen, Erbrechen, Herzklopfen, mit
Magen, Schmerzen, Herzklopfen, mit
Magen, Schmerzen, Krämpfe, Herzklopfen, mit
Magen, Schwächegefühl, Herzklopfen, bei
Magen, Schweregefühl, Herzklopfen, mit
Magen, Sodbrennen, Herzklopfen, mit
Magen, Übelkeit, Herzklopfen, mit
Abdomen, Auftreibung, Herzklopfen, mit
Abdomen, Blähsucht, Herzklopfen, mit
Abdomen, Kontraktion, rhythmisch, Herzklopfen, bei
Abdomen, Schmerzen, Brennen, Herzklopfen, bei ersten Kindsbewegungen
Abdomen, Völlegefühl, Herzklopfen, mit
Rektum, Diarrhœ, Herzklopfen, mit
Rektum, Fistel, Herzklopfen, mit
Rektum, Hämorrhoiden, Herzklopfen, alternierend mit
Nieren, Entzündung, Herzklopfen, mit
Frauen, Menses, unregelmäßig, Herzklopfen, mit
Frauen, Menses, unterdrückt, Herzklopfen, mit
Frauen, Schmerzen, Uterus, Herzklopfen, mit
Atmung, asthmatisch, Herzklopfen, mit
Atmung, behindert, Herzklopfen, durch

Atmung, langsam, Herzklopfen, während
Atmung, schwierig, Herzklopfen, während
Brust, Wellengefühl, Herz
Brust, Drehen, Herz sich umdreht, als ob
Brust, Flattern (Unterrubriken)
Brust, Schmerzen, Herzklopfen, während
Brust, Winden, umdrehen
Brust, Zittern, Herz
Brust, Zucken, Herzgegend
Rücken, Herzklopfen empfunden im
Rücken, Schmerzen, Herzklopfen, bei
Extremitäten, Gliederschmerzen, Herzklopfen, mit
Extremitäten, Gliederschmerzen, obere Gliedmaßen, Herzklopfen, mit
Extremitäten, Kribbeln, Finger, Herzklopfen, bei
Extremitäten, Schwäche, Herzklopfen, bei
Extremitäten, Schwäche, Unterschenkel, Wade, Herzklopfen, mit
Extremitäten, Zittern, Hand, Herzklopfen, bei
Schlaf, Einschlafen, Herzklopfen, bei
Schlaf, Erwachen, Herzklopfen, mit
Schlaf, Erwachen, Mitternacht, nach, 3 bis 5 Uhr, Herzklopfen, durch
Schlaf, gestört, Herzklopfen, durch
Schlaf, Schlaflosigkeit, Herzklopfen, durch
Schlaf, Schläfrigkeit, Herzklopfen, bei
Schlaf, Stellung, häufig verändert, Herzklopfen, wegen
Schlaf, Träume, Herzklopfen, mit
Schweiß, Herzklopfen
Schweiß, kalt, Herzklopfen, mit
Haut, Ausschläge, Urtikaria, Herzklopfen, mit
Allgemeines, Blutwallungen, Herzklopfen, mit
Allgemeines, Hitze, Wallungen, Herzklopfen, bei
Allgemeines, Konvulsionen, Aura epileptica, Herzklopfen, mit
Allgemeines, Konvulsionen, Herzklopfen, mit
Allgemeines, Ohnmacht, Herzklopfen, Klimakterium, im
Allgemeines, Ohnmacht, Herzklopfen, während
Allgemeines, Puls, langsam, Herzklopfen, mit
Allgemeines, Schmerzen, neuralgisch, Herzklopfen, mit
Allgemeines, Schwäche, Herzklopfen, mit
Allgemeines, Zittern, Herzklopfen, mit

ARZNEIMITTEL

◆ Hauptmittel für Herzrhythmusstörungen

Argentum nitricum

Tumultartiges Herzklopfen. Empfindung, **„als würde das Herz losgerissen"**

Schlimmer: nachts, besonders im Bett; **Rechtsseitenlage**

Erregung; Denken an den Zustand

Essen; Süßigkeiten

Plötzliche oder ungewohnte Anstrengung oder Bewegung

Besser: Gehen, besonders schnelles Gehen

Druck mit der Hand auf das Sternum

Arsenicum album

Funktionelle Herzrhythmusstörungen durch Angst, Fieber oder Anstrengung

Schwere Herzerkrankungen wie Stauungsinsuffizienz oder im Endstadium der Krankheit, wenn das Herzklopfen durch leichte Anstrengung oder emotionale Belastung ausgelöst wird

Schlimmer: **nachts, besonders um 2 oder 3 Uhr**

Anstrengung; Bergaufgehen; Fieber

Liegen, besonders Rückenlage

Durch unterdrückten Ausschlag oder Schweiß

Hauptmittel für Vorhofflimmern

Digitalis

Vorhofarrhythmien: Sinusrhythmusstörungen, Vorhofflimmern oder -flattern

Verlangsamter Puls, entweder durch verlangsamten Rhythmus oder übersteigerte Herzfrequenz ohne Fortleitung zum peripheren Puls

Schlimmer: **Kummer** oder Emotionen; Anstrengung oder Bewegung; Armbewegungen; Koitus; Umdrehen im Bett

Empfindung, als ob das Herz aufhören könnte zu schlagen, wenn er die geringste Bewegung macht

LACHESIS

Herzklopfen und Völlegefühl oder berstende Empfindung in der Brust

Schlimmer: **nachts,** im Schlaf; morgens beim Erwachen; Umdrehen im Bett; **Linksseitenlage;** Hitze; warme Speisen oder Getränke; Klimakterium oder unterdrückte Menses (z.B. Hysterektomie); Anstrengung; Zurücklehnen; Aufstehen von einem Sitz; plötzliche Emotionen

Besser: Rechtsseitenlage; aufrechtes Sitzen

NAJA

Herzklopfen und auffallend reizbares Herz

Herzklopfen in Verbindung mit Herzklappenerkrankungen

Schlimmer: **geringste Anstrengung (sogar Sprechen);** Bergaufgehen; Wein; Gehen; Armbewegung; **Linksseitenlage;** Erwachen

Unfähig zu sprechen wegen Herzklopfen

Beschleunigter oder verlangsamter Puls

NATRIUM MURIATICUM

Herzklopfen durch unterdrückte Emotionen

Empfindung, als ob Schläge aussetzen oder das Herz plötzlich stehen bleibt

Schlimmer: abends oder nachts im Bett; beim Zubettgehen; **Kummer** oder Enttäuschung; **durch Aufschrecken;** durch plötzliche Geräusche; Husten; **Linksseitenlage;** Menses, besonders danach; Anstrengung; Bergaufgehen oder Treppensteigen; schnelles Gehen

Besser: im Freien

Kältegefühl im Herzen durch geistige Anstrengung

Phosphorus

Herzklopfen bei erregbaren Patienten. Funktionelle Herzrhythmusstörungen

Schlimmer: abends; beim Erwachen; **Linksseitenlage;** Erregung und Emotionen; Schreck; Gewitter; Koitus; Anstrengung und durch Bewegung, sogar leichte Bewegung; Aufstehen von einem Sitz oder vom Bett; warme Getränke oder Speisen

Besser: kalte Getränke; Liegen, besonders Rechtsseitenlage

Spigelia

Heftiges Herzklopfen, manchmal sogar durch die Brustwände sichtbar

Schlimmer: morgens; **durch leichte Bewegung oder Anstrengung; vornüberbeugen; Sitzen;** Linksseitenlage **Tiefes Einatmen;** Heben der Arme; schnelle Bewegung

Besser: warme Getränke

Herzklopfen wechselt ab mit Fröhlichkeit.

Herzklopfen mit übelriechendem Atem

◆ Weitere wichtige Mittel für Herzrhythmusstörungen

Aconitum

Herzklopfen, verursacht durch oder einhergehend mit Furcht oder Schreck bzw. Schock

Plötzliches, heftiges Herzklopfen, das den Patienten oft aufweckt; begleitet von Schreck, Hitzewallungen und Dyspnœ

Schlimmer: tagsüber; nachts in der ersten Schlafphase; Fieber; Armbewegung

Ammonium carbonicum

Herzklopfen mit Schwäche und Atemnot

Schlimmer: Baden; Bewegung; Koitus; Husten

Amylum nitrosum

Heftiges Pulsieren des Herzens, beinahe immer mit Hitzewallungen

Berstende Empfindung in Kopf und Ohren bei jedem Herzschlag

Herzklopfen im Klimakterium

Schlimmer: durch geringste Erregung

Argentum metallicum

Anfallsartiges Herzklopfen. Empfindung, als setze der Herzschlag aus

Schlimmer: nachts; **plötzliche Bewegung oder Anstrengung;** Erregung; Menses; Rückenlage; Rechtsseitenlage

Besser: **tiefes Einatmen oder Seufzen;** anhaltende Bewegung

Besonders zu berücksichtigen bei paroxysmaler Vorhoftachykardie.

Arnica

Herzklopfen mit ausgeprägter Angst

Schlimmer: Anstrengung; Bewegung; Zorn; Husten

Aurum metallicum

Herzklopfen oder die Empfindung, als würde das Herz zittern oder sich nach innen drehen

Empfindung, als würde das Herz aufhören zu schlagen, um dann wieder mit einem plötzlichen Bums weiterzuschlagen

Schlimmer: abends; nachts im Bett; Erregung; Anstrengung

Paroxysmale Arrhythmien

Aurum muriaticum

Herzklopfen weckt den Patienten nachts oder verhindert den Schlaf.

Schlimmer: Gehen, besonders schnelles Gehen; Bergaufgehen; Zorn oder andere Erregung; Denken an das Herzklopfen

Flattern in der Brust wechselt ab mit Wundheits- oder Zerschlagenheitsgefühl.

Cactus

Herzrhythmusstörungen in Verbindung mit Schmerzen und Einschnürungsempfindung in der Brust

Schlimmer: nachts; **Anstrengung;** leichte oder ungewohnte Anstrengung; **Gehen; im Beginn der Bewegung;** Aufstehen von einem Sitz; Liegen, besonders Rücken- oder Linksseitenlage; plötzliche Erregung; geistige Anstrengung; Kummer; Menses; unterdrückte Menses

Besser: aufrechtes Sitzen

Calcarea arsenicosa

„Herzklopfen bei beleibten Frauen im Klimakterium"

Schlimmer: leichte emotionale Erregung; geistige Anstrengung; leichte Bewegung

Herzklopfen mit Aufstoßen (oder damit abwechselnd)

Herzklopfen vor einem epileptischen Anfall

Hitzewallungen und Erstickungsgefühl bei Herzklopfen

Calcarea carbonica

Herzklopfen bei körperlichem Zusammenbruch durch lang anhaltende Überbelastung

Schlimmer: nachts; Angst; Essen; Anstrengung; Bergaufgehen bzw. Treppensteigen

Coffea

Herzklopfen durch Überstimulierung oder Erregung

Schlimmer: Stimulantien wie Kaffee oder Alkohol; **Schlaflosigkeit; Gefühlserregungen**, besonders plötzliche starke Emotionen; Freude; Lärm oder Überstimulierung

Collinsonia

Herzklopfen im Wechsel mit Hämorrhoiden

Wenn das Herzklopfen nachläßt, setzen Menses oder Hämorrhoiden ein.

FERRUM METALLICUM

Herzklopfen wird schlimmer im Sitzen.
Schlimmer: Anstrengung
Besser: leichtes Gehen

GELSEMIUM

Hysterisches Herzklopfen oder Empfindung, als würde das Herz stehen bleiben
Schlimmer: Denken an das Herzklopfen
Besser: Bewegung
Schwäche und große Angst um das Herz

GLONOINUM

Heftige Herztätigkeit, oft mit Hitzewallungen oder Kopfschmerzen
Schlimmer: **Überhitzung oder Hitzewallungen;** Klimakterium; Liegen
In Verbindung mit Herzgeräuschen

IBERIS

Herzklopfen und übermäßige Reizbarkeit des Herzens
Schlimmer: nachts, besonders 2 Uhr; leichte Anstrengung; Lachen; Husten

IGNATIA

Herzklopfen durch Emotionen, Verärgerung oder geistige Anstrengung
Schlimmer: Menses; Rauch

JODUM

Tumultartiges Herzklopfen mit Erregung und Ruhelosigkeit
Schlimmer: Hitze und warme Räume; Anstrengung oder sogar Bewegung; Gehen, besonders schnelles Gehen
Besser: **kaltes Baden**
Pulsieren wird bis in die Fingerspitzen empfunden.

KALMIA

Heftiges, sogar hörbares Herzklopfen, oft mit sichtbarem Anheben des Brustkorbs
Herzklopfen ist beinahe immer begleitet von Schmerzen.
Herzklopfen wird im Hals gespürt.
Puls ist deutlich verlangsamt (*Dig.*).
Schlimmer: abends oder nachts im Bett; Linksseitenlage; Vornüberbeugen
Besser: Rückenlage; aufrechtes Sitzen

LILIUM TIGRINUM

Hysterisches Herzklopfen mit Gefühl von Eile, Erregung oder Wutanfällen
Schlimmer: nachts; **während der Schwangerschaft;** bei Ruhe; Liegen, besonders Rechtsseitenlage; leichte Bewegung oder Erregung
Besser: Rückenlage
Flattern oder Zittern im Herzen, das den Patienten häufig weckt

LYCOPODIUM

Herzklopfen mit Angst und Schwäche oder Gefühl der Hilflosigkeit
Schlimmer: nachmittags; **abends im Bett;** nachts; **nach dem Essen** oder während die Nahrung verdaut wird; Linksseitenlage

LYCOPUS VIRGINICUS

Beschleunigter oder tumultartiger Herzschlag durch Herz- oder Schilddrüsenbeschwerden als primäre Ursache
Pulsieren durch den ganzen Körper, besonders im Kopf. Husten durch Herzklopfen
Schlimmer: Anstrengung; Rechtsseitenlage; Denken an das Herzklopfen

MOSCHUS

Herzklopfen durch Hysterie oder Zorn
Ohnmacht mit Herzklopfen

Nux vomica

Herzklopfen durch Erregung, übermäßige Arbeitsbelastung oder Stress bei der Arbeit

Schlimmer: **Stimulantien- oder Drogenabusus;** Essen; Liegen; plötzliche Erregung; Gehen im Freien; Wein

Acidum oxalicum

Herzklopfen durch Denken an das Herz oder Herzklopfen

Schlimmer: abends; im Liegen; Kaffee

Herzklopfen im Wechsel mit Heiserkeit

Psorinum

Herzklopfen bei rheumatischer Herzkrankheit

Schlimmer: Anstrengung; Bewegung; Linksseitenlage

Besser: Liegen; Rechtsseitenlage

Pulsatilla

Herzklopfen durch starke Emotionen

Schlimmer: nachts im Bett; Liegen, besonders Linksseitenlage; intensive Anstrengung (aber besser bei Bewegung); unterdrückte Menses; Essen; warme Speisen; Hitze; Fieber

Besser: langsames Umhergehen an der frischen Luft

Rhus toxicodendron

Herzklopfen schlimmer nachts im Bett und schlimmer morgens

Schlimmer: nachts im Bett; morgens im Bett; Sitzen oder stilles Liegen; vornübergebeugtes Sitzen
Überanstrengung; Armbewegung

Besser: **Bewegung;** Gehen

Spongia

Herzklopfen nachts, besonders von Mitternacht bis 1 oder 2 Uhr

Schlimmer: nachts im Bett; Menses; Anstrengung

Herzklopfen ist begleitet von Husten, Dyspnœ oder Erstickungsgefühl.

Staphisagria

Herzklopfen durch unterdrückten Zorn oder Ungerechtigkeit
Schlimmer: Anstrengung; Gehen; Musik

Sulfur

Herzklopfen nachts im Bett mit Erstickungsgefühl und Schnappen nach Luft
Schlimmer: **beim Einschlafen; beim Umdrehen im Bett;** Anstrengung; Bergaufgehen; Armbewegung; Liegen; geistige Anstrengung

Sumbul

Hysterie mit Reizbarkeit des Herzens und Herzklopfen
Schlimmer: Denken an das Herzklopfen; Erregung; Bier
Ruhelose Nervosität mit Herzklopfen

Tarantula

Tumultartiges Herzklopfen oder drehende, windende Empfindung im Herzen
Schlimmer: plötzliches Herzklopfen; Erregung; der Anblick kräftiger Farben
Besser: Eintauchen der Hände in kaltes Wasser

ANGINA PECTORIS

In unserer Literatur werden Angina pectoris und Myokardinfarkt nicht voneinander unterschieden. Dies liegt hauptsächlich daran, dass zu der Zeit, zu der die Texte geschrieben wurden, noch nicht die technischen Mittel vorhanden waren, um beobachten zu können, ob das Ereignis tatsächlich eine Gewebezerstörung verursacht hat oder nur eine Ischämie. Der tatsächliche Befund verändert die empfohlene allopathische Behandlung, doch dies beeinflusst nicht die Auswahl des homöopathischen Arzneimittels. Wir stützen uns nur auf das Symptomenbild, als Richtlinie für das korrekte Arzneimittel.

BEHANDLUNG

Manche Fälle, bei denen eine Erkrankung der Herzkranzgefäße in fortgeschrittenem Stadium vorliegt, reagieren aufgrund des Ausmaßes der Gewebeveränderung nicht auf die homöopathische Behandlung. In vielen Fällen jedoch werden gute Reaktionen erzielt, und dies liegt nicht unbedingt an der Menge der Ablagerungen in den Gefäßen, sondern eher an der Klarheit der homöopathischen Symptomatik. Wenn wir einen Angina pectoris-Fall zu behandeln haben, der Verschlimmerung durch Anstrengung und Besserung durch Ruhe hat, ohne sonstige klare Symptome oder Modalitäten, sind wir pessimistischer bezüglich der Heilungschancen und werden mit einer Änderung der Medikamente des Patienten vorsichtiger umgehen und eng mit einem Kardiologen zusammenarbeiten. Wenn andererseits ein Fall von Angina pectoris Verschlimmerung durch Linksseitenlage hat, schlimmer am Morgen ist oder im Schlaf eintritt oder eine Verschlimmerung im Klimakterium zeigt usw., dann haben wir einen Fall, der mit an Sicherheit grenzender Wahrscheinlichkeit auf die Behandlung mit *Lachesis* reagieren wird.

Therapeutische Hinweise für Angina pectoris

HOMÖOPATHIE

- Bei schweren Herzfällen ist es unklug, die Behandlung mit einer höheren Potenz als einer C200 zu beginnen. Es besteht das Risiko, dass die homöopathische Erstverschlimmerung einen akuten Infarkt auslösen kann.
- Da beinahe alle Patienten mit Herzbeschwerden bereits allopathische Medikamente einnehmen, die durchaus lebensnotwendig sein können, besteht die übliche Verschreibung in einer Einzeldosis einer C200, gefolgt von einer täglichen Dosis C12.
- Q-Potenzen können auch verwendet werden, wenn die Patienten allopathische Medikamente nehmen.
- Selbst mit dem korrekten Konstitutionsmittel kann es sein, dass der Patient noch viele Monate lang an Angina pectoris-Anfällen leidet. Ändern Sie das Mittel nicht, wenn im Allgemeinbefinden des Patienten eine deutliche Besserung eingetreten ist, selbst dann nicht, wenn die Angina pectoris-Beschwerden für einige Zeit anhalten.

NATURHEILKUNDE

- Wenn man Erkrankungen der Herzkranzgefäße ohne ein sorgfältiges Programm für Diät, Leibesübungen und Belastungskontrolle behandeln will, erweist man dem Patienten einen schlechten Dienst. Eine detaillierte Beschreibung dieser Faktoren finden Sie in den Büchern von Ornish, Pritikin, Goldstritch. Bereits durch eine sorgfältige Behandlung mit diesen Faktoren allein lässt sich die Arterienstenose in großem Maße rückgängig machen.
- Bei manchen Patienten haben folgende Präparate eine wohltuende Wirkung: Vitamin E (400 Einheiten tägl.); Vitamin C (2000 mg tägl., wenn keine Kontraindikation vorliegt); Kalzium- und Magnesiumpräparate;

Omega-3-Fettsäuren (Leinöl); Knoblauch; Lecithin (6000 mg tägl.); Koenzym Q10 (75 mg tägl.).

- Von den cholesterinsenkenden Medikamenten wirken hohe Niacin-Dosen am wenigsten störend. Rotwein, Traubensaft, Knoblauch, Kaktusfeigensaft und hohe Vitamin C-Dosen helfen bei dem etwas verbissenen Kampf, um den Cholesterinspiegel auf unter 200 zu senken.

- Bei manchen Patienten ist eine Chelation-Behandlung eindeutig vonnutzen.

ALLOPATHIE

- Zusätzlich zu den allopathischen Medikamenten haben viele Patienten bereits chirurgische Eingriffe in Form von Gefäßchirurgie oder Bypass-Operationen hinter sich. Ein einzelner Eingriff hat selten unterdrükkende Wirkung und kann die homöopathische Behandlung sogar unterstützen. Manche Patienten kommen jedoch nach einer ganzen Reihe von Gefäßoperationen in die Praxis. In manchen Fällen kann man eine Abwärtsspirale beobachten, bei der jeder Eingriff dem Patienten immer mehr Lebenskraft abzapft und die homöopathischen Symptome zunehmend verschwommener werden.

- Viele Patienten nehmen unnötig Mevacor oder Lipidsenker. Wenn der Cholesterinspiegel nur leicht erhöht ist und keine weiteren Risikofaktoren bestehen, sind solche Medikamente überflüssig.

- Viele Angina pectoris-Patienten haben eine so aggressive allopathische Behandlung bekommen, dass keine klaren Modalitäten mehr vorliegen. Am besten versucht man die Behandlung mit den am wenigsten störenden allopathischen Medikamenten.

HIERARCHIE DER ALLOPATHISCHEN MEDIKAMENTE

1) Tägl. Aspirindosen
2) Nitroglycerinpräparate mit Kurzzeitwirkung nach Bedarf
3) Nitroglycerinpräparate mit Langzeitwirkung (IsoMack retard, Nitrolingual usw.)
4) Betablocker
5) Kalziumkanalblocker

REPERTORIUM

Hauptrubriken für Angina pectoris

Die Hauptrubriken für Angina und Myokardinfarkt finden sich im Kapitel **„Brust"**.

Brust, Angina pectoris
Brust, Beklemmung, Herz (viele Unterrubriken)
Brust, Einschnürung, Herz (viele Unterrubriken)
Brust, Herzverfettung
Brust, Schmerzen, allgemein, Herz (viele Unterrubriken)
(siehe auch Brust, Schmerzen, Herz, Schmerzqualitäten – wie krampfartig, schneidend, ziehend, drückend, wund, stechend, reißend)
Brust, Schmerzen, allgemein, Herz, erstrecken sich zu (viele Unterrubriken)

Weitere wichtige Rubriken für Angina

Gemüt, Furcht, Tod, Herzsymptome, während

Kopf, Stauung, Wechsel mit, Herzstauung
Ohren, Schmerzen, Bersten, Empfindung, Herzschlag, mit jedem
Nase, Epistaxis, Herzsymptomen, bei
Gesicht, Verfärbung, blass, Herzschmerzen, mit
Zähne, Schmerzen, Herzschmerzen, bei
Hals, Würgen, Herzbeschwerden, bei
Magen, Übelkeit, Herzschmerzen, während

Frauen, Schmerzen, alternierend, Herzschmerzen, mit
Frauen, Schmerzen, Ovarien, Herzsymptomen, mit sympathischen
Frauen, Schmerzen, Uterus, alternierend, Herzschmerzen, mit
Atmung, schwierig, Herzschmerzen, während
Brust, Beklemmung, Gewicht, wie von einem
Brust, Hitze, Herzgegend
Brust, Hitze, Herzgegend, Wallungen
Brust, Krampf, Herz
Brust, Schmerzen, allgemein, Seiten, links
Brust, Spasmen, Herz
Brust, Stauung, Herz
Brust, Stöße, Herzgegend
Brust, Völlegefühl
Extremitäten, Gliederschmerzen, Oberarm, Taubheitsgefühl, rechter Arm, Herzschmerzen
Extremitäten, Gliederschmerzen, obere Gliedmaßen, Ausbreitung, Finger, in die, Herz, vom
Extremitäten, Gliederschmerzen, obere Gliedmaßen, links, Herzsymptomen, mit
Extremitäten, Gliederschmerzen, obere Gliedmaßen, Oberarm, Herzbeschwerden
Extremitäten, Gliederschmerzen, obere Gliedmaßen, rechts, Herzsymptomen, mit
Extremitäten, Lahmheit, Oberarm, links, Herzkrankheit, bei
Extremitäten, Paralyse, obere Gliedmaßen, Herzschmerzen, mit
Extremitäten, Taubheitsgefühl, obere Gliedmaßen, links, Herzkrankheit, bei
Extremitäten, Taubheitsgefühl, obere Gliedmaßen, rechts, Herzkrankheit, bei
Schlaf, Schlaflosigkeit, Herzschmerzen, Liebeskummer, wegen
Allgemeines, Ohnmacht, Herz, Druck um das, mit
Allgemeines, Ohnmacht, Herzschmerzen, bei

ARZNEIMITTEL

◆ Hauptmittel für Angina pectoris

ACONITUM

Erster Angina pectoris-Anfall, der plötzlich einsetzt, mit Entsetzen und der Überzeugung, sterben zu müssen

Brustschmerzen, die sich in den linken Arm oder die linke Hand erstrecken

Ungeheure Qualen bei den Schmerzen, Beklemmungsgefühl und Furcht

Schlimmer: Schreck oder Schock; aufrechtes Sitzen

Holt den Arzt nachts mit aufgebrachtem Anruf aus dem Schlaf.

AUSDEHNUNG: **Schmerzen und besonders Taubheitsgefühl und Kribbeln im linken Arm und Fingern der linken Hand**

Auch bei hysterischen „Herzanfällen" mit Hyperventilation, ungeheurer Furcht und Schweiß, sogar Ohnmacht

ARGENTUM NITRICUM

Angina pectoris im Zusammenhang mit Emotionen, weniger durch Anstrengung

Schmerzen können auch durch übermäßiges Mitleid eintreten.

Dyspnœ während Herzschmerzen

ARNICA

Angina pectoris weckt ihn aus dem Schlaf und verursacht große Angst.

Angina pectoris mit Wundheits- oder Prellungsgefühl quer durch die Brust

Greift sich wegen der Schmerzen ans Herz.

Brust ist berührungsempfindlich; fürchtet, berührt zu werden.

Schlimmer: Anstrengung; Herzbelastung durch langwierige Überanstrengung; Heben schwerer Lasten

Besser: sanfter Druck

AUSBREITUNG: zum linken Ellbogen

ARSENICUM

Angina pectoris mit Empfindung wie von Einschnürung oder intensivem Brennen unter dem Sternum.
Angstgefühl, Gefühl der Unruhe in der Herzgegend
Schlimmer: nachts im Bett, besonders 1 Uhr; derPatient erwacht dadurch
Anstrengung; Bergaufgehen oder Treppensteigen
Wasser trinken
Besser: durch Hitze; warme Getränke
AUSBREITUNG: in den Nacken oder Hinterkopf

AURUM

Angina pectoris durch geschäftliche Belastungen und finanzielle Rückschläge
Angina pectoris-Schmerzen mit Völle- oder Beklemmungsgefühl in der Brust
Schlimmer: abends oder nachts; flaches Liegen; Anstrengung; Bergaufgehen; Emotionen oder Enttäuschung; Pubertät
Besser: Bewegung
Wandernde Brustschmerzen
AUSDEHNUNG: linker Arm oder Finger

CACTUS

Das berühmteste Mittel für akute Herzschmerzen
Einschnürende Schmerzen „wie von einer Eisenfaust" oder wie von einem Draht
Die Schmerzen sind so intensiv, dass der Patient aufschreien muss.
Erstickungsgefühl und große Angst und Furcht vor dem Tod während der Krise
Schlimmer: nachts, besonders 23 Uhr; Linksseitenlage; vor oder während der Menses; **jede Anstrengung** oder Bewegung; Anhalten des Atems
Besser: Rückenlage

BEGLEITSYMPTOME: Dyspnœ oder Erstickungsgefühl während der Schmerzen

Angina pectoris in Verbindung mit Hämorrhagie in anderen Organen

Schwellung in der linken Hand während Erkrankung der Herzkranzgefäße

AUSDEHNUNG: **Taubheitsgefühl im linken Arm, der linken Hand oder sogar in den Fingern der linken Hand**

Die Schmerzen breiten sich in den linken Arm aus.

CONVALLARIA

„Tabakherz"

Rascher und unregelmäßiger Herzschlag bei alten Rauchern

Verbindung von Uteruserkrankungen und Herzkrankheit

CRATÆGUS

Stechende Angina pectoris-Schmerzen in Verbindung mit Schwäche und Beklemmungsgefühl in der Brust

Ausgeprägte Schlaflosigkeit bei Herzkrankheit

Hämorrhagie in Verbindung mit Herzkrankheit

AUSBREITUNG: linkes Schlüsselbein und linkes Schulterblatt

CROTALUS HORRIDUS

Starke Schmerzen und Erstickungsgefühl, besonders durch Anstrengung

Ausgeprägte Hitzewallungen in Gesicht und Brust bei Angina pectoris

Brüten über melancholischen Todesgedanken bei Herzkrankheit

Schlimmer: Bergaufgehen; tiefes Einatmen; Linksseitenlage

AUSBREITUNG: Die Schmerzen strahlen in den linken Arm oder das linke Schulterblatt aus.

DIGITALIS

Angina pectoris mit ausgeprägter Furcht, dass das Herz stehen bleiben könnte

Schlimmer: jede leichte Anstrengung oder plötzliche Bewegung. Koitus; Erregung; Heben der Arme
Kummer oder Liebeskummer

Besser: völlige Ruhelage; Anhalten des Atems; Schweißausbruch

Der Puls ist während der Schmerzen verlangsamt. Völlige Herzblockade beim EKG

BEGLEITSYMPTOME: **Übelkeit** oder Flauheit im Magen bei Angina pectoris
Ständiger Harndrang
Schwäche der Arme, besonders der Unterarme
Ameisenlaufen während Angina pectoris

AUSBREITUNG: im linken Arm Schmerzen und Taubheitsgefühl

GLONOINUM

Angina pectoris-Schmerzen mit rotem Gesicht und pochenden Karotiden

Völlegefühl oder Empfindung wie von Quetschung in der Brust mit Hitzewallungen, die in das Gesicht steigen

Schlimmer: Überhitzung; nachts im Bett; Zurücklehnen; Wein

Besser: Aufstehen und Herumlaufen

JODUM

Angina pectoris mit ausgeprägten greifenden Schmerzen oder Einschnürungsschmerzen

Schlimmer: Fasten; Überhitzung

Besser: Essen

Die Schmerzen werden eher im Herzen selber empfunden als in der Brust.

KALMIA

Angina pectoris in Verbindung mit oder im Wechsel mit Rheumatismus

Die Schmerzen sind stechend, sie verschlagen dem Patienten den Atem.

Herzsymptome in Verbindung mit oder verursacht durch Unterdrückung von Gelenkerkrankungen oder rheumatischen Beschwerden

AUSBREITUNG: zum Schulterblatt, zur Achsel und zum linken Arm und in die Hand hinein

LACHESIS

Krampfschmerzen in der Brust, als würde eine Hand nach dem Herzen greifen oder eine Empfindung wie von Eingeschnürtwerden

Völlegefühl in der Brust, „als sei das Herz zu groß für die Brust"

Schlimmer: morgens beim Erwachen; nachts**; Linksseitenlage**

Im Schlaf oder beim Erwachen

Anstrengung; unterdrückte Menses oder Klimakterium

Eifersucht; Emotionen

BEGLEITSYMPTOME: Husten während Herzkrankheit

Erstickungsgefühl im Hals; Abneigung gegen das Tragen von Kragen oder Halskette

Ohnmacht durch Herzkrankheit

LATRODECTUS MACTANS

Die Schmerzen breiten sich in den linken Arm, die linke Achselhöhle und die linke Hand aus.

Schmerzen erstrecken sich in den linken Arm hinein, oft in Verbindung mit Taubheitsgefühl

Lähmung im linken Arm während Herzschmerzen

Dyspnœ oder sogar Apnœ während der Krise

Starke Furcht vor dem Tod während des Anfalls

Lilium tigrinum

Starke, aber gewöhnlich funktionelle Herzschmerzen

Völlegefühl und Bersten oder schmerzhaftes Empfinden im Herzen, als würde etwas nach ihm greifen

Schlimmer: nachts; wenn die Harnentleerung hinausgezögert wird; Rechtsseitenlage; Anstrengung; Beugen nach vorn oder Bücken

Besser: Druck oder Reiben über dem Herzen. Angina pectoris im Wechsel mit Dysmenorrhœ

AUSBREITUNG: **rechter Arm mit Schmerzen und Taubheitsgefühl.** Rücken. Linkes Schulterblatt

Lithium carbonicum

Angina pectoris und rheumatische Herzbeschwerden

Schlimmer: Vornüberbeugen; Menses

Besser: Harnentleerung

BEGLEITSYMPTOME: Rheumatismus, besonders der Hüften und der Finger

AUSBREITUNG: zu Kopf oder Auge

Magnolia

Herzschmerzen mit Taubheitsgefühl im Arm

Die Schmerzen können mit Milzbeschwerden abwechseln.

Medorrhinum

Angina pectoris oder Myokardinfarkt bei jungen Menschen – noch vor dem 50. Lebensjahr

Empfindung wie von einem Hohlraum in der Brust, dort wo das Herz sitzt

Die Schmerzen breiten sich regel- und ziellos in Hals, Arme, Kopf aus.

NAJA

Angina pectoris, oft in Verbindung mit Herzrhythmusstörungen

Die Schmerzen sind so stark, dass der Patient kaum atmen kann.

Schlimmer: nachts; Bewegung; Linksseitenlage

Besser: Rechtsseitenlage, kann nur auf der rechten Seite liegen.

BEGLEITSYMPTOME: Husten oder Asthma bei Herzkrankheit

Ziehende Schmerzen zwischen Herz und linkem Ovar

AUSBREITUNG: **zur linke Halsseite;** zum Zervikalbereich; in die linke Schulter; zum Schulterblatt

NUX VOMICA

Typischer Patient vom „Typ A" mit Angina pectoris oder Koronargefäßkrankheit

Schmerzen durch Zorn oder Ungeduld oder verhinderten Ehrgeiz

Schlimmer: nachts; während Koitus; Stimulantien – Alkohol, Zigaretten, Kaffee, Kokain; Zorn

BEGLEITSYMPTOME: Verdauungsbeschwerden, Aufstoßen, Flatus, Übelkeit

AUSBREITUNG: in die linke Hand

ACIDUM OXALICUM

Stechend-scharfe, durchzuckende Angina pectoris-Schmerzen, die vom Rücken oder unteren Brustkorb ausgehen

Schlimmer: Liegen; Gehen

BEGLEITSYMPTOME: Heiserkeit in Verbindung mit Herzkrankheit

Heiserkeit oder Stimmverlust im Wechsel mit Angina pectoris

AUSBREITUNG: Die Schmerzen strahlen in den Magen oder in die Schultern aus.

Taubheitsgefühl bis in die Arme oder sogar Beine bei Brustschmerzen

Die Schmerzen breiten sich in die rechte Brustseite oder den rechten Arm aus.

PHOSPHORUS

Typische Angina pectoris-Schmerzen, besonders durch Aufregung
Schlimmer: Emotionen; Schreck; Linksseitenlage
Besser: **kalte Getränke**
Hitzewallungen im Herzen
AUSDEHNUNG: linker Arm; rechter Arm

RHUS TOXICODENDRON

Angina pectoris mit tiefen Schmerzen und Wundheitsgefühl
Schlimmer: emotionale Belastung; kaltes Wetter; Betreten kalter Räume; erste Bewegung; Überanstrengung – „Sportlerherz"
Besser: **anhaltende Bewegung;** Gehen
AUSDEHNUNG: **Lahmheit oder Taubheitsgefühl erstrecken sich in den linken Arm.**
Der Arm kann sich wie betäubt oder beinahe gelähmt anfühlen.

SPIGELIA

Scharfes Stechen oder Brennen oder nadelartige Schmerzen im Herzen
Scharf-stechende Schmerzen, gefolgt von Taubheitsgefühl in der Brust
Schlimmer: **Linksseitenlage** oder beim Liegen mit tiefgelagertem Kopf; Rauch; leichte Bewegung; **während Herzklopfen**
Gehen; Zusammenkrümmen
Besser: Rechtsseitenlage, besonders mit hochgelagertem Kopf
Warme Getränke
BEGLEITSYMPTOME: Übelkeit und Schwindelgefühl während der Herzschmerzen. Der Patient klagt über Überempfindlichkeit in der ganzen Brust.
Angina pectoris in Verbindung mit Neuralgie im Gesicht oder im linken Auge
AUSBREITUNG: **in Arme oder Hals oder sogar ins Schulterblatt; linke Schulter und Hand;** rechtes Schulterblatt

SPONGIA

Berstende Schmerzen; Herz fühlt sich so stark geschwollen an, als könne es platzen.

Schlimmer: Linksseitenlage; Liegen mit tiefgelagertem Kopf; Herzklopfen

Besser: Rechtsseitenlage

Erwacht mit Beklemmungs- oder Erstickungsgefühl und Herzklopfen, begleitet von Brustschmerzen.

Blutandrang in Hals und Gesicht

AUSDEHNUNG: Taubheitsgefühl in linken Arm und die linke Hand hinein

Taubheitsgefühl in beiden Armen und Beinen

SULFUR

Brustschmerzen mit Angst und Furcht vor dem Tod

Schlimmer: Erregung; Stimulantien oder Alkohol; Bewegung; Anstrengung bei Personen mit unregelmäßiger sportlicher Betätigung; Adipositas

AUSDEHNUNG: linkes Schulterblatt

TABACUM

Angina pectoris bei Personen, die lange geraucht haben – „Tabakherz"

Akute Angina pectoris mit unüberwindbarer Übelkeit und kaltem Schweiß

Schlimmer: Anstrengung; Überanstrengung

AUSDEHNUNG: Die Schmerzen strahlen in die linke Hand oder den Rücken aus.

DEGENERATIVE HERZKRANKHEITEN

Auch bei degenerativen strukturellen Herzerkrankungen im fortgeschrittenen Stadium spielt die Homöopathie eine wichtige Rolle. Die meisten dieser Patienten nehmen bereits eine ganze Reihe allopathischer Medikamente, wenn sie in die homöopathische Praxis kommen. Es stimmt zwar, dass sich die allopathischen Medikamente störend auf die homöopathische Behandlung auswirken, doch wäre es extrem unklug, an der Medikation des Patienten ohne ausführliche Rücksprache mit dem Kardiologen irgendetwas zu ändern.

BEHANDLUNG

Eine Reihe von Patienten kommt mit einer Herzklappendegeneration im fortgeschrittenen Stadium in die homöopathische Behandlung. In manchen Fällen lassen sich diese Veränderungen bis zu einem gewissen Grad rückgängig machen, in anderen kann man nur stabilisieren. Es ist auch durchaus möglich, in solchen Fällen eine deutliche funktionelle Besserung zu sehen, ohne dass sich viel im Sonokardiogramm, der Auswurffraktion und dergl. verändert. Diese Patienten wollen natürlich einen chirurgischen Eingriff vermeiden. In unserer Beratung sollten wir uns von der funktionellen Ebene des Falles leiten lassen. Wenn sich die funktionelle Ebene deutlich verschlechtert, sollten wir dem Patienten keine Hoffnung auf eine homöopathische Heilung machen, sondern auf einer chirurgischen Beratung bestehen. Es gibt eine optimale Zeit für eine Herzklappenoperation, nach der die kompensatorischen Herzveränderungen so markant sind, das eine Operation zu einem späteren Zeitpunkt komplizierter wird.

Bei Stauungsherzinsuffizienz kann die Homöopathie oft eine sehr wichtige Rolle spielen. Bei vielen Patienten mit Stauungsinsuffizienz muss sich die Herzrate nur geringfügig bessern, um eine Linderung der Insuffizienz herbeizuführen. Als Ergebnis erfährt der Patient eine Besserung der ischämischen Symptome, was auch die Herzfunktion bessert.

Interessanterweise sind unsere homöopathischen Fachtexte voll mit Einzelheiten über die Behandlung von Herzkrankheiten in fortgeschrittenem Stadium, wie man sie heutzutage in unserer Praxis jedoch nur noch selten sieht. Beschwerden wie Perikarditis, Endokarditis, rheumatische Herzbeschwerden oder Aneurysma sind im Vergleich zu den Erfahrungen unserer homöopathischen Vorgänger selten. Dies mag an der häufigen Verwendung von Antibiotika liegen, vielleicht auch an Fehldiagnosen in der Vergangenheit wegen Mangel an modernen Diagnosetechniken oder aber an einer echten Veränderung der Krankheitsmuster.

Therapeutische Hinweise für degenerative Herzkrankheiten

- Viele Patienten, besonders ältere Menschen, bekommen Digitalispräparate beinahe routinemäßig verschrieben. Studien haben gezeigt, dass diesem einzelnen Medikament beinahe mehr Morbidität zuzuschreiben ist als allen anderen Medikamenten. Ein Internist oder Kardiologe auf dem neuesten Wissensstand sollte bezüglich der Medikation des Patienten immer dann zu Rate gezogen werden, wenn Zweifel bezüglich Digoxin bestehen. Dies trifft besonders deshalb zu, weil Digitalis ein starker kardiotoxischer Wirkstoff ist und die homöopathische Behandlung erheblich stören kann.

- In nahezu jedem Fall von Herzschwäche (die nicht durch Herzklappenerkrankung verursacht ist), sollte ein Versuch unternommen werden, die Rehabilitation durch angemessene sportliche Betätigung zu unterstützen. Dies kann mit langsamem Gehen beginnen. Studien zeigen eine ungeheure Besserung der Auswurffraktion durch geeignetes Training.

- Macumar scheint die homöopathische Behandlung in den meisten Fällen nicht zu beeinträchtigen. Es ist nicht ratsam, den Patienten zu bitten, dieses Medikament nach einer Herzklappenoperation abzusetzen.
- In Fällen, in denen sich die Herzklappenfunktion verschlechtert oder bei manchen Kardiomyopathien ist sportliches Training oft kontraindiziert. Hier können wir dem Patienten dennoch zu Yoga, Tai Chi, Stressreduzierung, Osteopathie und Visualisationsübungen raten, um die Behandlung zu unterstützen.

REPERTORIUM

Unten sind einige der wichtigsten Rubriken für fortgeschrittene Herzerkrankungen aufgeführt. Natürlich gibt es einige Überschneidungen mit Rubriken in den früheren Abschnitten.

Hauptrubriken für degenerative Herzkrankheiten

Gemüt, Angst, Brust, Herz, Anblick bestimmter Farben
Gemüt, Angst, Brust, Herz, Anstrengung, nach
Gemüt, Angst, Brust, Herz, Aufstehen und Herumgehen bessert
Gemüt, Angst, Brust, Herz, Bewegung, Herumlaufen bessert
Gemüt, Angst, Brust, Herz, Bewegung, Herumlaufen, bei
Gemüt, Angst, Brust, Herz, Endokarditis, Schmerzen, mit
Gemüt, Angst, Brust, Herz, Linksseitenlage
Gemüt, Angst, Brust, Herz, Mittagessen, beim Zurücklehnen im Stuhl
Gemüt, Angst, Brust, Herz, nachts
Gemüt, Angst, Brust, Herz, paroxysmal
Gemüt, Angst, Brust, Herzgegend
Gemüt, Angst, nachts, Herzkrankheit, bei
Gemüt, Furcht, Herzkrankheit, vor
Gemüt, Furcht, Tod, Herzsymptomen, während
Gemüt, Ruhelosigkeit, empfindlich, hysterische Personen, funktionelle Herzkrankheiten

Gemüt, Träume, furchterregend, Herzkrankheit, bei
Gemüt, Wahnidee, Herz, dreht sich herum
Schwindel, Herzsymptomen, mit
Kopf, Hitze, Herz, Beklemmung
Kopf, Schmerzen, Herzsymptome, mit mühseliger Tätigkeit
Kopf, Schmerzen, Herzsymptomen, mit
Kopf, Schmerzen, Seiten, links, Herzbeschwerden, bei
Kopf, Stauung, alternierend mit, Herzstauung
Augen, Tränenfluss, Herzsymptomen, mit
Nase, Epistaxis, Herzsymptomen, mit
Nase, Verfärbung, Rötung, Herzbeschwerden, bei
Gesicht, Verfärbung, blass, Herzbeschwerden, bei
Gesicht, Verfärbung, bläulich, bei Herzbeschwerden
Gesicht, Verfärbung, rot, Herzen, bei Schocks am
Gesicht, Verfärbung, rot, Wangen, Herzkrankheit, bei
Hals, Würgen, Herzbeschwerden, mit
Magen, Durst, Herzbeschwerden
Magen, Erbrechen, Herzschwäche, bei
Magen, Flauheit, Ausbreitung zum Herzen
Magen, Flauheit, Herzkrankheit, bei
Abdomen, Hydrops, Aszites, Herzbeschwerden, mit
Rektum, Hämorrhoiden, Herzkrankheit, mit
Rektum, Hämorrhoiden, Herzschwäche
Blase, Harndrang, krankhafter Drang, Herzbeschwerden, mit
Blase, Harnentleerung, Dysurie, Atembeschwerden und Herzsymptomen, mit
Blase, Harnentleerung, schwacher Strahl, Atembeschwerden und Herzsymptomen, mit
Nieren, unterdrückte Harnentleerung, Herzbeschwerden, bei
Urin, albuminös, als Folge von Herzerkrankung
Larynx, Stimme, Heiserkeit, Herzbeschwerden, bei
Atmung, asthmatisch, Emphysem, mit, und dilatiertes Herz
Atmung, asthmatisch, Herzverfettung, durch
Atmung, schnappt nach Luft, Herzbeschwerden, bei
Atmung, schwierig, Herzbeschwerden, bei
Atmung, schwierig, Herzbeschwerden, bei, Harnwegsbeschwerden, und
Atmung, schwierig, Herzbeschwerden, bei, ovariellen Beschwerden, und
Atmung, schwierig, Rheumatismus, mit, Herzens, des

Husten, Herzbeschwerden, bei
Husten, Herzbeschwerden, bei, Herzklappenerkrankungen
Expektoration, blutig, Herzbeschwerden, bei
Expektoration, blutig, Herzbeschwerden, bei, Herzklappenerkrankungen
Brust, Aneurysma, Herzaneurysma
Brust, Auftreibung, Herz
Brust, Beklemmung, Herz (viele Unterrubriken)
Brust, Beklemmungsgefühl, Gewicht, wie von einem
Brust, Entzündung, Herz
Brust, Entzündung, Herz, Endokard
Brust, Entzündung, Herz, Endokard, rheumatisch
Brust, Entzündung, Herz, Perikard
Brust, Entzündung, Herz, Perikard, chronisch
Brust, Erweiterung, Herz
Brust, Erweiterung, Herz, akut, durch Schock oder große Anstrengung
Brust, Gicht, Herz
Brust, Herzbeschwerden
Brust, Herzgeräusche
Brust, Herzverfettung
Brust, Hitze, Herzgegend
Brust, Hitze, Herzgegend, Ausbreitung, Kopf, in den
Brust, Hitze, Herzgegend, Wallungen
Brust, Hydrops, Perikard
Brust, Hypertrophie, Herz
Brust, Hypertrophie, Herz, Taubheitsgefühl und Kribbeln im linken Arm und den Fingern, mit
Brust, Hypertrophie, Herz, Überanstrengung, durch
Brust, Kälte, Herzgegend
Brust, Lungenödem
Brust, Paralyse, Herz
Brust, Schnurren, Gefühl in der Herzgegend
Brust, Schnurren, Geräusch in der Herzgegend
Brust, Schwäche, Herz
Brust, Schwäche, Herz, Empfindung
Brust, Schwäche, Herz, Grippe, nach
Brust, Schwäche, Herz, Schwächegefühl, eintreten in kühlen Raum
Brust, Spasmen, Herzspasmen

Brust, Stauung, Herz
Brust, Stöße, Gefühl in der Herzgegend
Brust, Überbelastung, Herz, Anstrengung, durch große
Brust, Vergrößerungsgefühl, Herz
Brust, Vergrößerungsgefühl, Herz, als würde es bersten
Brust, Völlegefühl, Herz (Unterrubriken)
Brust, Völlegefühl, Herz, Überfüllung
Extremitäten, Lahmheit, Oberarm, linker, Herzkrankheit, bei
Extremitäten, Paralyse, obere Gliedmaßen, Herzschmerzen, mit
Extremitäten, Schwäche, Unterarm, Herzkrankheit, bei
Extremitäten, Schwellung, Finger, links, Herzkrankheit, bei
Extremitäten, Schwellung, Hand, Herzkrankheit, bei
Extremitäten, Schwellung, Hand, links, Herzsymptomen, mit
Extremitäten, Schwellung, obere Gliedmaßen, Herzkrankheit, bei
Extremitäten, Taubheitsgefühl, obere Gliedmaßen, Herzkrankheit, bei
Extremitäten, Taubheitsgefühl, obere Gliedmaßen, links, Herzkrankheit, bei
Extremitäten, Taubheitsgefühl, obere Gliedmaßen, rechts, Herzkrankheit, bei
Schlaf, Schlaflosigkeit, Herzkrankheit, bei
Schlaf, Erwachen, Herzsymptomen, mit
Frost, Frostgefühl, Herzkrankheit, bei
Schweiß, stark, Herzsymptome, mit Linderung der
Allgemeines, Hämorrhagie, Herzsymptomen, mit
Allgemeines, Hydrops, Herzkrankheit, bei
Allgemeines, Hydrops, Herzkrankheit, unfreiwilliger Harnentleerung und trockener Haut, mit
Allgemeines, Konvulsionen, Herzkrankheit, durch
Allgemeines, Ohnmacht, Herz, Druck um das, mit
Allgemeines, Ohnmacht, Herzkrankheit, durch
Allgemeines, Ohnmacht, Herzkrankheit, durch, Endokarditis
Allgemeines, Ohnmacht, Kardiopathie, Herzschwäche, durch
Allgemeines, Schwäche, Herzinsuffizienz, bei

ARZNEIMITTEL

♦ Hauptmittel für degenerative Herzkrankheiten

ADONIS

Schwacher Herzmuskel mit Stauungsinsuffizienz und Ödem

ALLGEMEIN: Schwäche, Erschöpfung beim Erwachen, Ohnmacht

Schlimmer: Ruhe; nach Schlaf

Besser: leichte Anstrengung

Brustbeklemmung und Bedürfnis, lange und tiefe Atemzüge zu machen

HERZ: Herzklappenkrankheit; Perikarditis; Erkrankung der Herzkranzgefäße im Endstadium; Mitralklappeninsuffizienz; jede Form von Herzklappenerkrankungen

Verlust der Kontraktionskraft

Die Herzfrequenz ist beschleunigt und schwach. Verlangsamter Puls

LOKAL: Flauhheitsgefühl im Magen

Nierenschwäche mit Herzbeschwerden (*Serum anguilaria*)

Polyurie; Oligurie; Eiweiß im Urin

Atembeschwerden, schlimmer durch Druck auf Brust oder Rücken

AMMONIUM CARBONICUM

Unkomplizierte Stauungsinsuffizienz. Das Hauptmerkmal ist Kreislaufschwäche ohne starke Herzsymptome.

ALLGEMEIN: hochgradige Dyspnœ und Schwäche

Muss sich nach jeder geringen Anstrengung ständig ausruhen.

Leichte Anstrengung verursacht Dyspnœ und Herzklopfen.

Kalter Schweiß mit Herzkrankheit

HERZ: Herzhypertrophie
Rheumatische Herzkrankheit
LOKAL: Tränenfluss während Herzkrankheit
Lungenödem; Zyanose

ANTIMONIUM TARTARICUM

Stauungsinsuffizienz mit Zyanose, rasselnder Atmung und Brustbeklemmung
ALLGEMEIN: deutliche Schwäche, Dyspnœ und Verfall
Schlimmer: warme Räume
Besser: frische Luft
HERZ: Herzerdilatation; rheumatische Herzbeschwerden; Perikarditis
LOKAL: rasselnde Atmung; beklommene keuchende Ausatmung
Ödem an Unterschenkeln und Knöcheln, das eindellbar ist
Blaue Lippen und Fingernägel
GEMÜTSVERFASSUNG: schläfrig und apathisch. Reizbar und Abneigung gegen Berührung

APOCYNUM

Herzinsuffizienz mit **ungeheurem Ödem oder sogar Anasarka**
Starke Brustbeklemmung; Pleuraerguss
Mehrere Quellen geben Mitral- und Trikuspidalinsuffizienz an.

ARNICA

Herzinsuffizienz mit Herzasthma und starken Schmerzen
HERZ: Hypertrophie. Erkrankung der Herzkranzgefäße
Herzüberbelastung; Herzverletzung durch sportliche Überbeanspruchung
Herzkrankheit bei älteren Menschen
LOKAL: Patient spuckt blutigen Schaum bei Herzinsuffizienz.
GEMÜTSVERFASSUNG: Furcht vor dem bevorstehenden Tod während der Herzsymptome

ARSENICUM

Endstadium einer Herzkrankheit: Schwäche, Ruhelosigkeit

Geringste Anstrengung verursacht Tachykardie oder Herzklopfen.

Furcht vor dem Tod, kalt, totenblasse oder zyanotische Lippen

Borland schreibt, dass bei fortgeschrittenen Fällen eines *Arsenicum*-Bildes mit rascher Entwicklung innerhalb von 2 bis 3 Stunden ein Komplementärmittel nötig sein kann.

Frühe Stauungsinsuffizienz: Patient muss sich im Bett aufsetzen wegen Dyspnœ, Angst, Ruhelosigkeit und Frostschauern.

ALLGEMEIN: starke Brustbeklemmung, besonders nachts im Bett

Schlimmer: Anstrengung; Bergaufgehen oder Treppensteigen; enge Kleidung; kaltes oder stürmisches Wetter; Rauch

Ausgeprägter Mangel an Lebenswärme, kalte Hände und Füße

Durst, der mit kleinen Schlucken gestillt wird

HERZ: rheumatische Herzkrankheit; Herzerweiterung; Perikarditis; Endokarditis; Erkrankung der Koronararterie

LOKAL: Das Gesicht ist grau und sieht spitz aus.

Eiweiß im Urin bei Herzkrankheit

Blaue Fingernägel

AURUM

Stauungsinsuffizienz in Verbindung mit anhaltender Angina pectoris

Schmerzhafte rheumatische Herzkrankheit

HERZ: dilatierter, schwacher Herzmuskel; Endokarditis; Myokarditis; Kardiomyopathie, Erkrankung der Koronararterie

Perikarditis

Rheumatische Herzklappenerkrankung

Beklemmung um das Herz

Schlimmer: nachts; Anstrengung; Gehen im Freien

Dyspnœ während der Herzschmerzen
Steifheit oder Panzergefühl im Bereich des Herzens
GEMÜTSVERFASSUNG: ernste Männer, die an der Liebe ihrer Familie zweifeln

CACTUS

Schmerzhafte Herzklappenerkrankung, Herzgeräusche und Herzbeklemmung
ALLGEMEIN: **beträchtliche einschnürende Brustschmerzen mit Dyspnœ**
Ohnmacht bei Herzkrankheit
Schlimmer: Anstrengung; Linksseitenlage; Anhalten des Atems; Klimakterium; Menses
HERZ: Erkrankung der Koronararterie; rheumatische Herzkrankheit; Herzhypertrophie; Endokarditis; Perikarditis; Herzaneurysma
LOKAL: blaues Gesicht, Zyanose
Epistaxis (oder andere Hämorrhagien) während Herzkrankheit
Bruststauung, besonders bei flachem Liegen
Taubheitsgefühl und Schmerzen im linken Arm
Ungewöhnliches Ödem in der linken Hand bei Herzpatienten
GEMÜTSVERFASSUNG: Furcht vor dem Tod bei Herzkrankheit

CARBO VEGETABILIS

Stauungsinsuffizienz mit Kollapsgefühl
ALLGEMEIN: **Dyspnœ; muss sich aufsetzen, um nicht zu ersticken.**
Bedürfnis nach frischer Luft, oder der Patient bittet um einen Ventilator im Zimmer.
Patient friert und ist oft in kalten Schweiß gebadet, aber will unbedeckt bleiben.
LOKAL: aufgedunsenes und purpurnes Gesicht mit vortretenden Venen

Blähungsgefühl im Abdomen, besser durch Rülpsen
Lungenödem ist manchmal stark ausgeprägt.
Beine können eiskalt sein.
GEMÜTSVERFASSUNG: Geistestrübung und Verwirrung oder vollkommene Teilnahmslosigkeit

CRATÆGUS

Ist als allgemeines „Herztonikum" verwendet worden, besonders bei älteren Patienten, doch mit der toxischen Urtinktur sollte man vorsichtig sein.
Homöopathisch ist es indiziert bei Herzklappenerkrankungen mit Dyspnœ und Stauungsinsuffizienz und hochgradiger oder plötzlicher Schwäche.
ALLGEMEIN: Dyspnœ sogar schon durch geringe Anstrengung
Schwäche und Ohnmacht
Schlaflosigkeit mit Stichen im Herzen
HERZ: Herzerweiterung; Herzklappenerkrankungen und Herzgeräusche; Herzkrankheit im Endstadium kann auf dieses Arzneimittel reagieren.
Ständiges Herzklopfen
Viele Quellen warnen vor diesem Arzneimittel in hoher Potenz bei Herzkrankheit in fortgeschrittenem Stadium und empfehlen den Gebrauch der D3 bis C6 am Anfang der Behandlung.

DIGITALIS

Stauungsinsuffizienz mit Dyspnœ und plötzlichem Erstickungsgefühl
ALLGEMEIN: **Ohnmacht, Dyspnœ und Übelkeit bei Herzkrankheit**
Plötzliche Synkopen
Schlimmer: nachts im Schlaf, muss sich aufsetzen; Koitus
Nach Kummer oder Liebeskummer
Besser: starkes Schwitzen; flache Rückenlage

HERZ: Herzhypertrophie; Perikarderguss; Perikarditis; rheumatische Herzklappenerkrankung; Erkrankung der Koronararterie

Langsamer Puls – wegen nicht fortgeleiteter Schläge oder aufgrund von Herzblock

Vorhofflimmern oder Herzblock mit Stauungsinsuffizienz

Empfindung, als würde das Herz stehen bleiben, wenn er sich bewegt

LOKAL: Übelkeit oder Flauheit im Magen bei Herzkrankheit

Vergrößerte und schmerzhafte Leber bei Herzkrankheit

Eiweiß im Urin und große Harnmengen

Herzasthma und Husten

Ameisenlaufen während Herzkrankheit

GEMÜTSVERFASSUNG: furchterregende Träume und Furcht vor dem Tod bei Herzkrankheit

FERRUM METALLICUM

Stauungsinsuffizienz mit Brustbeklemmung

Dyspnœ durch geringe Anstrengung

Besser durch langsames Gehen, besonders an frischer Luft. Rheumatische Herzkrankheit

GELSEMIUM

Herzschwäche und generalisierter Kollaps

Fürchtet, das Herz würde stehen bleiben, wenn er sich nicht ständig bewegt.

GLONOINUM

Herzkrankheit mit Hitzewallungen oder Blutandrang in den Kopf

ALLGEMEIN: Ohnmacht mit mühseliger Empfindung im Herzen

Schlimmer: **Hitze und Sonne;** Klimakterium

Besser: Spritzen von kaltem Wasser in das Gesicht; Aufstehen und Herumgehen

HERZ: Herzklappenerkrankungen und Herzgeräusche; Kardiomyopathie

Lokal: Herzsymptome in Verbindung oder im Wechsel mit Kopfschmerzen

Taubheitsgefühl im linken Arm bei Herzkrankheit, schlimmer nachts

GRINDELIA

Stauungsinsuffizienz mit **schweren Erstickungsanfällen nachts unmittelbar beim Einschlafen**

HERZ: Herzdilatation

Emphysem mit dilatiertem Herz war eine Indikation von Phatak.

ACIDUM HYDROCYANICUM

Fortgeschrittene Herzkrankheit und Stauungsinsuffizienz

ALLGEMEIN: Schwäche, Zyanose und Kollapszustände

HERZ: drückende, grauenhafte Schmerzen im Herz; greift sich ans Herz. Gelegentlich heftiges, schmerzhaftes Herzklopfen. Schwacher Puls

Purpurfarbene Fingernägel

KALIUM CARBONICUM

Herzkrankheit in fortgeschrittenem Stadium

HERZ: Erkrankung der Koronararterie; Herzhypertrophie; Endokarditis; Perikarditis; rheumatische Herzklappenkrankheit

Schwächegefühl im Herzen

Herzklopfen bei Hunger

Heftiges Herzklopfen, das sich im ganzen Körper ausbreitet

LOKAL: stechende Brustschmerzen

Dyspnœ, schlimmer nachts im Bett, besonders 2 bis 3 Uhr

Schneidende oder stechende Brustschmerzen, die sich zum linken Schulterblatt erstrecken

Der Patient ignoriert seinen Zustand, bis sich ein ernster pathologischer Zustand entwickelt.

KALMIA

Rheumatismus mit Herzklappenkrankheit und lauten Herzgeräuschen

ALLGEMEIN: Herzinsuffizienz mit heftigem Herzklopfen und Dyspnœ

Beinahe immer im Verbindung mit stechenden oder wandernden Schmerzen

HERZ: Erkrankung der Koronararterie; Herzklappenkrankheit; Endokarditis; „Gichtherz"; Herzhypertrophie; „Tabakherz"

Fürchterliches Angstgefühl im Herzen kommt in plötzlichen Anfällen.

Die Herztätigkeit ist mühselig, und das Anheben der Brustwand ist deutlich sichtbar.

Laute Herzgeräusche

Sichtbare Stöße

Der Puls ist deutlich verlangsamt (*Dig.*) oder tumultartig

Degenerativer Kardiopathie durch unterdrückten Rheumatismus

LACHESIS

Intensive Schmerzen und Völlegefühl mit Stauungsinsuffizienz

ALLGEMEIN: **ausgeprägtes Erstickungsgefühl oder Würgen**

Verträgt keine Hitze.

Herzbeklemmung mit Herzklopfen und Spasmen

Schlimmer: **nachts;** morgens beim Erwachen; Linksseitenlage; Klimakterium oder unterdrückte Menses; enge Kleidung

Besser: Hämorrhagie (Menses, Epistaxis, Hämorrhoiden usw.); Kälte; frische Luft

HERZ: Erkrankung der Koronararterie; Herzklappenkrankheit; Endokarditis; Kardiomyopathie; Herzaneurysma; Perikarderguss
Völlegefühl, als würde das Herz bersten
LOKAL: Dilatierte Venen; purpurne Venen in Gesicht und Nase
Das Gesicht ist purpurfarben und stark aufgedunsen.
Linksseitige Kopfschmerzen bei Herzkrankheit
Erstickungsgefühl durch Nahrung oder Speichel oder engen Kragen
Husten durch Herzkrankheit
Erstickungsanfälle, die ihn nachts aufwecken
Taubheitsgefühl im linken Arm bei Herzschmerzen
GEMÜTSVERFASSUNG: intensive Emotionen – Zorn, Eifersucht usw.

LAUROCERASUS

Fortgeschrittene Fälle mit Kollapszuständen und hochgradiger Dyspnœ
ALLGEMEIN: **große Kälte und Schwäche**
Erträgt nicht einmal geringste Anstrengung.
Kommt ohne ersichtlichen Grund nicht wieder zu Kräften.
Schlimmer: **Aufsitzen;** Schwindelgefühl und Brustschmerzen im Sitzen
Besser: Hinlegen
Sogar komatöse Patienten (*Carb-v.*)
Ausgeprägte Zyanose
HERZ: Herzerweiterung; Herzgeräusche; Mitralklappeninsuffizienz
Ein ausgezeichnetes Mittel bei angeborenen Herzfehlern
Will das Herz hin- und herwiegen.
Schmerzen und Beklemmung im Herzen beim Aufstehen vom Liegen
LOKAL: Schweiß auf der Nase
Gesicht und Lippen sind purpurn bei Zyanose.
Dyspnœ und schwache Harnentleerung bei Herzkrankheit

Husten infolge Herzbeschwerden beim Hinlegen (was allerdings die Schwäche bessert)
Schnappt nach Luft; Cheyne-Stokes-Atmung
Trommelschlegelfinger

Lycopus virginicus

Herzschwäche mit tumultartigem Herzklopfen

ALLGEMEIN: Dyspnœ; Übelkeit und Ruhelosigkeit bei Herzinsuffizienz

Schlimmer: Linksseitenlage

HERZ: Stauungsinsuffizienz; Herzklappenkrankheit; Herzerweiterung; tumultartiges Herzklopfen, das sich in Hals und Kopf erstreckt

LOKAL: blasses Gesicht bei Herzbeschwerden

Kopfschmerzen mit mühseliger Herztätigkeit

In Verbindung mit Nieren- oder Schilddrüsenerkrankung

Dysurie oder Eiweiß im Harn bei Herzkrankheit

Lungenödem

Hustenreiz durch Herzklopfen

Hämorrhagie in Verbindung mit Herzklappenkrankheit

Naja

Fortgeschrittene Herzklappenkrankheit mit lauten Herzgeräuschen

Stauungsinsuffizienz im Früh- oder Spätstadium

HERZ: Herzklappenkrankheit; Herzhypertrophie; Erkrankung der Koronararterie; Endokarditis (und seine chronischen Folgen)

Kent betrachtete es als ein Spezifikum für nichterbliche Herzklappenfehler, besonders bei Kindern

Schlimmer: Linksseitenlage; Gehen; nach schwerem Fieber

Ausgeprägtes Herzklopfen

LOKAL: Wallungen aufwärts in Kopf und Hals
Herzasthma; Husten durch Herzbeschwerden mit schweißigen Handflächen
Leeregefühl im linken Brustkorbbereich
Taubheitsgefühl im linken Arm bei Herzkrankheit

ACIDUM OXALICUM

Kollaps mit Taubheitsgefühl im Körper, Zyanose und Dyspnœ
HERZ: Erkrankung der Koronararterie; Stauungsinsuffizienz
Schlimmer: jede Anstrengung oder Bewegung; Denken an das Problem
Besser: stilles Liegen
Scharfe oder stechende Brustschmerzen
LOKAL: Herzsymptome wechseln ab mit Aphonie.
Borland erwähnt fleckige zyanotische Hände.

PHOSPHORUS

Degenerative Herzerkrankung mit Dyspnœ und Erregung oder Angst
ALLGEMEIN: Brustbeklemmung, oft Hitzegefühl oder Hitzewallungen
Schlimmer: kalte Luft; Linksseitenlage; Gehen im Freien
Besser: kalte Getränke
HERZ: Erkrankung der Koronararterie; „Tabakherz"; Herzdilatation; Endokarditis; Stauungsinsuffizienz
Herzgeräusche mit „Blasegeräusch"
Ausgeprägtes Herzklopfen, besonders in Linksseitenlage
LOKAL: rotes Gesicht während Herzkrankheit
Menses ist unterdrückt infolge Herzerkrankungen.

RHUS TOXICODENDRON

Rheumatische und arteriosklerotische Herzbeschwerden

HERZ: rheumatische Herzerkrankung; Erkrankung der Koronararterie; Aneurysma; Hypertrophie

Herzkrankheit durch Überanstrengung; bei Sportlern oder Arbeitern

Herzschwäche oder Dyspnœ, schlimmer beim Betreten kalter Räume

Phatak erwähnt plötzliches Lungenödem.

Schlimmer: nachts; kalte Luft; langes Sitzen

Besser: **Bewegung, besonders anhaltende Bewegung**

LOKAL: Steifheit in Brust und Rücken bei Herzbeschwerden

Lahmheit, Schmerzen oder Taubheitsgefühl im linken Arm

SPIGELIA

Fortgeschrittene Herzklappenkrankheit

ALLGEMEIN: ausgeprägte Herzbeklemmung

Schlimmer: Linksseitenlage; Einatmen; Rauch; rasche Anstrengung

Besser: warme Getränke

HERZ: Herzklappenkrankheit; Endokarditis; Perikarditis; Herzhypertrophie; Erkrankung der Koronararterie

Die Herzgeräusche sind laut, und es kann ein deutliches Vibrieren gespürt werden, beschrieben als „Schnurren einer Katze".

Kardiomegalie mit deutlicher Auswölbung der Brustwand

Ausgeprägte stechende Herzschmerzen

LOKAL: Schwindel, Kopfschmerzen und Übelkeit bei Herzkrankheit

Taubheitsgefühl oder Schmerzen im linken Arm bei Herzbeschwerden

Spongia

Beklemmungen und Völle- oder Schwellungsgefühl in der Brust

Schlimmer: Liegen mit tiefgelagertem Kopf; Linksseitenlage

Erwacht nachts plötzlich mit Dyspnœ und Furcht.

Herz: Herzklappenkrankheit; Endokarditis; Kardiomegalie; Erkrankung der Koronararterie; Perikarditis

Erkrankung der Koronararterie mit lauten Herzgeräuschen

Lokal: Tränenfluss während Herzsymptomen

Ausgeprägte Dyspnœ oder Herzasthma

Strophanthus

Stauungsinsuffizienz im Endstadium einer Erkrankung der Koronararterie

Herz: Herzdilatation; Mitralinsuffizienz

Herzschwäche mit raschem Puls

Angina pectoris mit stechenden Schmerzen in den linken Arm während Anstrengung

Starre Arterien bei alten Rauchern

Schmerzen kommen und gehen allmählich.

Sulfur

Erstickungsgefühl, und der Patient erwacht nachts plötzlich bei Stauungsinsuffizienz.

Allgemein: ausgeprägte Hitze und Hitzewallungen

Herz: Erkrankung der Koronararterie; Perikarditis; alkoholische Kardiomyopathie; Perikarderguss; Perikarditis

Völlegefühl im Herzen

VERDAUUNG

Übelkeit und Erbrechen
Magenschmerzen
Diarrhœ
Leibschmerzen
Leberbeschwerden
Hämorrhoiden

ÜBELKEIT & ERBRECHEN

Übelkeit ist ein Symptom, das von Ärzten leicht heruntergespielt wird, da es von sich aus wenig Schaden anrichtet. Eine akute Gastroenteritis kann mehr Aufmerksamkeit auf sich lenken. Viele Patienten haben extreme Angst vor Erbrechen. Sie kämpfen manchmal noch dagegen an, selbst wenn sie wissen, dass Erbrechen sehr helfen würde. Erbrechen geht mit einem starken Gefühl von Kontrollverlust einher. Außerdem treibt das Symptom der Übelkeit viele sterbenskranke Patienten mehr zur Verzweiflung als die Schmerzen. Milde allopathische Medikamente gegen Übelkeit können frustrierend wirkungslos sein. Stärkere, phenothiazinartige Medikamente haben potentiell starke Nebenwirkungen. Die homöopathische Behandlung kann dieses störende Symptom wirkungsvoll, rasch und sanft beseitigen.

BEHANDLUNG

Für die symptomatische Linderung von Übelkeit und Erbrechen ist es nicht nötig, die genaue pathologische Diagnose zu kennen, hartnäckiges Erbrechen allerdings kann ein Symptom für ernste gastrointestinale oder neurologische Beschwerden sein. Bei jedem anhaltenden Erbrechen ist eine vollständige allopathische Untersuchung erforderlich, selbst wenn es durch die Behandlung gelindert wird. Die Hauptursachen für Übelkeit und Erbrechen in der alltäglichen Praxis sind: Akute Gastroenteritis; Ulcus pepticum; unverträgliche Nahrungsmittel; Hormonstörungen im Zusammenhang mit der Menses oder Schwangerschaft; Gleichgewichtsstörungen wie bei Schwindel oder Reisekrankheit; Hepatitis; Kopfschmerzen;

Husten; Reizmittel wie Alkohol, Kaffee oder Drogen/Medikamente. In der Behandlung der unten aufgeführten Arzneimittel werden alle diese Beschwerden zusammen berücksichtigt.

Therapeutische Hinweise für Übelkeit und Erbrechen

Homöopathie

- Bei akuter Gastroenteritis ist es ein geeignetes Dosierungsverfahren, nach jedem Erbrechen das Arzneimittel in einer C30 zu geben, bis zu sechsmal täglich. Mit zunehmender Besserung läuft somit die Wirkung des Arzneimittels allmählich aus.
- Bei Patienten in chemotherapeutischer Behandlung sollten wir es zuerst mit einer Wiederholungsgabe des Konstitutionsmittels versuchen, sofern dies bekannt ist, anstatt ein spezifisches Arzneimittel gegen Übelkeit zu geben.

Naturheilkunde

- Erbrechen während der Schwangerschaft ist ein Zeichen einer starken Schwangerschaft. Wir sollten nicht ein Arzneimittel nach dem anderen geben, um jede Spur von Übelkeit zu beseitigen. Es ist besser, Arzneimittel vorsichtig und im Zusammenhang mit Ernährungsberatung einzusetzen.
- Wenn der Patient auf das homöopathische Arzneimittel reagiert, kann das Bedürfnis der Flüssigkeitszufuhr übermäßig stark sein. Raten Sie dem Patienten, mit ein oder zwei kleinen Schlucken alle 15 Minuten zu beginnen, bis er in der Lage ist, die Flüssigkeit bei sich zu behalten.
- Gute Flüssigkeiten zur Rehydrierung sind: Brühe; verdünnter Fruchtsaft; pädiatrisch empfohlene Präparate. Stark gesüßte Getränke für Leistungssportler können die Entleerung aus dem Magen verzögern und so die Rehydrierung verhindern.
- Unterstützend wirken u.a.: kühle kohlensäurehaltige Getränke, besonders Coca Cola; das Auflegen kalter Lappen auf das Gesicht; Kneifen der Interdigitalhaut zwischen Daumen und Zeigefinger.

ALLOPATHIE

- Übelkeit und Erbrechen, die durch Reaktionen auf Medikamente oder Bestrahlung hervorgerufen sind, lassen sich schwer beseitigen, während der Patient weiterhin dem Einfluss ausgesetzt ist.
- Die homöopathische Behandlung kann die Übelkeit durch Chemotherapie am Tag der Behandlung um höchstens 50% reduzieren. Allerdings unterstützt die homöopathische Behandlung auch den allgemeinen Gesundheitszustand des Patienten.
- Die akute Einnahme von Antihistaminika zur Linderung der Übelkeit stört die Wirkung des Konstitutionsmittels selten, stärkere Medikamente zur Bekämpfung der Übelkeit sollten allerdings von Patienten, die sich in homöopathischer Behandlung befinden, nur im Notfall verwendet werden. Unten folgt eine hierarchische Aufstellung allopathischer Medikamente gegen Übelkeit.

Hierarchie allopathischer Medikamente

1) Paspertin und bismuthaltige Präparate
2) Antihistaminika (z.B. Hydroxyzin)
3) Peristaltik-stimulierende Medikamente (z.B. Metoclopramit)
4) Scopolaminpflaster
5) Phenothiazinpräparate (Atosil etc.)

REPERTORIUM

Hauptrubriken für Übelkeit & Erbrechen

Die wichtigsten Rubriken stehen im Kapitel **„Magen"**. Diese kurzen Kapitel brauchen keine Zusammenfassung. Die wichtigsten Rubriken sind:

Magen, Brechreiz (Unterrubriken)
Magen, Erbrechen (Unterrubriken)
Magen, Übelkeit (Unterrubriken)
Magen, Würgen (Unterrubriken)

Weitere Magenrubriken

Magen, Appetitmangel
Magen, Empfindung herabzuhängen
Magen, Unbehagen
Magen, Widerwille gegen Nahrung

Weitere wichtige Rubriken für Übelkeit & Erbrechen

Schwindel, Übelkeit und Erbrechen
Frauen, Fötus, Bewegungen hören auf und Übelkeit beginnt
Atmung, asthmatisch, Übelkeit und Erbrechen
Haut, Juckreiz, muss kratzen bis zum Erbrechen
Allgemeines, Hitze, Mangel an Lebenswärme, Übelkeit, mit
Allgemeines, Hitzewallungen, Übelkeit, mit
Allgemeines, Konvulsionen, Übelkeit und Erbrechen, mit
Allgemeines, Ohnmacht, Erbrechen, durch
Allgemeines, Schwäche, Erbrechen, mit
Allgemeines, Zittern, Übelkeit, mit

ARZNEIMITTEL

◆ Hauptmittel für Übelkeit & Erbrechen

Arsenicum

Gastroenteritis; **Lebensmittelvergiftung;** Reizstoffe; Hepatitis; Ulcus pepticum

Furcht beim Erbrechen, kämpft aus Angst gegen das Erbrechen an.

Angsterfüllte Ruhelosigkeit wechselt ab mit Kollaps aufgrund von Erschöpfung.

Gewöhnlich starke brennende Schmerzen und sehr ätzendes Erbrochenes

Ohnmacht und Erschöpfung durch grauenhafte, anhaltende Übelkeit, Erbrechen und Brechreiz; wird zu schwach, um weiter erbrechen zu können.

Durstig, aber Flüssigkeiten werden oft erbrochen, sobald sie den Magen erreichen; besonders kalte Getränke werden erbrochen.

Erbrechen in Verbindung mit Diarrhœ, manchmal gleichzeitig

Schlimmer: 11 bis 15 Uhr; **Mitternacht bis 3 Uhr;** Trinken, besonders durch **kalte Getränke;** Speiseeis; Alkohol (und Alkoholismus); Geruch oder sogar der Gedanke an Nahrung

Besser: warme Getränke

Friert beinahe immer; oft Durst auf Flüssigkeiten in kleinen Schlucken; ängstlich

Cocculus

Schwindel; Reiseübelkeit; Schwangerschaft; Migräne

Übelkeit hauptsächlich durch zentrale Ursache – nicht vom Magen selbst ausgehend

Widerwillen gegen Nahrung

Übelkeit bei Autofahrt oder Schiffsreise – selbst der Anblick von Gegenständen, die sich bewegen, verursacht Übelkeit und Schwindel.

Starke Schwindelanfälle mit Kräfteverfall durch Übelkeit und Schwindelgefühl
Schlimmer: nachmittags; **Bewegung; Aufstehen aus dem Bett;** Trinken; Kopfschmerzen; Abkühlung; Schwangerschaft; Gerüche, besonders nach Nahrung; selbst der Gedanke oder Anblick von Nahrung verursacht Übelkeit. Obstipation
Besser: Schlucken

IPECACUANHA

Gastritis; Husten oder Atembeschwerden; Hämorrhagie; Schwangerschaft
Fürchterliche Übelkeit oder Empfindung, als hinge der Magen herab; Erbrechen verschafft keine Linderung, nicht einmal vorübergehend.
Trotz der Übelkeit ist die Zunge sauber und rot.
Übelriechender Atem mit Übelkeit und Erbrechen
Schlimmer: in der Schwangerschaft; während der Entbindung; durch Abort; **Hämorrhagie,** besonders aus dem Uterus; Husten; Asthma; Kopfschmerzen; Juckreiz; gehaltvolle Speisen; Obst; Bücken; unterdrückte Ausschläge
Besser: **Nichts** verschafft auch nur geringfügige Linderung.

NUX VOMICA

Gastroenteritis; Reizstoffe; Hepatitis; Ulcus pepticum
Übelkeit gewöhnlich mit Krämpfen und schmerzhaftem Erbrechen oder erfolglosem Bemühen, sich zu erbrechen
Schlimmer: morgens im Bett; Essen; nach dem Mittagessen; **Zorn; Alkohol**
Rauchen (der gewohnten Zigarette); nach Operationen
Reiseübelkeit
Kalte Getränke verursachen Brechreiz.
Besser: warme Getränke; Liegen
Enge Kleidung ist unerträglich. Obstipation mit Übelkeit
Reizbar und überempfindlich während der Übelkeit

PHOSPHORUS

Gastroenteritis; Ulcus pepticum; Schwangerschaft

Übelkeit und Erbrechen mit Brennen im Magen

Gelüste auf kalte Getränke, um den Magen zu lindern, aber erbricht die Flüssigkeiten, sobald sie im Magen warm wird.

Schlimmer: **warme Getränke; Eintauchen der Hände in warmes Wasser;** Essen, besonders warme Speisen; Schwangerschaft; nach Vollnarkose; Rauchen Gerüche, besonders Biergeruch

Besser: kalte Getränke; Schlaf; Rechtsseitenlage

SEPIA

Schwangerschaft und Menses; Gastroenteritis; Reiseübelkeit; Reizstoffe

Grauenhafte Übelkeit und Leeregefühl im Magen

Ein ausgezeichnetes Mittel für die Nebenwirkungen von Chemotherapie

Übelkeit schon bei dem bloßen Gedanken an Nahrung

Schlimmer: **morgens,** besonders vor dem Frühstück; Schwangerschaft; Menses; **Reiseübelkeit;** Gedanke an Nahrung; Fette; **Gerüche; retronasales Sekret;** Überanstrengung der Sehkraft; Husten; Koitus

Während der Morgenübelkeit Abneigung gegen den Geruch des Ehemannes

Besser: Essen; saure Speisen

VOMITUS: milchige weißliche Substanz

TABACUM

Reiseübelkeit; Gastritis; Reizstoffe; Schwangerschaft

Elende Übelkeit; Patient sieht grün oder sehr blass aus.

Schwach und schweißbedeckt bei Übelkeit und Ohnmacht

Fürchtet sich vor Bewegung; Bewegung verursacht Ohnmacht und Übelkeit.

Schlimmer: morgens; vor dem Frühstück; Bewegung; Seekrankheit; Schwangerschaft
Besser: **frische Luft;** Abdecken des Bauches; Schließen der Augen
VOMITUS: gelb oder gelbgrün

VERATRUM

Gastroenteritis; Schwindel; Schwangerschaft oder Menses
Starkes, manchmal schwallartiges Erbrechen oft gleichzeitig mit Diarrhœ
Erbrechen und Diarrhœ gleichzeitig
Erbrechen mit kaltem Schweiß, besonders auf der Stirn, Frostschauer, kalter Atem und oftmals Kollaps
Schlimmer: Schwindel; nach Schlaf; Dysmenorrhœ; Schwangerschaft; Trinken

◆ Weitere wichtige Arzneimittel für Übelkeit & Erbrechen

AETHUSA

Erbrechen besonders bei Neugeborenen und Säuglingen
Erbrechen und Dehydrierung. Erbrechen verursacht Schläfrigkeit und Stupor.
Hungrig nach Erbrechen; Essen verursacht Übelkeit und beginnt den Zyklus aufs Neue.
Erbricht Geronnenes, besonders geronnene Milch.
Schlimmer: **Milch,** sogar Muttermilch; während Kopfschmerzen; mit Diarrhœ

ANTIMONIUM CRUDUM

Masern; Kopfschmerzen; Gastritis; Schwangerschaft; unverträgliche Nahrungsmittel
Übelkeit und Verdauungsstörungen mit dick weiß belegter Zunge

Schlimmer: Überhitzung; Trinken; saurer Wein oder Essig; säurehaltige Nahrungsmittel; gehaltvolle Speisen; Gebäck; Brot; Schweinefleisch; während Kopfschmerzen

ANTIMONIUM TARTARICUM

Atemwegserkrankungen; Husten; unverträgliche Nahrungsmittel

Essen löst Husten aus, der mit Brechreiz oder Erbrechen endet.

Schwieriges Erbrechen; der Patient muss sich beim Erbrechen sehr anstrengen.

Schwäche oder Ohnmacht und Kälte nach dem Erbrechen

Schlimmer: Essen; Obst; Suppe; nach dem Mittagessen; nach Trinken; bei Obstipation; ältere Patienten

Besser: Rechtsseitenlage

APOCYNUM

Gastritis; Menses; Urämie

Schreckliche Übelkeit und Empfindung, als sei der Magen ein **schlaffer Sack**

Schlimmer: **unmittelbar beim Trinken;** kalte Getränke; Menses

Besser: Warme Getränke werden manchmal vertragen.

APOMORPHIA

Reiseübelkeit; Schwangerschaft; Schwindel; Apoplexie; Alkohol

Schlimmer: Essen; Alkohol; während Kopfschmerzen

Ein Spezifikum für heftiges Erbrechen, oft bei nur wenig oder sogar ganz ohne Übelkeit

ARGENTUM NITRICUM

Gastroenteritis; Ulcus pepticum; Schwindel; Angst; unverträgliche Nahrungsmittel

Übelkeit und Ohnmacht mit Rülpsen und lautem Windabgang

Übelkeit verursacht Herzklopfen.

Schlimmer: Mitternacht; Diarrhœ verursacht Übelkeit und Brechreiz; Süßigkeiten; Hitze

Besser: saure Dinge

Bismuthum

Gastroenteritis; maligne Erkrankungen

Anfallsweises Erbrechen, oft mit Furcht und gleichzeitigem Bedürfnis nach Gesellschaft

Schlimmer: nachdem die Getränke im Magen warm werden; warme Getränke

Besser: **kalte Getränke;** Trinken

Großer Durst auf kalte Getränke, die sofort erbrochen werden

Bryonia

Gastroenteritis; Schwindel

Übelkeit – Patient muss völlig still liegen, um nicht zu erbrechen.

Schlimmer: Bewegung, Aufsetzen im Bett; Heben des Kopfes; Aufrichten im Bett; Husten; Kopfschmerzen

Besser: Trinken, besonders kalte Getränke; allein gelassen werden.

Trockener und schmutziger weißer oder bräunlicher Belag auf der Zunge

Cadmium sulfuricum

Gastroenteritis; Magenkrebs

Grauenhafte Übelkeit und Erbrechen mit extremem Kräfteverfall

Schlimmer: sofort nach dem Trinken, selbst kleiner Mengen; Bewegung; Berühren der Lippen

Besser: ruhiges Liegen

Acidum carbolicum

Schwangerschaft; Reiseübelkeit

Spezifisches Arzneimittel, nachdem der Patient chemischen Stoffen (Dämpfe, Teppiche) ausgesetzt war – mit Übelkeit

Schlimmer: Frühstück; mit Stirnkopfschmerzen; Gerüche

CARBO ANIMALIS

Magenkrebs; Schwangerschaft; Pankreatitis

Brennen und Verdauungsstörungen, verträgt selbst einfache Nahrung kaum.

Schlimmer: nachts; **Fleisch;** in der Schwangerschaft

CARBO VEGETABILIS

Gastritis; Hitzschlag; unverträgliche Nahrungsmittel

Elende Übelkeit mit Blässe, Kälte, Schwäche oder Ohnmacht und ständigem Aufstoßen

Schlimmer: Suppe; Salz; gehaltvolle Speisen; Hitzschlag

Besser: frische Luft; Aufstoßen; hochgelagertes Liegen

CHAMOMILLA

Gastroenteritis; Reizstoffe

Übelkeit und Erbrechen mit ausgeprägter Reizbarkeit vor jedem Ereignis

Schlimmer: 9 Uhr; **Zorn; Kaffee;** nach dem Frühstück; **Mißbrauch von Narkotika**

CHELIDONIUM

Cholezystitis; Hepatitis; Gastritis; Migräne; Schwangerschaft; Pneumonie

Übelkeit und fahler Teint; die Zunge ist gelb belegt.

Schlimmer: Schwangerschaft; Kopfschmerzen; durch Angst; Gallenkoliken

Besser: **warme Getränke;** Milch, besonders warme Milch

CHINA

Gastroenteritis; Hepatitis; Menses

Mysteriöse periodische Anfälle von starken Leibschmerzen und Erbrechen

Schlimmer: nach dem Essen; Denken an Nahrung; Empfindlichkeit gegen alle Stimulantien

COCCUS CACTI

Würgen und Erbrechen durch Hustenanfälle

Schlimmer: Husten; Berühren oder Spülen des Mundes; Zähneputzen

COLCHICUM

Gastroenteritis; Lebensmittelvergiftung; Schwangerschaft

Übelkeit tritt oft auf mit Brennen im Magen und ausgeprägter Auftreibung des Abdomens mit Flatus.

Schlimmer: **Speisengeruch,** besonders Eier und Fisch; Aufrichten; **Denken an Nahrung;** Anblick von Speisen; Bewegung; Schlucken seines Speichels; Schwangerschaft

CUPRUM

Gastritis; Husten; Konvulsionen; Menses

Heftige Brechanfälle. Plötzliche Brechanfälle

Grauenhafte Krämpfe oder Winden im Magen

Schlimmer: vor oder während Konvulsionen; periodisches Erbrechen; Husten; vor oder während der Menses; unterdrückte Ausschläge

Besser: kalte Getränke

CYCLAMEN

Unverträgliche Nahrungsmittel. Menses

Übelkeit im Hals

Schlimmer: gehaltvolle Speisen; Schweinefleisch; vor der Menses oder unterdrückte Menses

Besser: Limonade

DIGITALIS

Herzbeschwerden; Hepatitis

Übelkeit oder Flauheit oder Leeregefühl nach dem Essen, oft mit **bemerkenswert langsamem Puls**

Elende Übelkeit wird durch Erbrechen nicht gelindert.

Schlimmer: während Herzklopfen; Gerüche, besonders Speisengeruch; kalte Getränke

Ferrum metallicum

Gastritis; unverträgliche Nahrungsmittel.; Schädigung der peristaltischen Nerven

Völlegefühl, dann mundvolles Erbrechen, nachdem man nur wenig gegessen hat oder sogar während der Mahlzeit

Plötzliches Aufstoßen, stößt mundvoll Nahrung auf, ohne Übelkeit.

Nahrung liegt den ganzen Tag lang im Magen und wird nachts erbrochen.

Schlimmer: nach dem Frühstück; **nachts,** besonders um Mitternacht; **Essen;** nur nach dem Essen; saure Nahrung; Bier; **Eier;** Klimakterium

Besser: nach Stuhlgang

Gambogia

Gastroenteritis

Ungeheure Diarrhœ in Begleitung von Erbrechen

Schlimmer: nach dem Essen; Gehen im Freien

Graphites

Gastritis; Ulcus pepticum

Nagende Schmerzen mit Übelkeit

Erbrechen und Diarrhœ während Kopfschmerzen (Phatak)

Schlimmer: **Süßigkeiten;** Fleisch; Schlucken, besonders Leerschlucken

Extreme Übelkeit während Hitzewallungen im Klimakterium

Besser: Liegen

Iris versicolor

Migräne; Gastroenteritis; Schwangerschaft; Bewegung

Brennen im Magen und durch den ganzen Darmtrakt hindurch

Periodische Anfälle von Magenschmerzen und Erbrechen

Übelkeit mit reichlichem fadenziehendem Speichelfluss

Schlimmer: Reiseübelkeit; Kopfschmerzen; gehaltvolle Speisen; Anstrengung; Schwangerschaft

KALIUM BICHROMICUM

Gastritis; Ulcus pepticum; Reizstoffe; Bewegung

Magenreizung und ständiges Erbrechen

Dickes und zähes Erbrochenes – **oft in Schleimfäden**

Schlimmer: Bier; Alkohol; chronischer Alkoholismus; Rauchen; nach dem Stuhlgang; beim Anblick der Nahrung; Bewegung

Besser: nach dem Essen

KALIUM CARBONICUM

Husten; Menses; Bewegung; Angst

Der Magen ist sehr empfindlich; vielerlei Dinge lösen Beschwerden aus und verursachen Würgen und Erbrechen. Wellen von Übelkeit beim Gehen

Schlimmer: kalte Getränke, besonders bei Überhitzung; Erregung; Husten; Menses; Zugluft; Koitus; Aufstoßen

KREOSOTUM

Besonders prämenstruell und im Zusammenhang mit der Schwangerschaft

Erbrechen unverdauter Nahrung noch Stunden nach dem Essen

Schlimmer: Fleisch; morgens vor dem Frühstück; Schwangerschaft; vor der Menses; kalte Speisen

Bitterer Geschmack im Mund beim Schlucken von Wasser

VOMITUS: schwarz; süßlich; scharf

LAC DEFLORATUM

Migräne; Schwangerschaft

Ständige Übelkeit, mit Erbrechen durch geringste Bewegung

Schlimmer: **Milch;** Bewegung; morgens beim Aufstehen; beim Hinlegen; beim Aufstehen aus dem Bett; Schwangerschaft; Kopfschmerzen

LACHESIS

Herzkrankheit; Hepatitis; Schwangerschaft
Intensives Erbrechen, manchmal mit Ohnmacht
Schlimmer: **Herzklopfen;** Berühren des Halses; Niesen; warme Getränke; Schließen der Augen; Schluckauf; nach Schlaf; geistige Anstrengung
Hämatemesis; schwarzes klumpiges Blut

ACIDUM LACTICUM

Grauenhafte Übelkeit in der Schwangerschaft mit säurig-scharfem Sodbrennen und Erbrechen
Intensiver Speichelfluss und Sodbrennen während der Schwangerschaft
Schlimmer: morgens beim Aufstehen; beim Erwachen; wenn man Schleim hochräuspert.
Besser: Essen

LOBELIA

Schwangerschaft; Morgenübelkeit
Übelkeit mit Elendsgefühl und Angst
Übelkeit mit starkem Speichelfluss
Anfallsartiges Erbrechen
Schlimmer: nachts beim Erwachen; nach Schlaf; Kopfschmerzen; Bewegung; heiße Speisen; während Erkrankungen der Atemwege; Morgenübelkeit
Besser: Trinken; Essen

LYCOPODIUM

Übelkeit und Blähungen. Plötzliche Übelkeit
Hypoglykämische Schübe mit Übelkeit, Ohnmacht und Schweiß
Bluterbrechen bei Säuglingen (Phatak)
Schlimmer: **Fasten oder Überhungerung;** warme Räume; kalte Getränke
Besser: frische Luft; warme Getränke

PETROLEUM

Reiseübelkeit, Übelkeit durch Bewegung

Übelkeit durch Wiegen, Schaukeln oder schwankende Bewegung jeder Art

Im Mund sammelt sich während der Übelkeit viel wässriger Speichel an.

Grauenhaftes Leeregefühl im Magen

PODOPHYLLUM

Gastroenteritis

Anhaltendes Würgen oder Brechreiz während akuter Diarrhœ

PULSATILLA

Schwangerschaft und Menses; Kopfschmerzen; Husten; Gastritis

Übelkeit mit gerötetem heißem Gesicht

Schlimmer: abends; **gehaltvolle oder fette Speisen; Speiseeis; Schweinefleisch**

Warme Speisen; warme Getränke; Menses oder unterdrückte Menses; Schwangerschaft; Entbindung; Husten; Kränkung

Besser: kalte Getränke; frische Luft

SANGUINARIA

Migräne; Atemwegsinfektion

Erbrechen bessert den Allgemeinzustand des Patienten und insbesondere die lokalen Symptome (Kopfschmerzen, Husten, Asthma usw.)

Erbrechen bitterer Flüssigkeiten, Galle

Nächtlicher Rückfluss und Aspiration

Wird in unserer Fachliteratur als Mittel gegen Erbrechen von Würmern angegeben.

Säurig-scharfer Vomitus. Ösophagitis

SANICULA

Erbrechen bei Neugeborenen

Schwallartiges Erbrechen kurz nach dem Essen oder Stillen

Übelkeit durch Autofahren

SYMPHORICARPUS

Schwangerschaft

Ein spezifisches Arzneimittel für Übelkeit in der Schwangerschaft

Anhaltendes Erbrechen und Übelkeit, das schließlich in „trockenem Sich-Winden" endet

Schlimmer: Speisengeruch; Bewegung; Aufstehen; Menses

MAGENSCHMERZEN

Magenschmerzen können vielerlei Ursachen haben: akute Gastritis; Gastritis durch Alkohol; Ulcus pepticum; Hiatushernie und Reflux; Reaktion auf entzündungshemmende Medikamente; Lebensmittelallergien; maligne Erkrankungen. Außerdem können sich viele andere Krankheiten in Form von Magenschmerzen zu erkennen geben, wie etwa Erkrankungen der Gallenblase, Hepatitis, Pankreatitis, Angina pectoris und Endometriose. Eine genaue Diagnose ist eher für die Behandlungsstrategie als für die Arzneimittelwahl wichtig. Begleiterscheinungen wie Übelkeit und Erbrechen werden in gesonderten Kapiteln behandelt.

BEHANDLUNG

Die Behandlung hängt natürlich vollkommen von der Diagnose ab. Die häufigste Beschwerde, mit der wir es zu tun haben, ist das Ulcus pepticum. Viele dieser Patienten nehmen bereits Antihistamine ein (die bereits rezeptfrei erhältlich sind), bevor sie in die homöopathische Behandlung kommen. Diese Medikamente haben wenig Nebenwirkungen, aber unbekannte Langzeitwirkung. Sie verschleiern oft wichtige Modalitäten und können auch mit homöopathischen Arzneimitteln in Konflikt geraten. Die homöopathische Behandlung ist gewöhnlich konstitutionell – mit Ausnahme sehr akuter Situationen. Man kann jedoch häufig beobachten, dass sogar ein ähnliches homöopathisches Arzneimittel die Schmerzen lindern kann.

Therapeutische Hinweise für Magenschmerzen

Homöopathie

- Wenn Patienten allopathische Medikamente einnehmen, gibt man oft am besten das Konstitutionsmittel in hoher Potenz (C200 oder höher), gefolgt von einer täglichen Dosis des Arzneimittels in niedriger Potenz (C6 0der C12). Stattdessen lassen sich auch Q-Potenzen verwenden.
- Wir brauchen ein Wiederauftreten von Hämorrhagien als Erstverschlimmerung durch das Konstitutionsmittel nicht zu fürchten.

Naturheilkunde

- Alkohol, Tabak, Gewürze, Zitrusfrüchte, Tomatensoße und Aspirin oder Ibuprofen sollten beim Ulcus pepticum auf jeden Fall vermieden werden.
- Die Verwendung von Milch zur Linderung der Geschwürssymptome kann sich als nachteilig erweisen, da Milcheiweiß die Säureproduktion anregt.
- Natürliche Unterstützung der entzündeten Magenschleimhaut bieten: Apfelpektin; Vitamin E (200 bis 400 Einheiten tägl.); Bromelaine (250 mg 3 x tägl.); Leinöl (1 Teelöffel tägl.); entglycerolisiertes Lakritz (1000 mg zwischen Mahlzeiten).
- Bei Reflux-Ösophagitis ist es besser, das Kopfende des Bettes mit Ziegelsteinen anzuheben als mit Kissen, da die Kissen im Schlaf wegrutschen können, was auch mehr Druck auf die Bauchhöhle verursachen kann.
- Hilfreich bei Reflux ist auch: Gewichtsabnahme; Vermeiden von Mahlzeiten nach 18 Uhr; langsamer essen; Alkohol, Gewürze und Säuren ausschalten; das Trinken während der Mahlzeiten einschränken; Spaziergänge nach den Mahlzeiten.
- Risse in den Mundwinkeln sind oft ein Zeichen für Ulcus pepticum.

ALLOPATHIE

- Magenschmerzen, die länger als 24 Stunden anhalten, sollten nicht am Telefon bzw. ohne Untersuchung behandelt werden.
- Wenn sich die Schmerzen zum Rücken hin ausbreiten, so ist dies ein klassisches Anzeichen einer Geschwürsperforation, nicht nur ein Symptom von *Belladonna* oder *Chelidonium*.
- Die Verwendung von Antazida zu diagnostischen Zwecken oder zur vorübergehenden Schmerzlinderung stört die Wirkung der Arzneimittel selten. Die anhaltende Einnahme dieser Medikamente kann jedoch wichtige Hinweise auf das korrekte Arzneimittel unterdrücken.
- Die Verwendung von Antibiotika und Antihistaminika kann die Symptome der Gastritis oder des Geschwürs völlig unterdrücken, und manchmal kann dadurch eine tiefere Pathologie an die Stelle der oberflächlicheren Krankheit treten. In anderen Fällen werden die Magensymptome nur vorübergehend unterdrückt und kehren einige Wochen oder Monate später wieder.
- Bei der Behandlung des Ulcus pepticum sollten wir unseren Patienten die allopathischen Medikamente verschreiben, die bei der homöopathischen Behandlung am wenigsten stören. Als Richtlinie gilt die folgende Hierarchie allopathischer Medikamente.

Hierarchie allopathischer Medikamente

1) Natriumbicarbonat (Natron, Backpulver)
2) Antazida auf Kalzium- und Aluminium- bzw. Magnesiumbasis
3) Wirkstoffe, die eine Schutzschicht bilden, wie etwa Sucralfat oder Maaloxan
4) Cimetidin- und ranitidinhaltige Präparate (Tagamet, Zantic)
5) Magensäureblocker (Omeprazol)
6) Antibiotika

REPERTORIUM

Hauptrubriken für Magenschmerzen

Beinahe alle passenden Rubriken stehen in dem Abschnitt **„Magen, Schmerzen"**. Da dieses Kapitel relativ klar und knapp ist, bedarf es hier keiner Zusammenfassung.

Weitere wichtige Rubriken für Magenschmerzen

Magen, Empfindlichkeit
Magen, Entzündung
Magen, Geschwürsbildung
Magen, Verdauungsstörungen

Der Abschnitt „Abdomen, Schmerzen" kann auch nützliche Informationen liefern, wenn die spezifische Modalität des Patienten unter „Magen, Schmerzen" nicht auffindbar ist.

ARZNEIMITTEL

◆ Hauptmittel für Magenschmerzen

ARSENICUM

Akute Gastritis durch Lebensmittelvergiftung
Chronische Gastritis und Ulcus pepticum
Brennende Schmerzen im Epigastrium
Schlimmer: 12 bis 2 Uhr; kalte Getränke; Speiseeis; saure Nahrung oder Essig; nach dem Essen; Gähnen
Besser: **Hitze oder warme Getränke; Milch**
Die Magenschmerzen sind oft begleitet von Frostschauern, ängstlicher Ruhelosigkeit, Durst usw.
Zunge mit hellem, milchig-weißem Belag

Bryonia

Akute Gastritis

Schlimmer: **geringste Bewegung oder Erschütterung;** Husten; Umhergehen; nach dem Verzehr von Brot, Bohnen und Erbsen, Weißkohl oder dem Genuß von Wein

Besser: Anwinkeln der Beine; Aufstoßen

Begleitet von Reizbarkeit und einem Bedürfnis, in Ruhe gelassen zu werden

Unstillbarer Durst

Die Zunge hat oft einen schmutzig-weißen Belag oder ist grau in der Mitte.

Chelidonium

Akute oder chronische Gastritis

Schlimmer: 4 Uhr morgens; Druck auf den Magen; Bewegung

Besser: **warme Getränke, besonders warme Milch;** Linksseitenlage mit hochgezogenen Beinen; nach Stuhlgang; nach dem Essen; Hitze

Die Schmerzen strahlen oft in den Rücken aus, besonders zum **rechten Schulterblatt.**

Die Zunge ist oft gelb belegt. Abstoßender Atem

Graphites

Akute und chronische Gastritis und Geschwürssymptome

Nagende oder brennende Schmerzen mit Erbrechen unmittelbar nach dem Essen

Schlimmer: kalte Getränke; Fasten oder Überhungerung; Fleisch

Besser: **Essen; warme Getränke und Milch;** warme Speisen **Liegen;** Aufstoßen

Kalium carbonicum

Chronische Gastritis und Geschwüre

Stechende oder messerartige Schmerzen und Empfindlichkeit im Epigastrium

Angst oder Prellungsgefühl im Epigastrium

Angst oder Prellungsgefühl im Epigastrium
Schlimmer: **2 bis 4 Uhr; kalte Getränke nach Überhitzung**
Nach dem Essen; nasskaltes Wetter; beim Bücken
Besser: vornübergebeugtes Sitzen; Bewegung; heiße Getränke

Lycopodium

Akute und chronische Gastritis und Ulcus pepticum
Die Schmerzen sind beinahe immer begleitet von **Aufstoßen und Blähungen.**
Schlimmer: 16 bis 20 Uhr; **2 Uhr.** Zwiebeln; Bohnen; Essen; vornübergebeugtes Sitzen
Besser: Reiben des Magen; Aufstoßen; Rechtsseitenlage
Beim Ulcus pepticum wacht der Patient nachts auf und muss essen.

Nux vomica

Akute und chronische Gastritis und Ulcus pepticum
Krampf- oder Kontraktionsgefühl im Magen
Reflux-Ösophagitis, Sodbrennen, erfolgloses Aufstoßen
Schlimmer: morgens; Zorn oder Reizung; Überarbeitung; Alkohol; Kaffee, Tabak oder andere Stimulantien; unterdrückte Hämorrhoiden; **Essen;** Bewegung
Hauptmittel für **Gastritis durch Alkohol**
Besser: **Wärme und warme Getränke**

Phosphorus

Akute und chronische Gastritis und Ulzera
Schlimmer: warme Speisen oder Getränke; Schreck
Besser: **kalte Getränke und Speisen, besonders Speiseeis**
Erbrechen beginnt, sobald die Flüssigkeiten im Magen warm werden.
Erbrechen von hellrotem ungeronnenem Blut

Sulfur

Akute oder chronische Gastritis und Ulcus pepticum

Aufstoßen beim Drücken auf den Magen. Saures Aufstoßen, Sodbrennen.

Sodbrennen durch unverträgliche Nahrungsmittel. Reflux bei Patienten mit sitzender Lebensweise

Schlimmer: 11 Uhr; Alkohol; Essen; Milch; Honig; im Klimakterium; während der Menses; Stehen

◆ Weitere wichtige Arzneimittel für Magenschmerzen

Abies nigra

Schmerzen im Epigastrium, als säße ein Kloß oder Stein oder ein Ei am Mageneingang fest

Schlimmer: nach dem Essen oder nach Schlucken

Aconitum

Plötzliche Schmerzen nach kalten Getränken oder eiskalter Nahrung

Die Schmerzen beginnen als Folge eines Schrecks.

Anacardium

Ulzera entwickeln sich nach intensivem innerem Konflikt.

Ausgeprägtes Leeregefühl im Magen

Schlimmer: morgens; Fasten bzw. Überhungerung

Besser: **Essen**

Antimonium crudum

Schmerzen nach Kummer oder anderen Emotionen

Schmerzen nach Überessen, nach Ausschweifungen, Völlerei

Schlimmer: durch saure Nahrung, Schweinefleisch, Brot oder kalte Getränke

Argentum nitricum

Krampfschmerzen oder nagender Schmerz im Epigastrium

Schmerzen nach dem Essen, besonders nach Überessen z.B. bei festlichen Anlässen

Schlimmer: **Süßigkeiten;** Speiseeis; Alkohol; Fette. Rechtsseitenlage; tiefes Einatmen (d.h. Druck) oder Druck mit der Hand

Besser: **durch Aufstoßen**

Schmerzen sind oft begleitet von Angst oder übertriebener Sorge.

Belladonna

Plötzliche Schmerzanfälle, die sich oft nach hinten erstrecken, besonders in den Bereich **zwischen den Schulterblättern**

Schlimmer: **durch Erschütterung** oder Bewegung, sogar durch Gehen; Husten; Atmen; enge Kleidung

Besser: Durchbiegen nach hinten; Bauchlage

Bismuth

Intensives Brennen, Krampfschmerzen; entsetzliche Schmerzen und Ohnmacht

Intensives Verlangen nach kalten Getränken, die sofort erbrochen werden

Die Nahrung liegt wie ein Gewicht an einer bestimmten Stelle im Magen.

Schlimmer: Essen

Besser: kalte Getränke; Reiben des Rückens; Durchbiegen nach hinten

Calcarea carbonica

Gastritis oder Ulcus pepticum bei Personen, die die Bürde großer Verantwortung tragen

Schlimmer: kalte Getränke; Essen; Anstrengung; Druck oder enge Kleidung

Besser: Rückenlage; Aufstoßen

CALCAREA PHOSPHORICA

Magenschmerzen bei Schulkindern; empfindlich gegen Zurechtweisung – sogar von seiten anderer Kinder

Schlimmer: nach dem Mittagessen; Aufstoßen; kalte Getränke; Schlucken

Die Schmerzen breiten sich beim Schlucken zum Rücken oder Nacken aus.

CARBO ANIMALIS

Schmerzen in Verbindung mit Ulzera, maligner Gastritis, Pankreatitis

Auffallend brennende Schmerzen oder Leeregefühl, nicht gelindert durch Essen

Schlimmer: Essen; Liegen

Besser: Stuhlabgang oder Flatus

CARBO VEGETABILIS

Besonders bei akuter Gastritis mit Rülpsen, Auftreibung und Ohnmacht

Schlimmer: Essen; flaches Liegen; kalte Speisen oder Getränke; Alkohol

Bei stillenden Frauen

Besser: **Aufstoßen**

Brennende Schmerzen, die sich zur Wirbelsäule erstrecken

CHINA

Akute Gastritis; Ulzera; Hepatitis; Cholezystitis

Schlimmer: Essen oder Trinken; warme Speisen; Berührung oder leichter Druck

Besser: Bewegung; fester Druck

Auftreibung, aber wenig oder nur kurze Besserung durch Aufstoßen

Schmerzen nach Flüssigkeitsverlust: Stillen, Hämorrhagie, Diarrhœ

COLOCYNTHIS

Akute Gastritis oder Ulcus pepticum

Intensive Krampfschmerzen, oft mit ausgeprägter Ruhelosigkeit

Die Schmerzen entstehen oft nach Zorn oder Demütigung.

Schlimmer: Essen; Trinken; vor Stuhlgang; Kartoffeln

Besser: **Zusammenkrümmen;** fester Druck; Aufstoßen

CUPRUM

Plötzliche, heftige Krampfschmerzen im Epigastrium, oft mit Erbrechen

Besser: Druck oder Einhüllen des Bauches

DIOSCOREA

Akute Gastritis

Schlimmer: Bücken; abends im Bett

Besser: **Durchbiegen nach hinten;** sehr aufrechtes Sitzen; Gehen

Magenschmerzen in der Schwangerschaft, besonders beim Vornüberbeugen

ELAPS

Akute oder chronische Gastritis

Schlimmer: **kalte Getränke**

Besser: **Bauchlage;** Gehen

Kalte Getränke scheinen im Magen ein Frieren auszulösen, sie sind beinahe unerträglich, obgleich der Patient ein starkes Verlangen danach hat.

FERRUM METALLICUM

Schlimmer: Essen oder Trinken; Milch

Schmerzen und Erbrechen treten zu Beginn des Essens auf, oder noch während des Essen.

KALIUM BICHROMICUM

Die Magenschmerzen wechseln ab mit arthritischen Schmerzen.

Schmerzen an einer spezifischen kleinen Stelle im Epigastrium

Schlimmer: 1 oder 2 Uhr morgens; **unmittelbar nach dem Essen;** Bier; Fleisch

Besser: warme Getränke

MAGNESIUM PHOSPHORICUM

Krampfschmerzen im Magen; Reaktion auf Lebensmittel oder Medikamente

Brennende Schmerzen mit Schluckauf

Besser: **Hitze und warme Anwendungen; siedend heiße Getränke; Druck;** Essen

MEDORRHINUM

Ulcus pepticum

Schlimmer: 2 Uhr; Karrieresorgen

Besser: Hochziehen der Beine oder Knie-Ellbogen-Stellung; Essen

NATRIUM MURIATICUM

Ulcus pepticum oder Gastritis nach Kummer oder Zurückweisung; Die Schmerzen und das Erbrechen setzen ein bei jedem Gedanken an das Trauma.

Nagende Magenschmerzen bei Patienten, die alle Familiensorgen auf sich nehmen

Brennendes Aufstoßen oder Sodbrennen

Schlimmer: Essen und Trinken

ACIDUM NITRICUM

Ulcus pepticum

Brennende oder stechende Schmerzen wecken den Patienten aus dem Schlaf.

Schlimmer: nachts; morgens beim Erwachen; Alkohol

Verdauungsstörungen und Übelkeit durch Milch

ORNITHOGALUM

Starke Geschwürsschmerzen; kann in Fällen von malignen Magenbeschwerden lindernd wirken.

Auftreibung des Magens und übelriechendes Aufstoßen

Schmerzen am Pylorus, besonders wenn die Nahrung den Magen verlässt

Schwallartiges Erbrechen

Schlimmer: kalte Getränke; nachts

Besser: warme Speisen oder Getränke

PLUMBUM

Ulcus pepticum, enterische Neuralgie oder maligne Erkrankung

Kontrahierende oder ziehende Schmerzen

Schlimmer: Obstipation; Essen oder Trinken; kalte Getränke

Besser: Druck; nach Erbrechen

Die Schmerzen breiten sich abwärts in die Leisten oder in den Rücken aus.

PTELEA

Chronische Gastritis und Hepatitis

Schlimmer: **Fette; Käse;** Fleisch; Linksseitenlage

Besser: Zusammenkrümmen

SANGUINARIA

Gastritis und Rückstau aus dem Ösophagus

Schlimmer: Essen; während Kopfschmerzen

Besser: nach Erbrechen

Die Schmerzen breiten sich in die rechte Schulter aus.

SEPIA

Gastritis und Ulcus pepticum

Leeregefühl, Flauheit, Übelkeit und Schmerzen, die nicht durch Essen gelindert werden

Schlimmer: Essen; Erschütterung; Heben schwerer Gegenstände; Gehen; Rauchen

Besser: nach Erbrechen

DIARRHŒ

Diarrhœ kann ein eher unbedeutendes Ereignis im Gesundheitszustand eines Patienten sein, aber auch ein Zeichen für eine lebensbedrohliche Krankheit. Die meisten Fälle akuter Diarrhœ lassen sich allein mit homöopathischer Behandlung lösen. Kent hat gesagt, dass wenn ein Homöopath sorgfältig arbeitet, in den meisten Fällen das erste Arzneimittel heilen sollte. Obgleich wir alle keine Kents sind, trifft es dennoch zu, dass sogar ein Simile bei akuter Gastroenteritis oft palliativ wirkt. Viel problematischer sind die chronischen Darmerkrankungen oder Entzündungsprozesse im Darm. Die homöopathische Behandlung kann in solchen Fällen ungeheuer positive Ergebnisse erzielen, selbst wenn sich der Patient bereits ausführlicher allopathischer Behandlung unterzogen hat. Obgleich solche Fälle immer eine Konstitutionsbehandlung brauchen, kann die lokale Pathologie Hinweise auf das Simillimum geben.

BEHANDLUNG

Behandlung akuter Diarrhœ

Akute Diarrhœ ist eine Hauptursache für Todesfälle in der Dritten Welt. Der wichtigste Aspekt der allgemeinen Behandlung akuter Diarrhœ ist die Aufrechterhaltung des Wasser- und Elektrolythaushalts. Labortests sind bei akuter Diarrhœ selten notwendig – es sei denn, der Patient ist schwerkrank, oder der Zustand ist nach drei Tagen immer noch unverändert. Die klinische Untersuchung ist wichtiger – zu beobachten sind Anzeichen auf eine trockene Zunge, schlechter Spannungszustand der Haut, seltene Harnentleerung, übermäßiger Kräfteverfall usw. –, um Warnzeichen für eine ernstere Dehydrierung zu erkennen. Anhaltende Diarrhœ oder unerklärliche Rückfälle während der Behandlung benötigen immer eine ausführliche medizinische Auswertung.

Therapeutische Hinweise für akute Diarrhœ

Homöopathie

- Die einfachste Dosierung für homöopathische Arzneimittel ist eine Gabe einer C30 nach jedem Durchfall. Auf diese Art kann die Dosis leicht heruntergeschraubt oder abgesetzt werden, während sich der Zustand bessert.
- Das korrekte Arzneimittel zeigt beinahe immer eine Reaktion innerhalb weniger Stunden. Wenn in diesem Zeitraum keine Linderung eintritt, sollte ein neues Arzneimittel gewählt werden.

Naturheilkunde

- Hydrierung und Aufrechterhaltung des Elektrolytgleichgewichts lassen sich durch eine einfache Flüssigkeit erreichen, die aus Wasser, Natrium- und Kaliumchlorid und, wenn möglich, Glukose oder Dextrose besteht.
- Mehrfachzucker (Saccharose, Milchzucker, Stärke usw.) verschlimmern die Diarrhœ und sollten vermieden werden.
- Eine Diät aus Bananen, weißem Reis, geriebenem Apfel und Zwieback ist ebenfalls eine wirksame Ergänzung.
- In subakuten Fällen von neuer Diarrhœ, die länger als ein oder zwei Wochen anhalten, besteht Verdacht auf Parasiten, Hefepilze und Amöben. All diese Beschwerden reagieren auf die passende homöopathische Behandlung.

- Einige sanfte Behandlungsmethoden, wenn Verdacht auf Parasiten oder Hefepilze besteht, sind: Grapefruitsamenextrakt; kolloidales Silber; Nystatinbehandlung.
- Für Reisende in Gebiete mit endemischer Diarrhœ ist die Verwendung von Bismut-Tabletten (z.B. Peptobismol) einer homöopathischen Behandlung oft vorzuziehen. Diese Präparate erzeugen einen Belag im Darm und verhindern die Infektion auf mechanische Weise. Ich habe keinerlei Antidotwirkung durch diese Bismut-Tabletten gesehen.

ALLOPATHIE

- Die Verwendung von antidiarrhöischen Wirkstoffen wie Imodium, Loperamid oder Opiaten sollte sich auf Fälle beschränken, in denen der Zustand sehr ernst ist. (Allgemein gesagt, ist die Diarrhœ selbst eine Heilreaktion auf eine Infektion, die der Körper gleichsam auszuwaschen versucht).
- Wenn die Diarrhœ länger als drei Tage anhält oder besonders schwerwiegend ist, sind weitere Test oder allopathische Untersuchungen erforderlich.

Behandlung chronischer Diarrhœ

Es gibt vielerlei Ursachen für chronische Diarrhœ – Sprue, Laktose-Unverträglichkeit, empfindliche Reaktionen auf bestimmte Nahrungsmittel, Kolon irritabile, Dumping-Syndrom usw. Viele dieser Syndrome reagieren auf einfache Behandlung durch Regulierung der Ernährung, was man immer versuchen sollte, bevor wir mit der homöopathischen Behandlung beginnen. Wenn die Ursachen nicht ausgeschaltet werden, werden wir unnötige Fehlschläge hinnehmen müssen, und unsere Patienten leiden unter unnötigen Kosten. Laktose-Unverträglichkeit zum Beispiel reagiert in vielen Fällen nicht auf homöopathische Behandlung, aber bessert sich drastisch durch Verzicht auf Milchprodukte.

Viele Patienten mit chronischer Diarrhœ kommen mit einer Diagnose auf eine chronische Infektion des Magendarmtrakts durch Amöben, Hefepilze oder andere Parasiten, die auf spärlichem Beweismaterial beruht. Es ist in der Regel nutzlos, die Diagnose anzuzweifeln, die nahezu Teil der Weltanschauung des Patienten geworden ist. Darüber hinaus ist die Diagnose für die homöopathische Behandlung wenig relevant (außer zur Ausschlussdiagnose schwerwiegenderer Krankheiten). Oft haben diese Patienten über einen langen Zeitraum hinweg Medikamente gegen Pilzbefall oder Amöben bekommen. In solchen Fällen bittet man den Patienten, am besten während der Zeit der homöopathischen Behandlung auf natürlichere oder mildere Mittel umzustellen, welche die Wirkung unserer Arzneimittel nicht beeinträchtigen (s.o. naturheilkundliche therapeutische Hinweise).

Ernstere Formen chronischer Diarrhœ, generell verursacht durch Entzündungsprozesse im Darm, brauchen eine sorgfältigere Beobachtung. Blutverlust, Ernährungsstörungen und Beschwerden der Leber und der Gelenke als Begleiterscheinungen sind Symptome von Morbus Crohn und Kolitis ulzerosa. Zwar werden wir immer versuchen, den Patienten mit der homöopathischen Behandlung vollständig zu heilen, aber wenn die Behandlung unwirksam ist, kann der Zustand lebensbedrohlich sein. Außerdem ist die Degeneration in ein Darmkarzinom eine Langzeitfolge. Aus diesen Gründen sollte ein Facharzt bei der Behandlung zu Rate gezogen werden, selbst wenn der Patient gut auf die homöopathische Behandlung reagiert.

Therapeutische Hinweise für chronische Diarrhœ

Homöopathie

- Bei Entzündungsprozessen im Darm beginnen wir in klaren Fällen mit einer mittleren Potenz, etwa einer C200 (gefolgt von einer täglichen Dosis C6, C9 oder C12, wenn der Patient allopathische Medikamente einnimmt).
- Wenn schwerwiegende Darmblutungen in der Anamnese vorkommen, ist es klüger, mit einer wöchentlichen Gabe einer C30 oder einer tägli-

chen Gabe C6 oder C12 zu beginnen, ohne die anfängliche C200. Als Alternative kann man auch Q-Potenzen verwenden.

- Die Behandlung ist immer eine Konstitutionsbehandlung, und der seelischen Belastung, die den Zustand ausgelöst hat, sollte man besondere Beachtung schenken. Die einfache Repertorisierung der Durchfallsymptome (die sich verführerisch leicht repertorisieren lassen), führt in vielen Fällen zum Misserfolg.

Naturheilkunde

- Wichtig ist eine Unterstützung mit Gaben von Zink, Magnesium und Kalium, wenn ein Patient über einen längeren Zeitraum an chronischer Diarrhœ leidet.
- Während des akuten Aufflackerns von Entzündungsprozessen im Darm ist Ruhe eine wichtige Behandlung. Dem Patient soll Bettruhe verordnet werden. Auch der Darm braucht Ruhe, die erreicht wird, indem rohe Nahrungsmittel, Gewürze, Milchprodukte, Obst (bes. Zitrusfrüchte) und Weizen aus dem Speiseplan gestrichen werden.
- Weiter unterstützende Nahrungsmittel sind: Leinöl (1 Teelöffel 2 x tgl.); Azidophilus (1 Teelöffel tgl.); Algen (1000 mg tgl.).

Allopathie

- Patienten mit Blut im Stuhl sollten nicht ohne die Unterstützung eines Internisten oder Gastroenterologen behandelt werden.
- Patienten mit Entzündungsprozessen im Darm sollten sich von ihrem Gastroenterologen oder Internisten weiterhin in regelmäßigen Abständen untersuchen lassen, auch wenn sich ihr Zustand im Verlauf der homöopathischen Behandlung gebessert hat.
- Während der Behandlung stellen wir den Patienten zuerst auf eine allopathische Medikation um, die Symptome in mildem und erträglichem Grad zulässt, um den Zustand verfolgen zu können und um die Beeinträchtigung des Arzneimittels so gering wie möglich zu halten.

Hierarchie allopathischer Medikamente für Entzündungsprozesse im Darm

1) Gelegentliche Einnahme von Imodium oder Loperamid
2) Mesalazin-haltige Medikamente
3) Sulfasalizin, Asocolitin, Claversal, Asulfidine
4) Kortisoneinläufe
5) Systemische Kortisone
6) Zytostatika, wie Methotrexat oder 6-Mercaptopurin

REPERTORIUM

Hauptrubriken für Diarrhœ

Rektum, Diarrhœ (viele Unterrubriken)
Rektum, Drang (viele Unterrubriken)
Rektum, Obstipation im Wechsel mit Diarrhœ
Stuhl (viele Unterrubriken)
Magen, Erbrechen, während Diarrhœ
Abdomen, Schmerzen, Diarrhœ, vor, während oder nach
Allgemeines, Schwäche, durch Diarrhœ

Weitere wichtige Rubriken für Diarrhœ

Gemüt, Angst, während Cholera
Gemüt, Angst, während Diarrhœ
Gemüt, Bewußtlosigkeit, während Cholera
Gemüt, Delirium, während Diarrhœ
Gemüt, fröhlich, während Diarrhœ
Gemüt, Furcht, während Diarrhœ
Gemüt, Neurasthenie durch unterdrückte Diarrhœ
Gemüt, Trübsinn, während Diarrhœ
Gemüt, Zorn, während Diarrhœ
Schwindel, durch Diarrhœ
Kopf, Entzündung der Hirnhäute, nach Säuglingsdiarrhœ
Kopf, Hitze, während Diarrhœ
Kopf, Schmerzen, während Diarrhœ

Kopf, Schweiß, Stirn, während Diarrhœ
Nase, Epistaxis, durch unterdrückte Diarrhœ
Nase, Schnupfen, vor Diarrhœ
Gesicht, kalt, während Cholera
Gesicht, Schweiß, kalt, während Diarrhœ
Gesicht, Verfärbung, blau, während Cholera
Gesicht, Verfärbung, rot, während Diarrhœ
Mund, Speichelfluss, während Diarrhœ
Magen, Appetit gefräßig, bei Diarrhœ
Magen, Appetit gesteigert, bei Diarrhœ
Magen, Appetit, wechselhaft, während Diarrhœ
Magen, Brechreiz, während Diarrhœ
Magen, Kälte, während Diarrhœ
Magen, Leeregefühl, während Diarrhœ
Magen, Schluckauf während Diarrhœ
Magen, Übelkeit, bei Diarrhœ
Abdomen, Angstgefühl, vor Diarrhœ
Abdomen, Auftreibung, bei Diarrhœ
Abdomen, Bewegungen in, während Diarrhœ
Abdomen, Einschnürung, vor Diarrhœ
Abdomen, Flatus, vor oder während Diarrhœ
Abdomen, Geräusche in, vor oder während Diarrhœ
Abdomen, Hydrops, bei Diarrhœ
Abdomen, Leeregefühl, nach Diarrhœ oder nach Stuhlgang
Abdomen, Schmerzen abends, vor Diarrhœ
Abdomen, Schmerzen morgens, vor Diarrhœ
Abdomen, Schmerzen nachts, vor Diarrhœ
Abdomen, Schmerzen, Brennen, während Diarrhœ
Abdomen, Schmerzen, Diarrhœ, während
Abdomen, Schmerzen, Krämpfe, vor, während, nach Diarrhœ
Abdomen, Schmerzen, Nabel, während Diarrhœ
Abdomen, Schwächegefühl, Diarrhœ einsetzen, als würde
Abdomen, Schwappen, vor Diarrhœ
Abdomen, Völlegefühl, während Diarrhœ
Rektum, Cholera
Rektum, Dysenterie
Rektum, Flatus während Diarrhœ
Rektum, Hämorrhoiden, mit Diarrhœ
Rektum, Prolaps, Diarrhœ, während
Rektum, Schmerzen, Brennen, während Diarrhœ

Rektum, Schmerzen, Tenesmus
Rektum, Schmerzen, während Diarrhœ
Rektum, Schmerzen, Wundheit, nach Diarrhœ
Blase, Harnentleerung, Dysurie, während Diarrhœ
Blase, Harnverhalt, während Cholera
Prostata, Ausscheidung, während Diarrhœ
Männer, Samenabgang, während Diarrhœ
Frauen, Abort, mit Diarrhœ
Frauen, Prolaps, während Diarrhœ
Atmung, Asthma während Diarrhœ
Atmung, Asthma wechselt ab mit Diarrhœ
Husten, Diarrhœ bessert
Husten, mit Diarrhœ
Brust, Bronchitis, wechselt mit Diarrhœ
Rücken, Schmerzen, Lenden, mit Diarrhœ
Rücken, Schmerzen, mit Diarrhœ
Extremitäten, kalte Füße, während Diarrhœ
Extremitäten, kalte Hände, mit Diarrhœ
Extremitäten, Kälte, mit Diarrhœ
Extremitäten, Krämpfe, Fuß, während Cholera
Extremitäten, Krämpfe, Fußsohle, während Cholera
Extremitäten, Krämpfe, Hand, während Cholera
Extremitäten, Krämpfe, Wade, während Cholera
Extremitäten, Gliederschmerzen, rheumatisch, wechseln ab mit Diarrhœ
Extremitäten, Gliederschmerzen, Gelenke, gichtig, nach Diarrhœ
Extremitäten, Gliederschmerzen, Gelenke, rheumatisch, mit Diarrhœ
Extremitäten, Gliederschmerzen, Oberarm, mit Diarrhœ
Extremitäten, Gliederschmerzen, Hüfte, während Diarrhœ
Extremitäten, Gliederschmerzen, Knöchel, während Diarrhœ
Schlaf, Gähnen, mit Diarrhœ
Schlaf, Schlaflosigkeit, während Diarrhœ
Frostschauer, während Diarrhœ
Fieber, eruptiv, mit Diarrhœ
Fieber, Kontinua, Typhus mit Diarrhœ
Fieber, nach Diarrhœ
Schweiß, kalt, mit Diarrhœ
Schweiß, mit Diarrhœ
Haut, kalt, mit Diarrhœ
Haut, Urtikaria, mit Diarrhœ
Allgemeines, Abmagerung, mit Diarrhœ

Allgemeines, Konvulsionen, mit Diarrhœ
Allgemeines, Nahrung, Abneigung, während Diarrhœ
Allgemeines, Ohnmacht, mit Diarrhœ
Allgemeines, Schwäche, durch Diarrhœ

ARZNEIMITTEL

◆ Hauptmittel für Diarrhœ

Beinahe jedes Arzneimittel in unserer Materia Medica kann Diarrhœ heilen. Unten habe ich die wichtigsten Arzneimittel für akute Diarrhœ aufgeführt und auch die Arzneimittel, bei denen Diarrhœ wahrscheinlich eine zentrale Beschwerde ist.

ALOE

Akute Enteritis; Reizkolon; Kolitis
Akute Diarrhœ mit viel Blähungen und Herausspritzen
Viel Gurgeln und Rumoren im Abdomen vor dem Stuhlgang
Chronische Diarrhœ im Wechsel mit Obstipation
Unfreiwilliger Stuhlabgang, besonders bei Blähungsabgang
Die Diarrhœ ist in der Regel schlimmer morgens und kann den Patienten am Morgen aus dem Bett treiben.
Schlimmer: 5 bis 6 Uhr; Überhitzung; Stehen
Nahrungsmittel: Bier, Austern, unreifes Obst, Säuren
Besser: Bauchlage
STUHL: breiiger Stuhl, der manchmal mit **Flatus, Schleim und gallertartigen Schleimklumpen** vermengt ist

ARSENICUM

Gastroenteritis; Kolitis; **Lebensmittelvergiftung**
Akute Beschwerden mit brennendem, scharfem Stuhl, Kräfteverfall, Angst, Ruhelosigkeit und oft ausgeprägter Übelkeit und Erbrechen

Lebensmittelvergiftung. Jede Nahrung, die auch nur etwas veraltet ist, kann Diarrhœ hervorrufen, selbst wenn andere Personen keine Reaktion zeigen.
Schlimmer: **Mitternacht** bis 2 Uhr; kalte Orte oder kalte Getränke; Erregung
Nahrungsmittel: kalte Speisen; Speiseeis; Fleisch; Obst, Alkohol
Besser: äußere Hitze oder heiße Anwendungen auf den Bauch
Alte Menschen, die jeden Morgen Durchfall haben
Chronische Diarrhœ bei Alkoholikern
STUHL: scharf, wundmachend und dünn; Reiswasserstühle
Schleimbeimengung; blutig

NATRIUM SULFURICUM

Ulzerative Proktitis und andere Entzündungsprozesse
Chronische Diarrhœ, besonders morgens **nach dem Aufstehen oder nach dem Frühstück**
Plötzlicher und unwiderstehlicher Stuhldrang, der Durchfall tritt vermischt mit Blähungen auf.
Schlimmer: morgens; feuchtes Wetter; kalte Getränke im Sommer
Nahrungsmittel: Obst; gehaltvolle Speisen; Gemüse; säurehaltige Speisen
STUHL: häufiger Abgang von blutigem Schleim in kleinen Mengen

PHOSPHORUS

Gastroenteritis; Kolitis
Selbst geringe Mengen unzuträglicher Nahrungsmittel verursachen Diarrhœ.
Schlimmer: 5 Uhr; **Linksseitenlage; Schwangerschaft;** während Frostschauer
Nahrungsmittel: Gewürze; warme Speisen
Besser: **Schlaf; kalte Getränke oder Speisen; Speiseeis;** Kaffee
In der Regel schmerzlose, aber erschöpfende Diarrhœ
Unbehagliches Offenheitsgefühl, als sei das Rektum locker
STUHL: hellrotes Blut; Reiswasserstuhl, „wie ein Hydrant"
Wässrig mit weißen Schleimklumpen

PODOPHYLLUM

Enteritis; Kolitis

Wässrige, reichliche, explosionsartige Diarrhœ mit viel Windabgang und Herausspritzen. Verschmutzt das gesamte Toilettenbecken (sogar das Gesäß) mit dem geräuschvoll entleerten Stuhl.

Schlimmer: morgens, besonders 4 bis 5 Uhr; vormittags; abends

Hitze oder heißes Wetter; nach Trinken oder Essen; Baden; Bewegung

Nahrungsmittel: Weißkohl; Apfelwein; Buttermilch; Obst; Austern

Patient kann schmerzlosen Stuhl haben, aber in der Regel starke Krämpfe, wegen derer sich der Patient zusammenkrümmt, gelindert durch Absetzen von Stuhl.

Unbehagen, wobei der Patient nicht sagen kann, ob er sich übergeben muss oder Stuhlgang haben wird.

ALLGEMEIN: **Ohnmacht, Schwäche, Leeregefühl nach der Stuhlentleerung**

LOKAL: Kopfschmerzen in Verbindung mit Diarrhœ

Rektalprolaps durch Diarrhœ

STUHL: wässrig; Reiswasser; schaumig; breiig; gelb; übelriechend

SULFUR

Kolitis; Gastroenteritis; Reizkolon; Proktitis

Starker Stuhldrang jeden Morgen, weckt den Patient um 5 oder 6 Uhr.

Übelriechender Stuhl; die Familie vermeidet danach, 20 Minuten lang ins Badezimmer zu gehen.

Schmerzhafter Stuhlgang; Brennen oder Wundheit am Anus bei der Stuhlentleerung

Schlimmer: morgens; unterdrückte Ausschläge; Stehen

Nahrungsmittel: **Bier;** säurehaltige Speisen; Süßigkeiten; Milch

Beinahe immer begleitet von Juckreiz oder Brennen am Rektum

„Das Kind schläft sofort ein, wenn der dysenterische Tenesmus vorbei ist."

STUHL: **Geruch wie faule Eier;** blutig; schaumig; schleimig

VERATRUM

Gastroenteritis

Geruchlose, reichliche Reiswasserstühle, oft gleichzeitig mit heftigem Erbrechen

Schlimmer: im Herbst; während schmerzhafter Menses; Bewegung; während Frostschauern
Nahrungsmittel: Gurken; Obst

Stirn und Abdomen sind kalt während Diarrhœ.

STUHL: scharf und wundmachend; schwarz oder reines Blut

◆ Weitere wichtige Arzneimittel für Diarrhœ

ABROTANUM

Diarrhœ, besonders bei Neugeborenen, mit ausgeprägter Abmagerung

Diarrhœ und Obstipation im Wechsel

Diarrhœ lindert den Allgemeinzustand oder die rheumatischen Beschwerden.

ACONITUM

Plötzliches Einsetzen der Diarrhœ, besonders nach Kälte oder Schreck

Leibschmerzen während Stuhlgang, kann in die Brust aufwärts ausstrahlen.

STUHL: hellrotes Blut; wässrig grün; wie gehacktes Gras (*Cham.*)

GEMÜT: ruhelos und furchtsam

AETHUSA

Diarrhœ bei Säuglingen, besonders durch Milchgenuß, sogar Muttermilch

Schlimmer: Milch jeder Art; Zahnung; heißes Wetter

STUHL: wie geronnene Milch; wässrig grün oder gelb; blutig

ANTIMONIUM CRUDUM

Reizkolon; Nahrungsmittelunverträglichkeit
Diarrhœ mit Verdauungsstörungen, besonders nach Völlerei
Diarrhœ und Obstipation im Wechsel, besonders bei alten Menschen
Unfreiwilliger Stuhlgang bei älteren Patienten (*Op.*)
Schlimmer: nach dem Baden, besonders **kaltes Bad;** Überhitzung
Nahrungsmittel: **säurehaltige Speisen; Wein, besonders saurer Wein;** Schweinefleisch; Brot
STUHL: wässrig, aber mit Stuhlklumpen

ARGENTUM NITRICUM

Reizkolon; Kolitis
Diarrhœ mit Blähungen und Windabgang
Diarrhœ vor einer Verabredung, durch Aufregung oder geistige Anstrengung
Schlimmer: Wasser; unmittelbar nach dem Trinken
Linksseitenlage
Nahrungsmittel: Süßigkeiten; Speiseeis; gehaltvolle Speisen
Besser: Aufstoßen
STUHL: wässrig nachts; schleimig; wie Gras
Wird nach Windelwechsel grün.

ARNICA

Dysenterie nach Verletzung oder emotionalem Schock
STUHL: schaumig braun und fürchterlich übelriechend. Blutige Dysenterie

BAPTISIA

Gastroenteritis
Diarrhœ mit Fieber und **hochgradiger Schläfrigkeit oder Stupor**
STUHL: unglaublich stinkender, fauliger Stuhl

Bryonia

Akute Gastroenteritis

Diarrhœ mit Fieber und Schmerzen

Schlimmer: **Aufstehen morgens; Bewegung;** kalte Getränke bei warmem Wetter; warmes Wetter; im Frühling; aufrechtes Sitzen; Rückenlage; unterdrücktes Exanthem

Nahrungsmittel: **Weißkohl;** Obst

Besser: Liegen

STUHL: breiig, gelb; fauliger Geruch wie alter Käse (*Hep.*)

GEMÜT: Der Patient ist reizbar und will allein gelassen werden.

ALLGEMEIN: **durstig;** Schmerzen

Die Zunge ist weiß oder braun belegt, vor allem in der Mitte.

Camphora

Ein Hauptmittel für Cholera (tritt in westlichen Ländern selten auf)

Starke Diarrhœ mit Kollapszuständen, Kälte und Blässe

Schlimmer: heißes Wetter

STUHL: **Reiswasserstühle**

ALLGEMEIN: **kalt, aber Abneigung gegen Decken.** Schwäche und Erschöpfung

Carbo vegetabilis

Schwerer Durchfall und Kollapszustände (*Cupr.*, *Camph.*, *Ars.*)

Diarrhœ und Blähungen oder Aufstoßen (was Linderung verschafft)

Schlimmer: kalte Getränke (besonders wenn er erhitzt ist); Speiseeis; kalte Speisen; Essen; Diarrhœ bei alten Menschen; flaches Liegen

STUHL: übelriechend oder sogar faulig; hell oder wässrig; blutig

ALLGEMEIN: Mangel an Lebenswärme, aber Verlangen nach frischer Luft oder Zufächeln von Luft

Chamomilla

Akute Gastroenteritis
Diarrhœ vor allem bei Säuglingen und kleinen Kindern
Schlimmer: 9 Uhr; nach Verkühlung; Zahnung; Zorn; Rauchen
Nahrungsmittel: Rhabarber
Stuhl: **grün oder wie gehacktes Gras;** heiß; Geruch nach faulen Eiern
Bitteres Aufstoßen während Diarrhœ
Gemüt: hochgradige Reizbarkeit; Ruhelosigkeit und Weinen oder Jammern

China

Morbus Crohn; Hepatitis; Gastroenteritis; Nahrungsmittelunverträglichkeit
Diarrhœ mit Blähungen, Verdauungsstörungen und Schwäche
Schlimmer: **nur nachts;** nachmittags; Herbst; heißes Wetter; periodisch, besonders jeden zweiten Tag; **nach dem Stillen;** nach Hämorrhagie
Während anderer erschöpfender Krankheiten; AIDS
Nahrungsmittel: Fisch; Obst; Milch
Stuhl: unverdaut; milchartig

Colocynthis

Gastroenteritis; Morbus Crohn; Reizkolon
Diarrhœ mit furchtbaren Krämpfen im Abdomen und dem Drang, sich zusammenzukrümmen
Schlimmer: nach Zorn; Essen; nach dem Trinken selbst geringer Mengen
Nahrungsmittel: Obst
Besser: **Kaffee**

Croton tiglium

Gastroenteritis; Kolitis

Heftige Diarrhœ, explosionsartige Entleerung in einem einzigen Schwall

Starke Diarrhœ mit Blähungen; explosionsartige Diarrhœ

Ausgeprägtes Rumoren und Gurgeln vor dem Stuhlgang

Schwappende Empfindung im Abdomen. (*Ol-an.*)

Schlimmer: **Trinken, unmittelbar nach dem Trinken; Essen;** im Sommer; bei Säuglingen nach dem Stillen; im Wechsel mit Hautausschlägen

Besser: Schlaf; heiße Milch

Stuhl: schleimig; transparent

Dioscorea

Akute, manchmal blutige Diarrhœ mit starken Leibkrämpfen

Schlimmer: morgens; im Liegen; Reiben; Sitzen

Besser: frische Luft; Essen; Bewegung; Wein

Schwere Krämpfe, gelindert durch Zurücklehnen

Dulcamara

Gastroenteritis; Kolitis

Schlimmer: **kaltes, nasses oder wechselhaftes Wetter;** Zahnung; Stehen auf feuchtem Boden; nach Verkühlung

Im Wechsel mit Ausschlag oder Rheumatismus

Nahrungsmittel: kalte Nahrung

Stuhl: dünn oder wässrig gelb

Ferrum metallicum

Schmerzlose Diarrhœ während oder unmittelbar nach dem Essen, oft mit Erbrechen

Schlimmer: 8 Uhr; nachmittags; nachts; kalte Getränke; heißes Wetter

Bewegung; Anstrengung; Zahnung

Nahrungsmittel: Obst; Fleisch; Wasser

Stuhl: unverdaut; schwallartiger oder spritzender Stuhl

Gambogia

Gastroenteritis; Kolitis ulcerosa

Plötzliche schwallartige Stuhlentleerung (*Crot-t.*); der Patient presst lange Zeit, gefolgt von einer plötzlichen, langen, heftigen, schwallartigen Entleerung.

Erbrechen und Diarrhœ gleichzeitig (*Ars.*, *Verat.*)

Schlimmer: **bei alten Menschen;** warmes Wetter

Nahrungsmittel: Süßigkeiten; Bier

STUHL: wässrig, gelb; geronnene Milch

GEMÜT: übermäßiger Sexualtrieb bei Patienten mit chronischer Diarrhœ

Gelsemium

Reizkolon; Gastroenteritis

Schmerzlose Diarrhœ durch starke Emotionen, besonders infolge Schreck oder nervöser Anspannung

Diarrhœ mit häufiger Harnentleerung

Schlimmer: nervöse Anspannung und Furcht; Gehen

Gratiola

Diarrhœ im Wechsel mit Obstipation

Schlimmer: nach dem Mittagessen; Wasser

Besser: Essen; Aufstoßen

STUHL: gelber oder gelbgrüner, wässriger Stuhl

Kältegefühl im Abdomen während Diarrhœ

Brennen im Anus nach dem Stuhlgang

Jodum

Chronische Diarrhœ bei abgemagerten Kindern

Diarrhœ in Verbindung mit Schilddrüsenerkrankungen

Schlimmer: morgens; heißes Wetter; warme Räume

Besser: nach dem Essen; frische Luft

STUHL: schaumiger, wässriger Schleim oder unverdaute Anteile

JALAPA

Diarrhœ bei Säuglingen mit ausgeprägter Quengeligkeit und Weinen nachts.

KALIUM BICHROMICUM

Gastroenteritis; Kolitis

Diarrhœ im Sommer; häufig jeden Sommer

Schlimmer: morgens. Der Durchfall treibt den Patienten am Morgen aus dem Bett; im Wechsel mit Rheumatismus; periodisch; **jeden Sommer**

Nahrungsmittel: Bier

STUHL: schaumig braun; blutig; Schleimfäden, die mit dem Stuhl vermischt sind

LILIUM TIGRINUM

Kolitis entwickelt sich im Klimakterium.

Druck im Anus und ständiger Stuhldrang

Schlimmer: Klimakterium; Stehen

Besser: Harnentleerung

STUHL: Schleim oder sogar mit blutigem Schleim

LYCOPODIUM

Reizkolon; Kolitis; Nahrungsmittelunverträglichkeit

Blähungen, Rumoren und Gärung mit unregelmäßiger Diarrhœ

Schlimmer: 16 bis 20 Uhr; Essen; **kalte Speisen;** durch Angst oder Lampenfieber

Nahrungsmittel: **Austern;** Obst; Gebäck; Milch; Bier; Wein; Gemüse

Besser: frische Luft; kalte Anwendungen; nach dem Essen; Aufstoßen

STUHL: **anfangs geformt, wird später weich oder wässrig.**

MAGNESIUM CARBONICUM

Diarrhœ mit Krämpfen und saurem Geruch

Schlimmer: morgens; nach dem Mittagessen; bei Kindern und Säuglingen; Milch; Zahnung

STUHL: schleimig grün; wässrig mit grünlichem Schaum

MERCURIUS

Gastroenteritis; Kolitis ulcerosa

Ätzend-fressende Diarrhœ mit dem Gefühl, **niemals „fertig"** zu sein

Schlimmer: abends; nachts; **kalte Luft,** besonders ihr der Bauch ausgesetzt ist; bei Kindern

Besser: Liegen; Stehen

STUHL: schleimig grün; sauer; eitrig; übelriechend; metallischer Geruch

MERCURIUS CORROSIVUS

Gastroenteritis; Kolitis ulcerosa

Diarrhœ mit grauenhaftem, nicht nachlassendem Tenesmus und scharfem, blutigem Stuhl

Schlimmer: Bewegung; Herbst

STUHL: heiß oder brennend; reines Blut oder blutiger Schleim; abstoßender Geruch

NATRIUM MURIATICUM

Kolitis; Nahrungsmittelunverträglichkeit

Schlimmer: nur tagsüber; morgens nach dem Aufstehen; 10 Uhr; Kummer

Nahrungsmittel: Milch; stärkehaltige Speisen; Gemüse

STUHL: schleimig; albuminös; Blutspuren oder blutig nach dem Stuhlgang

ACIDUM NITRICUM

Kolitis ulcerosa und Proktitis
Schmerzhafte Kolitis mit Schwäche und Jammern
Stechen oder Schmerzen wie von Splittern im Rektum
Schlimmer: kaltes Wetter; Winter; kalte Speisen; alte Menschen
STUHL: blutig oder mit Blutspuren; scharf; abstoßender Geruch

NUX VOMICA

Reizkolon; **Morbus Crohn;** Nahrungsmittelunverträglichkeit
Krämpfe und schmerzhafte Diarrhœ, nur vorübergehend durch Stuhlentleerung gelindert
Starkes Drängen oder Tenesmus; häufig erfolgloser Drang
Schlimmer: morgens; nach Zorn; nach Stress und beruflicher Anspannung; nach Trinken; kalte oder frische Luft
Bei Säuglingen nach dem Stillen
Nahrungsmittel: kalte Speisen; Knoblauch und Zwiebeln; **übermäßiger Alkoholkonsum**
Besser: **Hitze oder warme Anwendungen auf den Bauch**
Die Krämpfe werden unmittelbar nach dem Stuhlgang gelindert, aber kehren bald wieder.
STUHL: schleimig; unbefriedigend; blutig
Kreuzschmerzen während der Bauchkrämpfe

OLEANDER

Gastroenteritis, besonders bei warmem Wetter
Dünne wässrige gelbe Diarrhœ nach Obst, besonders Orangen
Gefräßiger Appetit während Diarrhœ
Unfreiwilliger Stuhlabgang bei Blähungsabgang (*Aloe*)
STUHL: unverdaute Bestandteile

PETROLEUM

Diarrhœ mit erhöhtem Appetit und Abmagerung
Schlimmer: nur tagsüber; Fahren oder Segeln, Schiffahrten, bei Reise- bzw. Seekrankheit
Nahrungsmittel: Weißkohl; Sauerkraut; Gemüse
Besser: nach dem Essen

ACIDUM PHOSPHORICUM

Gastroenteritis; Kolitis
Schmerzlose Diarrhœ in großen Mengen mit erstaunlich wenig Schwäche
Jedoch auch manchmal große Schwäche bei Flüssigkeitsverlust
Unfreiwilliger Stuhlabgang bei Diarrhœ
Starkes Rumoren im Darm
Schlimmer: Wetterumschwung; Abkühlung; heißes Wetter
Schreck; nervöse Anspannung; Erregung; **Kummer**
Nahrungsmittel: säurehaltige Speisen; unzuträgliche Nahrung
STUHL: blutig; reiswasserartig; grauweiß; geruchlos

PULSATILLA

Gastroenteritis
Schmerzlose Diarrhœ und Verdauungsstörungen. Veränderliche Muster
Schmerzen und Tenesmen, vom Anus ausgehend, breiten sich das Sakrum entlang aus.
Schlimmer: bei Kindern; Anstrengung; Überhitzung; warme Räume; Schreck; unzuträgliche Nahrung; nach dem Essen; nachts
Nahrungsmittel: gehaltvolle Speisen; Fett; Butter; Speiseeis; Schweinefleisch; Zwiebeln; Obst
Besser: **frische Luft; kalte Anwendungen**
STUHL: **„Kein Stuhl ist wie der andere";** schleimig grün; breiig; weißlich

RHEUM

Gastroenteritis; Nahrungsmittelunverträglichkeit
Diarrhœ, besonders bei Kindern, dabei sehr saurer Geruch (Stuhl, Schweiß usw.)
Schlimmer: bei Kindern; nach dem Essen; nach dem Stillen; Zahnung; Anstrengung; bei abgemagerten Personen
STUHL: saurer Geruch

RHUS TOXICODENDRON

Diarrhœ in Verbindung mit Schmerzen und Steifheit

Schlimmer: 4 Uhr; nasskaltes Wetter; kalte Getränke; Überanstrengung; Sitzen oder Spielen auf kaltem Boden; nasse Füße

Besser: Wärme; Bewegung

STUHL: gelber, breiiger Stuhl; blutig oder mit Blutspuren

STAPHISAGRIA

Diarrhœ und Dysenterie im Sommer mit starken Krämpfen

Schlimmer: Essen schon in geringsten Mengen; Zorn oder Kränkung (*Coloc.*)

STUHL: heißer Stuhl, oft mit Geruch nach faulen Eiern

THUJA

Kolitis

Heftiger Stuhl mit Gurgeln im Darm; plötzlicher Stuhldrang

Schlimmer: morgens nach dem Frühstück; nach Impfreaktionen

Nahrungsmittel: Kaffee; Zwiebeln

STUHL: Klumpen mit schwallartiger schwarzer Flüssigkeit; gelb, wässrig

ZINCUM

Gastroenteritis; Nahrungsmittelunverträglichkeit

Der Patient erfährt eine allgemeine Linderung während der Diarrhœ

Schlimmer: morgens, treibt Patient aus dem Bett

Während Kopfschmerzen; bei Zahnung

Nahrungsmittel: Wein; Essen

Besser: Bewegung

STUHL: wässrig, gelb oder manchmal blutig

LEIBSCHMERZEN

Leibschmerzen können zahlreiche Ursachen haben, darunter u.a.: akute Infektionen, Appendizitis, Kolitis, Reizkolon, Zöliakie, Beschwerden der Gallenblase, Kolik, Laktose-Intoleranz, Endometriose und maligne Erkrankungen. Glücklicherweise lassen sich homöopathische Arzneimittel in der Regel ohne die genaue Kenntnis der Diagnose bestimmen. Meistens haben Patienten, die mit starken Leibschmerzen zur homöopathischen Behandlung kommen, bereits gründliche Untersuchungen hinter sich. Wenn dies nicht der Fall ist, müssen natürlich diese Untersuchungen vor der homöopathischen Behandlung oder gleichzeitig durchgeführt werden, gegebenenfalls durch Überweisung an einen Facharzt.

BEHANDLUNG

Die Behandlung von Leibschmerzen hängt vollkommen von der Diagnose ab. Viele Beschwerden sind am besten durch eine Umstellung der Ernährung zu behandeln, nicht durch homöopathische Behandlung. Entzündungsprozesse im Darm gehen oft mit starken Leibschmerzen einher (s.a. im Kapitel Diarrhœ). Diese Erkrankungen sollten in Zusammenarbeit mit einem Facharzt oder Internisten behandelt werden. Der Aufbau guter Beziehungen zu einem Fachärzteteam ist ein wesentlicher Teil der homöopathischen Praxis.

In den letzten Jahren haben die Untersuchungen der Darmflora und Diagnosen von Darmparasiten deutlich zugenommen. Viele Organismen, die von Laborärzten als pathologisch eingestuft werden, gelten bei konventionellen Gastroenterologen als gutartig oder trivial. Wie dem auch sei, ich habe bei diesen Patienten durch die Einnahme allopathischer Medikamente (z.B. Antibiotika) nie eine Langzeitbesserung gesehen. Eine Umstellung der Ernährung jedoch, Anti-Candida-Diät und Azidophilus-Präparate scheinen den meisten Patienten zu helfen.

Therapeutische Hinweise für Leibschmerzen

Homöopathie

- In vielen Fällen können eine Appendizitis oder Peritonitis im Frühstadium durch die homöopathische Behandlung verhindert werden. Die korrekte Strategie ist es, den Patienten unterwegs zur Ambulanz zu behandeln. Bei starker reaktiver Empfindlichkeit, fehlenden Darmgeräuschen und hartem Abdomen usw. behandeln Sie nicht ohne Rücksprache mit einem Facharzt.
- Patienten mit Gallensteinen wird oft zu einer prophylaktischen Cholezystektomie geraten. Bei älteren Menschen oder Patienten, die an entlegenen Orten wohnen, mag dies eine kluge Vorsichtsmaßnahme sein. Viele Patienten mit wiederholten Gallensteinkoliken können jedoch durch die homöopathische Behandlung vollständig geheilt werden.
- Die Steine verschwinden in der Regel erst Jahre, nachdem sich der Zustand beruhigt hat, wenn überhaupt.
- *Chamomilla* ist in beinahe allen Kolikfällen als Anfangsgabe zumindest in gewissem Maße wirkungsvoll. Man kann viel zu leicht in eine Überverschreibung dieses Arzneimittels verfallen, anstatt die dahinterliegende Ursache zu ermitteln – zu viel Stillen, unvollständiges Aufstoßen oder emotionale Belastung der Mutter usw. Viele Eltern sind durch die rasche Wirkung von *Chamomilla* sehr beeindruckt. Das kann dazu führen, dass sie das Mittel häufig wiederholen – so häufig, dass sie Prüfungssymptome erzeugen (die dann nur langsam nachlassen).

- In Kolitisfällen ohne Peritonitis oder Hämorrhagie in der Anamnese können wir mittlere Potenzen – C200 oder 1M – verwenden. Wenn der Patient gleichzeitig allopathische Medikamente einnimmt, kann eine tägliche Dosis C6 oder C12 die Antidotwirkung vermeiden helfen.
- In Fällen mit ernsteren Komplikationen bei Entzündungsprozessen im Darm sollten wir mit den Potenzen vorsichtiger sein – C6 bis C12 täglich, C30 wöchentlich oder Q-Potenzen.

NATURHEILKUNDE

- Nicht jeder melanotische Stuhl indiziert eine gastrointestinale Blutung. Fragen Sie den Patienten, ob er Bismutpräparate oder Eisenpräparate eingenommen oder Rote Beete gegessen hat, bevor Sie in Panik geraten.
- Die Ernährung spielt offensichtlich vielfach bei Leibschmerzen eine große Rolle. Darmkrämpfe aus ungeklärter Ursache können oft ein Ergebnis von unverträglichen Nahrungsmitteln sein. Eine Eliminationsdiät bzw. Trennkost-Diät kann dieses Problem unter Umständen lösen. Nach der homöopathischen Behandlung verschwinden oft viele der empfindlichen Reaktionen.
- Bei Kolon irritabile kann eine faserreiche Diät und ein Zusatz von Verdauungsenzymen hilfreich sein.
- Bei Kolitis ist L-Glutamin (500 mg. 2 x tägl.) indiziert. Weitere hilfreiche Nahrungsmittelzusätze sind u.a.: Leinöl (1 Teelöffel 2 x tägl.); Azidophilus (1 Teelöffel tägl.); Seetang (1000 mg. tägl.); Zink (50 mg tägl.); Taurin (500 mg 2 x tägl.).
- Unbehagen im Abdomen und „Verdauungsstörungen" sind oft einfach eine Reaktion auf übermäßige Nahrungsaufnahme oder zu schnelles Essen.

ALLOPATHIE

- Es ist unklug, Leibschmerzen am Telefon bzw. ohne Untersuchung des Patienten zu behandeln.
- Bei neuerlichen oder akuten Leibschmerzen ohne dünnen Stuhl oder Diarrhœ ist eine dringende Untersuchung erforderlich.

- Gelegentlich können allopathische Untersuchungen die Wirkung der homöopathischen Behandlung aufheben und sollten daher vor der Arzneimittelgabe abgeschlossen sein. Dazu gehören Prozeduren, bei denen eine leichte Anästhesie erforderlich ist (wie etwa Koloskopie), magnetische Resonanzdarstellung und sogar Ultraschalluntersuchung bei sehr empfindlichen Patienten.
- Bei Patienten mit Kolitis ist es in der Regel notwendig, parallel allopathische Medikamente zu geben.

HIERARCHIE ALLOPATHISCHER MEDIKAMENTE

- Entzündungsprozesse im Darm
  1) Gelegentliche Einnahme von Lomotil oder Imodium
  2) Asacol (Mesalamin)
  3) Sulfasalizin
  4) Kortisoneinläufe
  5) Systemische Kortisone
  6) 6-Mercaptopurin

- Kolon irritabile
  1) Ballaststoffe (Metamucil usw.)
  2) Anticholinergika
  3) Benzodiazepine, Diazepam-Abkömmlinge

- Laktoseintoleranz

  Die Einnahme von laktasehaltiger Milch oder Zusätzen stört die homöopathische Behandlung nicht.

REPERTORIUM

Hauptrubriken für Leibschmerzen

Die Mehrzahl der passenden Rubriken finden sich im Kapitel **„Abdomen, Schmerzen"**. Dies ist ein kurzer Abschnitt und bedarf keiner Zusammenfassung.

Weitere wichtige Rubriken für Leibschmerzen

Abdomen, Einschnürung
Abdomen, Empfindlichkeit
Abdomen, Entzündung (Leber, Gallenblase, Pankreas usw.)
Abdomen, Kleidung, verschlimmert
Abdomen, Kontraktion

Für Erkrankungen der Gallenblase

Abdomen, Entzündung, Gallenblase
Abdomen, Schmerzen, Leber, Kolik, Gallenblase

Für Appendixschmerzen

Abdomen, Entzündung, Appendizitis
Abdomen, Schmerzen, Ileozökalgegend

ARZNEIMITTEL

◆ Hauptmittel für Leibschmerzen

ARSENICUM

Kolitis; Peritonitis; Morbus Crohn; Hepatitis
Besonders **bei brennenden Schmerzen und wundmachender Diarrhœ**
Anfälle mit Schmerzen, Ruhelosigkeit, intensiven Frostschauern und Angst

Schlimmer: **nachts, besonders 24 bis 1 Uhr; Kälte;** Speiseeis; Kaffee; Gähnen; mit Erbrechen oder Diarrhœ oder beidem; Rückenlage.; periodische Schmerzen

Besser: **Hitze;** Milchgenuß

BELLADONNA

Kolik durch Steine; Krämpfe das transversale Kolon entlang; Appendizitis

Stechend-scharfe Krämpfe oder fürchterliche Schmerzen, die **plötzlich kommen und gehen**

Schlimmer: **Erschütterung;** Bewegung; Liegen auf der schmerzhaften Seite; Atmen

Besser: Vornüberbeugen oder manchmal Zurückbiegen; **Bauchlage;** Blähungsabgang

Fester steter Druck, durchdringender Druck allerdings verschlimmert.

Manchmal kann man die Bewegung das ganze quer verlaufende Kolon entlang sehen.

BRYONIA

Appendizitis; Peritonitis; Cholezystitis; Hepatitis

Wundheitsschmerzen oder Stiche im Abdomen

Der Patient liegt völlig ruhig da, fürchtet die geringste Bewegung.

Das häufigste Arzneimittel für **akute Appendizitis**

Schlimmer: **Bewegung;** Husten; tiefes Einatmen; **Erschütterung;** Muskelanstrengung; sich anstrengen, um Stuhl zu entleeren; Obstipation; vor Diarrhœ; Weißkohl

Besser: Liegen auf der schmerzhaften Seite; Beugen der Gliedmaßen

Chamomilla

Akute Enteritis; **Säuglingskolik bei Neugeborenen;** Gallensteine

Hauptmittel zur Behandlung von Kolik, **wenn das Kind ruhelos ist, wütend schreit, sich nach hinten durchbiegt und rot im Gesicht wird**

Schlimmer: 9 Uhr; 9 bis 10 Uhr; **nachts;** während Diarrhœ; Essen; Kaffee; **Zorn; Schmerzen verhindern Harnentleerung;** beim Versuch, Harn zu entleeren

Besser: Wärme

Schmerzen bei akuter Diarrhœ mit grünem Stuhl wie gehackter Spinat

Chelidonium

Besonders für **Gallenkolik;** Gastroenteritis; Hepatitis

Tiefe Kolik oder Stiche im rechten oberen Quadranten

Einschnürende Schmerzen quer durch das Abdomen – wie von einer Schnur

Schlimmer: Druck; nach Fett

Besser: Essen; **warme Speisen oder Getränke; warme Milch;** nach dem Stuhlgang

GEMÜT: Schmerzen in Verbindung mit oder verursacht durch Reizbarkeit

AUSBREITUNG: Schmerzen um die Nabelgegend, die sich über das ganze Abdomen ausbreiten

Die Schmerzen strahlen zur rechten Schulter oder dem rechten Schulterblatt aus.

Colocynthis

Akute Enteritis; Kolik; Gallensteine

Einschnürung; Kontraktion; Schmerzen wie von Zugreifen im Abdomen – oft beschrieben, als würde der Darm zwischen Steinen zerquetscht

Ruhelosigkeit oder unterdrückte Ruhelosigkeit bei Schmerzen

Schlägt um sich bei Schmerzen; besser durch schlagende, rollende Bewegungen

Schlimmer: 6 Uhr; mittags oder nachmittags

Zorn oder Entrüstung

Essen; Kartoffeln; Obst; Trinken

Während Diarrhœ; eingeklemmte Blähungen

Während akuter Obstipation; Übelkeit bei den Schmerzen

Besser: **Zusammenkrümmen; Hitze; Druck; Kaffee** oder Tabak

Nach dem Stuhlgang oder Blähungsabgang; Bauchlage; vornübergebeugtes Gehen

Beugen der Glieder; **Bewegung** oder Anstrengung

GEMÜT: höfliche Personen, die durch Grobheit oder Verärgerung tief gekränkt sind

AUSBREITUNG: zum Rektum; zum Kreuzbereich

LYCOPODIUM

Schmerzen besonders im rechten oberen Quadranten: in der Leber oder der Gallenblase

Kolitis; **Kolon irritabile**; Hernie; Nierenkolik

Blähungen, Auftreibung und Gurgeln mit Leibschmerzen

Schlimmer: morgens; **16 bis 20 Uhr;** Rechtsseitenlage; gekrümmtes Sitzen; enge Kleidung; Erschütterung; Einatmen; **Essen bis zur Sättigung**

Nicht gebessert durch Flatus oder Aufstoßen

Besser: Blähungsabgang, manchmal nur für kurze Zeit; **warme Getränke**

GEMÜT: Nervöse Anspannung bei Herausforderung löst Schmerzen aus.

AUSDEHNUNG: von rechts nach links; in die Leisten oder Waden

NUX VOMICA

Kolik; Gallensteine; **Morbus Crohn;** Kolitis ulcerosa; Nierenkolik; **Hernie;** akute Gastroenteritis

Krämpfe und Kolik, generell mit schwieriger Stuhlentleerung – selbst bei dünnem Stuhl

Schwankt zwischen dem Bedürfnis, Gifte auszuscheiden und instinktivem Festzuhalten.

Schlimmer: morgens im Bett; **Zorn oder Erregung;** geistige Anstrengung; enge Kleidung; **Abkühlung;** Essen; Bewegung; Druck; Erschütterung; **Gewürze, Kaffee oder Alkohol**; unterdrückte Hämorrhoiden; vor dem Stuhlgang; **Tenesmus**

Besser: **warme Anwendungen, Speisen oder Getränke; nach dem Stuhlgang**

GEMÜT: überempfindlich, reizbar und Übelkeit mit Krampfschmerzen

◆ Weitere wichtige Arzneimittel für Leibschmerzen

ACONITUM

Akute Gastroenteritis; Appendizitis

Krankheit durch Kälteeinwirkung oder nach Schreck oder Schock

Schlimmer: Erschütterung; Niesen; Stuhlgang

Besser: warme Getränke; Blähungsabgang

Schmerzen strahlen in die Brust oder sogar zur Schulter aus, besonders während der Stuhlentleerung.

ALOE

Akute Enteritis; Kolitis; chronisches Reizkolon; Hepatitis

Obstipation und Diarrhœ im Wechsel; schmerzhafte Obstipation

Kein Stuhlgang trotz Pressen, dann möglicherweise **unfreiwilliger Stuhlabgang**

Schlimmer: Druck; Leberschmerzen beim Vornüberbeugen

Besser: nach dem Stuhlgang; Darmschmerzen durch Vornüberbeugen

ARGENTUM NITRICUM

Leibschmerzen mit intensiven und **geräuschvollen Blähungen**

Schlimmer: Mitternacht; vor dem Stuhlgang; **Süßigkeiten;** tiefes Atmen; enge Kleidung; Gehen oder Stehen; Angst

Besser: Druck; nach Erbrechen

CALCAREA PHOSPHORICA

Bauchschmerzen besonders bei Schulkindern durch emotionale Anspannung

Leberschmerzen durch Verkühlung

Schlimmer: 15 Uhr (d.h. am Ende des Schultages); **kalte Getränke; kalte Speisen;** bei jedem Versuch zu essen; langes Sitzen

Besser: nach dem Stuhlgang oder Blähungsabgang

AUSBREITUNG: vom rechten Hypochondrium zum Rücken

CARDUUS MARIANUS

Besonders nützlich bei Gallenkolik; Hepatitis

Schlimmer: **Linksseitenlage;** Bewegung, besonders plötzliche Bewegung; Bücken; Berührung und Druck auf das Abdomen

Besser: Rechtsseitenlage; Druck auf die rechte Seite; tiefes Einatmen

Stuhl in harten Kugeln oder weiß und wie Lehm

CHINA

Gallenkolik; Kolitis; Nahrungsmittelallergie

Die Schmerzen treten beinahe immer in Verbindung mit Auftreibung und Flatus auf.

Periodische Anfälle unerklärlicher Kolik bei jungen Mädchen im Teeanageralter

Vergrößerte Milz und Leber

Schlimmer: während Frostschauer; während Diarrhœ; Kleidung; **Berührung;** Essen; Obst; Trinken; **nicht gebessert durch Flatus;** periodisch; Gehen; postoperativer Ileus und Krämpfe, nicht gebessert durch Blähungsabgang

Besser: Vornüberbeugen; fester Druck

Langzeitfolgen nach Cholezystektomie (*Sulf.*)

CINA

Neugeborenenkolik; Darmkrämpfe

Schmerzen in der Nabelgegend mit unerträglichem Jammern oder Reizbarkeit

Schlimmer: Würmer, besonders Madenwürmer

Besser: wenn das Kind mit dem Gesicht nach unten über der Schulter getragen wird.

COCCULUS

Darmkrämpfe; Endometriose; Hepatitis

Schmerzen, als würde der Darm zwischen scharfen Steinen gequetscht (*Coloc.*)

Schlimmer: Fahren; Einatmen; Zusammenkrümmen; Erschütterung

Leberschmerzen nach Zorn

COLCHICUM

Leibschmerzen und **ungeheure Auftreibung und eingeklemmte Blähungen**

Schlimmer: nach dem Essen; beim Versuch, die Beine auszustrecken; Eier

Besser: Zusammenkrümmen; nach dem Stuhlgang

CUPRUM

Enteritis; Leibkrämpfe

Plötzliche und heftige Darmkrämpfe

Rezidivierende oder periodische Krampfschübe, oft mit Rucken oder Krämpfen in den Waden, im Gesäß oder den Fingern

Besser: Druck; Bauchlage; periodische Schübe

AUSBREITUNG: in die Brust hinein

DIOSCOREA

Schwere Gastroenteritis; Kolitis; Kolik

Wandernde Schmerzen; Schmerzen verlagern sich plötzlich.

Schlimmer: **Zusammenkrümmen;** Gehen; durch Diarrhœ

Besser: **Strecken oder Zurücklehnen;** ausgestrecktes Liegen; Bewegung; Gehen; Reiben

Die Schmerzen breiten sich zu den Extremitäten oder zur Brust oder zu den Brustwarzen aus.

IRIS VERSICOLOR

Enteritis; Gallensteine; abdominale Neuralgie oder Gürtelrose

Das Brennen breitet sich durch den ganzen Verdauungstrakt aus.

Schlimmer: nachts; Berührung; Bewegung

Besser: Zusammenkrümmen; Blähungsabgang

KALIUM CARBONICUM

Gallensteine; Hepatitis

Stechende Leibschmerzen

Schlimmer: nachts, besonders 2 bis 3 Uhr; Berührung; Bewegung

Besser: Zusammenkrümmen; aufrechtes Sitzen

MAGNESIA MURIATICA

Gallensteine; Hepatitis; Enteritis

Schlimmer: Rechtsseitenlage oder Linksseitenlage (bevorzugt gewöhnlich diese Seite); Obst; Berührung

Besser: Essen; Druck; Rückenlage oder manchmal Rechtsseitenlage

MAGNESIA PHOSPHORICA

Leibkrämpfe und Kolik ähnlich wie *Colocynthis*

Besser: **Hitze** (verlangt vielleicht sogar nach kochendheißen Anwendungen wie einem Ziegelstein aus dem Feuer); **Druck;** Zusammenkrümmen; heiße Getränke

MERCURIUS

Kolitis ulcerosa; Darmentzündung; akute Enteritis
Schlimmer: **nachts;** Rechtsseitenlage; Berührung; Gehen
Diarrhœ mit der Empfindung, nie fertig zu werden

MERCURIUS CORROSIVUS

Kolitis ulcerosa; Enteritis
Akute und chronisch Darmentzündung
Ungeheure brennende Schmerzen mit Diarrhœ und Hämorrhoiden
Tenesmus und unerträglich anstrengendes Pressen

NATRIUM SULFURICUM

Kolitis; **ulzeröse Proktitis;** Gallensteine; Hepatitis
Eines der Hauptmittel bei Rektumkarzinom
Schlimmer: morgens nach dem Aufstehen; feuchte Witterung; Erschütterung; Gehen
Schmerzen mit plötzlichem Stuhldrang; tiefe Atemzüge
Besser: Blähungsabgang; Rechtsseitenlage; nach dem Stuhlgang; Druck oder Kneten des Bauches
Plötzlicher schmerzhafter Stuhldrang bei Diarrhœ, besonders morgens

ACIDUM NITRICUM

Kolitis ulcerosa; Morbus Crohn; Reizkolon; Hepatitis
Einess der Hauptmittel bei malignen Erkrankungen im Kolon
Brennen oder splitterartige Schmerzen
Schmerzen beginnen vor dem Stuhlgang und halten noch lange danach an.
Schlimmer: nachts; Zorn und Groll; Druck; Bewegung
GEMÜT: große Angst oder bitterer Zorn

PHOSPHORUS

Kolitis; Hepatitis; akute Gastroenteritis
Akute Entzündung von Darm oder Leber
Schlimmer: abends; Verkühlung; Essen; Berührung
Liegen, besonders Linksseitenlage
Besser: Bauchlage oder Rechtsseitenlage; Reiben
AUSBREITUNG: zum Perineum

PLUMBUM

Bauchkolik; Bleivergiftung
Eingezogener oder kahnförmiger Bauch
Ziehende Empfindung im Abdomen, besonders im Nabelbereich
Schlimmer: Verkühlung; Essen; Obstipation
Besser: fester Druck; Reiben; Strecken; nach dem Stuhlgang
Der Patient leidet beinahe immer an schwerer Obstipation.
Die Schmerzen strahlen in alle Körperteile aus.

PODOPHYLLUM

Kolitis; akute Enteritis; Hepatitis
Schmerzhafte Diarrhœ
Schlimmer: 4 Uhr morgens; Trinken; vor dem Stuhlgang; während Diarrhœ; nach dem Stuhlgang
Besser: Druck; Reiben; Hitze; Beugen der Gliedmaßen

RAPHANUS

Bauchkolik, besonders durch eingeklemmte Blähungen
Postoperativer Ileus; unser bestes Arzneimittel, um den Darm wieder in Gang zu bringen und die Kolik zu lindern (*Chin.*, *Nux-v.*, *Stann.*)

SEPIA

Endometriose; Hepatitis; Gallensteine
Gefühl von Herabdrängen oder allgemeines Leeregefühl
Schlimmer: 9 Uhr; Sitzen
Besser: abends; Beugen der Gliedmaßen; Blähungsabgang
AUSBREITUNG: **abwärts**

STAPHISAGRIA

Kolitis; Entzündungsprozesse im Darm

Schlimmer: **nach Zorn oder Empörung;** Essen oder Trinken; nach operativen Eingriffen

Besser: Zusammenkrümmen

STANNUM

Leeregefühl oder als sei ein Loch im Abdomen

Ei8ngeklemmte Blähungen mit langsam zunehmender Kolik (postoperativ)

Schlimmer: Essen; die Schmerzen kommen und gehen langsam, oft mit dem Verlauf der Sonne.

Besser: Zusammenkrümmen; Bauchlage; Druck; die Kolik wird gebessert, wenn das Kind über der Schulter getragen wird (*Cina*).

AUSBREITUNG: zum Magen bei Druck am Nabel

SULFUR

Kolitis; Reizkolon; akute Enteritis; Hepatitis; Gallensteine

Schmerzhafte Krämpfe mit starkem Stuhldrang und übelriechender Diarrhœ

Schlimmer: 11 Uhr; Zugluft; Essen; Bewegung; Stuhlgang; Stehen; Druck; tiefes Einatmen

Besser: Leibesübungen und Bewegung

AUSBREITUNG: zum Rektum

LEBERBESCHWERDEN

In diesem Kapitel werden akute und chronische Krankheiten der Leber selbst besprochen. Natürlich sind viele der Arzneimittel und Symptome bei Beschwerden der Gallenblase und der Leber identisch. Gallenkolik wird in dem Kapitel „Leibschmerzen" berücksichtigt. Akute Hepatitis, chronische Leberschwäche und sogar Leberzirrhose gelten wesensmäßig einem Spektrum zugehörig, bei dem ähnliche Arzneimittel oft in allen Stadien anwendbar sind.

In der Homöopathie wird eine Leberschwäche durch Symptomenmuster erkannt. Wir suchen nach einem Netz von koexistierenden Symptomen, die uns über Leberschwäche informieren. Selbst wenn keine offene Leberkrankheit vorliegt, können wir aus der Existenz bestimmter Symptome ableiten, dass eine Leberschwäche besteht. Zu diesen Symptomen gehören:

◆ GEMÜT

Angst und emotionale Unsicherheit; Feigheit
Abneigung gegen Aggression; Unfähigkeit, sich Konflikten zu stellen
Reizbarkeit, Geistestrübung, Trägheit am Morgen

◆ ALLGEMEINES

Energiemangel; plötzlicher Energieabfall
Rechtsseitige Symptome
Gelüste auf Süßigkeiten und Alkohol
Unverträglichkeit von Fett
Nicht ausgeruht nach dem Schlaf; Verschlimmerung morgens

◆ KOPF

Kopfschmerzen morgens, besonders im rechten Stirnbereich
Kopfschmerzen in Verbindung mit Übelkeit oder Verdauungsstörungen
Gelbe Skleren
Verstopfte Nase und volle Schleimhäute
Bitterer Geschmack im Mund

◆ MAGENDARMTRAKT

Flatus, Aufstoßen, Verdauungsstörungen, Reflux, Sodbrennen
Blähungen und Auftreibung
Obstipation, oft im Wechsel mit Diarrhœ
Schmerzen oder Wundheitsgefühl im rechten oberen Bauchquadranten

◆ EXTREMITÄTEN

Rechtsseitige Schulterschmerzen und Bursitis
Schmerzen im linken Schulterblatt

◆ HAUT

Gelbsucht
Juckreiz ohne Ausschlag
Ausschläge aller Art, besonders feuchte Ausschläge

Wenn dieser Komplex bei einem Patienten vorliegt, werden wir oft das korrekte Konstitutionsmittel unter den bekannten Lebermitteln finden. Natürlich kann beinahe jedes Konstitutionsmittel eine Leberstörung heilen, wenn es durch tiefere Symptome des Falles indiziert ist. Die unten aufgeführten Arzneimittel mit ihren charakteristischen Symptomen sollten nur als Hinweise auf das Simillimum verwendet werden.

BEHANDLUNG

Akute Hepatitis kommt in der homöopathischen Praxis selten vor. Die meisten Patienten mit Hepatitis A wissen, dass die Krankheit spontan heilt und kommen daher nicht zur Behandlung. Die ernsteren Hepatitisformen – Hepatitis B und C – verlaufen beinahe immer chronisch, wenn der Patient zur homöopathische Behandlung kommt. Mit homöopathischen Arzneimittel lassen sich bei solchen Patienten dramatische Wirkungen erzielen und die Leberentzündung aufheben oder stark einschränken. Es handelt sich fast immer um eine Konstitutionsbehandlung, allerdings werden wir den Haupt-Lebermitteln besondere Aufmerksamkeit schenken. Toxische Hepatitisformen durch Alkohol, Chemikalien und Medikamente können ebenfalls gut auf homöopathische Behandlung reagieren. Zirrhose ist eine sehr schwere Erkrankung, und wir sollten nicht behaupten, einen solchen Zustand heilen zu können, doch lässt sich durch die homöopathische Behandlung eine wesentliche Besserung der allgemeinen Gesundheit und Funktionen des Patienten erzielen. Wenn es Anzeichen für eine fortgeschrittene Zirrhose gibt – Ösophagusvarizen, verzögerte Gerinnung von Blutungen, Anorexie und Gewichtverlust usw. – ist es unklug, eine Behandlung des Falles ohne Rücksprache mit einem Leberspezialisten zu versuchen.

Therapeutische Hinweise für Leberbeschwerden

Homöopathie

- In chronischen Hepatitisfällen geben wir das Konstitutionsmittel in mittlerer bis hoher Potenz (C200 bis 10 M) je nach Klarheit des Falles und relativer Vitalität des Patienten.
- Bei Zirrhose müssen wir mit unseren Potenzen vorsichtiger sein. Am besten beginnt man mit einer Potenz nicht höher als C200. Wenn schwere Hämorrhagien, Stoffwechselstörungen oder Ösophagusvarizen in der Anamnese vorkommen, sollten wir mit noch niedrigeren Potenzen

beginnen (C6 oder C12 täglich oder einer Einzeldosis C30). Stattdessen ist auch eine Behandlung mit Q-Potenzen möglich.

NATURHEILKUNDE

- Außer der Behandlung mit Arzneimitteln ist es gut, eine Umstellung der Ernährung zu empfehlen. Anstatt den Patienten zu sagen, dass sie lediglich den Fett-, Zucker- und Alkoholkonsum einschränken sollen, ist es oft produktiver, eine Ergänzung von 5 bis 6 Portionen Obst, Wassermelone, Radieschen, Blattsalat und Gemüse täglich zu empfehlen.
- Der Patient sollte auch die Flüssigkeitszufuhr steigern, Koffein ausschalten und eine sanfte Fastenkur in Betracht ziehen (drei Tage lang gedämpftes oder rohes Gemüse und Obst).
- Wenn eine beträchtliche Leberschwäche vorliegt, hat es eine wohltuende Wirkung, wenn der Patient die Mahlzeiten beendet, noch während der Hunger nicht ganz gestillt ist.
- Ergänzende Lebensmittel zur Unterstützung von Patienten mit Leberschwäche sind u.a.: Mariendistelextrakt (200 mg 3 x tägl.); Lezithin (1 Teelöffel tägl.); Leinöl (1 Teelöffel tägl.); Koenzym Q10 (60 mg tägl.).

ALLOPATHIE

- Die Hauptsäule der allopathischen Behandlung ist Interferon. Es ist schwierig, die Wirkung der homöopathischen Behandlung bei Patienten einzuschätzen, die dieses Medikament nehmen, weil es häufig eine Antidotwirkung hat. Es ist besser den Patienten die Interferonbehandlung zu Ende führen zu lassen, bevor man mit der homöopathischen Behandlung beginnt (es sei denn, es besteht eine starke akute Entzündung).
- Wenn man einen Hepatitispatienten parallel zur Interferoneinnahme behandeln muss, ist es am besten, eine C30 12 bis 24 Stunden nach jeder der drei-wöchentlichen Injektionen zu wiederholen.
- Obgleich wir Labortests selten als Hinweise auf die Wirkung des homöopathischen Arzneimittels nehmen, müssen wir bei chronischer Hepatitis doch aufmerksam auf die Spiegel des Serumleberenzyme achten. Bilirubin, Alkalinphosphatase und Transaminase-Spiegel sollten über

einen Zeitraum von ein bis zwei Monaten alle allmählich auf Normalwerte kommen.

- Mit einem Arzneimittel, das die Enzymspiegel nicht senkt, bin ich nicht zufrieden – es sei denn, der Patient fühlt sich in seiner Energie und im emotionalen Zustand deutlich gebessert.

REPERTORIUM

Zusätzlich zu den Symptomen, die in der Einleitung erwähnt wurden, gibt es viele spezifische Rubriken, die uns bei der Auffindung des Simillimums helfen. Dazu gehören:

Hauptrubriken für Leberbeschwerden

Abdomen, Entzündung, Leber
Abdomen, Leber, Beschwerden der
Abdomen, Schmerzen, Leber (folgt auf „Leistengegend")
Augen, Gelbfärbung
Haut, Verfärbung, gelb

Weitere wichtige Rubriken für Leberbeschwerden

Schwindel, Leberkrankheit
Kopfschmerzen, Leberstörungen
Hals, Varizen
Magen, Erbrechen, Liegen, Seite, Rechtsseitenlage, Leberbeschwerden, bei
Abdomen, Abszess, Leber
Abdomen, Atrophie, Leber
Abdomen, Hydrops, Aszites
Abdomen, Schwellungsgefühl, Leber
Abdomen, Schweregefühl, Leber
Abdomen, Venen, erweitert
Abdomen, Verfettung, Leber
Abdomen, Vergrößerung, Leber
Abdomen, Verhärtung, Leber
Abdomen, Völlegefühl, Leber
Abdomen, Zirrhose
Rektum, Diarrhœ, Gelbsucht, während
Rektum, Obstipation, Pfortaderstauung, durch

Stuhl, weiß (auch weiß, milchig)
Harn, Galle, enthält
Atmung, behindert, Schmerzen, Leber
Atmung, schwierig, Stiche in der Leber, durch
Extremitäten, Verfärbung, Handfläche, rot
Schlaf, Schläfrigkeit, Leberbeschwerden, mit
Schlaf, Schlaflosigkeit, Leberbeschwerden, während
Fieber, Wechselfieber, vergrößerter Leber, mit
Haut, Juckreiz, Gelbsucht, mit
Allgemeines, Hydrops, Leberkrankheit, durch
Allgemeines, Plethora, Pfortaderstauung, durch
Allgemeines, Puls, langsam, Leberkrankheit
Allgemeines, Tabak, Abneigung, Rauchen (seiner gewohnten Zigarre)

ARZNEIMITTEL

◆ Hauptmittel für Leberbeschwerden

CHELIDONIUM

Jede Form von Leber- oder Gallenblasenerkrankung mit starken Schmerzen

Schmerzen im rechten oberen Quadranten, die in das rechte Schulterblatt ausstrahlen (oder in die Schulter, oder seltener noch in das linke Schulterblatt)

SCHMERZEN: einschnürende oder krampfartige Schmerzen
Schlimmer: 4 Uhr (bis 9 Uhr); abends; Fette; Entrüstung
Besser: **warme Getränke;** Hitze; Essen; Linksseitenlage mit hochgezogenen Beinen

ALLGEMEIN: häufig ausgeprägte Gelbsucht
Neugeborenenikterus
Gelüste: warme Getränke; warme Milch

LOKAL: Zunge ist gelb und weist Zahnabdrücken auf.
Starker Juckreiz bei Gelbsucht (*Dol.*)

LEBER: vergrößert, hart, schmerzhaft. Vertikal vergrößert. Zirrhose

GEMÜT: Der Patient ist beinahe immer gereizt während der Beschwerden. Herrisch

Lycopodium

Leberkrankheit mit Verdauungsstörungen, Blähungen und Flatus

SCHMERZEN: Wundheitsschmerz; Empfindung wie von einem Schlag in den rechten oberen Quadranten. Die Schmerzen breiten sich oft bis zum Rücken hindurch aus.

Schlimmer: 16 Uhr; Kleidung; Berührung; aufrechtes Stehen; sich Strecken; nach Essen über den Hunger hinaus

Besser: warme Getränke; Blähungsabgang

ALLGEMEIN: Müdigkeit nach dem Mittagessen

Friert, aber hat Verlangen nach kühler oder frischer Luft.

Gelbsucht in Verbindung mit starken Blähungen

Schlimmer: 16 bis 20 Uhr; Fasten bzw. Überhungerung

Gelüste: Süßigkeiten

LOKAL: Falten oder tiefe Furchen im Gesicht

Lautes Rumoren und Gurgeln im Abdomen

Blähungen, nachdem man nur ein oder zwei Bissen gegessen hat

Der Patient erträgt keine enge Kleidung.

Obstipation; Obstipation im Wechsel mit Diarrhœ

Harter Stuhl, gefolgt von weichem oder flüssigem Stuhl

LEBER: **vergrößerte Leber;** auch Atrophie oder Leberzirrhose; Aszites; Druck, Engegefühl, Empfindlichkeit über der Leber

GEMÜT: Angst, besonders um die Gesundheit und berufliche Dinge. Herrisch oder autoritär. Extrem empfindlich oder schüchtern

Magnesia muriatica

Leberschwäche, Hepatitis mit Mattigkeit und Depressionen

Chronische oder akute Hepatitis. Lang schwelende Leberkrankheit

Hepatitis bei Kindern

SCHMERZEN: drückende Schmerzen oder Schweregefühl in der Leber

Die Leberschmerzen breiten sich zum Rücken aus.

Schlimmer: Sprechen; Berührung

ALLGEMEIN: Patient ist morgens beim Erwachen benommen und nicht ausgeruht

Gelüste: Obst; Gemüse; Salate

Schlimmer: Milch, Fett

Kann während akuter Entzündung nicht auf der linken Seite liegen.

Bevorzugt Linksseitenlage während chronischer Beschwerden.

LEBER: vergrößerte Leber; **harte Leber;** Zirrhose und Aszites

GEMÜT: übertrieben heiter und gefällig. Säuerlich, matt und niedergeschlagen

Leberkrankheit nach Scheidung der Eltern

NATRIUM SULFURICUM

Akute und chronische Hepatitis mit starker Übelkeit und galligen Kopfschmerzen

Chronische oder akute Hepatitis. Sklerosierende Cholangitis bei Patienten mit Darmentzündung

SCHMERZEN: Stechen, Bersten oder Wundheitsschmerzen in der Lebergegend

Schlimmer: Linksseitenlage; tiefer Atemzug verursacht einen Stich oder eine Empfindung, als würde die Leber aufplatzen; Auftreten oder Erschütterung; enge Kleidung

Besser: Reiben des Bauches oder fester Druck auf das Abdomen

ALLGEMEIN: **Ikterus, besonders in Verbindung mit Diarrhœ**

Neugeborenenikterus

Schlimmer: 4 bis 5 Uhr; **feuchtes Wetter;** nach Kummer, Enttäuschung, Verärgerung

LOKAL: Kopfschmerzen mit Erbrechen von Galle

Bitterer Geschmack im Mund. Geschmack nach Galle im Mund

Die Zunge ist grünlich belegt oder schmutzig.

Asthma und Hepatitis als Begleitsymptome

Chronische Diarrhœ mit Leberkrankheit

LEBER: vergrößert oder geschwollen; Zirrhose

GEMÜT: Depressionen, sogar Suizidgedanken. Beschwerden nach Kummer

Nux vomica

Leberkrankheit mit Mattigkeit, Verdauungsstörungen und psychischer Belastung

Schmerzen: Wundheitsschmerzen oder Stechen, oft mit Ausbreitung in die rechte Schulter

Schlimmer: Alkohol; Zorn; Völlerei; Erschütterung; enge Kleidung; Berührung; Lärm

Besser: Hitze; Zudecken

Allgemein: Überempfindlich gegen alle Reize

Schlimmer: Abkühlung; Schlafverlust

Zorn oder Demütigung

Frustration und Fehlschläge

Toxische Substanzen oder Drogen bzw. Medikamente

Fette, Alkohol, Gewürze

Besser: Hitze und warmes Wetter

Abneigung: gegen seinen gewohnten Tabakgenuß

Verdauungsstörungen, Krämpfe oder Rückflußstauung bei Leberkrankheit

Lokal: Diarrhœ im Wechsel mit Obstipation mit Ikterus

Obstipation durch Pfortaderstauung

Leber: Völlegefühl in der Leber; muss die Kleidung lockern; Vergrößerung; **Alkoholleber;** chronische Hepatitis; Cholangitis; Zirrhose

Gemüt: Leberkrankheit nach Fehlschlägen, Zorn, Erschöpfung; Reizbarkeit bei Leberkrankheit; erregt und angespannt

Phosphorus

Besonders akute Hepatitis mit viel Erbrechen und grauem, blassem Stuhl

Hepatitis durch toxische Substanzen und Lösungsmittel; Leberkrankheit nach Vollnarkose

Schmerzen: Wundheitsschmerzen über der ganzen Leber

Schlimmer: Druck; Alkohol

Besser: **Reiben;** kalte Getränke

ALLGEMEIN: Neigung zu blauen Flecken wie nach Prellung oder Zahnfleischbluten bei Hepatitis

Gelüste: salzige Nahrung; kalte Speisen; kalte Getränke; Speiseeis

Ikterus, oft mit Verwirrung und großer Angst

LOKAL: **Erbricht Flüssigkeit, sobald sie im Magen warm wird.** Der Stuhl ist gelb oder blass.

LEBER: Vergrößerte oder entzündete Leber; Leberverfettung; **Leberatrophie;** chronische Hepatitis; Zirrhose

GEMÜT: Angst und beständiges Verlangen nach Gesellschaft Geistestrübung, ist geistig weggetreten.

SULFUR

Chronische Hepatitis mit Ikterus, Diarrhœ und gestauten Venen

SCHMERZEN: Stiche oder Wundheitsschmerzen in der Leber, schlimmer gegen 11 Uhr

ALLGEMEIN: warm und Abneigung gegen Hitze

Schlimmer: jeder Wetterumschwung; durch Baden oder Verkühlung

Durst auf kalte Getränke

Beträchtlicher Appetit trotz der Krankheit

Gelüste: Fette; Gewürze; Süßigkeiten

LOKAL: Das Gesicht ist fahl oder gerötet mit kleinen roten Venen in Wangen und Nase. Aufstoßen; starke Refluxsymptome

Obstipation durch Pfortaderstau

Diarrhœ, schlimmer morgens, mit Ikterus

LEBER: Fett- oder Alkoholleber; Zirrhose

GEMÜT: viel Angst um die Gesundheit

◆ Weitere wichtige Arzneimittel für Leberbeschwerden

ACIDUM ACETICUM

Aszites in Verbindung mit schwerer Anämie und Schwäche
ALLGEMEIN: Schwäche und Ohnmacht
Großer Durst bei Aszites; Durst lässt während Fieber nach.
Chronisches Brennen im Magen; verträgt kein Gemüse.
Deutliche Verschlimmerung durch Rückenlage; Dyspnœ, Ruhelosigkeit und Furcht in Rückenlage
Ein Arzneimittel für Krebs und Zirrhose im Endstadium

ACONITUM

Plötzliche ungestüme Hepatitis
Brennen oder hochgradige reißende Schmerzen
Stechende Schmerzen mit Atembehinderung
Bitterer Geschmack im Mund

AESCULUS

Stauung und Schwellung der Leber
Obstipation durch Pfortaderstau
Varikose, insbesonders Ösophagusvarizen
Hämorrhoiden, besonders mit stechenden Schmerzen

ALOE

Vergrößerung und Schmerzen in der Leber mit Hitze oder Brennen
Besser: **kalte Anwendungen;** Zusammenkrümmen
Obstipation im Wechsel mit Diarrhœ

APOCYNUM

Aszites oder sogar Anasarka im Endstadium von Zirrhose
Aszites in Verbindung mit Diarrhœ oder Hämorrhoiden
ALLGEMEIN: durstig, aber spärliche Harnentleerung oder nur wenig Schweiß
Wasser wird sofort beim Schlucken ausgespuckt.

Sehnt sich nach einem guten kräftigen Schweißausbruch; hat das Gefühl, als könne ihn das heilen.

Manchmal beschrieben als „frostiges *Apis*"

ARSENICUM

Hepatitis mit Auszehrung und periodischem Fieber

SCHMERZEN: Blähungen und Brennen im rechten oberen Quadranten

Schlimmer: gegen Mitternacht; kalte Luft

Besser: **warme Getränke;** Hitze

ALLGEMEIN: Mangel an Lebenswwärme; kalter Körper und warmes Gesicht

Periodisch auftretende Hepatitis

Durst auf kleine Schlucke; Verlangen nach kalten Getränken, obwohl sie Schmerzen verursachen

LEBER: Vergrößerung und Verhärtung; Zirrhose; Aszites

GEMÜT: hochgradige Ruhelosigkeit mit Angst

AURUM

Zirrhose und Leberatrophie

Leberkrankheit durch Alkohol

Aurum muriaticum natronatum hat Leberkrankheit mit abwechselnd schwarzem und weißem Stuhl.

GEMÜT: selbstzerstörerisches Verhalten

BELLADONNA

Rasches Einsetzen von Hepatitis mit hohem Fieber und rotem Gesicht

SCHMERZEN: Schmerzhafte kleine Stelle oberhalb und rechts neben dem Bauchnabel

Die Schmerzen strahlen oft in die rechte Schulter oder zum Rücken aus.

Schlimmer: **Erschütterung;** Fehltritt; Bewegung; Rechtsseitenlage

Besser: stilles Daliegen; Zusammenkrümmen

BERBERIS

Hepatitis mit durchzuckenden Stichen, die in alle Richtungen ausstrahlen

Scharf-stechende Schmerzen, die sich zum Nabel ausbreiten

Gallenkolik und bald darauf Ikterus

Muss sich während der Schmerzen zusammenkrümmen.

BRYONIA

Hepatitis, die besonders den rechten Leberlappen angreift

SCHMERZEN: entsetzliche stechende Schmerzen durch die Leber hindurch. Ausstrahlung zum Schulterblatt

Die Leber fühlt sich schwer an, wie ein Klumpen im rechten oberen Quadranten.

Gefühl, als würde die Leber aufplatzen, schlimmer durch Husten

Schlimmer: **geringste Bewegung;** Erschütterung; tiefe Atemzüge; Husten

Besser: Rechtsseitenlage (kann aber Erbrechen auslösen)

ALLGEMEIN: Verschlimmerung bei heißem Wetter; im Sommer

Großer Durst auf große Mengen

Gelüste: Bier

LOKAL: Zunge ist trocken, braun in der Mitte oder mit gelbem Belag

Bitterer Geschmack im Mund mit großem Durst

Erbrechen in Rechtsseitenlage während Leberkrankheit

LEBER: Perihepatitis, welche die serösen Häute angreift; riesige Schwellung

GEMÜT: Reizbarkeit und Abneigung zu antworten

CALCAREA CARBONICA

Chronische Hepatitis und fortgeschrittene Leberkrankheit mit großer Mattigkeit

SCHMERZEN: schmerzhaftes Schwellungsgefühl in der Lebergegend

Schlimmer: Bücken

Besser: durch Druck

Aszites durch Leberatrophie. Zirrhose

CARBO VEGETABILIS

Leberkrankheit mit grauenhaften Blähungen und Aufstoßen
Atembeschwerden wegen schrecklicher Blähungen im Abdomen
ALLGEMEIN: Friert, hat aber Abneigung gegen Decken.
Bedürfnis nach frischer oder zugefächelter Luft
Kann nicht flach liegen.
Erkrankungen der Leber durch gehaltvolle Speisen und Getränke, Völlerei

CARDUUS MARIANUS

Entzündete Leber, besonders der **linke Lappen,** der dem Magen am nächsten ist
SCHMERZEN: stechende oder brennende Schmerzen in der Leber; sie können zum Schulterblatt hin ausstrahlen.
Schlimmer: **Linksseitenlage; drängende Empfindung in Linksseitenlage;** Bewegung
Tiefes Einatmen verursacht Dyspnœ und Husten.
Besser: Rechtsseitenlage; Druck
ALLGEMEIN: schlimmer durch Bier und Alkohol
LOKAL: Zungenmitte und Zungenspitze weiß, aber die Ränder sind rot.
Bitterer Geschmack im Mund
Ikterus mit lehmfarbenem Stuhl und dunklem Harn
Harter, knotiger Stuhl
Varizen und variköse Ulzera bei Leberkrankheit
Ikterus und Juckreiz, sobald man sich nachts hinlegt
LEBER: Vergrößerung, besonders transversal; hart; geschwollen; Zirrhose

CHAMOMILLA

Hepatitis und Ikterus nach Zorn oder Verärgerung
Unerträgliche Leberschmerzen
Ausgeprägte Auftreibung und Unverträglichkeit von Berührung

China

Chronische oder akute Hepatitis mit ungeheurer Auftreibung und Blähungen

SCHMERZEN: starkes Drücken oder Wundheitsschmerzen in der Leber

Sehr empfindlich gegen jede Berührung der Leber

Erträgt keine Kleidung.

Schlimmer: Druck

ALLGEMEIN: Periodische Leberbeschwerden oder Verschlimmerungen

Anämie in Verbindung mit Leberkrankheit

Ikterus und gelber oder weißlicher Stuhl

Verschlimmerung oder Verdauungsstörungen durch Fette, Butter, Bier, Obst

Leere-, Hungergefühl nachts; muss aufstehen, um zu essen.

LOKAL: bitterer Geschmack im Mund

Ungeheure Aufblähung des Abdomens, die bei Windabgang nur für wenige Sekunden gelindert wird

Lautes Aufstoßen oder Flatus

LEBER: vergrößerte Leber, besonders in Verbindung mit vergrößerter Milz

Die Lebergegend ist außerordentlich empfindlich – sogar gegen Berührung der Haut. Harte Leber. Zirrhose

GEMÜT: empfindlich und reizbar. Theoretisiert, baut Luftschlösser.

Chionanthus

Hepatitis mit enorm geschwollener Leber. Verstopfte Leber

SCHMERZEN: Prellungsgefühl oder große Empfindlichkeit bzw. Wundheitsschmerzen in der Leber

Besser: Bauchlage

ALLGEMEIN: sehr heiß, aber Abneigung, sich abzudecken

Periodisch auftretender Ikterus, jeden Sommer schlimmer

Chronischer Ikterus mit Abmagerung

Ikterus durch unterdrückte Menses

LOKAL: Brennen, bitteres Aufstoßen und Sodbrennen
Lehmfarbener oder unverdauter Stuhl
Der Harn ist dunkel, manchmal beinahe schwarz

COCCULUS

Hepatitis mit Übelkeit und Ohnmacht
SCHMERZEN: entsetzliche Schmerzen in der Leber, Stiche oder Schmerzen wie von kneifenden Steinen
Schmerzen und Schwellung in der Leber nach Zorn
Schlimmer: 12 Uhr; Berührung; Erschütterung; Husten; Zusammenkrümmen; Einatmen
LOKAL: starke Übelkeit durch Gedanken an Nahrung oder Speisengeruch
Schmerzhafte Auftreibung des Abdomens

COLCHICUM

Leberkrankheit mit ungeheurer tympanitischer Schwellung des Abdomens
Übelkeit beim Gedanken an oder **Geruch von Nahrung,** besonders Fisch oder Eier
Leberkrankheit in Verbindung mit Gicht und Arthritis
Aszites mit Hautfalten, die über die Schamgegend herabhängen

CROTALUS HORRIDUS

Leberkrankheit in Verbindung mit Sepsis und intensiver Gelbsucht
Leberkrankheit in Verbindung mit Hämorrhagie oder Eckchymose
Hepatitis in heißem Klima. Ikterus infolge Sepsis oder Malaria
Leberkrankheit mit Schmerzen auf der rechten Schulter
Erbrechen durch Rechtsseitenlage bei Leberkrankheit
Erträgt keine enge Kleidung.
Zirrhose durch Alkohol

Digitalis

Schwere, insbesondere akute Hepatitis mit entsetzlicher Übelkeit und Ikterus

Allgemein: langsamer Puls bei Leberkrankheit

Lokal: Diarrhœ bei Hepatitis

Aschfarbener oder milchweißer Stuhl. Farbloser Stuhl

Leber: vergrößerte, harte, empfindliche Leber; Aszites

Dioscorea

Hepatitis oder Gallensteine

Starke, anfallsartige Bauchkrämpfe

Schmerzen: stechend scharfe Leberschmerzen, die zu den Brustwarzen, zum Rücken und den Armen und sogar bis in die Finger oder Zehen ausstrahlen

Ohnmacht durch Leibschmerzen

Schlimmer: Zusammenkrümmen; fester Druck

Besser: **nach hinten lehnen oder strecken**

Tödliche Übelkeit, schon durch den Gedanken an Nahrung

Dolichos

Hepatitis oder andere Lebererkrankungen; Ikterus und **grauenhafter Juckreiz**

Der Stuhl ist völlig weiß.

Intensiver Juckreiz ohne Hautausschlag

Kalium carbonicum

Chronische Leberkrankheit mit Völlegefühl

Schmerzen: stechende Schmerzen mit Völlegefühl

Schlimmer: 3 Uhr; Bewegung

Besser: vornübergebeugtes Sitzen, mit den Ellbogen auf die Knie aufgestützt

Die Schmerzen breiten sich von den rechten Rippen oder dem Kreuz in die Leber aus.

Kann nur auf der rechten Seite liegen.

Leber: vergrößert und empfindlich

Lachesis

Hepatitis mit starken Schmerzen, Hitzewallungen und Toxizität

Zirrhose durch Alkohol mit erweiterten purpurnen Blutgefäßen im Gesicht

SCHMERZEN: grauenhaftes Bersten oder Schmerzen wie von Messerstichen

Schmerzen gehen vom Kreuz aus mit Ausbreitung in die Leber.

Gewicht der Kleidung oder von Decken ist unerträglich.

ALLGEMEIN: heiß und Abneigung gegen Erhitzung

Schlimmer: nach Schlaf; Seitenlage, links als auch rechts

Starker Ikterus, verfärbt das Gesicht dunkelgelb.

LOKAL: Das Gesicht ist gerötet oder beinahe purpurn.

Erweiterte Venen; Varizen; Ösophagusvarizen und Hämorrhagie

Grauenhafte, ständige Übelkeit und Erbrechen von Galle

Weißlicher Stuhl

LEBER: vergrößert, sehr empfindlich; Zirrhose; „Muskatnuß-Leber"; Aszites

Lactuca

Ist im Endstadium von Leberkrankheit mit Aszites zu berücksichtigen.

Tympanitisch aufgetriebenes Abdomen mit lautem Rumoren

Krämpfe oder Einschnürungsgefühl im Brust- und Bauchbereich

Leptandra

Gastrointestinale Blutung in Verbindung mit chronischer Leberkrankheit

SCHMERZEN: **brennende Schmerzen in der Leber;** Hitze in der Leber

Die Schmerzen strahlen in Nabel, Wirbelsäule oder das linke Schulterblatt aus.

Schlimmer: kalte Getränke; Bewegung

Besser: Bauchlage oder Seitenlage

ALLGEMEIN: große Schwäche bei Ikterus

LOKAL: **schwarzer, teerartiger Stuhl in Verbindung mit Ikterus**
Lehmfarbene Stühle
Menstruationsstörungen bei Leberkrankheit
LEBER: transversale Schwellung; Zirrhose
GEMÜT: Hoffnungslosigkeit, Trübsinn bei Leberkrankheit

MERCURIUS

Die Leber ist geschwollen bei Darmschwäche und Diarrhœ.
SCHMERZEN: stechende Schmerzen und Empfindlichkeit
Schlimmer: Rechtsseitenlage
ALLGEMEIN: ausgeprägter schwächender Schweiß bei Leberkrankheit
Schlimmer: nachts; während Schwitzen; Erhitzung im Bett
LOKAL: Juckreiz schlimmer nachts; schlimmer durch Schweiß
LEBER: Vergrößerung; Zirrhose; Aszites

MYRICA

Ein spezifisches Lebermittel mit viel Schleimabsonderung
SCHMERZEN: Leberschmerzen, die sich zu einem (oder auch dem anderen) Schulterblatt ausbreiten
ALLGEMEIN: Ikterus mit bronzegelber Haut
Neugeborenen-Ikterus
Leberkrankheit in Verbindung mit Herzkrankheit
LOKAL: dumpfe Kopfschmerzen morgens beim Erwachen
Dicker, gelber, trockener, zäher Belag auf Zunge und Gaumen
Bitterer, fauler Geschmack im Mund mit Abneigung gegen jede Nahrung außer Saurem
Der Stuhl wird zunehmend blasser, bis er ganz weiß ist.
Stuhldrang, aber der Patient entleert nur Winde.

ACIDUM NITRICUM

Die Leber ist gewltig geschwollen, mit stechenden Schmerzen
Chronische Diarrhœ und Schwäche. Lehmartiger Stuhl
Sehr dunkler, spärlicher und übelriechender Harn
Hepatitis bei Wechselfieber
Saure, bittere Gefühle und Depressionen; schlimmer beim Erwachen
Zirrhose. Cholangitis

PODOPHYLLUM

Akute – oder seltener – chronische **Hepatitis mit grauenhafter Diarrhœ**
SCHMERZEN: Verstopfungs- oder Völlegefühl in der Leber
Besser: **Reiben;** ständiges Bedürfnis, sich die Lebegegend zu reiben
ALLGEMEIN: schlimmer gegen 5 oder 7 Uhr
Warm und schlimmer durch Hitze
Ikterus und übermäßige Gallenausscheidung
Ohnmacht und Schwäche nach Diarrhœ, nach dem Essen; durch Speisengeruch
LOKAL: Zunge schleimig gelb, wie mit Senf belegt; Zahnabdrücke
Lautes Rumoren im Abdomen
Diarrhœ, explosionsartige Entleerung, die die ganze Toilettenschüssel verschmutzt
LEBER: entzündet und hart. Zirrhose
GEMÜT: reizbar und verdrießlich; traurig und verzweifelt; nervös; Geschwätzigkeit während Fieber

PTELEA

Hepatitis mit Schweregefühl und Herabdrängen in der Leber
SCHMERZEN: **Linksseitenlage** – Empfindung wie Herabhängen
Schlimmer: 2 Uhr; Gehen; Bewegung; Sprechen; tiefe Atemzüge; Hitze
Besser: Rechtsseitenlage; saure Speisen; frische Luft

ALLGEMEIN: **Verträgt überhaupt keinen Käse, kein Fleisch, kein Fett. Deutliche Besserung durch saure Speisen oder Getränke**

LOKAL: Aufstoßen und Verdauungsstörungen; schlimmer durch Fette, besser durch Limonade

Obstipation mit trockenem, hartem Stuhl

Gliederschmerzen bei Leberkrankheit

Urtikaria bei Leberkrankheit

PULSATILLA

Chronische Leberkrankheit mit deutlichen Verdauungsstörungen

Verträgt keinerlei Fett und gehaltvolle Nahrung.

SEPIA

Chronische Hepatitis mit Mattigkeit und Ausgelaugtheit

SCHMERZEN: Völlegefühl und Druck in der Lebergegend

Schlimmer: Fasten; tiefes Einatmen

Besser: Schlaf

ALLGEMEIN: Mangel an Lebenswärme und schwach; ständige Mattigkeit

Ikterus, fahles Gesicht

Leberkrankheit infolge unterdrückten Scheidenausflusses

LOKAL: Leeregefühl innerlich nicht gebessert durch Essen. Bitteres Aufstoßen

GEMÜT: Apathie und Depressionen; Reizbarkeit gegenüber Familienangehörigen

HÄMORRHOIDEN

Die homöopathische Behandlung von Hämorrhoiden zielt sowohl darauf ab, die zunehmende Schwächung der Rektalvenen zu verhindern als auch die akuten Symptome zu lindern. Besonders zu achten ist auf die Beratung des Patienten bezüglich einer faserreichen Ernährung und die Wichtigkeit regelmäßiger täglicher Stuhlentleerung. „Eine Unze Verhütung ist soviel wert wie ein Pfund Heilung" – dies gilt besonders für Hämorrhoiden. In vielen Fällen ist Obstipation sicherlich ein komplexes konstitutionelles und seelisches Problem, das sich durch homöopathische Arzneimittel aber oft lindern lässt. Die Lebensweise, ungenügende Kenntnisse gesunder Ernährung und unangemessene Ernährungsgewohnheiten sind jedoch für einen Großteil der schlechten Darmfunktionen in der westlichen Gesellschaft verantwortlich und sollten in die Behandlung einbezogen werden.

BEHANDLUNG

Akute Symptome von Hämorrhoiden, besonders wenn sie stark sind, brauchen oft ein spezifisches Arzneimittel. Jedoch sollte man den Fall beurteilen, bevor man ein homöopathisches Arzneimittel gibt. Wenn die Krankheit eher geringfügig ist oder im Verlauf einer wirksamen Konstitutionsbehandlung, die aufgrund ernsterer Erkrankungen durchgeführt wird, auftritt, sollten wir die Gabe akuter Arzneimittel vermeiden, da sie den allgemeinen gesundheitlichen Fortschritt des Patienten stören können. In vielen Fällen ist eine Wiederholung des Konstitutionsmittels eine sehr wirkungsvolle Strategie, selbst wenn das Arzneimittel für Hämorrhoiden nicht bekannt ist. Denken Sie immer daran, dass Hämorrhoiden ein wichtiges Ventil für die Lebenskraft sind und dass eine Unterdrückung von Hämorrhoiden schon bei manchen Patienten furchtbare gesundheitliche Konsequenzen hatte.

Therapeutische Hinweise für Hämorrhoiden

Homöopathie

- In konstitutionellen Fällen kann ein Aufflackern von Hämorrhoiden als Erstverschlimmerung oder als Teil des sog. Heringschen Gesetzes auftreten. In dieser Situation sollte man die Symptome weder homöopathisch noch allopathisch in irgendeiner Weise beeinflussen.

Naturheilkunde

- Erhöhte Wasserzufuhr (ca. 1,5 - 2 Liter tägl.), faserreiche Nahrung, Leinöl (1 Teelöffel tägl.), Obst oder Pflaumen und Quellstoffe zur Aufweichung des Stuhls oder milde pflanzliche Laxantien können den Druck auf die Rektalvenen lindern. Leibesübungen sind eine weitere wichtige Zutat zu gutem Stuhlgang.
- Sennesblätter sind jüngeren Patienten mit hartnäckiger Obstipation vorbehalten und sollten mit Vorsicht verwendet werden.
- Örtliche Anwendung von Aesculus-Salbe ist oft eine wirksame Alternative zu einer Arzneimittelgabe. Auch Sitzbäder mit Beinwurz oder örtliche Anwendung von Calendula-Salbe können Linderung verschaffen und eine Infektion verhindern.

Allopathie

- Lokale allopathische Medikamente zur Behandlung von Hämorrhoiden beeinträchtigen in der Regel die Wirkung des Arzneimittels nicht – es sei denn, beide haben entgegengesetzte Wirkung. In manchen Fällen verursacht das Konstitutionsmittel einen Ausbruch der Hämorrhoiden, um dem Organismus Linderung für eine tiefere Erkrankung zu verschaffen.

REPERTORIUM

Hauptrubriken für Hämorrhoiden

Die meisten wichtigen Rubriken findet man in dem Kapitel **„Rektum"**. Besonders wichtig sind:

Rektum, Hämorrhagie (Unterrubriken)
Rektum, Hämorrhoiden (Unterrubriken)
Rektum, Juckreiz (Unterrubriken)
Rektum, Schmerzen (Unterrubriken)

Weitere wichtige Rubriken für Hämorrhoiden

Schwindel, Hämorrhoiden, nach
Kopfschmerzen, Wechsel mit, Hämorrhoiden, im
Kopfschmerzen, Stirn, Hämorrhoiden, durch unterdrückte
Hören, behindert, unterdrückte, Hämorrhoiden, mit
Nase, Epistaxis, Hämorrhoiden, bei
Nase, Epistaxis, Hämorrhoiden, Fluß, unterdrückte
Abdomen, Pfortaderstauung, Hämorrhoiden, mit
Abdomen, Schmerzen, Hämorrhoiden, durch
Abdomen, Völlegefühl, Hypochondrium, rechts, Hämorrhoiden, mit
Rektum, Obstipation, Hämorrhoiden, durch
Rektum, Obstipation, hartnäckig, Blähungen und Hämorrhoiden, mit
Rektum, Schmerzen, Tenesmus, Diarrhœ, Hämorrhoiden, mit
Blase, Harnentleerung, Dysurie, Hämorrhoiden, mit
Frauen, Abort, Hämorrhoiden, nässen und jucken
Atmung, asthmatisch, Hämorrhoiden, mit
Husten, Hämorrhoiden, Auftreten von, nach
Brust, Herzklopfen, Wechsel mit Hämorrhoiden, im

Brust, Entzündung, Lungen, Hämorrhoiden, mit
Brust, Herzklopfen, Wechsel mit Hämorrhoiden, im
Brust, Herzneurose, Hämorrhoiden, unterdrückte, durch
Brust, Kreislauf, Beschwerden, Hämorrhoiden, mit
Brust, Schmerzen, Herz, Hämorrhoiden, mit
Brust, Schmerzen, Wechsel mit Hämorrhoiden, im
Rücken, Schmerzen, Drücken, Hämorrhoiden, vor Heraustreten
Rücken, Schmerzen, Hämorrhoiden, mit
Rücken, Schmerzen, Lendenbereich, Hämorrhoiden, mit
Rücken, Schmerzen, Lendenbereich, Wechsel mit Hämorrhoiden, im
Rücken, Schmerzen, Sakralbereich, Hämorrhoiden, mit
Extremitäten, Extremitäten, Gliederschmerzen, rheumatisch, Wechsel mit Hämorrhoiden, im
Extremitäten, Gliederschmerzen rheumatisch, unterdrückte Hämorrhoiden, durch
Schlaf, Schlaflosigkeit, Hämorrhoiden, durch
Haut, Juckreiz, Hämorrhoiden, mit
Allgemeines, Hitzewallungen, Hämorrhoiden, mit
Allgemeines, Ohnmacht, Hämorrhoiden, nach
Allgemeines, Unterdrückung, Hämorrhoiden

ARZNEIMITTEL

◆ Hauptmittel für Hämorrhoiden

AESCULUS

Hämorrhoiden, die Schmerzen im Kreuz verursachen oder in Verbindung mit Kreuzschmerzen auftreten
Schmerzen, als sei das Rektum voll kleiner Stöcke; Trockenheit im Rektum mit körniger Empfindung bei der Stuhlentleerung
Schmerzen halten noch stundenlang nach dem Stuhlgang an.
Gestaute, blaue oder purpurfarbene Hämorrhoiden; das Rektum fühlt sich sehr voll an.
Juckreiz am Rektum; wundgescheuertes Rektum
Schlimmer: Schwangerschaft; Obstipation; **Stehen;** Sitzen; Gehen; nach Abwischen; nach dem Stuhlgang
Besser: **Knien;** warmes Bad

ALOE

Gestaute Hämorrhoiden, die wie Weintrauben hervortreten
Große, schmerzhafte Hämorrhoiden mit drängender Empfindung
Unbehagen im Rektum, Gefühl wie locker oder offen; unfreiwillige Stuhlentleerung
Brennen im Rektum durch Flatus
Juckreiz im Rektum; Hitze im Rektum
Schlimmer: Bier; Obstipation; Menses; Sitzen
Besser: **kalte Kompressen oder kaltes Baden**

IGNATIA

Hämorrhoiden oder Fissuren mit entsetzlichen rektalen Krämpfen
Schmerzen, als würde im Rektum mit einem Stab gestochert
Schneiden oder Schmerzen wie von Messerstichen im Rektum
Rektalprolaps
Schlimmer: jede emotionale Erregung; Menses; Stehen; abends im Liegen
Am Ende der Stuhlentleerung
Besser: Gehen; Sitzen

NUX VOMICA

Schmerzhafte gestaute Hämorrhoiden und Fissuren, besonders mit hartnäckiger Obstipation
Allgemeine Verschlimmerung nach unterdrückten Hämorrhoiden
Schlimmer: Alkohol; Laxantienabusus; Bewegung
Besser: **nach dem Stuhlgang**

RATANHIA

Ungeheure Schmerzen nach dem Stuhlgang, minutenlang oder gar stundenlang
Starkes Brennen, Schneiden oder Empfindung wie **zerbrochenes Glas**
Hämorrhoiden; Fissuren; schmerzhafte Risse

Schlimmer: **nach dem Stuhlgang; harter Stuhl; Berührung**
Besser: warmes Baden; Liegen; langsames Gehen

SULFUR

Große, gestaute, feuchte Hämorrhoiden mit unwiderstehlichem Juckreiz
Das Rektum ist wundgescheuert, juckend und feucht, schlimmer durch Kratzen.
Schlimmer: **nachts; Bier; Stehen;** Berührung; Gehen; unterdrückte Menses
Besser: kalte Anwendungen

◆ Weitere wichtige Arzneimittel für Hämorrhoiden

ARSENICUM

Hämorrhoiden oder Fissuren mit entsetzlichen brennenden Schmerzen
Wundgescheuertes Rektum durch ätzenden Stuhl
Schlimmer: während der Stuhlentleerung, besonders bei Diarrhœ
Besser: warme Kompressen oder warmes Bad

BELLADONNA

Plötzlich einsetzende pochende Schmerzen; strangulierte Hämorrhoiden
Pulsierende Schmerzen; Pochen mit jedem Herzschlag
Schlimmer: Berührung; **Erschütterung**
Besser: Liegen mit gespreizten Beinen und auseinandergedrücktem Gesäß

BERBERIS

Hämorrhoiden mit kneifenden Schmerzen
Ein wichtiges Arzneimittel für Analfisteln
Analfistel in Verbindung mit Husten

CALCAREA PHOSPHORICA

Die Hämorrhoiden treten während der Stuhlentleerung hervor.
Juckreiz im Rektum
Die Schmerzen strahlen zum Penis aus.
Rektalfistel

CARBO ANIMALIS

Große, brennende Hämorrhoiden
Ständige Feuchtigkeit oder Nässen aus dem Rektum mit Brennen
Schlimmer: abends; Gehen

CARBO VEGETABILIS

Große, bläuliche Hämorrhoiden mit Brennen und Juckreiz im Rektum
Eiternde Hämorrhoiden mit grauenhaftem abstoßendem Geruch

CAUSTICUM

Große Hämorrhoiden mit einschnürenden Schmerzen oder Spasmen
Hämorrhoiden; Fissuren; Fistel
Hämorrhoiden verhindern Stuhlentleerung.
Schlimmer: geistige Anstrengung; Denken an die Beschwerden; Stehen; Berührung; bei Harndrang; Anstrengung der Stimme oder Rede halten
Gehen ist unmöglich wegen der Schmerzen.

CHAMOMILLA

Rektalfissuren oder Ulzerierung mit unerträglichen Schmerzen und Empfindlichkeit
Schlimmer: Berührung

COLLINSONIA

Gestaute Hämorrhoiden mit Schmerzen, als sei das Rektum voller kleiner Stöckchen (*Aesc.*)

Hämorrhoiden im Wechsel mit Herzklopfen

Schlimmer: Menses; Schwangerschaft

Obstipation mit starken Blähungen und Hämorrhoiden

Schwellung des Anus

GRAPHITES

Rektalfissuren mit starker Trockenheit und Juckreiz

Juckreiz und Brennen im Rektum

Schlimmer: Menses; Abwischen des Stuhls

HAMAMELIS

Schlaffheit aller Venen

Hämorrhoiden in Verbindung mit Varizen

Große, blaue Hämorrhoiden, die sich während der Stuhlentleerung öffnen und bluten

KALIUM CARBONICUM

Gestaute Hämorrhoiden mit scharfen, stechenden Schmerzen

Entzündete Hämorrhoiden

Schlimmer: Schwangerschaft; nach der Entbindung; Berührung; Husten

Besser: Hitze; beim Fahren

LACHESIS

Große oder strangulierte Hämorrhoiden mit schmerzhaftem Pochen

Die Schmerzen breiten sich aufwärts aus. Schmerzen wie „mit kleinen Hämmern geschlagen"

Schlimmer: **im Klimakterium;** unterdrückte Menses oder während der Schwangerschaft; Husten

Besser: kalte Anwendungen

ACIDUM MURIATICUM

Große Hämorrhoiden, **die bei der geringsten Anstrengung hervortreten**

Heraustreten: während der Stuhlentleerung; Windabgang; Harnentleerung

Schmerzhafte, bläuliche, heraustretende Hämorrhoiden

Schlimmer: Bewegung; Entbindung; Gehen; **Berührung**

Besser: Wärme

Hämorrhoiden bei Kindern

NATRIUM MURIATICUM

Hämorrhoiden, die leicht bluten, besonders nach hartem Stuhl

Kontraktionsgefühl im Rektum

ACIDUM NITRICUM

Hämorrhoiden und Fissuren mit scharfen, splitterartigen Schmerzen

Schmerzen während der Stuhlentleerung, die Schmerzen halten noch lange danach an.

Schlimmer: Husten; Berührung

Geschwürige Hämorrhoiden

PAEONIA

Sehr schmerzhafte Hämorrhoiden oder Fissuren mit Schmerzen, die mehrere Minuten oder sogar noch Stunden nach dem Stuhlgang anhalten

Schlimmer: nach dem Stuhlgang; Abwischen des Stuhls; Berührung

Besser: Liegen mit gespreizten Beinen und Gesäß

PHOSPHORUS

Hämorrhoiden, groß, treten leicht hervor, selbst mit Blähungen.

Hämorrhoiden durch Stuhlgang oder sogar Windabgang

Dünner Stuhl

Juckreiz und brennende Hämorrhoiden und Fissuren

PULSATILLA

Große Hämorrhoiden mit schlaffen Venen
Schlimmer: Schwangerschaft; Hitze; Menses; Liegen
Besser: kalte Anwendungen

RUTA

Hämorrhoiden oder Rektalprolaps
Schlimmer: nach der Entbindung; Bücken, sogar schon bei nur leichtem Bücken

SEPIA

Fissuren; Fisteln; Hämorrhoiden
Gestaute und hervortretende Hämorrhoiden bei Beckenschwäche
Schlimmer: Gehen und Anstrengung; Berührung; Milch; Sitzen; Schwangerschaft
Besser: Hitze
Entsetzlicher Juckreiz im Rektum und Feuchtigkeit; das Perineum ist wundgescheuert.

UROGENITALTRAKT

Harnwegsinfektionen
Nierensteine
Prostatabeschwerden
Uterushämorrhagien

HARNWEGSINFEKTIONEN

Zystitis ist eine der häufigsten akuten Beschwerden, die bei Patienten während der Konstitutionsbehandlung auftreten. Sie lässt sich gewöhnlich gut homöopathisch behandeln. Viele Zystitisfälle heilen spontan und benötigen keine Behandlung. Eine Pyelonephritis hingegen ist eine sehr viel schwerere Erkrankung, die in Verbindung mit Fieber, stärkeren Rückenschmerzen und allgemeinem Krankheitsgefühl oder systemischen Symptomen auftritt. Bei dieser Beschwerde ist größere Vorsicht geboten.

BEHANDLUNG

Viele Zystitisfälle lassen sich ohne ein homöopathisches Arzneimittel behandeln, indem man den Patient bittet, die Flüssigkeitseinnahme und Vitamin C-Zufuhr zu steigern. Die Entscheidung, ob man ein homöopathisches Arzneimittel gibt, hängt von dem Schweregrad der Beschwerde ab. Dem Beginn der homöopathischen Behandlung muss eine sorgfältige Aufnahme der Symptome vorangehen. Es geschieht zu häufig, dass Homöopathen auf ein Symptom hin (z.B. Schmerzen am Ende der Harnentleerung) ein Arzneimittel verschreiben, bevor der Fall klar ist. Eine solche Vorgehensweise verändert die Symptome und verschleiert das korrekte Arzneimittelbild, so dass anschließend Antibiotika benötigt werden. Eine Reihe von Patienten haben sterilen Harn, jedoch typische Zystitis-Symptome. Das Syndrom kann durch Spasmen der Urethra oder Herpes genitalis verursacht sein, aber die indizierten Arzneimittel sind dieselben wie für eine Zystitis.

Eine Pyelonephritis kann eine ernste Langzeitwirkung auf die Nieren haben. Wir sollten Patienten nicht zur Vermeidung von Antibiotika raten, wenn Verdacht auf diese Beschwerden besteht. Man kann ein Arzneimittel geben und gleichzeitig Labortests durchführen lassen und Kulturen anlegen. Wenn der Patient gut auf die homöopathische Behandlung reagiert – während die konventionellen Untersuchungen durchgeführt werden – können wir die allopathische Behandlung hinauszögern. Patient oder Eltern müssen letztendlich immer selbst die Entscheidung für oder gegen Antibiotika treffen. Wenn eine allopathische Behandlung unverzichtbar ist, denken Sie daran, Kulturen anzulegen, bevor sie Antibiotika geben. Dies ist eine Routineuntersuchung, die jeder Arzt kennt, aber die im kritischen Augenblick häufig vergessen wird. Das schlimmste Szenarium ist ein schwerkranker Patient, der nach einer wirkungslosen Antibiotikabehandlung, nach ein- oder zweiwöchiger erfolgloser homöopathischer Behandlung und ohne Kulturen in die Notaufnahme des Krankenhauses eingeliefert wird.

Rezidivierende Blaseninfektionen können ein Anzeichen für strukturelle Anomalien in den Harnwegen, maligne Entartungen oder chronische Steinbildung sein. Jeder Patient, der drei oder mehr Harnwegsinfektionen innerhalb eines Jahres hatte, sollte von einem Urologen untersucht werden.

Therapeutische Hinweise für Harnwegsinfektionen

Homöopathie

- Bei einer einfachen Zystitis ist es besser zu warten, bis sich das Bild entwickelt hat, als ein Arzneimittel anhand von nur ein oder zwei Symptomen zu wählen.
- Als Dosierungsmethode ist es empfehlenswert, das Arzneimittel in einer C30 alle zwei Stunden zu geben, bis die Symptome nachlassen. Wenn es

dem Patienten nach der dritten Dosis noch nicht besser geht, ist das Arzneimittel inkorrekt.

- Wenn das Symptomenbild sehr klar ist und starke Symptome vorliegen, kann eine C200 als Einzeldosis besser sein, die bei einem Wiederauftreten der Symptome wiederholt werden muss.
- Bevor man ein akutes Arzneimittel verschreibt, sollte eine Gabe des Konstitutionsmittels in einer C12 oder C30 in Betracht gezogen werden, insbesondere dann, wenn das Arzneimittel auch Harnwegsbeschwerden abdeckt.

Naturheilkunde

- Rezidivierende Zystitiden bei Mädchen (oder Jungen) haben oft damit zu tun, daß diese Kinder Schaumbäder genommen haben.
- Wichtig ist, dass die Mutter dem Kind beibringt, wie es sich nach dem Stuhlgang richtig reinigt. Stellen Sie sicher, dass das Kind sich nach hinten hin abwischt und nicht nach vorn, zur Harnröhre hin.
- Rezidivierende Zystitis bei Frauen lässt sich oft durch zwei einfache Instruktionen verhüten: Erstens, die Blase muss entleert werden, sobald Harndrang verspürt wird, der Harn sollte nicht „gehalten"' werden. Zweitens, die Blase sollte vor jeder Aktivität, bei der Druck auf die Harnröhre ausgeübt wird, entleert werden – vor Radfahren, Koitus, Einführen eines Diaphragma usw.
- Einige wirksame, nicht toxische Maßnahmen zur Behandlung von Zystitis sind: ungesüßter Preiselbeersaft; Bärentraubenblätter-Tee; Löwenzahn-Tee; Knoblauchkapseln (2 Kapseln 3 x tägl. für Erwachsene, 1 Kapsel 3 x tägl. für Kinder); Vitamin C (1000 mg 3 x tägl. für Jugendliche und Erwachsene, 250 mg 3 x tägl. für Kinder unter 5 Jahren, 500 mg 3 x tägl. für ältere Kinder); Brennessel-Tee.
- Gelbwurz-Tee (Hydrastis canadensis) ist auch wirksam, aber sollte nicht während der Schwangerschaft verwendet werden und auch nicht wenn eine Allergie gegen Beifuß besteht.
- Bei Zystitis sollte das Arzneimittel innerhalb von 4 bis 6 Stunden seine Wirkung zeigen.
- Wie bei jeder akuten Beschwerde sollte der Patient gewarnt werden, den erkrankten Bereich nicht zu schnell zu stark zu belasten. Alle Ho-

möopathen empfehlen Pneumonie-Patienten, nachdem das Arzneimittel gewirkt hat, noch ein oder zwei Tage Bettruhe. Bei Zystitis-Patienten dagegen vergisst man leicht, dass sie für mehrere Tage nach Heilung der Zystitis auf Geschlechtsverkehr, Diaphragma und Bäder verzichten sollten.

ALLOPATHIE

- Es ist ratsam, nach zwei- oder dreimaligem Auftreten einer Zystitis einen Urologen zu Rate zu ziehen, als einfach anzunehmen, dass das Konstitutionsmittel inkorrekt gewählt wurde. Solche Rezidive können ein Hinweis auf strukturelle Anomalien in Blase oder Harnleitern sein.
- Bei Patienten mit rezidivierender Zystitis gehört oft die Langzeiteinnahme von Antibiotika zur allopathischen Behandlung. Dies macht die homöopathische Behandlung beinahe unmöglich. In manchen Fällen sind wiederholte Gaben eines homöopathischen Arzneimittel (C6 bis C12) täglich oder tägliche Gaben von Q-Potenzen trotz der Antibiotika wirksam.
- Manche Frauen mit rezidivierender Zystitis erhalten unmittelbar nach jedem Geschlechtsverkehr eine Dosis Antibiotika, um ein Rezidiv zu verhüten. Wenn sich die Antibiotika nicht mit natürlichen Techniken vermeiden lassen (wie sorgfältiger Flüssigkeitszufuhr, zusätzlicher Gleitmittel, Vitamin C usw.), können wir das Konstitutionsmittel nach jeder Antibiotikumgabe in einer C12 oder C30 wiederholen und so evtl. eine Antidotwirkung verhindern.

REPERTORIUM

Das verwirrendste Kapitel im Repertorium sind die Harnwege. Dieser Bereich ist in fünf Abschnitte unterteilt: **Blase, Prostata, Nieren, Urethra, Harn.** (Die Prostata wird in einem gesonderten Kapitel dieses Buches behandelt). Unglücklicherweise kann das Symptom, das Sie suchen, unter „Blase, Schmerzen, Brennen" oder „Urethra, Schmerzen, Brennen"' oder unter „Harn, Brennen" stehen. Dadurch ist das Repertorium während der

Anamnese nicht sehr hilfreich. Unten sind einige Richtlinien angegeben, wo man die gewünschten Rubriken finden kann.

ZEITEN DER SCHMERZEN IM HINBLICK AUF DIE HARNENTLEERUNG

Blase, Einschnürung, Blasenhals, Harnentleerung, vor, während, nach
Blase, Einschnürung, Harnentleerung, vor, während, nach
Blase, Harnentleerung, Dysurie, schmerzhaft, krampfartig, am Ausgang des Sphinkters nach der Harnentleerung
Blase, Kontraktion, Harnentleerung, vor, während, nach
Blase, Krampf, Harnentleerung, vor, während, nach
Blase, Schmerzen, Harnentleerung, vor, während, nach
Blase, Schmerzen, Blasenhals, Ende der Harnentleerung, am
Blase, Schmerzen, Blasenhals, Harnentleerung, vor, während, nach
Blase, Schmerzen, Brennen, Blasenhals, Harnentleerung, vor, während, nach
Blase, Schmerzen, Brennen, Harnentleerung, vor, während, nach
Blase, Schmerzen, Drücken, Blasenhals, Harnentleerung, vor, während, nach
Blase, Schmerzen, Drücken, Harnentleerung, vor, während, nach
Blase, Schmerzen, Harnentleerung, vor, während, nach
Blase, Schmerzen, krampfartig, Harnentleerung, vor, während, nach
Blase, Schmerzen, Schneiden, Blasenhals, Harnentleerung, vor, während, nach
Blase, Schmerzen, Schneiden, Harnentleerung, vor, während, nach
Blase, Schmerzen, Stechen, Harnentleerung, vor, während, nach
Blase, Spasmen, Blasenhals, Harnentleerung, vor, während, nach
Blase, Spasmen, Harnentleerung, vor, während, nach
Urethra, Kontraktion, Harnentleerung, vor, während, nach
Urethra, Reizung, Harnentleerung, vor, während, nach
Urethra, Reizung, Meatus, Harnentleerung, vor, während, nach
Urethra, Schmerzen, Beißen, Harnentleerung, vor, während, nach
Urethra, Schmerzen, Beißen, Meatus, Harnentleerung, vor, während, nach
Urethra, Schmerzen, Brennen, Fossa navicularis, Harnentleerung, vor, während, nach
Urethra, Schmerzen, Brennen, Harnentleerung, vor, während, nach, am Ende, während der letzten Tropfen
Urethra, Schmerzen, Brennen, Meatus, Harnentleerung, vor, während, nach
Urethra, Schmerzen, Brennen, vorderer Bereich, Harnentleerung, vor, während, nach
Urethra, Schmerzen, Harndrang

Urethra, Schmerzen, Harnentleerung, vor, während, am Ende, nach
Urethra, Schmerzen, Meatus, Harnentleerung, vor, während, nach
Urethra, Schmerzen, Schneiden, Harnentleerung, vor, während, am Ende, nach
Urethra, Schmerzen, Wundheitsschmerzen, Stechen, Reißen, Harnentleerung, vor, während, nach

Häufigkeit

Blase, Harndrang, häufig (Unterrubriken)
Blase, Harndrang, ständig
Blase, Harnentleerung, häufig (Unterrubriken)
Blase, Schmerzen, Harnentleerung hinausgezögert, wenn
Blase, Schwäche
Blase, Tenesmus (Unterrubriken)
Blase, Völlegefühl, Harnentleerung, nach

Schmerzen, Brennen

Blase, Hitze
Blase, Schmerzen, Brennen (Unterrubriken)
Urethra, Entzündung, Brennen, durchzuckende Stiche bei Gonorrhœ
Urethra, Schmerzen, Brennen (Unterrubriken)
Harn, Brennen
Harn, scharf, wundmachend

Plötzlicher Harndrang

Blase, Harndrang, plötzlich
Blase, Harndrang, plötzlich, muss sich beeilen zur Harnentleerung
Blase, Schmerzen, Drücken, Harnentleerung, bei hinausgezögerter
Blase, Schmerzen, Harnentleerung hinausgezögert

Druckgefühl

Blase, aufgetrieben
Blase, geschwollen
Blase, Harnverhalt, schmerzhaft
Blase, Kugel, Empfindung wie von einer
Blase, Schmerzen, Drücken

Blase, Spannung
Blase, Völlegefühl
Blase, Völlegefühl, nach der Harnentleerung

HARNVERHALT

Blase, Atonie
Blase, Harndrang erfolglos
Blase, Harndrang fehlt
Blase, Harnentleerung, Dysurie, muss pressen
Blase, Harnentleerung, selten
Blase, Harnentleerung, Tröpfeln bei Harnverhalt
Blase, Harnentleerung, unbefriedigend
Blase, Harnentleerung, unvollständig
Blase, Harnentleerung, verzögert (Unterrubriken)
Blase, Harnentleerung, verzögert, muss lange pressen
Blase, Harnverhalt (Unterrubriken)
Blase, Inaktivität
Blase, Lähmung
Blase, Verstopfung
Blase, Völlegefühl, ohne Harndrang

KRÄMPFE

Blase, Einschnürung
Blase, Harnverhalt, krampfartig
Blase, Kontraktion
Blase, Krampf
Blase, Schmerzen, einschnürende
Blase, Spasmus

TENESMUS

Blase, Harndrang, Harnentleerung, nach
Blase, Harndrang, häufig
Blase, Harndrang, heftig
Blase, Harndrang, ständig
Blase, Harndrang, ständig, Tag und Nacht
Blase, Schmerzen, Harndrang
Blase, Tenesmus

ARZNEIMITTEL

◆ Hauptmittel für Harnwegsinfektionen

CANTHARIS

ZYSTITIS: milde bis starke oder hämorrhagische Zystitis; Urethritis

Intensives Brennen bei der Harnentleerung; jeder Tropfen fühlt sich bei der Entleerung an wie brennende Säure.

Entsetzliche Schmerzen durch die Blase, den Blasenhals und die Harnröhre, vorübergehend gelindert nach der Harnentleerung

Der Patient schreit wegen der Schmerzen während der Harnentleerung.

Intensiver Harndrang durch die geringste Harnmenge; Drängen alle zwei bis drei Minuten, aber nur ein Tröpfeln kommt heraus.

Gefühl, Linderung zu bekommen, wenn man nur die Blase vollständig leeren könnte

Wollüstige Empfindung während der Infektion; der Patient kann sexuellen Drang bekommen, der durch die Reizung ausgelöst ist.

Wundmachender Harn, sogar die äußeren Genitalien werden roh.

Schlimmer: Trinken; Geräusch von fließendem Wasser; Erektionen; Koitus; Ejakulation

Besser: kalte Anwendungen; nach vollständiger Harnentleerung

ZEIT: vor, während, am Ende und nach der Harnentleerung. Die Schmerzen können einsetzen, nachdem nur ein paar Tropfen entleert wurden.

ORT: alle Bereiche der Harnwege

GEMÜT: wildes Gefühl. Drang, an den Genitalien zu ziehen oder sogar zu masturbieren

PYELONEPHRITIS: entsetzliche Schmerzen in den Nieren, die sich zur Blase ausbreiten

Schlimmer: Bewegung; Harndrang; Berührung oder Erschütterung.

Der Harn wird rasch nach dem Einsetzen der Symptome blutig; manchmal scheidet der Patient reines Blut aus.

Denken Sie an *Cantharis*, wenn Schmerzen das Hauptsymptom sind.

NUX VOMICA

Zystitis; Pyelonephritis; Nierenkoliken (v.a. durch Steine)

Ständiger Harndrang durch Völlegefühl, aber nur kleine, unbefriedigende Mengen werden ausgeschieden.

Stuhldrang während Pressen zur Harnentleerung. Tenesmus

Schmerzhafte Harnverhaltung. Sphinkterspasmen

ZEIT: vor oder während der Harnentleerung

Schlimmer: Zorn; Frieren; unterdrückte Hämorrhoiden; Kaffee; Alkohol; sexuelle Ausschweifungen; während der Stuhlentleerung

Besser: Wärme oder warmes Bad

HARN: Hitzegefühl. Der Harn ist stark konzentriert.

ORT: Blase; Blasenhals

GEMÜT: Reizbarkeit und Ruhelosigkeit

Denken Sie an *Nux vomica*, wenn häufiger Harndrang das Hauptsymptom ist.

PETROSELINUM

Zystitis; Urethritis

Plötzlicher, intensiver Harndrang; der Patient springt auf.

Schmerzen, wenn der Harn nicht sofort entleert werden kann

Schlimmer: Kinder; Urethritis

ORT: Urethra; Fossa navicularis

Intensiver Juckreiz oder Kribbeln tief in der Harnröhre oder im Blasenhals; der Patient will etwas hineinstecken, um sich dort zu kratzen.

Denken Sie an *Petroselinum*, wenn Juckreiz oder Reizung in der Harnröhre das Hauptsymptom ist.

PULSATILLA

Plötzlicher und starker Drang, ohne den Harn zurückhalten zu können

Die Schmerzen nehmen mit jedem Augenblick zu, den die Harnentleerung hinausgezögert wird.

Unfreiwilliger Harnabgang, wenn er sich nicht ständig konzentriert

Der Drang setzt ein, „wenn sich auch nur ein einziger Tropfen Harn in der Blase befindet".

Schlimmer: vor der Menses oder durch unterdrückte Menses; Rückenlage; Gehen; nasskaltes Wetter; nasse Füße; Verkühlung

ZEIT: Scharf-stechende Schmerzen setzen nach der Harnentleerung ein.

ORT: Blasenhals; Blase; Harnröhre

HARN: reichlich; blutig; schleimig

Denken Sie an *Pulsatilla*, wenn die Schmerzen unregelmäßig oder anfallsartig auftreten oder gleichzeitig Harn herausspritzt.

SARSAPARILLA

Zystitis; Nierenkolik

Starke Harnentleerung mit ausgeprägten brennenden Schmerzen am Ende der Harnentleerung; die Schmerzen treten mit den letzten paar Tropfen auf.

Frostgefühl breitet sich bei der Harnentleerung von der Blase her aus.

Harnverhalt; der Patient kann nur im Stehen Harn entleeren.

ZEIT: schmerzhafter Harndrang; **am Ende der Harnentleerung**

Schlimmer: feuchtkaltes Wetter; vor oder während der Menses

ORT: Blase und Blasenhals; rechte Niere

HARN: rötliches Sediment; große Mengen; blutige Tropfen am Ende der Harnentleerung; mit dem Harn geht Luft ab (Fistel).

Denken Sie an *Sarsaparilla*, wenn Schmerzen am Ende der Harnentleerung das Hauptsymptom ist.

◆ Weitere wichtige Arzneimittel für Harnwegsinfektionen

Aconitum

Zystitis; Pyelonephritis

Die Symptome beginnen plötzlich nach Kälte oder Schreck.

Druckgefühl und Brennen vor der Harnentleerung

Angstgefühl mit Harndrang

Zystitis nach Verkühlung (*Puls.*)

Harnverhalt; besonders nach der Entbindung oder bei Neugeborenen

Apis

Zystitis; Pyelonephritis; Nephritis

Brennende und stechende Schmerzen, besonders zu Beginn der Harnentleerung

Häufiger, schmerzhafter Harndrang, besonders vor der Menses

Harnverhalt, besonders bei Neugeborenen

Schlimmer: vor der Menses; Hitze, besonders örtliche Hitze

Besser: **kalte Anwendungen**

ZEIT: vor; bei Beginn; während; nach

ORT: Blasenhals; Nieren

HARN: **spärlich;** nach dem Arzneimittel kann freier Harnfluss stattfinden

Arnica

Zystitis nach Blasenverletzung, wie etwa als Folge von Zangengeburt

Harnretention. Unfreiwillige Harnentleerung mit Harntröpfeln

Arsenicum

Zystitis; interstitielle Zystitis; Pyelonephritis; Urethritis

Brennende Schmerzen und scharfer Harn mit Frostschauern und sogar Schüttelfrost

Chronisches Brennen in der Blase, unabhängig von der Harnentleerung

Schlimmer: während Schüttelfrost
ZEIT: Beginn der Harnentleerung
HARN: dunkel; schwarz; fauliger Geruch
GEMÜT: **ängstlich, ruhelos,** furchtsam

BELLADONNA

Plötzliche Nieren- oder Blasenentzündung mit hohem Fieber
Plötzlicher Harndrang. Tenesmus und Pressen
Empfindung wie krampfartiges Greifen am Blasenhals
Schlimmer: **Husten; Erschütterung;** Bewegung
ORT: rechte Niere; Blasenhals
HARN: Hitzegefühl. Blutig oder mit kleinen Klumpen

BERBERIS

Zystitis; Pyelonephritis; Nierenkolik
Stechen von den Nieren abwärts in Blase, Hoden oder Oberschenkel
Die Schmerzen schießen die Harnwege aufwärts oder abwärts.
Brennende Schmerzen, die sich von der Blase durch die Harnröhre ausbreiten
Sprudelgefühl oder Empfindung wie von Blasen in den Nieren
Schlimmer: Erschütterung; **sogar schon geringe Bewegung;** Ejakulation; Menses; Bücken
Besser: Feste Bandagierung oder andere Maßnahmen zur Ruhigstellung der betroffenen Seite
Während der Harnentleerung
ZEIT: vor und nach der Harnentleerung
ORT: linke Niere; Harnleiter; Blasenhals; Harnröhre; Harnröhrenmündung
HARN: dunkel; schleimig; rötliches Harnsediment; gallertartiges Harnsediment

BORAX

Zystitis bei kleinen Kindern. Das Kind schreit vor der Harnentleerung.
Harndrang hauptsächlich nachts, sehr selten tagsüber
ZEIT: vor der Harnentleerung
HARN: scharf, wundmachend; scharfer, durchdringender Geruch

CACTUS

Hämorrhagische Zystitis
Unerträgliche einschnürende Schmerzen in der Blase, oft mit Harnverhalt und schmerzhafter Ausscheidung von klumpigem Blut
Harnverhalt mit unerträglichen Spasmen

CAMPHORA

Zystitis; Pyelonephritis
Druck und Spasmen in der Blase
Brennen in der Harnröhre während der Harnentleerung
Plötzlicher Harndrang mit dünnem Harnstrahl
ZEIT: während der Harnentleerung
HARN: grüne Farbe
Ergänzt häufig *Cantharis* und schließt den Fall ab.

CANNABIS INDICA

Chronische Zystitis; Urethritis
Brennende Schmerzen in der Blase und besonders der Harnröhre während der Harnentleerung
Ständiger Harndrang, sogar nach der Harnentleerung
Tröpfeln nach der Harnentleerung
Empfindung von unfreiwilligem Harnabgang, selbst wenn keine Ausscheidung stattfindet
Nierenschmerzen beim Lachen
Unterdrückte Gonorrhœ in der Vorgeschichte
ZEIT: vor; nach; während
ORT: Urethra; Harnröhrenmündung; Blase; Nieren

CANNABIS SATIVA

Urethritis; Zystitis

Schmerzen und Spasmen am Blasenhals am Ende der Harnentleerung

Die Urethra ist entzündet und schmerzhaft.

Schlimmer: Berührung; Druck; enges Zusammenhalten der Beine beim Gehen

Brennende Schmerzen am Meatus, besonders bei den letzten Tropfen

Die Harnröhrenmündung ist wie roh, geschwollen und brennt.

Empfindung wie von Herausdrücken an der Harnröhrenmündung beim angestrengten Pressen während der Harnentleerung

Die Schmerzen breiten sich während der Harnentleerung vom Meatus rückwärts in die Blase aus.

Muss lange warten, bevor der Harn zu fließen beginnt. Unterbrochene Harnentleerung

CAUSTICUM

Chronische Zystitis; Zystozele; neurogene Blasenbeschwerden

Brennen und schneidende Schmerzen während der Harnentleerung

Reizung oder Juckreiz am Meatus

Blasenlähmung. **Die Harnentleerung ist unmöglich, wenn der Harn zu lange zurückgehalten wird.**

Kann den Harn nicht im Stehen entleeren; die Harnentleerung ist nur im Sitzen möglich.

Unfreiwilliger Harnabgang und Schmerzen nach der Entbindung

Harnentleerung ist unmöglich nach chirurgischem Eingriff.

Keine Empfindung bei der Harnentleerung; kann nicht mit Sicherheit sagen, ob Harn abgeht oder nicht.

Schlimmer: Kälte oder Kaltwerden; nach der Entbindung

Clematis

Urethritis; **Harnröhrenstriktur**

Brennende Schmerzen vor oder direkt zu Beginn der Harnentleerung, dann schmerzloser Fluss

Plötzlicher, schmerzloser Drang, der Patient muss sich beeilen, um Harn zu entleeren.

Verhärtung oder Verengung der Urethra mit heftigem Brennen während der letzten Tropfen der Harnentleerung

Unvollständige oder plötzlich unterbrochene Harnentleerung

Harnentleerung beginnt und endet mit Brennen.

Unfreiwilliges Tröpfeln nach der Harnentleerung

Copaiva

Entzündung, Schmerzen und Brennen am Blasenhals

Wund und empfindlich an der Harnröhrenmündung

Häufiger, schmerzhafter Drang bei älteren Frauen

Verzögerte Harnentleerung und dünner Strahl

Doryphora

Urethritis und Zystitis bei kleinen Kindern, ausgelöst durch mechanischen Reiz wie Schaumbad, enge Kleidung usw.

Dulcamara

Zystitis

Schmerzhafter Harnverhalt

Schmerzen und Harndrang sind deutlich gesteigert bei Abkühlung oder während Frostschauern.

Schlimmer: nasskaltes Wetter; Herbst

Eryngium aquaticum

Ständiger Harndrang, besonders nachts

Ständiges Harntröpfeln mit intensivem Brennen

EQUISETUM

Zystitis

Druck und Völlegefühl sogar, wenn nur wenige Tropfen in der Blase sind; Besserung, wenn die Blase voll ist.

Der Harndrang nimmt zu, wenn die Harnmenge in der Blase abnimmt.

Der Harndrang hält nach der Harnentleerung an.

ZEIT: während oder **am Ende der Harnentleerung**

ORT: Blase

HARN: dunkel, manchmal mit Schleim vermischt

HEPAR SULFURIS

Rezidivierende Pyelonephritis

Schmerzhafte Harnentleerung nach Kälteeinwirkung oder Verkühlung (*Dulc.*)

Blasenschwäche mit verzögerter Harnentleerung und Tröpfeln

HARN: reines Blut am Ende der Harnentleerung

KREOSOTUM

Plötzlicher Harndrang, besonders nachts im Bett, kann nicht schnell genug aus dem Bett kommen und verliert dabei Harn.

Unfreiwillige Harnentleerung, schlimmer durch Eintauchen der Hände in kaltes Wasser

Ungeheures Brennen oder Juckreiz der Vulva bei der Harnentleerung

HARN: übelriechend; braun oder blutig; scharf, wundmachend

LYCOPODIUM

Zystitis; Urethritis; Nierensteine

Druck in der Blase oder Schweregefühl

Völlegefühl, aber muss lange warten, bevor der Fluss beginnt.

Krabbelgefühl in der Blase oder Harnröhre nach der Harnentleerung.

Schlimmer: 16 Uhr; nach der Harnentleerung

HARN: übermäßig schaumig. Rotes Sediment im Harn (*Sars.*)

LYSSINUM

Chronische oder interstitielle Zystitis

Brennen und Juckreiz in der Blase oder Urethra nach der Harnentleerung

Harndrang, wenn man fließendes Wasser hört, Hände in Wasser taucht oder sogar beim Anblick von Wasser

MEDORRHINUM

Zystitis; Urethritis; Prostatitis; Pyelonephritis

Rezidivierende Zystitis, die kurz nach Beginn einer neuen sexuellen Beziehung auftritt

Schmerzen im Blasenhals am Ende der Harnentleerung

Nierenschmerzen werden gelindert nach der Harnentleerung.

Häufiger Harndrang nachts und während der Menses

MERCURIUS CORROSIVUS

Zystitis

Schrecklicher anhaltender Harndrang und ein Gefühl, niemals fertig zu werden

Grauenhaftes Brennen in der Blase und Urethra, nicht gelindert durch Harnentleerung

HARN: Blut und Schleim während oder am Ende der Harnentleerung; grünlich

NATRIUM CARBONICUM

Chronische oder rezidivierende Zystitis

Schmerzen und Brennen am Ende der Harnentleerung

Risse im Bereich der Harnröhrenmündung

ACIDUM NITRICUM

Zystitis; Urethritis

Druck in der Blase

Stechende Schmerzen in der Blase oder Urethra vor oder während der Harnentleerung

Schlimmer: während Erektionen; wenn ihm kalt wird

HARN: **abstoßender oder starker Geruch, wie Pferdeharn;** fühlt sich kalt an.

PAREIRA

Auftreibungsgefühl der Blase mit Dysurie

Grauenhafte Krämpfe in Blase und Beinen, wenn er sich anstrengt, um Harn zu entleeren.

Kann nur Harn entleeren, wenn er sich auf Hände und Knie niederläßt oder die Stirn gegen den Fußboden presst.

HARN: blutig; Schleim; geteilter Strahl

RHUS TOXICODENDRON

Zystitis; Pyelonephritis

Schmerzhafte Harnretention mit Zystitis; häufige Harnentleerung

Zystitis oder einfache Enuresis bei Jungen

Schlimmer: lange Verzögerung der Harnentleerung; nach Anstrengung; nasse Füße; Verkühlung; während Erektionen

Besser: Bewegung

SEPIA

Rezidivierende oder chronische Zystitis

Häufiger oder plötzlicher Harndrang mit Frostschauern

Druckgefühl vor der Harnentleerung; muss sich beeilen, um zur Harnentleerung noch rechtzeitig die Toilette zu erreichen.

Zystitis mit unfreiwilligem Harnabgang

Schlimmer: **während der Menses;** nach Koitus; im Gehen

HARN: Wolkige Beschaffenheit nimmt während der Harnentleerung zu; dunkelrotes oder blutiges Harnsediment

STAPHISAGRIA

Zystitis

Brennen und Tenesmus; unbefriedigende Harnentleerung

ZEIT: während oder nach der Harnentleerung. Hält noch lange nach der Harnentleerung oder zwischen den Entleerungen an.

Schlimmer: **nach Koitus;** nach erstem Koitus oder nach jedem Koitus; besonders nach übermäßig heftigem Koitus; Blasenoperation oder Katheterisierung; während der Entbindung

Besser: zusammengekauertes Liegen auf der Seite

TEREBINTHINA

Grauenhaftes Brennen und Tenesmus mit Schmerzen, die sich aufwärts in die Nieren ausbreiten

Brennen in den Nieren, besonders in der rechten Niere

Schlimmer: Ruhe; während der Harnentleerung

Besser: **Umhergehen an der frischen Luft**

HARN: **rauchig gefärbt; Veilchenduft**

THUJA

Chronische oder interstitielle Zystitis; Urethritis

Plötzlicher, schmerzhafter Harndrang; schneidende Schmerzen nach der Harnentleerung

Oft in Verbindung mit Verengung, Striktur, Polypen usw in der Urethra

Gonorrhœ in der Vorgeschichte. Impfreaktionen in der Anamnese

HARN: süßer, abstoßender Geruch; **geteilter Strahl;** schaumig

TUBERCULINUM

Chronische Zystitis

Schlimmer: Wetterumschwung

Die Schmerzen setzen ein, wenn die Harnentleerung auch nur geringfügig hinausgezögert wird.

UVA URSI

Zystitis

Drückende Schmerzen oder Spasmen am Blasenhals nach Ende der Harnentleerung

Rezidivierende Zystitis durch Steine in der Blase

Brennen in der Harnröhre während der Harnentleerung

Kribbeln in der Harnröhre

Kann in Verbindung mit Leukorrhœ auftreten (*Sep.*).

HARN: schleimig

NIERENSTEINE

Meine erste Erfahrung mit Nierensteinen hatte ich mit einem jungen Mann, bei dem ein Stein drei Monate lang im linken Harnleiter festsaß und angeblich nicht zu bewegen war. Sein Urologe hatte ihm einen Termin für eine Operation zwei Wochen später gegeben. Er kam mit einem Pyelogramm in meine Praxis, das einen großen Stein etwa drei Zentimeter unterhalb seiner linken Niere zeigte. Ich sagte ihm, ich hätte meine Zweifel, dass das Arzneimittel bei einem so großen Stein eine Wirkung haben könnte, aber gab ihm *Berberis* C200. Am darauffolgenden Tag war der Stein abgegangen, und der Urologe rief an, um sich zu erkundigen, wo er dieses Medikament bekommen könnte.

BEHANDLUNG

Es trifft zwar zu, dass Arzneimittel dem Körper helfen können, Steine auszuscheiden, die aussehen, als könne man sie auf normalem Wege nicht loswerden, doch ebenso zutreffend ist es, dass eine unbehandelte Verlegung der Harnleiter zu permanenten Nierenschäden führen kann. Wenn ein Stein unter homöopathischer Behandlung nicht innerhalb von ein oder zwei Tagen ausgeschieden wird, sollte ein Urologe zu Rate gezogen werden. Mit dem korrekten homöopathischen Arzneimittel sollte ein Stein in den Harnleitern innerhalb von 24 Stunden reagieren. Wenn eine schwerwiegende Kolik vorliegt, sollte das korrekte Arzneimittel sogar noch rascher Linderung verschaffen – oft innerhalb von Minuten.

Bei großen Steinen im Nierenbecken oder bei Nierenbeckenausguß-Steinen (die man auch Hischgeweihsteine nennt, da sie auf der Röntgenaufnahme der Nierenkanäle an ein Hirschgeweih erinnern) ist es unser Ziel, den Stein zu verkleinern. Dies lässt sich über einen Zeitraum von mehreren Monaten oder Jahren mit der passenden Diät, Flüssigkeitszufuhr und homöopathischer Behandlung erreichen. Der Patient sollte jedoch gleichzeitig bei einem Facharzt in Behandlung sein, der die Nierenfunktion überwacht. In jedem Falle sollte die Verhütung von Steinbildung in der Zukunft ein Schwerpunkt der Behandlung sein, was durch sorgfältige Flüssigkeitszufuhr, Vermeidung von zuviel Kalzium und den anderen spezifischen Bestandteilen des Steines in den Nahrungsmitteln erreicht wird. Rezidivierende Steine verlangen auch nach einer Untersuchung der Nebenschilddrüse auf Krankheiten, strukturelle Anomalien, chronische Infektionen usw. hin. Auch eine Untersuchung der Stressfaktoren, die zur Steinbildung geführt haben, können Hinweise auf das Konstitutionsmittel geben.

Therapeutische Hinweise für Nierensteine

HOMÖOPATHIE

- Wenn das Arzneimittel beträchtliche Linderung verschafft, sollten wir das Mittel nicht wechseln, nur weil der Stein nicht innerhalb von 24 Stunden ausgeschieden wurde, sondern zwei bis drei weitere Tage abwarten.
- Manchmal wird ein Nierenstein als Erstverschlimmerung nach der Gabe eines Konstitutionsmittel ausgeschieden. Am besten gibt man dem Patienten während einer solchen Krise keine spezifische homöopathische Behandlung, sondern vorzugsweise allopathische Schmerzmittel. Wir können jedoch das Konstitutionsmittel wiederholen, um die Steinbewegung zu erleichtern.

Naturheilkunde

- Flüssigkeitszufuhr ist in allen Stadien einer Nierensteinbehandlung und -verhütung gut, mit dem Ziel, die Harnkonzentration gering zu halten.
- Zur Verhinderung von Rezidiven ist es oft hilfreich zu wissen, was für einen Stein der Patient hat. Dies lässt sich erreichen, indem man den Harn filtert bzw. durch ein Sieb uriniert, um den Stein bei der Ausscheidung aufzufangen und zur Laboruntersuchung einzuschicken.
- Bei kalziumhaltigen Steinen versuchen wir die Einnahme von Kalzium (zu viele Milchprodukte, Antazida) und Vitamin D zu verringern.
- Eine Steigerung der Magnesium-Zufuhr hilft dabei, Kalziumsteine aller Art zu verhüten.
- Zur Behandlung von Oxalatsteinen müssen folgende Nahrungsmittel vermieden werden: Tee, Schokolade, Spinat, Rote Beete, Rhabarber, Spargel, Petersilie, Weißkohl, Nüsse, Alkohol und besonders Vitamin C.
- Bei Harnsäuresteinen müssen wir Fleisch, Sardinen, Anchovies, Krabben und Austern aus dem Speiseplan streichen.
- Eine Steigerung des pH-Wertes des Harns auf über 6,5 unterstützt die Verhütung von Harnsäuresteinen. Backpulver (Natron) in Wasser gelöst ist wirkungsvoll (bei Patienten ohne Hypertonie).

Allopathie

- Die Einnahme von Schmerzmitteln beeinträchtigt in der Regel die Wirkung des homöopathischen Arzneimittel nicht. Sie können allerdings nützliche Symptome, die auf das korrekte Arzneimittel hinweisen würden, verschleiern. Wenn dies der Fall ist, können wir den Patienten bitten, die Medikamente abzusetzen, um die Modalitäten herauszufinden, oder wir können nach Symptomen aus früheren Episoden fragen.

REPERTORIUM

Im Zusammenhang mit Nierensteinen gibt es nur wenige wichtige Rubriken.

Blase, Steine
Blase, Geschwürsbildung, wegen Steinen
Nieren, Entzündung, Pyelon, Stein
Nieren, Schmerzen
Nieren, Schmerzen, Kolik
Nieren, Schmerzen, Schneiden
Nieren, Schmerzen, Schneiden, Harnleiter, Bereich der
Nieren, Schmerzen, Harnleiter
Harn, Sediment, Nierensteine

ARZNEIMITTEL

◆ Hauptmittel für Nierensteine

BELLADONNA

Plötzliche rasende Schmerzen, besonders in der rechten Niere

Unerträgliche Schmerzen, aber der Patient muss still liegen.

Schlimmer: **Erschütterung;** Husten; Niesen; Fehltritt

AUSSTRAHLUNG: zur Blase

HARN: blutig oder Blutklumpen

ALLGEMEIN: gerötetes, erhitztes Gesicht und kalte Hände und Füße. Der Patient kann sich kaum beherrschen, aber jedes Winden macht es schlimmer.

BERBERIS

Scharfe, stechende oder schießende Schmerzen, hauptsächlich aus der linken Niere

Die Schmerzen strahlen in verschiedene Orte oder durch den ganzen Körper aus.

Schmerzhafter Harndrang während der Kolik

Schlimmer: **Erschütterung; Bewegung;** Menses, besonders zu Beginn der Menses; Fehltritt (*Bell.*); Sitzen; Bücken; Gehen

Besser: bewegungsloses Daliegen; Stehen; Ruhigstellen der schmerzhafte Seite durch feste Bandagen oder Schienen

AUSSTRAHLUNG: **die Harnleiter abwärts; zur Blase; in die Urethra; in die Hoden; in die Oberschenkel;** in die Beine; in die Waden

HARN: dunkel mit Harnsediment

LYCOPODIUM

Rechtsseitige Nierensteine mit deutlicher Vorwölbung und Abneigung gegen enge Kleidung

Schlimmer: **16 bis 20 Uhr;** treten mit Frostschauern auf.

Besser: nach der Harnentleerung

AUSSTRAHLUNG: Blase; Hoden

HARN: **rotes Harnsediment**

NUX VOMICA

Nierenkolik mit starkem Stuhl- oder Harndrang

Schlimmer: rechte Seite; Liegen; Bewegung; Gehen; Zorn; Überarbeitung

Besser: warme Anwendungen; Rückenlage

AUSSTRAHLUNG: Hoden; Penis; zum Rektum mit Stuhldrang

ALLGEMEIN: Mangel an Lebenswärme und sogar mit Schauern während des Anfalls

Übelkeit und Erbrechen

GEMÜT: **ruhelos und ungewöhnlich gereizt** („Warum stellen Sie mir all diese dummen Fragen?")

◆ Weitere wichtige Arzneimittel für Nierensteine

ACIDUM BENZOICUM

Hauptsächlich linksseitige Nierensteine mit dunklem übelriechendem Harn

Schlimmer: tiefes Einatmen; Bücken (*Berb.*); tritt auf im Wechsel mit Arthritis

Besser: während der Harnentleerung

HARN: **übelriechend, braun und dick; wie Pferdeharn**

CALCAREA CARBONICA

Chronische Neigung zu Steinbildung, besonders während Zeiten übermäßiger Verantwortung und Belastungen

Schlimmer: nachts; Fahren; sich Strecken

HARN: weißliches Harnsediment; übelriechend und konzentriert

CANTHARIS

Nierensteine, die sich mit einer Entzündung oder Infektion verkomplizieren

Beträchtliche, scharf-stechende oder brennende Schmerzen in Verbindung mit der Harnentleerung

Tenesmus; der Patient hat das Gefühl, Linderung zu erfahren, wenn er wenigstens noch ein paar zusätzliche Tropfen entleeren könnte

Schlimmer: **Harndrang; während der Harnentleerung**

Besser: Drücken der Eichel

ALLGEMEIN: Gefühl, verrückt zu werden; schreit infolge unerträglichen Brennens auf.

AUSSTRAHLUNG: abwärts in die Harnröhre; in den Penis

COCCUS CACTI

Schmerzanfälle, die während des Anfalls kommen und gehen

Schlimmer: Bewegung; während Harndrang

AUSSTRAHLUNG: Urethra; Beine

HARN: scharf und wundmachend; blutig

Colchicum

Nierensteine bei Patienten mit Arthritis, besonders mit Gicht (*Benz-ac.*)

Schlimmer: Liegen; Bewegung; beim Versuch, die Beine auszustrecken

Besser: Rückenlage mit hochgezogenen Beinen

Harn: schwarz wie Tinte

Colocynthis

Kolik mit Ruhelosigkeit und tiefgehenden Krämpfen im Abdomen

Schlimmer: rechte Seite; Liegen; nach Zorn

Besser: Hitze; Druck

Dioscorea

Die Schmerzen veranlassen den Patienten, sich nach hinten zu strecken und durchzubiegen; der Patient hat das Gefühl, eine Linderung der Schmerzen zu erfahren, wenn er sich nur noch weiter nach hinten durchbiegen könnte.

Schlimmer: rechte Seite

Ausstrahlung: Hoden; Penis

Erigeron

Nierensteine mit schwerer Blutung bei geringster Bewegung

Schlimmer: vor der Harnentleerung (Verschlimmerung der Schmerzen); Bewegung (Blutung nimmt zu)

Hydrangea

Linksseitige Nierenkolik mit Ausstrahlung den Harnleiter abwärts

Ausstrahlung: linker innerer Oberschenkel

Harn: weißliches Harnsediment; blutig

Allgemein: ungeheurer Durst

Kalium carbonicum

Linksseitige Nierensteine mit stechenden Schmerzen
Schlimmer: morgens oder nachts; während Frostschauer oder durch Zugluft; Ausatmen
Besser: Reiben über die schmerzhafte Stelle
ALLGEMEIN: ernste Patienten, die ihre Emotionen unterdrücken, und in der Folge bilden sich Steine.

Lachesis

Fürchterliche linksseitige Nierenkoliken, oft mit Hämorrhagie
Schlimmer: nachts; unterdrückte Menses; Berührung oder Druck; enge Kleidung; in Begleitung von Hypertonie; Polyzythämie
AUSSTRAHLUNG: Blase
HARN: dunkel oder schwarz
Blutungen begleiten den Nierenstein.

Medorrhinum

Rezidivierende Nierensteine mit scharf-stechenden Schmerzen in die Harnleiter hinein
Schlimmer: unterdrückte Gonorrhœ; während der Harnentleerung
Besser: nach der Harnentleerung, besonders nach großen Harnmengen

Acidum nitricum

Stechende Schmerzen in den Nieren
Druck in der Blase
Schlimmer: Gehen; Abkühlung
AUSSTRAHLUNG: Blase
HARN: **übelriechend oder stark; stinkt wie Pferdeharn**
Der Harn fühlt sich bei der Ausscheidung kalt an.

OCIMUM CANUM

Heftige rechtsseitige Nierenkoliken mit häufigem Erbrechen
AUSSTRAHLUNG: in die Blase
HARN: blutig; safrangelb; rötliches Harnsediment
ALLGEMEIN: Erbrechen, Stöhnen, ringt die Hände.

PAREIRA

Linksseitige Nierenkolik mit schrecklichem schmerzhaftem Harnverhalt
Grauenhafte Krämpfe in Blase und Beinen während des angestrengten Pressens zur Harnentleerung
Kann nur Harn entleeren, wenn er sich auf Hände und Knie niederlässt oder die Stirn gegen den Boden presst.
AUSSTRAHLUNG: Lenden; Oberschenkel; obere innere Oberschenkel; Füße
HARN: blutig; Schleimbeimengungen

SARSAPARILLA

Rechtsseitige Nierenkoliken mit **starker Dysurie**
Große Schmerzen am Ende der Harnentleerung von der Niere her in die Blase hinein
Harn kann nur im Stehen entleert werden.
Schlimmer: warme Getränke
Besser: warme Anwendungen
AUSSTRAHLUNG: in die Blase
HARN: rötliches Harnsediment
Blutig gegen Ende der Harnentleerung

SULFUR

Nierensteine mit starkem Brennen in Nieren und Harnröhre, das noch lange nach Ende der Harnentleerung anhält
Schlimmer: Bücken, Stehen
HARN: dunkel; übelriechend – manchmal nach faulen Eiern

TABACUM

Nierensteine mit schrecklicher Übelkeit
Tiefe brennende Schmerzen im Abdomen
Schlimmer: vor der Harnentleerung
Besser: Entblößen des Abdomens
AUSSTRAHLUNG: die Harnleiter abwärts; in die Blase

PROSTATABESCHWERDEN

In der homöopathischen Alltagspraxis kommt chronische Prostatitis, für die es keine gute allopathische Behandlung gibt, häufig vor. Gutartige Hypertrophie der Prostata ist ebenfalls ein alltägliches Problem in unserer Praxis. Diese Beschwerden haben oft dieselben Symptome, daher sind auch dieselben Arzneimittel angezeigt.

BEHANDLUNG

Behandlung der Prostatitis

Chronische Prostatitis reagiert sehr gut auf homöopathische Behandlung. Die Beschwerde ist oft die Folge einer Unterdrückung der oberflächlicheren Infektionen des Urogenitaltraktes, wie etwa einer Urethritis. Früher konnten Homöopathen die Symptome der Absonderungen – Farbe, Menge, Konsistenz – leicht repertorisieren. Heute werden diese Symptome mit antimikrobieller Behandlung schnell unterdrückt. Darüberhinaus sind sogar die Symptome der Prostataschmerzen durch prophylaktische Antibiotikabehandlung oft verschleiert oder ausgemerzt – häufig werden Antibiotika über Monate oder Jahre hinweg eingenommen. Diese Verdeckung der Symptome erschwert die Arbeit für den modernen Homöopathen. Überdies sind viele Patienten an die allopathische Behandlung so sehr gewöhnt, dass sie bei dem ersten Anzeichen von Symptomen sofort wieder zu Antibiotika greifen, selbst wenn die homöopathische Behandlung allgemein gut wirkt. Die Behandlung stützt sich daher hauptsächlich auf das konstitutionelle Bild.

Therapeutische Hinweise für Prostatitis

Homöopathie

- Es lohnt sich, nach der ursprünglichen Infektion vor der Antibiotikabehandlung zu fragen. Wenn sich der Patient noch an die Anfangssymptome erinnern kann, werden diese Symptome nützliche Hinweise auf das Simillimum geben, selbst wenn die Unterdrückung bereits lange Zeit zurückliegt.

Naturheilkunde

- Bei chronischer Prostatitis können wöchentliche Massagen der Prostata den Heilungsprozess außerordentlich gut unterstützen.
- Hilfreiche Ergänzungen zur Behandlung sind: Vitamin C (2000 mg tgl.); Zink (50 mg tgl.); Vitamin B-Komplex (50 mg tgl.).

Allopathie

- In vielen Fällen macht die chronische Einnahme von Antibiotika den Behandlungsverlauf komplizierter. In solchen Fällen gibt man das Arzneimittel am besten in einer C6 oder C12 zusätzlich zur Anfangsdosis des Konstitutionsmittels. Auch Q-Potenzen können verwendet werden. In vielen Fällen können selbst schwache chronische Antibiotika die Wirkung der homöopathischen Arzneimittel stören.

Behandlung gutartiger Prostatahypertrophie

Diese verborgene Epidemie im mittleren Alter oder bei älteren Patienten wird häufig bloß als eine lästige Erscheinung betrachtet. Es stimmt zwar, dass sich eine Verlegung der Harnwege durch eine transurethrale Prostataresektion leicht behandeln lässt, doch diese Prozedur kann postoperative Erkrankungen wie Harninkontinenz und Impotenz bzw. Ejakulationsschwierigkeiten haben. Aus diesem Grund versuchen wir, einen solchen operativen Eingriff so weit wie möglich zu vermeiden. Bei leichten bis mäßigen Symptomen ist eine Konstitutionsbehandlung angezeigt, aber wenn eine schwerwiegende Verlegung vorliegt, sollte man spezifische Arzneimittel probieren, die häufig erfolgreich sind. Später jedoch muss man das tiefere Konstitutionsmittel finden, um eine Stabilität zu erreichen. Neuere Methoden sind Ballondilatierung, Hyperthermie und Laserbehandlung. Die Wirkung dieser Methoden ist nur von begrenzter Dauer, aber sie verursachen auch weniger drastische Veränderungen der Prostatafunktion und sind daher zum Zweck der vorübergehenden Linderung vorzuziehen, falls die spezifische homöopathische Behandlung versagt und das Konstitutionsmittel noch nicht gefunden wurde.

Therapeutische Hinweise für gutartige Prostatahypertrophie

Homöopathie

- Die Behandlung von Prostatahypertrophie ist eine Konstitutionsbehandlung, außer wenn eine schwerwiegende akute Verlegung vorliegt.
- Bei der Gabe akuter spezifischer Arzneimittel ist eine C30 tägl. 4 bis 5 Tage lang gewöhnlich ausreichend, um eine Episode von Harnverhalt zu beruhigen.
- Wenn Symptome einer schwerwiegenden Behinderung vorliegen, ist es unklug, ein Arzneimittel nach dem andern auszuprobieren, während

sich die Situation verschlimmert. Begrenzen Sie den Versuch der akuten Behandlung auf 24 Stunden. Wenn bis dahin keine Besserung eingetreten ist, sollte der Patient einen Urologen aufsuchen.

NATURHEILKUNDE

- Es gibt zwei sehr gute Kräuterpräparate, die vermutlich ebenso gut wirken wie die allopathischen Medikamente: Sägepalmen-Extrakt (Sabal serrulata) und Pygeum-Extrakt. Diese Kräuter sind in Reformhäusern erhältlich und lindern meist die Symptome, während man mit der homöopathischen Behandlung beginnt.

ALLOPATHIE

- Die Einnahme von Alpha-adrenergen Medikamenten (Cardular oder Proscar) stört die Konstitutionsbehandlung nicht einschneidend. Wenn pflanzliche Präparate dem Patienten nicht helfen, können wir die Anwendung dieser Medikamente gestatten, während wir den Fall sorgfältig auf das korrekte Konstitutionsmittel hin untersuchen.

REPERTORIUM

Hauptrubriken für Prostatabeschwerden

Prostata, Entzündung
Prostata, Schmerzen (Unterrubriken)
Prostata, Schwellung
Prostata, Vergrößerung (Unterrubriken)
Blase, Harnentleerung, Tröpfeln, vergrößerter Prostata, bei
Blase, Harnentleerung, verzögert (Unterrubriken)
Blase, Harnverhalt
Blase, Harnverhalt, alte Männer
Blase, Harnverhalt, vergrößerte Prostata, durch

Weitere wichtige Rubriken für Prostatabeschwerden

Prostata, Ausscheidung von Prostatasekret (Unterrubriken)
Prostata, Härte
Prostata, Induration
Prostata, Kugelgefühl
Prostata, Völlegefühl
Augen, Entzündung, Iris, Prostatitis, bei
Rektum, Kloßgefühl
Rektum, Kloßgefühl, Perineum
Rektum, Obstipation, Prostata, mit Vergrößerung der
Rektum, Obstipation, Prostatasekret, mit
Blase, Entzündung, chronisch, vergrößerter Prostata, mit
Blase, Harnentleerung, Dysurie, vergrößerter Prostata, mit
Blase, Harnentleerung, häufig, Prostatabeschwerden, mit
Blase, Harnentleerung, unterbrochen, geschwollener Prostata, mit
Urethra, Absonderung, Prostatasekret
Urethra, Absonderung, weiß, morgens, Prostatasekret abends
Männer, Ausscheidung (oder „Samenerguss"), Prostataerkrankung
Männer, Erektionen, mühsam, häufig, Prostatasekret, mit Verlust von

ARZNEIMITTEL

◆ Hauptmittel für Prostatabeschwerden

Chimaphila

Akute Prostatitis, Schwellung und Harnverhalt

Brennende Schmerzen in der Prostata mit ständigem Harndrang
Schlimmer: Kälte, Feuchtigkeit; Sitzen auf kalter Bank oder auf kalten Steinen; Sitzen

Juckreiz in der Harnröhre oder Prostata

Kugel- oder Ballgefühl im Perineum

Empfindung, als würde er auf einer Kugel sitzen (*Cann-s.*).
Besser: langsames Gehen

Die Blase wird nicht geleert; kann nur im Stehen mit gespreizten Beinen und nach vorn gelehnt den Harn entleeren.

Nux vomica

Akute Prostatitis mit starkem Drängen und Pressen, nur vorübergehend gelindert durch Entleerung einiger Harntropfen

Chronische Prostatitis mit schmerzhaften Spasmen infolge Ejakulation

Schlimmer: Zorn; geschäftliche Belastungen; Alkohol

Tröpfeln nach der Harnentleerung

Ausscheidung von Prostatasekret nach dem Stuhlgang

Pulsatilla

Akute und chronische Prostatitis mit schmerzhaftem spritzendem Strahl

Starke Schmerzen in der Prostata

Schlimmer: nach der Harnentleerung; unterdrückte Gonorrhœ

Harnverhalt bei älteren Personen; Harnverhalt bei vergrößerter Prostata

Prostatitis nach unterdrückter Gonorrhœ

Ausscheidung von Prostatasekret durch Erektionen, bei Stuhlgang oder Harnentleerung

Selenium

Prostatavergrößerung und Stauung bei älteren Männern

Unfreiwilliges Harntröpfeln :

Schlimmer: Gehen; nach Harnentleerung oder Stuhlentleerung; noch lange nach der Harnentleerung

Tröpfeln von Prostatasekret:

Schlimmer: Stuhlgang; Gehen; Sitzen

Schwäche der Prostata und des ganzen Genitaltraktes. Impotenz

Sulfur

Prostatitis mit deutlichem Brennen in der Harnröhre oder Prostata

Die Prostata ist entzündet und hart mit schmerzhafter, brennender Ejakulation

Prostata- und Kreuzschmerzen
Schlimmer: nach Koitus; im Stehen
Ausscheidung von Prostatasekret nach der Harnentleerung oder nach Stuhlgang, besonders beim Pressen zur Stuhlentleerung

◆ Weitere wichtige Arzneimittel für Prostatabeschwerden

Agnus castus

Entzündete Prostata mit unfreiwilligen Samenabgängen
Chronische Vergrößerung der Prostata mit Impotenz und Depression
Impotenz trotz lasziver Gedanken

Apis

Die Prostata ist vergrößert und entzündet mit Brennen während der Harnentleerung.
Brennende Harnentleerung, als würde die Harnröhre verbrüht
Harnverhalt infolge vergrößerter Prostata

Baryta carbonica

Vergrößerte Prostata bei alten Männern mit Nachtröpfeln noch lange nach der Harnentleerung
Frühe Prostatahypertrophie – Männer in den Vierzigern
Prostatahypertrophie durch verringerte Sexualkraft

Calcarea carbonica

Prostatahypertrophie, fest und sehr groß
Ejakulation schwierig, lange Verzögerung

Conium

Vergrößerte und harte Prostata – furchterregend harte Drüse
Rasches Wachstum der Drüse durch sexuelle Unterdrückung
Schweregefühl in der Prostata
Samenerguss durch Stuhlgang; durch jede emotionale Erregung
Ejakulation geschieht zu leicht; schon während des Vorspiels
Harnentleerung zu häufig oder Tröpfeln aus der vergrößerten Prostata
Die Harnentleerung ist unterbrochen – endet beim Pressen, fließt jedoch wieder, wenn man sich entspannt.

Copaiva

Schwellung und Entzündung der Prostata oder Verhärtung mit wenig Schwellung
Brennende Schmerzen und Harnverhalt bei jeder Erkältung
Harntröpfeln bei vergrößerter Prostata
Ständiger erfolgloser Harndrang

Digitalis

Harnverhalt oder Harntröpfeln bei vergrößerter Prostata bei älteren Männern
Völlegefühl in der Blase nach der Harnentleerung; erfolgloser Drang; schmerzhaftes Tröpfeln
Ständiger Harndrang nachts
Schmerzen in der Prostata: *Schlimmer*: Harndrang; Sitzen
Gonorrhœ in der Anamnese

Lycopodium

Prostatahypertrophie mit Funktionsstörungen der Sexualorgane
Schmerzen in der Prostata während oder noch lange nach der Harnentleerung
Ejakulationen allein schon durch sexuelle Gedanken; Ejakulationen trotz Impotenz

Medorrhinum

Prostatitis nach unterdrückter Gonorrhœ

Prostatitis und Harnwegsinfektionen setzen ein nach Beginn einer neuen Beziehung.

Häufige, schmerzhafte Harnentleerung bei vergrößerter Prostata

Schweregefühl in Prostata oder Perineum

Acidum nitricum

Chronische Prostatitis oft in Verbindung mit chronischem oder rezidivierendem Herpes

Prostatitis nach unterdrückter Gonorrhœ

Bei Stuhlentleerung oder schon geringster Erregung kommt es sehr leicht zur Ausscheidung von Prostatasekret.

Pareira

Harnverhalt mit Prostatahypertrophie bei älteren Männern

Schmerzen in der Prostata hauptsächlich nach der Harnentleerung

Die Schmerzen strahlen abwärts in die Oberschenkel aus als Folge des anstrengenden Pressens bei der Harnentleerung.

Die Harnentleerung ist nur möglich auf allen Vieren; beugt sich nach vorn, bis die Stirn den Boden berührt.

Sabal serrulata

Harnverhalt durch Prostatahypertrophie

Harnverhalt bei älteren Männern

Häufiger Harndrang bei Prostatitis

Schmerzhafte Ejakulation

Kältegefühl in der Blase oder Prostata

Die Iris ist entzündet bei Prostatabeschwerden.

SEPIA

Schmerzhafte Prostatavergrößerung und Entzündung
Schlimmer: sexuelle Ausschweifungen; unterdrückte Gonorrhœ; Kummer
Empfindung von einem Kloß oder einer Kugel im Rektum oder im Perineum
Samenabgang nach Stuhl- oder Harnentleerung

STAPHISAGRIA

Harnverhalt oder Harntröpfeln bei vergrößerter oder verhärteter Prostata
Häufige spärliche Harnentleerung oder tropfenweise Entleerung
Chronisches Herauströpfeln der Samenflüssigkeit
Schmerzen und Brennen in der Prostata
Schlimmer: durch Harnentleerung; Autofahren; nach Zorn
Prostatahypertrophie durch ausgeprägte und häufige Masturbation

THUJA

Vergrößerte und chronisch entzündete Prostata
Prostatitis nach unterdrückter Gonorrhœ
Kloß- oder Klumpengefühl im Rektum
Unfreiwillige Harnentleerung bei älteren Männern mit vergrößerter Prostata
Prostatasekret geht fast wie von selbst ab.
Empfindung, als würde der Harn die Harnröhre hinunter tröpfeln
Gespaltener Harnstrahl infolge angetrockneten Schleims in der Harnröhre

UTERUSHÄMORRHAGIE

Es ist selten, dass wir es mit der Art von akuten Uterusblutungen zu tun haben, wie sie in älteren homöopathischen Texten beschrieben sind. Solche Fälle werden fast immer als Notfall ins Krankenhaus eingeliefert oder treten bei Patientinnen auf, die bereits zur Entbindung im Krankenhaus sind. Häufiger haben wir es mit den Langzeitfolgen solcher Ereignisse zu tun und können durch die Charakteristika der Hämorrhagie Hinweise auf das Konstitutionsmittel bekommen. Viele Patientinnen haben auch mit starker oder unregelmäßiger Menstruation (Menorrhagie / Metrorrhagie), Uterusmyomen oder klimakterischen Blutungen zu kämpfen. Diese Patientinnen kommen oft zur Behandlung, während sie an eine Hysterektomie denken (oder wenn bereits ein Termin dafür angesetzt ist). Natürlich sollten wir keine Behandlung ohne eine vollständige Beurteilung der Krankheit unternehmen. Blutungen können ein Zeichen für verborgene maligne Erkrankungen, Schwangerschaft, Trauma oder andere Beschwerden sein, die sich nicht durch homöopathische Arzneimittel allein behandeln lassen.

BEHANDLUNG

Die meisten Fälle, die zur homöopathischen Behandlung kommen, sind Frauen mit mäßiger bis starker Menorrhagie und Metrorrhagie wegen Uterusmyomen, Zysten in den Ovarien oder Blutung infolge Funktionsstörungen. Den meisten dieser Patientinnen kann die homöopathische

Behandlung allein helfen. Die Behandlung ist beinahe immer eine Konstitutionsbehandlung, außer bei akuten starken Blutungen. Während eines Notfalls kann ein akutes Arzneimittel angezeigt sein und sollte rasch wirken, um die Blutung zu stillen. Später wird ein Konstitutionsmittel notwendig sein, um das zugrundeliegende Problem zu lösen, das die Prädisposition für die akute Blutung darstellt. Wir sollten die Patientin darüber informieren, dass die Blutung rasch gestillt werden kann, dass die Behandlung der Myome jedoch sehr viel länger dauert – mindestens 6 bis 12 Monate, häufig Jahre.

Vermehrte Blutungen können nach dem homöopathischen Arzneimittel auftreten – entweder als Erstverschlimmerung oder weil das Arzneimittel inkorrekt war und die Erkrankung nicht unter Kontrolle bringen konnte. Während der Verschlimmerung hat die Patientin in der Regel sehr viel stärkere Schmerzen (manchmal jedoch auch viel weniger) als gewöhnlich während einer Blutung. Es ist auch wichtig, echte Verschlimmerungen von den Folgen einer gleichzeitigen Hormonbehandlung (oder dem Absetzen derselben) zu unterscheiden. Wir müssen versuchen zu vermeiden, dass die Patientin nach Absetzen ihrer (wirkungsvollen) hormonellen Behandlung eine schwere Blutung bekommt, die (fälschlicherweise) als Erstverschlimmerung interpretiert wird, da sie ein homöopathisches Arzneimittel erhalten hat, und irrtümlich zum Abwarten ermutigt wird, während die Blutung sich zusehends verschlimmert.

Therapeutische Hinweise für Uterusblutung

HOMÖOPATHIE

- Die Potenz wird nach Klarheit des Arzneimittelbildes ausgewählt – normalerweise eine Einzeldosis C200 oder 1M.
- Es kommt häufig vor, dass die Erstverschlimmerung in solchen Fällen zur Zeit der folgenden Menstruation eintritt. Wenn wir das Arzneimittel nur wenige Tage vor der Menstruation geben, kann die Erstverschlimmerung sich bis zur darauffolgenden Periode verschieben.

Allopathie

- Viele Patientinnen nehmen Pillen zur Empfängnisverhütung oder andere Hormonpräparate zur Regulierung ihres Zustandes. Diese Medikamente stören in der Regel die Wirkung der homöopathischen Arzneimittel nicht – jedenfalls nicht unmittelbar.
- Es ist nicht empfehlenswert, gleichzeitig eine homöopathische Behandlung zu beginnen und eine Hormonbehandlung anzufangen oder abzusetzen.

1) Wenn die Patientin erst seit kurzem mit der Hormonbehandlung begonnen hat, bittet man sie am besten, die Dauer von drei Zyklen abzuwarten, um die Wirkung des Hormons einzuschätzen, bevor man mit der homöopathischen Behandlung beginnt.

2) Oder, wenn die Hormonbehandlung erst ein oder zwei Wochen zuvor begonnen wurde und die Beschwerde nicht sonderlich verändert hat, ist es ebenso akzeptabel, die Patientin zu bitten, die Hormonbehandlung abzusetzen und mit der homöopathischen Behandlung zu beginnen.

3) Wenn die Hormonbehandlung bereits eine deutliche Wirkung auf den Zustand hatte, oder wenn die Hormonbehandlung bereits seit einigen Monaten durchgeführt wird – selbst wenn die Patientin meint, die Behandlung habe nicht viel bewirkt –, so sollte das Hormonpräparat nicht gleichzeitig mit dem Beginn der homöopathischen Behandlung abgesetzt werden. Eine Möglichkeit ist es, mit der homöopathischen Behandlung zu beginnen und nach allgemeiner und emotionaler Besserung Ausschau zu halten (die zeigen, das unsere Arzneimittelwahl korrekt ist), bevor die Hormone abgesetzt werden. Die zweite Möglichkeit ist, die Hormone für die Dauer von zwei bis drei Zyklen abzusetzen, bevor man das Arzneimittel gibt. Wir warten so lange, weil die Hormone noch ein oder zwei Zyklen lang eine Blutungshemmung bewirken können und wir somit nicht das volle Ausmaß der Pathologie sehen. Wenn wir dann ein Arzneimittel geben und der Zustand sich verschlimmert, ist es nicht klar, ob die Patientin

eine Erstverschlimmerung hat oder ob sich der Gesundheitszustand verschlechtert.

- Häufig kommen auch Patientinnen zu uns in die Praxis, bei denen aus der Anamnese zahlreiche Blutungen in der Vergangenheit deutlich werden, die schließlich eine Art kritischen Punkt erreicht haben – der Gynäkologe hat zu einer Hysterektomie geraten, die Familie macht sich große Sorgen, der Arbeitgeber will die ständigen Fehlzeiten nicht länger hinnehmen, und die Patientin sagt, sie habe nur einen Monat Zeit für die homöopathische Behandlung, bevor sie sich der Operation unterziehen muss. Bei einer solchen Patientin müssen vielerlei Dinge berücksichtigt werden, bevor wir uns für (oder gegen) eine homöopathische Behandlung entscheiden.

  1) Wenn die Patientin häufige, anhaltende oder beinahe tägliche Blutungen hat (Menometrorrhagie oder echte Metrorrhagie), sind gute Ergebnisse innerhalb von einem Monat zu erwarten.

  2) Wenn die Patientin jedoch starke Blutungen während der Menses hat (Menorrhagie), ist es eher wahrscheinlich, daß sie irgendeine Form von Verschlimmerung im ersten Monat erlebt. Wir können es mit niedrigen Potenzen oder Q-Potenzen versuchen, um diese Erstverschlimmerung zu vermeiden. Doch selbst mit dieser Strategie tritt im ersten Monat oft noch keine Besserung ein.

REPERTORIUM

In unseren Repertorien wird der Terminus „Metrorrhagie" ungenau benutzt und schließt jede Form von Uterusblutung ein mit Ausnahme der Menses, die ihren eigenen Abschnitt hat. Normalerweise bezeichnet dieser Begriff Blutungen zwischen den regulären Menstruationsperioden. Symptome aus dem Kapitel „Menses" sind oft mit solchen aus dem Kapitel „Metrorrhagie" austauschbar. Zum Beispiel, wenn eine Patientin Metrorrhagie durch Kummer hat, können wir die Rubrik „Frauen, Menses, reichlich, Kummer, durch" benutzen.

Hauptrubriken für Uterusblutung

Frauen, Menses (Unterrubriken)
Frauen, Metrorrhagie (Unterrubriken)
Frauen, Schmerzen (Unterrubriken)
Abdomen, Schmerzen, Menses, während (Unterrubriken)

Weitere wichtige Rubriken für Uterusblutung

Gemüt, Delirium, Blutung, nach
Gemüt, Furcht, Tod, Abort, durch
Gemüt, Hysterie, Metrorrhagie, während
Gemüt, Nymphomanie, Metrorrhagie, während
Gemüt, Ruhelosigkeit, Metrorrhagie, während
Gemüt, Wahnideen, Blutung, nach
Gemüt, Wahnsinn, Blutung, nach
Gemüt, Wahnsinn, Metrorrhagie, im Wechsel mit
Kopf, Schmerzen, Blutung nach, Uterus, aus dem
Magen, Übelkeit, Blutung, während
Rektum, Diarrhœ, Menses, während
Frauen, Abort (Unterrubriken)
Frauen, Entzündung, Ovarien, Blutung, nach
Frauen, Entzündung, Uterus, Blutung, nach
Frauen, Lochien (Unterrubriken)
Frauen, Plazentaretention, Blutung, durch
Frauen, Schmerzen, wehenartig, hören auf, Blutung, durch
Frauen, Schmerzen, wehenartig, im Wechsel, Blutung, mit
Frauen, Sexualtrieb gesteigert, Metrorrhagie, während
Extremitäten, Gliederschmerzen, Gelenke, im Wechsel, Uterusblutung, mit
Schweiß, kalt, klamm, Blutung, bei
Allgemeines, Anämie, Blutung, nach
Allgemeines, Konvulsionen, Blutung, durch
Allgemeines, Konvulsionen, puerperaler Blutung, mit
Allgemeines, Ohnmacht, Blutung, mit
Allgemeines, Ohnmacht, Blutung, post partum, durch
Allgemeines, Ohnmacht, Metrorrhagie, mit

ARZNEIMITTEL

◆ Hauptmittel für Uterusblutung

BELLADONNA

Schmerzhafte, oft schwallartige Uterusblutung oder Menses

Der Uterus füllt sich mit Klumpen, die mit plötzlichen schmerzhaften Krämpfen bei jeder neuen Blutung hervorbersten.

HÄMORRHAGIE: **aktiv fließendes, hellrotes Blut oder rotes Blut ist mit dunklen Klumpen vermischt.**

Die Blutung beginnt plötzlich und mit Nachdruck.

Das Blut fühlt sich heiß an (es ist jedoch nicht eine brennende Empfindung).

SCHMERZEN: **Herabdrängen,** als würde der Inhalt des Abdomens herausgepresst

Starke Krämpfe während des Blutflusses

Schlimmer: **Erschütterung;** Fehltritt; Bewegung

Besser: nach Ausscheidung der Klumpen

ALLGEMEIN: rotes Gesicht, erhitzt; kalte Füße und Hände bei heißem Kopf; oft robuste, ansonsten gesunde Frauen

BEGLEITUMSTÄNDE: Menses; Plazentaretention; Fehlgeburt; nach Entbindung; zwischen den Menses

CALCAREA CARBONICA

Starke Menses und unregelmäßige Blutung um das Klimakterium

HÄMORRHAGIE: Menses, „zu früh, zu stark und zu lang"

Hauptsächlich ist die Patientin durch die gestaute Wirkung von übermäßig starkem Fluss angegriffen.

Verzögerte Menses. Vikariierende Menses

Schlimmer: **Erregung; Anstrengung** (wenn sich die Patientin matt fühlt); **Myome;** Wiederkehr der Menses bei älteren Patientinnen

BEGLEITUMSTÄNDE: Menses; zwischen den Menses; Klimakterium; Myome; Polypen

IPECACUANHA

Hämorrhagie mit Ohnmacht, Schwäche und ausgeprägter Übelkeit

Atemnot oder Schweratmigkeit während Hämorrhagie

HÄMORRHAGIE: **hellrotes Blut in plötzlichem starkem Schwall**

Anhaltende Sickerblutung, punktuell mit furchterregendem Schwall dazwischen

Schlimmer: **Verärgerung;** schwächliche Frauen; Erkältung; kalte Luft

SCHMERZEN: Krämpfe oder Schneiden gehen vom Nabel aus.

BEGLEITUMSTÄNDE: Abort; Menses; zwischen den Menses; nach Entbindung

PHOSPHORUS

Hellrotes Blut ohne Gerinnungstendenz

HÄMORRHAGIE: **Hellrote Blutung – selten mit irgendwelcher Klumpenbildung**

Schwallartige Blutung; scheint nie aufzuhören.

Vikariierende Menses

Beginnt vor dem normalen Alter oder kehrt nach dem Klimakterium wieder.

Schlimmer: bei großen oder sehr dünnen Frauen

Besser: eiskalte Getränke

SCHMERZEN: stechende Schmerzen oder Herabdrängen besonders vor der Menses

BEGLEITUMSTÄNDE: **Myome;** Menses; **zwischen den Menses;** Uteruspolypen; Hämorrhagie nach der Entbindung; Abort

SECALE

Passive, dunkle Blutung oder anhaltende Sickerblutung

HÄMORRHAGIE: **dünnes, dunkles oder sogar schwarzes, oft übelriechendes Blut**

Dunkle Klumpen bei manchen Patientinnen

Schlimmer: Bewegung; um das Klimakterium; dürre, abgemagerte Patientinnen

SCHMERZEN: Nachwehen; schmerzhaftes Herabdrängen; Uteruskontraktion
ALLGEMEIN: Patientin fühlt sich unerträglich heiß und will nicht zugedeckt sein.
BEGLEITUMSTÄNDE: Abort; Menses; zwischen den Menses; nach Entbindung

SABINA

Grauenhaft schmerzhafte hellrote Hämorrhagie mit großen, dunklen Klumpen
HÄMORRHAGIE: **hellrot mit dunklen Klumpen – sieht aus wie Leber**
Gesteigerter Sexualtrieb während Hämorrhagie
Menses mit anhaltender Blutung bis zur nächsten Periode
Schlimmer: Bewegung; Anstrengung; Klimakterium; Gehen
Besser: **Umhergehen**
Im Wechsel mit Gicht
SCHMERZEN: **Sie beginnen im Kreuz und gehen im Kreis in den Schambereich.**
Schmerzen, als würden die Beckenknochen aufbrechen
Schlimmer: wenn die Blutung vorübergehend aussetzt
BEGLEITUMSTÄNDE: **Abort; Plazenta prævia;** Plazentaretention; Menses; zwischen den Menses; nach Entbindung; Myome
ALLGEMEIN: Uterusblutung bei Patientinnen mit Nasenbluten

◆ Weitere wichtige Arzneimittel für Uterusblutung

ACONITUM

Hämorrhagie mit hellrotem Blut, begleitet von Ruhelosigkeit und Entsetzen
Abort und Hämorrhagie als Folge von Furcht oder Unfällen

Aletris

Schwäche, Schweregefühl, Gebärmuttervorfall mit chronisch starker Menses

HÄMORRHAGIE: schwarzes Blut oder flüssiges Blut mit schwarzen Klumpen. Anhaltende Sickerblutung nach der Menses

BEGLEITUMSTÄNDE: wiederholte Fehlgeburten; Menses

Ambra grisea

Spritzende Hämorrhagie während der Stuhlentleerung, besonders bei hartem Stuhl

Uteruskrämpfe und Blutung nehmen beim Hinlegen zu.

HÄMORRHAGIE: während oder zwischen den Menses. Die Menses setzt zu früh und reichlich ein.

Schlimmer: Stuhlgang; Anstrengung; Liegen; „jeder kleine Unfall verursacht einen Spritzer."

BEGLEITUMSTÄNDE: Menses; zwischen den Menses

Cactus

Qualvolle Krämpfe bei jedem Abgang eines großen, schwarzen Klumpens

Menses hören im Liegen auf.

SCHMERZEN: starke greifende, quetschende Schmerzen

Carbo animalis

Starker, schwächender Blutfluss bei kachektischen Patienten

Hochgradige Schwäche und Kälte während der Menses

HÄMORRHAGIE: dunkles oder schwarzes Blut, oft übelriechend

Schlimmer: morgens – fließt vielleicht sogar nur morgens.

SCHMERZEN: brennende Schmerzen im Uterus oder Zervix uteri

BEGLEITUMSTÄNDE: Zervizitis; Menses; maligne Entartungen

Caulophyllum

Passive Blutung und Nachwehen mit nicht kontrahiertem Uterus nach der Entbindung

Hämorrhagie mit großer Schwäche und Zittern

Hämorrhagie und arthritische Schmerzen

CHAMOMILLA

Schmerzhafte Hämorrhagien nach heftiger Gemütserregung
HÄMORRHAGIE: dunkel, schwarz oder flüssig mit dunklen Klumpen
Schlimmer: Zorn
SCHMERZEN: **Die Krämpfe oder Wehen sind so mächtig, daß die Patientin laut aufschreit.**
Schlimmer: **Zorn;** beim Stillen
Ausbreitung in den Rücken, aufwärts in das Abdomen, abwärts in die Oberschenkel
ALLGEMEIN: **ausgeprägte Reizbarkeit durch Schmerzen**
Ruhelos während der Schmerzen
BEGLEITUMSTÄNDE: Entbindung; Menses; zwischen den Menses

CHINA

Hämorrhagie und chronische Folgen von Hämorrhagie: Schwäche und Anämie
HÄMORRHAGIE: flüssiges oder dünnes Blut mit Klumpen; dunkel
Blutige Leukorrhœ
SCHMERZEN: schmerzhaftes Herabdrängen vor und während der Menses
Schmerzhafte Empfindlichkeit, besser durch festen Druck
ALLGEMEIN: **Anämie** durch starke Menses oder Hämorrhagie
BEGLEITUMSTÄNDE: Abort; Menses; nach Entbindung

CINNAMOMUM

Hämorrhagie und Abort durch Überheben oder Überanstrengung
Plötzliche, hellrote Blutung
Schlimmer: Anstrengung; Erschütterung oder Fehltritt

COCCULUS

Reichliche und schwierige Menses
HÄMORRHAGIE: dunkle, schwarze oder sogar teerartige Menses
Frühe Menses, oder die Menses wird verfrüht ausgelöst durch Kummer oder emotionale Erregung

Schlimmer: **Gehen; Stehen;** Schlafverlust; Angst, besonders um die Familie; Nachtwachen; Kummer

SCHMERZEN: Krämpfe oder schneidende Schmerzen, wenn der Blutfluss nicht einsetzt oder wenn er aufhört

Starke Lendenschmerzen während der Menses

Schlimmer: Bewegung; unterdrückter Blutfluss

ALLGEMEIN: Ohnmacht oder Schwindel während der Menses

Magenerkrankungen in Verbindung mit Menstruationsstörungen

CROCUS SATIVA

Dunkle, klumpige, fadenziehende, manchmal übelriechende Hämorrhagie

HÄMORRHAGIE: manchmal in Fäden, mit Klumpen

Zähe, klebrige Klumpen. Fadenziehendes Blut. Aktive, rote Blutung

Schlimmer: Bewegung; Gehen; Tanzen

ALLGEMEIN: Hysterie. Stimmungsschwankungen

BEGLEITUMSTÄNDE: Menses; zwischen den Menses; Abort

CYCLAMEN

Menorrhagie mit schwarzen Klumpen und herabdrängenden Schmerzen

SCHMERZEN: Ausstrahlung vom Kreuz zum Schambereich

Besser: nach schwallartiger Blutung; Bewegung

Hämorrhagie in Verbindung mit Sehstörungen oder Lichtblitzen

ERIGERON

Starke, schwallartige Hämorrhagie; schlimmer durch jede Bewegung

HÄMORRHAGIE: hellrotes Blut im Schwall

Schlimmer: **leichte Anstrengung; Bewegung**

SCHMERZEN: **Tenesmus in Blase und Rektum während der Blutung**

BEGLEITUMSTÄNDE: Abort; Menses; nach Entbindung

FERRUM METALLICUM

Aussetzende Menses; sie hört zwei oder drei Tage lang auf, kehrt dann wieder.

Extrem starke Menses, die immer wieder zu früh einsetzen

Anämie mit außerordentlich starker Menses

HELONIAS

Hämorrhagie mit Uterusprolaps; die Patientin ist sich dabei ihrer Gebärmutter deutlich bewußt.

Zerrende Empfindung und Schwäche im Kreuz bei Uterusblutung

HÄMORRHAGIE: schwarzes oder dunkles klumpiges Blut

Schlimmer: in der Pubertät; Bewegung; Anstrengung

KALIUM FERROCYANATUM

Schwere Blutung oder reichlich fließende Menses, die **absolut schmerzlos** ist

Anämie und Hitzewallungen bei Patienten mit chronisch starker Menses

KREOSOTUM

Hämorrhagie oder Menses mit übermäßigem Blutverlust bei ausgeprägten brennenden Schmerzen

HÄMORRHAGIE: fressend, übelriechend, dunkles Blut

Schlimmer: Liegen; Heben; Überanstrengung

Besser: Hört auf beim Aufsitzen oder beim Aufstehen und Umhergehen.

LACHESIS

Reichlicher, dunkler oder schwarzer Fluss, der Linderung verschafft; manchmal sagt die Patientin überrascht, die Blutung sei „überhaupt nicht lästig!"

HÄMORRHAGIE: schwarzes und dünnes Blut. Schwarze Klumpen Kurzer, intensiver Fluss. Vikariierende Menses

Schlimmer: um das Klimakterium herum

SCHMERZEN: Herabdrängen oder Wundheitsschmerz. Schmerzen im linken Ovar

Schlimmer: **vor oder beim Einsetzen der Menses; Erschütterung; enge Kleider**

Besser: **während der Blutung**

ALLGEMEIN: gebessert durch die Blutung. Hitzewallungen vor der Menses. Eifersucht

BEGLEITUMSTÄNDE: Menses; zwischen den Menses; Klimakterium; Abort

LILIUM TIGRINUM

Menorrhagie mit Herabdrängen oder Prolapssymptomen

Fluss nur im Gehen oder bei Anstrengung; die Blutung setzt aus, wenn die Patientin innehält.

MILLEFOLIUM

Hämorrhagie mit hellrotem Blut, oft mit Blutung aus anderen Stellen

Vikariierende Menses; Nasenbluten; Hämoptyse

HÄMORRHAGIE: schwallartige hellrote Blutung

Schlimmer: durch Anstrengung

Verzögerte Menses. Sterilität durch anhaltende Blutung

Varizen bei Patientinnen mit Hämorrhagien

PULSATILLA

Unregelmäßige oder aussetzende Menses; ständig wechselnder Fluss

HÄMORRHAGIE: **Muster, Qualität und Menge der Blutung ändern sich ständig.**

Dunkle oder sogar schwarze Klumpen

Schlimmer: Erkältung; nasse Füße; nur tagsüber

BEGLEITUMSTÄNDE: drohender Abort; Menses; Plazentaretention

SENECIO

Starke und sich hinschleppende Menses, die zu Anämie führt
Schwere Dysmenorrhœ; früh einsetzende und reichliche Menses
Dysmenorrhœ nach Abort
Amenorrhœ bei jungen Frauen mit starken Rückenschmerzen
Vikariierende Menses
Lungenstauung und chronische Infektionen durch unterdrückte Menses
Ausgeprägte Besserung, wenn der reichliche Mensstruationsfluss wieder einsetzt

TRILLIUM

Schwallartige Hämorrhagie mit Ohnmacht
Hämorrhagie mit Herzklopfen, Flauheit im Magen, Tinnitus und Verstopfungsgefühl in den Ohren
HÄMORRHAGIE: hellrotes Blut
Menses alle zwei Wochen. Vikariierende Menses
Schlimmer: um das Klimakterium herum; Überanstrengung; Reiten, Fahren
SCHMERZEN: als würden die Beckenknochen auseinanderbrechen
Besser: Druck oder Einbinden der Hüften

USTILAGO

Passive, klumpige, fadenziehende Blutung
Aktive, schwallartige, hellrote Blutung
HÄMORRHAGIE: Fadenziehende Blutung bei maligner Erkrankung des Uterus
Starke, hellrote Blutung, besonders um das Klimakterium herum
Schlimmer: Bewegung; Berührung
Hämorrhagie in Verbindung mit linksseitigen ovariellen Schmerzen oder Zysten
BEGLEITUMSTÄNDE: Myome; Abort; Menses; Klimakterium

VIBURNUM

Grauenvoll schmerzhafte Hämorrhagien mit hellrotem Blut und Klumpen

HÄMORRHAGIE: starke Blutung und Klumpen

SCHMERZEN: **Krämpfe im Becken, die in die Oberschenkel ausstrahlen**

Dysmenorrhœ mit ausgeprägtem Aufstoßen und Flatus

BEGLEITUMSTÄNDE: Abort; Menses

PERIPHERE ORGANE

Erkrankungen des Bewegungsapparats

Verletzungen & Trauma

Hautkrankheiten

ERKRANKUNGEN DES BEWEGUNGSAPPARATS

Dieses Kapitel über Erkrankungen des Bewegungsapparats umfasst Abschnitte über:

Akute Arthritis
Tendinitis und Bursitis
Polyarthritis
Arthrose
Rückenschmerzen und Ischialgie

Viele Erkrankungen des Bewegungsapparats können durch eine homöopathische Behandlung eine beeindruckende Besserung erfahren. Dies ist besonders dann der Fall, wenn der Zustand hauptsächlich entzündlicher Natur ist, anstatt strukturell oder mechanisch bedingt zu sein. Allerdings können sogar fortgeschrittene Gelenkbeschwerden auf eine homöopathische Behandlung reagieren. In Fällen, die für eine Heilung zu weit fortgeschritten sind, kann die Homöopathie dennoch genügend Linderung schaffen, um die Funktionsfähigkeit zu verlängern und Operationen und andere Eingriffe hinauszögern. Dies ist wichtig, weil die technischen Fortschritte unseren Patienten jährlich bessere Möglichkeiten bieten.

Die meisten Patienten, die wegen Erkrankungen des Bewegungsapparats in die homöopathische Behandlung kommen, haben bereits seit einigen Jahren die Standardbehandlung probiert und keine Erfolge oder unakzeptable Nebenwirkungen erlebt. Je aggressiver die Behandlung ist, die der Patient erhalten hat, um so schwieriger wird die homöopathische Behandlung. Viele Patienten nehmen allopathische Medikamente mit stark unterdrückender Wirkung, wenn sie zu uns in die Praxis kommen – sogar chemotherapeutische Wirkstoffe. Die Vitalität des Patienten ist oft durch diese vorangegangenen Behandlungen stark eingeschränkt, was unsere Aufgabe sehr schwierig macht. Jedoch haben Patienten mit Arthritis oft eine außerordentlich kräftige Konstitution. Besonders wenn wir ältere Patienten mit ausgeprägter Arthritis haben, ist in der Regel die Lebenskraft des Patienten stark und die übrige Pathologie minimal.

AKUTE ARTHRITIS

Eine der wenigen Formen von Arthritis, die ohne Diagnose in die homöopathische Praxis kommen, ist die akute Monarthritis. Dies liegt daran, dass Patienten mit starken Gelenkschmerzen beinahe immer zuerst zu anderen Fachärzten gehen. Bei einer Reihe von Patienten jedoch, die wegen anderer geringfügiger Beschwerden in Konstitutionsbehandlung sind, kann plötzlich eine akute Arthritis auftreten. In der Mehrzahl der Fälle handelt es sich hier um eine Monarthritis bei jüngeren Frauen (bis etwa zum Alter von 45 Jahren). Dies ist natürlich das wohlbekannte Bild einer rheumathoiden Arthritis. Besonders betroffen sind die Handgelenke oder die kleinen Gelenke.

Eine andere Form von akuter Monarthritis, die in Betracht gezogen werden muss, ist das septische Gelenk. Besonders die durch Gewicht belasteten Gelenke sind betroffen, aber auch das Handgelenk ist üblich. Hier liegen hohes Fieber, Frostschauer und durchaus beeindruckender Gelenkerguss vor, was diese Krankheit von den rheumatoiden Formen unterscheidet.

Auch Gicht kann sich als Monarthritis darstellen, besonders in der Großzehe. Gicht ist häufiger bei Männern. Diese Patienten kommen selten ohne Diagnose in unsere Praxis. Allerdings werden wir oft um Behandlung von akutem Aufflackern einer gichtigen Arthritis ersucht. Obgleich akute Arzneimittel für Arthritis in Frage kommen und Linderung verschaffen können, braucht der Patient häufiger sein Konstitutionsmittel, selbst in der akuten Phase.

Generalisierter akuter Rheumatismus kann auch ein Zeichen für Polyarthritis oder Viruserkrankung sein. Rheumatisches Fieber ist in der modernen Praxis sehr selten, daher habe ich nicht genügend Erfahrung, um Anleitung zur Behandlung dieser Erkrankung geben zu können.

BEHANDLUNG

Die Modalitäten der Schmerzen sind bei akuter Arthritis wichtiger als bei chronischen Fällen, wo andere konstitutionelle Symptome vorliegen und uns bei unserer Arzneimittelwahl leiten. Bei akuter Arthritis sind die Modalitäten im Zusammenhang mit Hitze und Kälte von großer Bedeutung. In der heutigen Praxis raten allopathische Therapeuten allen Patienten zu kalten Anwendungen bei allen entzündeten Gelenken und sagen, dass Hitze die Schwellung verstärkt. Es trifft sicherlich zu, dass, wenn man Eis lange genug an eine entzündete Stelle hält, dies eine Art Betäubung verursacht und dem Gelenk langfristig in gewisser Weise guttut. Diese Praxis verschleiert jedoch die instinktive Schmerzreaktion und verändert den Bericht des Patienten über die Modalitäten. Der Homöopath muss versuchen, erlerntes Verhalten von instinktiven Reaktionen des Organismus zu trennen.

Ein weiterer verwirrender Faktor ist bei akuter Arthritis, dass starke entzündungshemmende Medikamente sehr leicht erhältlich sind. Wenn diese Medikamente (z.B. Ibuprofen) die Wirkung des homöopathischen Arzneimittels auch nicht sofort aufheben, so können sie doch das Symptomenbild leicht verzerren oder verdunkeln. Wenn das Bild nicht klar ist, müssen wir den Patienten bitten, diese Medikamente abzusetzen und nach 24 oder 36 Stunden eine erneute Fallaufnahme machen.

Behandlung von akuter Polyarthritis

Einer der häufigsten Irrtümer bei der Behandlung von akuter Polyarthritis ist die Erwartung des Therapeuten. Es ist natürlich, bei einer Beschwerde, die erst seit wenigen Tagen besteht, eine prompte Reaktion zu erwarten. Wenn also der Patient berichtet, dass in diesem Zeitraum nur wenig Besserung stattgefunden hat, ist der Therapeut versucht, das Arzneimittel zu wechseln. Nach zwei bis drei Wochen, wenn die Beschwerde stetig schlimmer oder zumindest nicht so schnell besser wird, wie es der Homöopath erwartet, wird der Patient zu Untersuchungen an den Rheumatologen überwiesen. Wenn jedoch diese Untersuchungen erschreckende Ergebnisse zeigen und der Rheumatologe anhand der Diagnose zu einer „Frühbehandlung" rät, können wir die Überweisung bereuen. Der Patient kommt vielleicht nicht in die homöopathische Praxis zurück, bis er von der Kortison-Behandlung enttäuscht und frustriert ist und die Goldbehandlung keine bleibende Heilung erzielt. In diesem Stadium jedoch wird die homöopathische Behandlung sehr viel schwieriger.

Indem wir den Ernst einer plötzlichen akuten Arthritis verstehen, können wir realistische Ziele für unsere Behandlung setzen. Polyarthritis ist eine tiefe systemische Pathologie, und unsere Erwartungen müssen diesem Umstand auch entsprechen. Wenn somit eine 50%ige Besserung in dem betroffenen Gelenk innerhalb von einem Monat eintritt, sollte der Homöopath damit recht zufrieden sein – in dem Wissen, dass es in der allopathischen Behandlung keine wahre Heilung für diese Krankheit gibt. In vielen Fällen wird das Gelenk erst nach mehreren Monaten seine normale Funktionsfähigkeit wiedererlangen. Jedoch wird die Heilung von bleibender Dauer sein.

Obwohl die Beschwerde als „akut" bezeichnet wird, ist sie mit Sicherheit Teil des konstitutionellen Falles. Wenn wir einen Patienten behandeln, müssen wir versuchen, ein Konstitutionsmittel zu finden. Wenn der Patient zu große akute Qualen erleidet und uns nur die lokalen Symptome mitteilen kann, ist die Gabe eines akuten Arzneimittels möglich, wobei man klar im Auge behält, dass ein tieferes Konstitutionsmittel irgendwann später benötigt wird.

Behandlung akuter septischer Arthritis

Es ist selten anzuraten, ein septisches Gelenk mit Homöopathie allein zu behandeln. Geben Sie das passendste homöopathische Arzneimittel und überweisen Sie den Patienten an einen orthopädischen Facharzt. In vielen Fällen ist der Patient bereits auf dem Wege der Besserung, wenn er im Krankenhaus ankommt.

Behandlung von Gichtarthritis

Wenn ein Patient wirksame Konstitutionsbehandlung erhält und einen akuten Gichtanfall bekommt, sollte man das Konstitutionsmittel wiederholen. Wenn das Konstitutionsmittel nicht bekannt ist, kann ein lokal angezeigtes Arzneimittel gegeben werden. Das lokale Arzneimittel wird lindern, aber die Tendenz zur Gicht nicht beseitigen.

REPERTORIUM

Hauptrubriken für akute Arthritis

Extremitäten, Gliederschmerzen, rheumatisch, akut

Weitere wichtige Rubriken für akute Arthritis

Extremitäten, Gliederschmerzen, allgemein, rheumatisch, Ausschlag, akut, nach
Extremitäten, Gliederschmerzen, Reißen, Daumen, plötzlich
Extremitäten, Gliederschmerzen, Reißen, Fuß, Fußsohle, plötzlich
Extremitäten, Gliederschmerzen, Reißen, Handgelenk, plötzlich
Extremitäten, Gliederschmerzen, Reißen, Knie, plötzlich
Extremitäten, Gliederschmerzen, Reißen, Oberarm, plötzlich
Extremitäten, Gliederschmerzen, Reißen, plötzlich
Extremitäten, Gliederschmerzen, Stechen, Fußgelenk, plötzlich
Extremitäten, Gliederschmerzen, Stechen, Hand, akut
Extremitäten, Gliederschmerzen, Stechen, Handfläche, akut
Extremitäten, Gliederschmerzen, Stechen, Handgelenk, akut
Extremitäten, Gliederschmerzen, Stechen, Handgelenk, plötzlich

Extremitäten, Gliederschmerzen, Stechen, Handgelenk, plötzlich
Extremitäten, Gliederschmerzen, Stechen, Hüfte, akut
Extremitäten, Gliederschmerzen, Stechen, Hüfte, plötzlich
Extremitäten, Gliederschmerzen, Stechen, Knie, plötzlich
Extremitäten, Gliederschmerzen, Stechen, Unterarm, akut
Extremitäten, Gliederschmerzen, Stechen, Zehen, Großzehe, plötzlich
Extremitäten, Gliederschmerzen, untere Gliedmaßen, Hüften, plötzlich
Extremitäten, Gliederschmerzen, untere Gliedmaßen, Zehen, Großzehe, plötzlich
Extremitäten, Lahmheit, Fußgelenk, plötzlich
Extremitäten, Lahmheit, Hand, plötzlich
Extremitäten, Schwellung, Fuß, plötzlich
Extremitäten, Schwellung, Fußgelenk, plötzlich
Extremitäten, Schwellung, Handgelenk , plötzlich
Allgemeines, Schmerzen, treten plötzlich auf

ARZNEIMITTEL

◆ Hauptmittel für akute Arthritis

Arnica

Akuter Rheumatismus mit großer Empfindlichkeit und Zerschlagenheitsgefühl am ganzen Körper

Sogar das Bett fühlt sich zu hart an.

Schlimmer: Berührung; Druck; Kälte oder die Folge von nasskaltem Wetter

Bewegung; Erschütterung; nach Trauma

Der Patient hat Angst vor Erschütterung oder Berührung.

Ort: Die Schmerzen können deutlich symmetrisch sein.

Bryonia alba

Akuter Rheumatismus mit rasenden, oft stechenden Schmerzen

Schlimmer: **geringste Bewegung;** Erschütterung; Kälte; nach dem Essen; kalte Getränke, wenn man überhitzt ist

Abneigung dagegen, körperlich untersucht oder bewegt zu werden
Furcht, sich zu bewegen, aber fühlt sich ruhelos.
Besser: Hitze; Druck; stilles Liegen; **Liegen auf der schmerzhaften Seite**
Alle typischen *Bryonia*-Symptome: schlimmer 21 Uhr; mit Durst; mit Reizbarkeit

KALMIA

Plötzliches Einsetzen einer schweren akuten Arthritis
„Paralytische" Schmerzen. Schmerzen mit entsetzlicher Steifheit. Knacken in den Gelenken
Die Schmerzen kommen und gehen plötzlich. Scharf-stechende Schmerzen, die sich verlagern und wandern
Rheumatismus in Verbindung mit oder als Ergebnis von unterdrückter Arthritis
Schlimmer: **Bewegung,** selbst geringe Bewegung
Nachts; im Bett beim Einschlafen
Kälte; kalte Winde oder plötzliche Kälteeinbrüche; im Winter
Besser: heißes Bad
ORT: Wandern der Schmerzen von einem Gelenk zum andern (z.B. Schulterschmerzen wechseln ab mit Hüftschmerzen)
Die Schmerzen strahlen abwärts in die Gliedmaße aus oder gehen auf weiter unten liegende (distale) Gelenke über.

RHUS TOXICODENDRON

Hauptmittel bei allen Formen von Rheumatismus
Schlimmer: **morgens beim Erwachen**
Kälte und nasskalte Bedingungen; Zugluft
Stilles Sitzen; erste Bewegung
Besser: **nach dem Aufstehen und durch Bewegung; anhaltende Bewegung; heißes Bad oder Dusche**
Ruhelos, muss wegen schmerzhafter Steifheit in Bewegung bleiben.

◆ Weitere wichtige Arzneimittel für akute Arthritis

ABROTANUM

Arthritis mit Hitze und großer Empfindlichkeit bzw. Wundheitsschmerzen
Schlimmer: nachts; morgens beim Erwachen; nasskaltes Wetter
Unterdrückte Diarrhœ oder Hämorrhoiden
Besser: durch Diarrhœ; Bewegung

ACONITUM

Plötzliche starke Gelenkschmerzen. Sie treten innerhalb von Minuten auf.
Entwickeln sich als Ergebnis von kalter Witterung oder kaltem, trockenem Wind.
Schmerzen oft in Verbindung mit hohem Fieber
Häufiger ist die linke Seite angegriffen.
Die Gelenke sind heiß und sehr empfindlich.

ACTÆA SPICATA

Akuter Rheumatismus in der Hand, im Handgelenk oder weniger häufig in den kleinen Gelenken der Füße und Fußgelenke
Akute Gelenkschmerzen mit Schwellung und Rötung; jede Bewegung verursacht rasende Schmerzen.
Schlimmer: **geringe Anstrengung, sogar Gehen;** Bewegung; Berührung
ORT: **Hände; Metacarpophalangealgelenk;** Handgelenk; Füße
Die Symptome treten hauptsächlich auf der rechten Seite auf.

APIS

Gelenke sind heiß, rot, stark geschwollen und entzündet.
Die Schmerzen sind stechend, aber vor allem brennend.
Schlimmer: Bewegung; Hitze
Besser: **deutliche Linderung durch kalte Anwendungen** (*Led.*, *Guaiac.*)
ORT: rechte Seite

Belladonna

Plötzliche, starke Gelenkentzündung
Das Gelenk ist geschwollen, rot und äußerst empfindlich.
Schlimmer: Berührung; **Bewegung; Erschütterung**
Besser: Druck; kalte Anwendungen
Ort: Häufiger ist die rechte Seite betroffen.

Bellis perennis

Gelenkentzündung nach plötzlicher Kälteeinwirkung
Besser: Hitze; Reiben; Bewegung

Acidum benzoicum

Akuter Rheumatismus (und Gicht) mit Steifheit, Schwellung, Lahmheit
Besser: reichliche Harnentleerung
Ort: rechte Seite, oder der Schmerz geht von rechts nach links; Zehen; Hand; **Knie**

Berberis

Die Schmerzen bewegen sich von einem Gelenk zum andern; mal schlimmer da, mal dort
Plötzliche Schmerzschübe; stechende Schmerzen
Schlimmer: Bewegung; Menses; Druck
Ort: Hüfte; Knie; jede beliebige Stelle

Caulophyllum

Akuter Rheumatismus in den Fingern
Schlimmer: vor oder während der Menses
Besser: nach der Menses

Causticum

Rheumatismus durch trockenes, kaltes Wetter
Schlimmer: geringe Anstrengung; erste Bewegung; frische Luft; Kälte
Besser: Wärme; Bettwärme; feuchte Witterung
Ort: Finger; linke Hüfte; rechte Schulter

Chamomilla

Unerträgliche Schmerzen mit Hitze und Rötung des Gelenks
Ruhelos und wild vor Schmerzen. Gereizt
Die Schmerzen treiben ihn nachts aus dem Bett.
Schlimmer: nachts
Besser: Bewegung, besonders anhaltende Bewegung; Gehen

Colchicum

Ausgeprägte rheumatische Schmerzen, die von einem Gelenk zum andern wandern
Die Gelenke sind geschwollen und extrem berührungsempfindlich
Schlimmer: **geringe Bewegung;** nasskaltes Wetter; Frühling
Die Schmerzen kommen, wenn die Harnausscheidung aus irgendeinem Grund unterdrückt wurde.

Dulcamara

Akuter Rheumatismus, der bei feuchtem Wetter einsetzt
Schlimmer: Kälte; Feuchtigkeit; Herbst; Wetterumschwung; Erkältung; wenn Schweiß unterdrückt wird
Besser: Bewegung; Wärme

Guaiacum

Akute Gelenksentzündung mit Hitze und Brennen
Schlimmer: **Hitze; heiße Anwendungen;** Bewegung; Erkältung
Besser: **kalte Anwendungen**
Ort: Das linke Handgelenk ist eines der üblicherweise betroffenen Bereiche.

Acidum lacticum

Akuter Rheumatismus mit viel Steifheit und reichlicher Harnentleerung
Rheumatismus in Verbindung mit Diabetes
Schlimmer: Bewegung; Hitze
Ort: Handgelenk; Ellbogen; Knie

LEDUM

Akuter Rheumatismus; betroffenes Gelenk ist geschwollen, kalt und blass.

Schlimmer: **Hitze oder zu starkes Aufwärmen im Bett**

Besser: **kalte Anwendungen oder kaltes Baden**

Die Schmerzen steigen während der Krankheit in proximalere Gelenke hoch.

RUTA

Leicht zu verwechseln mit *Rhus toxicodendron* wegen der Verschlimmerung durch Kälte, Feuchtigkeit, Ruhelosigkeit und Steifheit. *Ruta* jedoch hat weniger Besserung durch Wärme und Bewegung.

Ungeheures Steifheitsgefühl

Schlimmer: selbst sanfte Anstrengung od. Bewegung; Kälte, Nässe Verschlimmerung durch Überbelastung jeder Art

ORT: besonders Hände und Handgelenke; Fußgelenke und Füße

ACIDUM SALICYLICUM

Akuter Rheumatismus; entzündete, rote, geschwollene Gelenke

Schlimmer: kalte Luft; Bewegung; Erschütterung; Berührung; unterdrückter Schweiß

ORT: Ellbogen; Knie

Rheumatismus in Verbindung mit Menière-Syndrom

STELLARIA MEDIA

Rheumatismus. Die Symptome ähneln denen von *Bryonia* und *Rhus toxicodendron*.

Schmerzhafte Stiche schießen durch den ganzen Körper.

Schlimmer: morgens; leichte Bewegung

Abneigung gegen Berührung oder körperliche Untersuchung

Besser: anhaltende Bewegung; kalte Luft

ORT: wandernde Schmerzen; Rücken; Gesäß; Oberschenkel

VIOLA ODORATA

Akute Entzündung des rechten Handgelenks

TENDINITIS UND BURSITIS

Entzündete Sehnen und Schleimbeutel sind in der Regel Folgen von Überbelastung und Trauma. Besonders betroffen sind Schultern, Ellbogen („Tennisarm"), Handgelenk und Knie („Hausmädchenknie"). Die Gabe eines homöopathischen Arzneimittels allein führt selten zu einer zufriedenstellenden Heilung der Beschwerde, weil die Ursache (z.B. ungewöhnliche Belastung, schlechtes sportliches Training, ungeeignete Mechanik der Bewegung) unverändert bleiben. Um eine positive Langzeitwirkung zu erzielen, müssen wir diese Hindernisse in Verbindung mit der homöopathischen Behandlung beseitigen. Außerdem sind sanfte physikalische Behandlungen (Chiropraktik, Osteopathie usw.) und Physiotherapie wichtige Aspekte der Behandlung.

REPERTORIUM

Hauptrubriken für Tendinitis

Extremitäten, Entzündung, Sehnen
Extremitäten, Gliederschmerzen, Sehnen
Allgemeines, Entzündung, Sehnen
Allgemeines, Schmerzen, Sehnen, in

Weitere wichtige Rubriken für Tendinitis

Extremitäten, Abszess, Sehnen
Extremitäten, Entzündung, Bein, Achillessehne
Extremitäten, Entzündung, Handrücken, Sehnen
Extremitäten, Gliederschmerzen, Fußgelenke, Achillessehne
Extremitäten, Gliederschmerzen, Obere Gliedmaßen, Finger, Sehnen, Beuger
Extremitäten, Gliederschmerzen, Obere Gliedmaßen, Finger, Sehnen, Streckmuskeln
Extremitäten, Gliederschmerzen, Obere Gliedmaßen, Unterarm, Sehnen
Extremitäten, Gliederschmerzen, Sehnen
Extremitäten, Gliederschmerzen, Sehnen, Ansatz
Extremitäten, Gliederschmerzen, Sehnen, Scheiden

Extremitäten, Gliederschmerzen, Untere Gliedmaßen, Knie, Patella, Sehne
Extremitäten, Gliederschmerzen, Untere Gliedmaßen, Unterschenkel, Achillessehne
Extremitäten, Gliederschmerzen, Untere Gliedmaßen, Unterschenkel, Achillessehne, Belastung, bei
Extremitäten, Gliederschmerzen, Untere Gliedmaßen, Unterschenkel, Achillessehne, Gehen, anhaltendes, bessert
Extremitäten, Gliederschmerzen, Untere Gliedmaßen, Unterschenkel, Achillessehne, Gehen, auf Zehenspitzen
Extremitäten, Gliederschmerzen, Untere Gliedmaßen, Unterschenkel, Achillessehne, Gehen, im
Extremitäten, Gliederschmerzen, Untere Gliedmaßen, Unterschenkel, Achillessehne, rheumatisch
Extremitäten, Gliederschmerzen, Untere Gliedmaßen, Unterschenkel, Achillessehne, Stehen, im
Extremitäten, Gliederschmerzen, Ziehen, Unterschenkel, Achillessehne, Bewegung, bessert
Extremitäten, Knacken, Handrücken, Sehnen
Extremitäten, Schwellung, Sehne
Extremitäten, Verhärtung, Finger, Sehnen
Extremitäten, Verletzung, Sehnen

ARZNEIMITTEL

◆ Hauptmittel für Tendinitis

BRYONIA

Akute Sehnenentzündung mit scharfen oder stechenden Schmerzen
Schlimmer: **sogar sehr leichte Bewegung des Gelenks**
Besser: Druck; Hitze

CAUSTICUM

Subakute oder chronische Tendinitis mit ausgeprägter Steifheit
Sehnenkontraktion
Schlimmer: als Folge von Einwirkung kalten Windes

KALMIA

Tendinitis und Bursitis, besonders der Schultern und Arme

Die Schmerzen breiten sich im betroffenen Glied abwärts aus und scheinen Schmerzen in den weiter unten gelegenen Gelenken zu erzeugen.

Schlimmer: Bewegung; Kälte

PHYTOLACCA

Schmerzen und Entzündung am Ansatz der Sehne am Knochen

Schlimmer: Hitze

Besser: kalte Anwendungen

RHUS TOXICODENDRON

Schmerzen und Steifheit durch Überbelastung

Besser: anhaltende Bewegung; heißes Bad; Hitze

Ist gezwungen, in Bewegung bleiben und den betroffenen Körperteil strecken.

ORT: Bursitis in der linken Schulter

RUTA

Sehnenentzündung durch Überbelastung oder Verstauchung, die nicht heilt

Hauptmittel für Tendinitis bei Schreinern oder Handwerkern

Die Gelenke sind ungeheuer steif.

Besser: Hitze

SANGUINARIA

Akute Bursitis und Tendinitis im Schultergelenk

Schlimmer: nachts; Umdrehen im Bett; Heben des Armes

Besser: lockeres Hin- und Herschwingen des Armes

STICTA

Akute Entzündung im Kniegelenk

Generalisierte Steifheit in Nacken und Schultern

Das Gelenk ist heiß und hat möglicherweise eine lokalisierte Hautrötung.

POLYARTHRITIS

Viele Fälle von Polyarthritis sind heilbar, besonders wenn sie im Frühstadium behandelt werden, bevor übermäßig viel allopathische Unterdrückung stattgefunden hat. „Rheumatismus" ist für einen Homöopathen weniger ein Fall mit positivem „Rheumafaktor", als ein Fall von einem Symptomenbild. Wenn die Schmerzen bei feuchter Witterung schlimmer sind, schlimmer am Morgen und besser durch Hitze oder Bewegung, dann kann man sagen, dass der Patient, soweit es die Repertorisierung betrifft, an Rheumatismus leidet. Das heißt, wir verwenden dieselben Arzneimittel für Arthritis, sogar wenn sie durch andere Bindegewebserkrankungen erzeugt wird, wie etwa durch systemischen Lupus oder Sklerodermie.

Bei einem chronischen Zustand wie Polyarthritis sind die lokalen Krankheitssymptome aus mehreren Gründen unter Umständen nicht hilfreich: Erstens sind die lokalen Symptome durch allopathische Behandlung verschleiert. Zweitens sind die lokalen Symptome gewöhnlich und unspezifisch. Drittens können die tieferen emotionalen und allgemeinen Aspekte des Falles vorherrschen. Jedes Arzneimittel kann Polyarthritis heilen – ganz gleich, ob es für rheumatische Symptome erwähnt ist oder nicht. Die aufgeführten Charakteristika jedoch können ausgezeichnete Hinweise auf das korrekte Konstitutionsmittel geben.

BEHANDLUNG

Die homöopathische Behandlung von Polyarthritis ist immer eine Konstitutionsbehandlung. Die Mehrzahl der Patienten, die zum Homöopathen kommen, nehmen bereits allopathische Medikamente, die:
erstens die körperlichen Symptome verschleiern;
zweitens Nebenwirkungen erzeugen, die mit Symptomen des Falles verwechselt werden können.
Drittens schwächen sie die Vitalität. Wegen des oft rasch progredienten Verlaufs von Polyarthritis ist es jedoch selten angemessen, die allopathischen Medikamente einfach abzusetzen und mit der homöopathischen Behandlung zu beginnen. Wenn der Zustand stabil ist und eine milde Ver-

laufsform nimmt, können wir die allopathischen Medikamente ohne Furcht absetzen. In aggressiveren Fällen von Arthritis ist es klug, den Patienten zu dem Medikament zu raten, das am wenigsten unterdrückende Wirkung hat und ein ernstes Aufflackern der Krankheit verhüten kann. Sobald eine Besserung durch die homöopathische Behandlung einsetzt, kann der Patienten auf weniger aggressive allopathische Medikamente umsteigen und im Einklang mit der Verträglichkeit allmählich völlig absetzen.

Therapeutische Hinweise für Polyarthritis

Homöopathie

- Bei Patienten mit beträchtlicher allopathischer Unterdrückung können die Anfangsergebnisse der homöopathischen Behandlung etwas enttäuschend sein. Wenn der Patient mehr Energie hat oder seine allopathischen Schmerzmittel bis zur Folgekonsultation nach 6 Wochen auch nur mäßig verringern kann, müssen wir zufrieden sein.
- Patienten sind oft an eine dramatische Reaktion auf jede neue allopathische Behandlung gewöhnt (die nicht eine Heilung zum Ziel hat, sondern die Symptome nur zeitweilig unterdrücken soll). An diesem Maßstab gemessen ist der Patient bei der ersten Folgekonsultation vielleicht von den ersten Ergebnissen nicht beeindruckt.
- Wenn eine ausgeprägte Deformierung des Gelenks besteht, ist es in der Regel besser, tiefere Potenzen zu verwenden (C12 täglich oder C30 wöchentlich) und sie lieber öfter zu wiederholen, als nur eine Einzeldosis einer hohen Potenz zu verabfolgen.

Naturheilkunde

- Einige Änderungen in der Ernährung können bei der Behandlung von Polyarthritis nützlich sein. Wenn alle Tiereiweiße, einschließlich Milchprodukte, ausgeschaltet werden, kann dies eine sehr positive Wirkung haben. Auch saure Nahrung und Nachtschattengewächse zu vermeiden, kann sich als nützlich erweisen. Das Ziel der homöopathischen Behandlung ist es, die Krankheit vollständig zu beseitigen. Diese vorübergehenden Diätmaßnahmen können es dem Patienten ermöglichen, die allopathischen Medikamente zu reduzieren und somit klarer und schneller auf das homöopathische Arzneimittel zu reagieren.

- Vitamine und Nährstoffpräparate können einigen Polyarthritis-Patienten von Nutzen sein. Zwar sind diese Agentien bei Osteoarthritis von größerem Nutzen, doch kann man sie auch hier ausprobieren: Glucosamin (500 mg 3 x tägl.); Vitamin C (2000 mg tägl.); Bioflavonoide (125 mg tägl.); Vitamin E (400 Einheiten tägl.).
- Eisenpräparate sollten vermieden werden. Wenn möglich, versuchen Sie, die Eisenzufuhr über die Ernährung zu gewährleisten, etwa durch Melasse, getrocknete Hülsenfrüchte, Gemüse aus der Kreuzblütlerfamilie und Fisch.
- Weitere empfehlenswerte Nährstoffe für Polyarthritis-Patienten sind: Leinöl (1 bis 2 Teelöffel tägl.); Apfelpektin; Bromelaine (oder einfach den Ananas-Konsum steigern); Alfalfa-Kapseln.
- Cayennepfeffer-Umschläge können bei einem akut schmerzhaften oder geschwollenen Gelenk vorübergehend Linderung verschaffen. Auch die lokale Anwendung von Arnika-Öl ist möglich, ohne sich darum zu sorgen, dass die Wirkung des Konstitutionsmittels aufgehoben wird.

ALLOPATHIE

- Bei der Behandlung eines Patienten, der über mehrere Jahre hinweg starke allopathische Behandlung bekommen hat, können wir uns auf die gegenwärtigen Modalitäten der arthritischen Schmerzen nicht mehr verlassen. Wenn der Patient sich an die Symptome vor der allopathischen Behandlung klar erinnert, so sind diese Symptome zuverlässiger.
- Wenn Patienten allopathische Medikamente einnehmen, sollten wir zuerst versuchen, das am wenigsten aggressive Medikament zu ersetzen, ohne ein ernstes Aufflackern der Symptome zu verursachen (bzw. zuzulassen).
- Wenn man Patienten behandelt, die allopathische Medikamente einnehmen, ist es oft angemessen, eine C200 oder 1M-Potenz zu geben, ge-

folgt von einer täglichen Dosis einer C9 oder C12. Wenn das korrekte Arzneimittel unklar ist, kann eine wöchentliche Gabe einer C30 die bessere Wahl sein. Sobald das homöopathische Arzneimittel zu wirken beginnt, kann man die allopathischen Medikamente allmählich absetzen.

- Sobald die allopathischen Medikamente abgesetzt sind, hört man mit der täglichen Dosis des homöopathischen Mittels auf.
- Bei Patienten, die systemische Kortisonpräparate gegen Polyarthritis einnehmen, müssen wir mit dem Absetzen des Kortisons vorsichtig sein. Warten Sie nach jeder Verringerung der Kortisondosis mehrere Wochen, bevor Sie den nächsten Schritt unternehmen. (Siehe die Besprechung von Kortison im Kapitel „Asthma").
- Bei Patienten, die Methotrexat oder Goldpräparate einnehmen, ist es manchmal beinahe unmöglich, die Wirkung der homöopathischen Behandlung auszuwerten. In solchen Fällen (die nur von einem erfahrenen Homöopathen behandelt werden sollten) ist es die beste Strategie, Q-Potenzen zwei- bis dreimal täglich zwei bis drei Monate lang zu geben, bevor man die Wirkung des Arzneimittels einzuschätzen versucht.

Hierarchie der allopathischen Medikamente für Polyarthritis

1) Aspirin und andere milde nicht-steroidale entzündungshemmende Medikamente
2) Stärkere nicht-steroidale entzündungshemmende Medikamente – Naproxen, Voltaren, Felden usw.
3) Fenistil
4) Lokale Kortisoninjektionen
5) Penicillamin
6) Systemische Kortikosteroide
7) Methotrexat, Imurek
8) Goldpräparate

REPERTORIUM

Hauptrubriken für Polyarthritis

Die Mehrzahl der wichtigen Rubriken für Arthritis findet man im Repertorium unter der Überschrift **„Extremitäten, Schmerzen"**. Im *Complete Repertory* gibt es dazu ein eigenes Kapitel, „Gliederschmerzen". In jedem Fall kann es schwierig sein, die gewünschte Rubrik zu finden. Es gibt vier Stellen, an denen man nach einer spezifischen Modalität suchen kann:

1) **Extremitäten, Gliederschmerzen** (Unterrubriken)
2) **Extremitäten, Gliederschmerzen, rheumatisch** (Unterrubriken)
3) **Extremitäten, Gliederschmerzen, Gelenke** (Unterrubriken)
4) **Extremitäten, Gliederschmerzen, Gelenke, rheumatisch** (Unterrubriken)

An allen vier Stellen gibt es zum Beispiel Rubriken für Verschlimmerung durch Kälte. Unten folgt eine Zusammenfassung der Abschnitte zu „Extremitäten, Gliederschmerzen".

ZEIT

Extremitäten, Gliederschmerzen, beginnen und verschwinden allmählich
Extremitäten, Gliederschmerzen, Gelenke, morgens, nachmittags, abends, nachts
Extremitäten, Gliederschmerzen, morgens, nachmittags, abends, nachts
Extremitäten, Gliederschmerzen, periodisch
Extremitäten, Gliederschmerzen, rheumatisch, nachts
Extremitäten, Gliederschmerzen, rheumatisch, plötzlich
Extremitäten, Gliederschmerzen, rheumatisch, rezidivierend
Extremitäten, Gliederschmerzen, schubweise

ART DER SCHMERZEN

Extremitäten, Gliederschmerzen, Brennen (Unterrubriken)
Extremitäten, Gliederschmerzen, Drücken (Unterrubriken)
Extremitäten, Gliederschmerzen, Gelenke, Dislokationsgefühl
Extremitäten, Gliederschmerzen, Gelenke, ermüdet, wie
Extremitäten, Gliederschmerzen, Gelenke, gichtig

Extremitäten, Gliederschmerzen, Gelenke, gichtig, akut
Extremitäten, Gliederschmerzen, Gelenke, paralytisch
Extremitäten, Gliederschmerzen, Gelenke, rheumatisch (Unterrubriken)
Extremitäten, Gliederschmerzen, Gelenke, rheumatisch, akut
Extremitäten, Gliederschmerzen, Gelenke, rheumatisch, chronisch
Extremitäten, Gliederschmerzen, geschwürig
Extremitäten, Gliederschmerzen, Kneifen (Unterrubriken)
Extremitäten, Gliederschmerzen, Nagen (Unterrubriken)
Extremitäten, Gliederschmerzen, neuralgisch
Extremitäten, Gliederschmerzen, paralytisch
Extremitäten, Gliederschmerzen, pulsierend
Extremitäten, Gliederschmerzen, reißend (Unterrubriken)
Extremitäten, Gliederschmerzen, rheumatisch
Extremitäten, Gliederschmerzen, rheumatisch, akut
Extremitäten, Gliederschmerzen, rheumatisch, chronisch, Ankylose, mit
Extremitäten, Gliederschmerzen, rheumatisch, syphilitisch
Extremitäten, Gliederschmerzen, Schaben (Unterrubriken)
Extremitäten, Gliederschmerzen, Schießen (Unterrubriken)
Extremitäten, Gliederschmerzen, Schneiden (Unterrubriken)
Extremitäten, Gliederschmerzen, Stechen (Unterrubriken)
Extremitäten, Gliederschmerzen, Taubheitsgefühl, mit
Extremitäten, Gliederschmerzen, unbestimmt (Unterrubriken)
Extremitäten, Gliederschmerzen, Verrenkungsschmerz (Unterrubriken)
Extremitäten, Gliederschmerzen, Wundheitsschmerz (Unterrubriken)
Extremitäten, Gliederschmerzen, Ziehen (Unterrubriken)
Extremitäten, Gliederschmerzen, Zucken (Unterrubriken)

WETTER • TEMPERATUR

Extremitäten, Gliederschmerzen, Gelenke, Feuchtigkeit, nasskaltes Wetter
Extremitäten, Gliederschmerzen, Gelenke, Freien, im
Extremitäten, Gliederschmerzen, Gelenke, Kälte, kaltem Wetter, in
Extremitäten, Gliederschmerzen, Gelenke, Kälte, nach Kälteeinwirkung
Extremitäten, Gliederschmerzen, Gelenke, Kälte, nasskaltes Wetter
Extremitäten, Gliederschmerzen, Gelenke, nasses Wetter, durch
Extremitäten, Gliederschmerzen, Gelenke, Wärme, bessert
Extremitäten, Gliederschmerzen, Gelenke, Wärme, Bettwärme, verschlimmert
Extremitäten, Gliederschmerzen, Gelenke, Wärme, verschlimmert
Extremitäten, Gliederschmerzen, Gelenke, Winter
Extremitäten, Gliederschmerzen, Gewitter, verschlimmert

Extremitäten, Gliederschmerzen, Gewitter, vor
Extremitäten, Gliederschmerzen, Kälte, Abkühlung
Extremitäten, Gliederschmerzen, Kälte, Anwendung von, bessert
Extremitäten, Gliederschmerzen, Kälte, kaltes trockenes Wetter
Extremitäten, Gliederschmerzen, Kälte, kaltes Wasser, verschlimmert
Extremitäten, Gliederschmerzen, nasses Wetter
Extremitäten, Gliederschmerzen, rheumatisch, Feuchtigkeit, nasskaltem Wetter, bei
Extremitäten, Gliederschmerzen, rheumatisch, Frühling
Extremitäten, Gliederschmerzen, rheumatisch, Kälte, Abkühlung
Extremitäten, Gliederschmerzen, rheumatisch, Kälte, bessert
Extremitäten, Gliederschmerzen, rheumatisch, Kälte, Getränke, durch kalte, bei Überhitzung
Extremitäten, Gliederschmerzen, rheumatisch, Kälte, kaltes Wetter
Extremitäten, Gliederschmerzen, rheumatisch, Kälte, Kopf kalt wird, nachdem
Extremitäten, Gliederschmerzen, rheumatisch, Kälte, plötzlich, durch
Extremitäten, Gliederschmerzen, rheumatisch, nasses Wetter, bessert
Extremitäten, Gliederschmerzen, rheumatisch, Schneeschmelze, bei
Extremitäten, Gliederschmerzen, rheumatisch, Sommer
Extremitäten, Gliederschmerzen, rheumatisch, warmem Wetter, bei
Extremitäten, Gliederschmerzen, rheumatisch, Wetterumschwung, durch
Extremitäten, Gliederschmerzen, rheumatisch, Wind, durch kalten
Extremitäten, Gliederschmerzen, Wärme, bessert
Extremitäten, Gliederschmerzen, Wärme, Bettwärme, verschlimmert
Extremitäten, Gliederschmerzen, Wärme, Bettwärme, bessert
Extremitäten, Gliederschmerzen, Wärme, verschlimmert
Extremitäten, Gliederschmerzen, Wetterumschwung
Extremitäten, Gliederschmerzen, Winter, im
Extremitäten, Gliederschmerzen, Zugluft, sogar warme Luft

AKTIVITÄT

Extremitäten, Gliederschmerzen, Anstrengung, leichter, nach
Extremitäten, Gliederschmerzen, Bewegung, anhaltende, bessert
Extremitäten, Gliederschmerzen, Bewegung, Beginn, bei
Extremitäten, Gliederschmerzen, Bewegung, bei
Extremitäten, Gliederschmerzen, Bewegung, bei, gebessert
Extremitäten, Gliederschmerzen, Gehen, bessert
Extremitäten, Gliederschmerzen, Gehen, im
Extremitäten, Gliederschmerzen, Gehen, nach
Extremitäten, Gliederschmerzen, Gelenke, Anstrengung, nach

Extremitäten, Gliederschmerzen, Gelenke, Bewegung
Extremitäten, Gliederschmerzen, Gelenke, Bewegung, bessert
Extremitäten, Gliederschmerzen, Gelenke, Gehen, nach
Extremitäten, Gliederschmerzen, Gelenke, Gehen, während
Extremitäten, Gliederschmerzen, Gelenke, rheumatisch, Bewegung, Bedürfnis nach, aber verschlimmert
Extremitäten, Gliederschmerzen, kräftigen Leibesübungen, nach
Extremitäten, Gliederschmerzen, rheumatisch, Bewegung, anhaltende, bessert
Extremitäten, Gliederschmerzen, rheumatisch, Überhitzung und Anstrengung, durch
Extremitäten, Gliederschmerzen, Treppensteigen
Extremitäten, Gliederschmerzen, wandernd, Ruhe verschlimmert

KÖRPERFUNKTIONEN

Extremitäten, Gliederschmerzen, Essen, nach
Extremitäten, Gliederschmerzen, Gelenke, Amenorrhoe, bei
Extremitäten, Gliederschmerzen, Gelenke, kleine Gelenke, Menses, nach, gebessert
Extremitäten, Gliederschmerzen, Gelenke, Menses, nach, gebessert
Extremitäten, Gliederschmerzen, Gelenke, Menses, während
Extremitäten, Gliederschmerzen, Gelenke, Menses, während, gebessert
Extremitäten, Gliederschmerzen, Gelenke., rheumatisch, Schweiß bessert
Extremitäten, Gliederschmerzen, Koitus, nach
Extremitäten, Gliederschmerzen, Menses, während
Extremitäten, Gliederschmerzen, rheumatisch, Flatus bessert
Extremitäten, Gliederschmerzen, rheumatisch, Menses, unterdrückter, mit
Extremitäten, Gliederschmerzen, rheumatisch, Schweiß, mit
Extremitäten, Gliederschmerzen, rheumatisch, Schweiß, mit, lindert nicht
Extremitäten, Gliederschmerzen, Schlaf, nach, verschlimmert
Extremitäten, Gliederschmerzen, Schlaf, während
Extremitäten, Gliederschmerzen, Schweiß, bessert
Extremitäten, Gliederschmerzen, Schweiß, während
Extremitäten, Gliederschmerzen, Stuhlgang, nach, gebessert
Extremitäten, Gliederschmerzen, Stuhlgang, während

KRANKHEITEN

Extremitäten, Gliederschmerzen, Fieber, Beschwerden mit, während
Extremitäten, Gliederschmerzen, Fieber, während

Extremitäten, Gliederschmerzen, Frostschauer, vor
Extremitäten, Gliederschmerzen, Frostschauer, während
Extremitäten, Gliederschmerzen, Gelenke, Frostschauer, während
Extremitäten, Gliederschmerzen, Gelenke, Gicht im Wechsel mit (Unterrubriken)
Extremitäten, Gliederschmerzen, Gelenke, Husten, nachlässt, wenn
Extremitäten, Gliederschmerzen, Gelenke, im Wechsel mit (Unterrubriken)
Extremitäten, Gliederschmerzen, Gelenke, Psoriasis, mit
Extremitäten, Gliederschmerzen, Gelenke, rheumatisch, Diarrhœ, mit
Extremitäten, Gliederschmerzen, Gelenke, rheumatisch, Herzsymptomen, mit
Extremitäten, Gliederschmerzen, Gelenke, rheumatisch, im Wechsel mit (Unterrubriken)
Extremitäten, Gliederschmerzen, Gelenke, Verkühlung, durch
Extremitäten, Gliederschmerzen, Grippe, während
Extremitäten, Gliederschmerzen, Konvulsionen, nach
Extremitäten, Gliederschmerzen, rheumatisch, Diarrhœ, chronischer, bei
Extremitäten, Gliederschmerzen, rheumatisch, Diarrhœ, nach
Extremitäten, Gliederschmerzen, rheumatisch, Diarrhœ, unterdrückte
Extremitäten, Gliederschmerzen, rheumatisch, Erkältung, nach einer
Extremitäten, Gliederschmerzen, rheumatisch, Gonorrhœ, unterdrückter, nach
Extremitäten, Gliederschmerzen, rheumatisch, Hautausschlägen, akuten, nach
Extremitäten, Gliederschmerzen, rheumatisch, Herzklappenerkrankungen, bei
Extremitäten, Gliederschmerzen, rheumatisch, im Wechsel mit (Unterrubriken)
Extremitäten, Gliederschmerzen, rheumatisch, Obstipation, mit
Extremitäten, Gliederschmerzen, rheumatisch, Tonsillitis, nach
Extremitäten, Gliederschmerzen, rheumatisch, unterdrückte Hämorrhoiden, durch
Extremitäten, Gliederschmerzen, rheumatisch, unterdrückte Hautausschläge, durch

Äussere Bedingungen

Extremitäten, Gliederschmerzen, Berührung, verschlimmert
Extremitäten, Gliederschmerzen, Berührung, verschlimmert, Ortswechsel, bei
Extremitäten, Gliederschmerzen, darauf liegen
Extremitäten, Gliederschmerzen, Druck, bessert
Extremitäten, Gliederschmerzen, Druck, verschlimmert
Extremitäten, Gliederschmerzen, Gelenke, Berührung, verschlimmert
Extremitäten, Gliederschmerzen, Gelenke, Druck bessert
Extremitäten, Gliederschmerzen, Gelenke, Seite, auf der man nicht liegt
Extremitäten, Gliederschmerzen, Reiben, bessert

Extremitäten, Gliederschmerzen, rheumatisch, Berührung, verschlimmert
Extremitäten, Gliederschmerzen, rheumatisch, Massage, bessert

Ort

Extremitäten, Gliederschmerzen, abwechselnd in Armen und Beinen
Extremitäten, Gliederschmerzen, Ausbreitung, mit (Unterrubriken)
Extremitäten, Gliederschmerzen, Beugemuskeln
Extremitäten, Gliederschmerzen, Gelenke
Extremitäten, Gliederschmerzen, Gelenke, kleine Gelenke
Extremitäten, Gliederschmerzen, Gelenke, tief innen
Extremitäten, Gliederschmerzen, Gelenke, wandernd
Extremitäten, Gliederschmerzen, links dann rechts
Extremitäten, Gliederschmerzen, Muskelansätze
Extremitäten, Gliederschmerzen, rechts dann links
Extremitäten, Gliederschmerzen, rheumatisch, links nach rechts
Extremitäten, Gliederschmerzen, rheumatisch, rechts nach links
Extremitäten, Gliederschmerzen, rheumatisch, Stellen mit besonders wenig Fleisch gepolstert
Extremitäten, Gliederschmerzen, rheumatisch, überkreuz
Extremitäten, Gliederschmerzen, rheumatisch, wandernd
Extremitäten, Gliederschmerzen, Sehnen
Extremitäten, Gliederschmerzen, Seitenwechsel
Extremitäten, Gliederschmerzen, überkreuz, diagonal
Extremitäten, Gliederschmerzen, wandernd
Extremitäten, Gliederschmerzen, wandernd, oben nach unten, von

Haltung

Extremitäten, Gliederschmerzen, Gelenke, Bett, im
Extremitäten, Gliederschmerzen, Gelenke, Beugen, beim
Extremitäten, Gliederschmerzen, Gelenke, Liegen, im
Extremitäten, Gliederschmerzen, Liegen, im
Extremitäten, Gliederschmerzen, morgens, Bett, im
Extremitäten, Gliederschmerzen, nachts, Bett, treibt aus dem
Extremitäten, Gliederschmerzen, rheumatisch, treiben ihn aus dem Bett
Extremitäten, Gliederschmerzen, Sitzen
Extremitäten, Gliederschmerzen, Strecken, beim

NAHRUNGSMITTEL

Extremitäten, Gliederschmerzen, Essen, nach
Extremitäten, Gliederschmerzen, Gelenke, Essen, nach
Extremitäten, Gliederschmerzen, Gelenke, Wein, nach
Extremitäten, Gliederschmerzen, Kaffee, bessert
Extremitäten, Gliederschmerzen, Trinken, verschlimmert
Extremitäten, Gliederschmerzen, Wein, nach
Extremitäten, Gliederschmerzen, Wein, saurer

Weitere wichtige Rubriken

Extremitäten, arthritische Knoten
Extremitäten, Entzündung, Gelenke
Extremitäten, Entzündung, Sehnen
Extremitäten, Erguss, Knie
Extremitäten, Exostose
Extremitäten, Gelenke, Beschwerden
Extremitäten, Hüftgelenkserkrankung
Extremitäten, Kontraktion, Muskeln und Sehnen
Extremitäten, Lahmheit (Unterrubriken)
Extremitäten, Ruhelosigkeit
Extremitäten, Schwellung, Gelenke (Unterrubriken)
Extremitäten, Spannung, Gelenke (Unterrubriken)
Extremitäten, Steifheit (Unterrubriken)
Extremitäten, Steifheit, Gelenke (Unterrubriken)
Extremitäten, Taubheitsgefühl, Gelenke, Rheumatismus, bei
Extremitäten, Verletzung, Gelenke

ARZNEIMITTEL

◆ Hauptmittel für Polyarthritis

CAUSTICUM

Gelenkschmerzen und Deformierungen, besonders der Finger mit Verbiegung zur Ulnarerseite
Ein Arzneimittel, das bei sehr fortgeschrittener Arthritis deformans in Betracht zu ziehen ist
So steif, dass der Patient das **Gefühl hat, das Gelenk sei gelähmt**
Knacken in den Gelenken, besonders in den Knien beim Gehen oder Treppabgehen
Schlimmer: morgens; im Beginn der Bewegung
kaltes, trockenes Wetter; frische Luft
Selbst leichte Anstrengung
In erst kürzlich oder schon früher verletzten Partien
Hüftschmerzen beim Husten
Besser: Hitze; Erhitzung im Bett
Regen oder feuchte Witterung
ORT: Schultern, besonders rechte Schulter; Handgelenk; **Finger**
Arthritische Knoten in den Fingern
Hüften, besonders die linke Hüfte; Knie; Fußgelenke; Fuß

RHUS TOXICODENDRON

Hauptmittel bei Rheumatismus mit Schmerzen und Steifheit
Schmerzen und Steifheit veranlassen den Patienten, dass er die Stellung wechselt und sich strecken muss.
Ruhelosigkeit nachts im Bett, besonders ruhelose Beine
Schlimmer: **morgens beim Aufstehen** (bemerkenswerte Steifheit und Schmerzen)
Nachts, besonders im Bett
Abends, wenn sich der Patient während des Tages überanstrengt hat

Kälte, Feuchtigkeit; Regenwetter; Gewitter; Wetterumschwung

Langes Sitzen, wie etwa im Kino oder bei längerer Autofahrt

Erste Bewegung, bis man sich gelockert hat

Besser: **Hitze, heißes Bad oder heiße Dusche; anhaltende, sanfte Bewegung**

◆ Weitere wichtige Arzneimittel für Polyarthritis

ABROTANUM

Rheumatismus durch unterdrückte Diarrhœ oder Hämorrhoiden

Schmerzhafte, heiße Gelenke

Schlimmer: morgens beim Erwachen

Besser: Bewegung; wenn Diarrhœ einsetzt

ORT: Hüfte; Knie; Fußknöchel; arthritische Knoten an den Fingern

ACIDUM LACTICUM

Rheumatismus in Verbindung mit Diabetes

Schlimmer: Bewegung; Hitze

ORT: Greift besonders die Knie an.

ACIDUM SALICYLICUM

(siehe oben: Akute Arthritis)

ACTÆA SPICATA

(siehe oben: Akute Arthritis)

ANGUSTURA

Arthritis mit Steifheit und ziehenden oder kontraktionsartigen Schmerzen

Die Gelenke knacken stark.

Schlimmer: nasskaltes Wetter; Bewegung; Stoß oder Erschütterung

Die Nackenschmerzen werden schlimmer durch Armbewegung.

Besser: kalte Anwendungen; anhaltende Bewegung

ORT: Wirbelsäule und Nacken; Hüften; Finger

ARGENTUM METALLICUM

Arthritis, die sich plötzlich entwickelt – manchmal über Nacht
Plötzliche stechende Schmerzen
Panarthritis. Die Schmerzen betreffen mehrere Bereiche, alle Bindegewebe sind in Mitleidenschaft gezogen.
Schlimmer: Regenwetter; Erschütterung; Niesen
Besser: Kaffee; Bewegung; Druck
ORT: Halswirbelsäule; Kreuz; Hüften

ARNICA

Starke Wundheitsschmerzen und große Empfindlichkeit am ganzen Körper. Sogar das Bett fühlt sich zu hart an.
Prellungsgefühl oder wie zerschlagen
Muss ständig die Stellung verändern, um den schmerzhaften Druck von Stuhl oder Bett zu lindern.
Schlimmer: **Erschütterung oder Berührung; fürchtet, berührt zu werden.**
Kälte oder nasskaltes Wetter; Liegen
Arthritis nach schwerem Trauma
Besser: Herabhängenlassen der Gliedmaßen
ORT: **Die Schmerzen sind deutlich symmetrisch.**
Lendenwirbelsäule; Schulter mit Ausbreitung in die Hand

ARSENICUM

Brennende Schmerzen in den Gelenken
Schlimmer: nachts, besonders um oder nach Mitternacht
Kälte, sogar Waschen mit kaltem Wasser
Besser: Hitze

AURUM METALLICUM

Schwerer oder fortgeschrittener Rheumatismus mit ausgeprägter Steifheit
Rheumatismus mit Steifheit oder Spasmen in der Brustwand

Schwere Spasmen oder reißende Schmerzen. Die Schmerzen werden auch als „paralytisch" beschrieben.

Ein wichtiges Arzneimittel bei Spondylarthritis ankylopoetica (Morbus Bechterew, Wirbelsäulenversteifung)

Wandernde Arthritis; geht jede neue Woche zu einer anderen Stelle über.

Schlimmer: **nachts;** morgens im Bett

Die Hüftschmerzen verschlimmern sich beim Aufstehen von einem Sitz oder im Gehen.

Die Schmerzen in der Brustwand und Spasmen verschlimmern sich bei erster Bewegung und beim Einatmen.

Besser: Bewegung

ORT: wandernde Arthritis; Rücken; Brust und Rippen; Hüfte

BELLIS PERENNIS

(siehe unten: Arthrose)

BERBERIS

Wandernde Arthritis, die Schmerzen gehen plötzlich auf neue Gelenke über.

Scharf-stechende neuralgische Schmerzen

Steifheit und Schweregefühl in den Beinen beim Gehen

Schlimmer: Wetterumschwung; Menses; Bewegung

Besser: bei reichlicher Harnentleerung

BRYONIA

Rasende Schmerzen, oft stechende Schmerzen

Der Patient hat eine Abneigung dagegen, körperlich untersucht oder bewegt zu werden.

Fürchtet Bewegung, aber fühlt in sich eine Ruhelosigkeit.

Schlimmer: **selbst die geringste Bewegung;** Erschütterung

Durch Kälte, besonders kaltes trockenes Wetter

Besser: Hitze; Schweiß; Druck

Stilles Daliegen, besonders im **Liegen auf der schmerzhaften Seite**

CALCAREA CARBONICA

(siehe unten: Arthrose)

CALCAREA FLUORICA

Polyarthritis und Arthrose – besonders, wenn Deformierungen oder **Exostosen an den Gelenken** vorliegen

Arthritische Knoten

Besser: Hitze; Bewegung

ORT: Hals; Finger; alle Glieder sind betroffen.

CALCAREA PHOSPHORICA

Rheumatismus und schließlich Abbau des Gelenks

Schlimmer: Kälte und Feuchtigkeit; Wetterumschwung; Zugluft; Wind; Winter

Besser: Hitze; heißes Bad

ORT: Rücken und Nacken; Schulterschmerzen, die sich zu den Fingern ausbreiten; Hüften

CAULOPHYLLUM

Rheumatismus in Verbindung mit hormonellen Veränderungen: Menses; Klimakterium; nach Entbindung

Wandernde Schmerzen in den Gelenken

Schlimmer: Bewegung; bei dem Versuch, die Hand zu schließen

Besser: nach der Menses

ORT: **Finger;** Zehen; kleine Gelenke

CIMICIFUGA

Rheumatismus der Wirbelsäule und großen Gelenke

Ausgeprägte Steifheit und scharfe Stiche oder ziehende Schmerzen

Wechsel zwischen Rheumatismus und Depressionen

Schlimmer: Menses (*Caul.*, *Puls.*); Klimakterium; Kälte; Berührung oder Massage

ORT: Nacken; Schultern; Hüften; wandernde Schmerzen Rheumatismus in den Muskelbäuchen (Fibromyalgie)

COCCULUS

Rheumatische Steifheit mit Lahmheits- oder Schwächegefühl

Schlimmer: Menses

Die Hüftschmerzen verschlimmern sich beim Umdrehen im Bett

Die Lendenschmerzen verschlimmern sich im Gehen.

Knacken im Hüftgelenk

COLCHICUM

(siehe oben: Akute Arthritis)

DULCAMARA

Rheumatismus durch Witterungseinflüsse, besonders durch **nasskaltes Wetter**

Taube Steifheit und Schmerzen bei feuchtem Wetter

Exostose auf dem Schienbein

Schlimmer: **Feuchtigkeit;** Kälte; Herbst

Unterdrückte Diarrhœ (*Abrot.*); unterdrückte Ausschläge (*Sulf.*, *Mez.*); unterdrückte Schweiße

Nach Verkühlung

Besser: durch Wärme; Bewegung

FORMICA RUFA

Ein Hauptmittel bei wandernder Arthritis

Die Schmerzen treten plötzlich auf mit ausgeprägter Schwellung, Rötung und Hitze.

Die Schmerzen halten etwa einen Tag lang an und verschwinden dann, um in einem anderen Gelenk wieder aufzutreten.

Wenn das Gelenk entzündet ist, werden dic Schmerzen durch geringe Bewegung schlimmer.

GUAJACUM

(siehe oben: Akute Arthritis)

KALIUM CARBONICUM

(siehe unten: Arthrose)

KALMIA

(siehe oben: Akute Arthritis)

ACIDUM LACTICUM

Rheumatismus in Verbindung mit Diabetes
Schlimmer: Bewegung; Hitze
ORT: Besonders betroffen sind die Knie.

LEDUM

Das betroffene Gelenk ist **geschwollen, kalt und blass** (oder auch manchmal blau).
Schlimmer: **Hitze,** durch Zudecken oder Überhitzung im Bett
Chronische Gelenkschmerzen nach Verletzung
Besser: kalte Anwendungen oder kaltes Bad
ORT: **Schmerzen steigen im Krankheitsverlauf in proximalere Gelenke auf.**
Besonders betroffen sind Fuß, Fußgelenk, Knie und Hüftgelenke.

NATRIUM MURIATICUM

Die Gelenkschmerzen sind schlimmer durch Bewegung oder sogar leichte Anstrengung.
Besonders die oberen Gliedmaßen, Schultern und Finger sind betroffen.
Die Gelenke fühlen sich starr an, die Gelenke knacken stark bei Bewegung.
Kontrakturen um die betroffenen Gelenke herum

PHOSPHORUS

Die Schmerzen treten bei Kälte und Feuchtigkeit auf.
Schlimmer: morgens beim Erwachen; Arthritis im Alter
Besser: Hitze; anhaltende Bewegung; Reiben der betroffenen Stelle

PHYTOLACCA

Rheumatische Beschwerden mit ausgeprägter Steifheit

Rheumatismus nach Tonsillitis; rheumatisches Fieber

Schlimmer: nachts; feuchtes Wetter; Warmwerden im Bett
Heiße Anwendungen; Hüftschmerzen bei dem Versuch, ein Gewicht zu tragen

ORT: Rheumatismus im Periost; rechte Schulter; Hüfte; linkes Knie; am Sehnenansatz an den Knochen

PULSATILLA

Wandernde Arthritis; veränderliche Schmerzen und veränderliche Symptome

Die Schmerzen werden schlimmer bei erster Bewegung und besser durch anhaltende sanfte Bewegung.

Schlimmer: **abends; Hitze;** feuchtes Wetter; nasse Füße

Besser: **Kälte; Abdecken; kalte Anwendungen; im Freien**

ORT: Besonders die Hüften und Knie sind angegriffen.

RADIUM BROMATUM

Gelenkschmerzen und Steifheit

Schlimmer: nachts; Bettwärme

Besser: Bewegung

ORT: Rücken und Wirbelsäule; tief in den Gelenken; Knie und Fußgelenke; Schulter und Trapezius; Hände

RANUNCULUS BULBOSUS

Polyarthritis und Polymyalgia rheumatica des Rumpfes

Scharfe oder stechende Schmerzen, die dem Patient keine Ruhe lassen

Schlimmer: **kalte Luft; Wetterumschwung; Feuchtigkeit, nasskaltes Wetter;** Zugluft
Durchnässung; Bewegung; Berührung oder Druck; Handarbeiten oder Computerarbeit, angespannte Präzisionsarbeit

ORT: besonders im Bereich von Nacken, Brust, Rücken und Schultern; Finger; Schmerzen unter dem linken Schulterblatt; schmerzhafte Stellen in den Muskeln; Fibrositis

RHODODENDRON

Rheumatismus bei hochempfindlichen oder reizbaren Patienten

Schlimmer: morgens; Wetterumschwung; **nasses oder nasskaltes Wetter; vor einem Sturm; durch Wind,** warme vorherrschende Winde; heißes Wetter

Bewegungslosigkeit

Besser: Hitze; Bewegung

ORT: hauptsächlich rechtsseitig; greift sowohl die Gelenke als auch die Sehnen an.

RUTA

Unglaubliche Steifheit bei rheumatischen Erkrankungen

Schmerzen und Ruhelosigkeit bei Arthritis

Ablagerungen oder Faserknoten entlang der Sehnen

Schlimmer: morgens; nasskaltes Wetter

Anstrengung oder Belastung; ständige Belastung der Gelenke

Besser: Bewegung

ORT: Handgelenke; Finger; Rücken und Wirbelsäule

SULFUR

Schlimmer: Hitze oder Überhitzung

Besser: kalte Anwendungen

ORT: Häufig betroffen sind linke Schulter, Hüften und Beine.

TUBERCULINUM

Schlimmer: nasskaltes Wetter; vor Gewitter und Sturm

Nachts oder morgens beim Aufstehen

Besser: Hitze; Bewegung

ARTHROSE

In diesem Abschnitt werden eine Reihe von chronischen Gelenkbeschwerden besprochen, die nicht spezifisch rheumatisch sind – wie Osteoarthritis, psoriatische Arthritis, traumatische Arthritis, Fibromyalgie, Gicht, Spondylarthritis ankylopoetica, Lyme-Borreliose usw. Die genaue Diagnose steht nur in einem statistischen Zusammenhang mit dem Arzneimittel. Jedes Arzneimittel kann bei jeder Diagnose indiziert sein, wenn die Symptome passen. Jedoch ist die Diagnose relevant beim Umgang mit dem Patienten und kann auch Aufklärung darüber geben, welche Gewebe betroffen sind und um welchen Entzündungsprozess es sich handelt. Um die Jahrhundertwende zum Beispiel waren Harnsäureuntersuchungen für Homöopathen nicht ohne weiteres zugänglich, daher wurde die Diagnose auf Gicht klinisch gestellt. Heute werden viele Fälle, die von früheren Homöopathen als „Gicht" eingestuft worden wären, aus Mangel an Harnsäurekristallen in den Gelenken oder wegen normalem Harnsäurespiegel im Serum als Arthrose bezeichnet. Für unser Verständnis umfasst Gicht jede periodisch rezidivierende monartikuläre Arthritis, die plötzlich mit Schmerzen, Schwellung und Rötung einsetzt. Häufig betroffene Körperteile sind die Basis der Großzehen, die Fußgelenke und die Knie.

BEHANDLUNG

Es ist interessant, dass jüngere allopathische Studien darauf hinweisen, dass die Verwendung von nicht-steroidalen entzündungshemmenden Medikamenten die Degeneration des Gelenkes sogar beschleunigen können. Zumal diese nicht-steroidalen entzündungshemmenden Medikamente die Hauptgrundlage der allopathischen Behandlung dieser Arthritis-Formen darstellen, sollten wir unseren Patienten empfehlen, die Einnahme so weit wie möglich zu reduzieren.

Gicht lässt sich in der Regel recht einfach behandeln. Starke allopathische Medikamente werden nur während akuter Krisen eingenommen, daher bietet es sich an, den Patienten zwischen den Verschlimmerungsschüben zu behandeln. Nur in seltenen Fällen nehmen Patienten ständig starke entzündungshemmende Medikamente ein. Allopurinol und andere gebräuchliche Medikamente zur Harnsäureausscheidung, die die Harnsäurekonzentration im Serum herabsetzen, beeinträchtigen selten die Wirkung der homöopathischen Arzneimittel.

In unserer Praxis sehen wir eine Reihe von Patienten mit Lyme-Borreliose, die eine Standardbehandlung durchlaufen haben, jedoch ohne eine Linderung der Symptome erfahren zu haben. Ich habe keinen Versuch unternommen, Patienten von vornherein an Stelle der allopathischen Behandlung homöopathisch zu behandeln und würde dies auch keinem Patienten empfehlen. Zwar haben wir mit den Fällen, die wir behandeln, gute Erfolge, doch kann man sich das katastrophale Ergebnis vorstellen, wenn ein Patient, der ausschließlich homöopathisch behandelt wurde, eine schlimme neurologische oder kardiologische Pathologie entwickelt.

Therapeutische Hinweise für Arthrose

Homöopathie

- Wenn eine deutliche Degeneration des Gelenks vorliegt, erzielen wir oft die besten Ergebnisse, wenn wir niedrigere Potenzen in wiederholten Gaben verwenden (C6 bis C12 täglich oder C30 wöchentlich oder Q-Potenzen) anstatt einer Einzeldosis in einer hohen Potenz.
- Hochpotenzen der Arzneimittel können (selten) eine ausgeprägte Erstverschlimmerung der Gelenkschmerzen bei Patienten mit langsam progredienter degenerativer Arthritis auslösen und sollten mit Vorsicht verwendet werden, besonders bei älteren Patienten.
- Natürlich sind die Mineralmittel wie *Calcarea*- und die *Kalium*-Salze bei dieser Art von Pathologie besonders häufig angezeigt.

Naturheilkunde

- Unterstützende Präparate sind: Leinöl (2 Teelöffel tägl.); Glucosamin (500 mg 3 x tägl.); Glutamin (500 mg 2 x tägl.); Bromelaine (bis zu 500 mg tägl.); Knorpelpulver (Chondroitin).

- Gewichtsabnahme ist ein wichtiger Bestandteil der Behandlung von Arthrose, besonders wenn die Beine oder die Wirbelsäule betroffen sind.
- Der Patient sollte fetthaltige Nahrung, Süßigkeiten, Koffein und Tabak vermeiden.
- Hauptbasis der naturheilkundlichen Gichtbehandlung ist eine vegetarische Diät, die Vermeidung von Alkohol und ein langsames aber stetiges Programm zur Gewichtabnahme.
- Zusätzlich zur homöopathischen Behandlung sollten Patienten mit Lyme-Borreliose folgende Präparate einnehmen: hohe Vitamin C-Dosen (2000 bis 5000 mg täglich, wenn keine Kontraindikationen vorliegen); Knoblauchkapseln; Echinaceatinktur.

ALLOPATHIE

- Allopurinol und andere gebräuchlich Urikostatika zur Senkung des Harnsäurespiegels im Serum (bei Gicht) beeinträchtigen selten die Wirkung der homöopathischen Arzneimittel.
- Patienten mit Lyme-Borreliose (oder mit Verdacht auf Lyme-Borreliose) kommen oft in die homöopathische Behandlung, noch während sie Langzeitantibiotika nehmen. Wenn diese Antibiotika dem Patienten tatsächlich helfen, können unsere Arzneimittel in der Regel nicht wirken. Wenn jedoch die Antibiotika an dem Zustand des Patienten nichts ändern, so können unsere Arzneimittel trotz der Medikamente wirken. (Viele dieser Patienten haben große Angst davor, die allopathischen Medikamente abzusetzen).
- Bei Patienten, die nicht-steroidale entzündungshemmende Medikamente verwenden, sind in der Regel niedrige Potenzen (etwa C6) des Konstitutionsmittels in täglicher Dosis empfehlenswert, um eine Antidotwirkung zu verhindern. Wenn eine hohe Potenz (wie etwa eine C200 oder 1M) für den Patienten gewählt wird, so ist es dennoch sinnvoll, eine tägliche Dosis einer niedrigen Potenz hinzuzufügen.

REPERTORIUM

(siehe oben: Repertorium – Zusammenfassung für Polyarthritis)

ARZNEIMITTEL

◆ Hauptmittel für Arthrose

ACIDUM BENZOICUM

Arthritis, Gicht und Deformierung der Gelenke
Linderung, wenn Harnsediment ausgeschieden wird
ORT: besonders die Knie, Fußgelenke, Zehen und Hände
Arthritische Knoten der Finger oder Handgelenke
Gicht, besonders in der rechten Großzehe
Ausgeprägtes Knacken in den Gelenken (besonders im Knie) bei Bewegung

CALCAREA CARBONICA

Hauptmittel bei Osteoarthritis mit degenerierten Gelenken, Osteophyten und Verkalkung. Auch Polyarthritis
Schlimmer: **nasskaltes Wetter;** Anstrengung; wenn die Glieder herabhängen
Besser: Ruhe; Hitze
ORT: besonders die unteren Extremitäten, die Knie, die Fußgelenke; die Wirbelsäule

CALCAREA FLUORICA

Ein Hauptmittel bei **Exostose, Verkalkung, Wirbelsäulenverkrümmung**
Der Patient erfährt eine allgemeine Verschlimmerung durch Hitze, die Gelenke aber werden verschlimmert durch Kälte.
Besser: Hitze; Bewegung, besonders langsame anhaltende Bewegung
ORT: große Gelenke: Hüften, Schultern, Wirbelsäule

CALCAREA PHOSPHORICA

Degeneration der Gelenke und der Wirbelsäule

Schlimmer: **Zugluft;** Wind; Wetterumschwung; Anstrengung

ORT: Schulterschmerzen, die sich in die Finger ausbreiten

Linksseitige Symptome, oder die Schmerzen beginnen links und gehen nach rechts über.

Exostose; arthritische Knoten an den Ellbogen

COLCHICUM

Eines unserer wichtigsten Arzneimittel bei Gicht

Die Gelenke werden heiß, rot, geschwollen und sind extrem empfindlich gegen Berührung oder Bewegung.

Schlimmer: nachts; **leichte Bewegung;** nasskaltes Wetter; im Frühling

Schmerzen setzen ein, wenn die Harnausscheidung aus irgendeinem Grund unterdrückt ist.

ORT: Die Schmerzen wandern; sie beginnen auf der linken Seite und gehen nach rechts; Großzehe; Ferse; Knie

KALIUM CARBONICUM

Arthrose und Gicht mit unbestimmbaren oder stechenden Schmerzen

Steifheits- und Engegefühl am ganzen Körper, wie straff gespannt

Schlimmer: nachts, besonders zwischen 2 und 3 Uhr; Kälte; Feuchtigkeit; Zugluft

Essen; Liegen auf der schmerzhaften Partie; kann nicht greifen.

Besser: Wärme

Arthritische Knoten

LEDUM

Schmerzen, die durch Kälte gebessert werden, ist das Leitsymptom.

Eines der wichtigsten Arzneimittel bei Gicht

Es ist auch eines der Hauptmittel bei Lyme-Borreliose.

Rheumatismus im Wechsel mit Hämoptyse gilt als Leitsymptom.

Akute Podagra und Gicht im Knie oder Fußgelenk
Schlimmer: **nachts im Bett;** Bewegung; **Hitze;** Bedecken der entzündeten Partie
Besser: Kälte; Eintauchen des betroffenen Körperteils in kaltes Wasser
ORT: Großzehe; Hüftgelenksverletzung
Aufsteigende Schmerzen. Zuerst sind die Füße angegriffen, später die Knie, Hüften, Hände.
(siehe oben: Polyarthritis)

NATRIUM SULFURICUM

Arthrose, besonders der linken Hüfte
Schlimmer: **feuchtes Wetter;** morgens im Bett; Treppensteigen; Bücken; Gehen; Gonorrhœ in der Krankengeschichte; nach Kummer
ORT: gefäßlose Nekrose des Hüftgelenks; **besonders linke Hüfte**

◆ Weitere wichtige Arzneimittel für Arthrose

AESCULUS

Wichtiges Arzneimittel bei Spondylarthritis ankylopoetica
Ausgeprägte Steifheit und Schmerzen über dem Iliosakralgelenk
Schlimmer: Aufstehen vom Sitzen oder Aufrichten aus gebückter Haltung

ANTIMONIUM CRUDUM

Rheumatismus in Verbindung mit oder im Wechsel mit Magensymptomen
Schlimmer: Essig; saurer Wein; Hitze; nach kaltem Bad; handwerkliche Tätigkeit
Nackenschmerzen, wenn man den Kopf nach links dreht
Rückenschmerzen beim Bücken und während der Harnentleerung
Die Füße sind schmerzhaft beim Stehen oder Gehen.
ORT: Nacken; Brustwirbelsäule; Fußsohlen

Argentum metallicum

Generalisierte Entzündung des Knorpel- und Bindegewebes

Scharf-stechende Schmerzen oder sogar Schmerzen wie von elektrischen Schlägen. **Plötzliche Schmerzen**

Die Schmerzen können sich allmählich zu einem „Crescendo" steigern und dann plötzlich aufhören.

Arthritis in Verbindung mit häufiger Harnentleerung

Schlimmer: im Sitzen

Besser: Bewegung

Ort: Linksseitige Schmerzen sind am schlimmsten.

Arnica

Podagra und gichtige Arthritis mit Wundheitsschmerzen und Prellungsgefühl

Schmerzen mit Bangigkeit; der Patient fürchtet, berührt oder angerempelt zu werden

Schlimmer: Kälte oder nasskalte Bedingungen

Besser: Herabhängenlassen der betroffenen Gliedmaße

(Siehe oben: Polyarthritis)

Aurum

(Siehe oben: Polyarthritis)

Bellis perennis

Posttraumatische Arthritis; Wirbelsäulenverkrümmung

„Rheumatismus bei alten Arbeitern"

Schlimmer: Kälte, besonders durch plötzlichen Frost; Durchnässung

Besser: Hitze; Reiben oder Massage; Bewegung

Berberis

Ein wichtiges Arzneimittel für Gicht – besonders, wenn Knie und Großzehen betroffen sind

Schmerzen wie von einem Nagel im Fußballen beim Stehen

Gicht im Knie, besonders im linken Knie. Schmerzen beim Aufstehen vom Sitzen
(Siehe oben: Akute Arthritis, Polyarthritis)

BRYONIA

(Siehe oben: Polyarthritis)

CAUSTICUM

Gicht mit Deformierung der Zehen
Verkalkung und fortgeschrittene Degeneration der Gelenke
(Siehe oben: Polyarthritis)

CHELIDONIUM

Rheumatische Beschwerden in Verbindung mit Lebererkrankungen
Schlimmer: Bewegung; Berührung
Die Schmerzen im Fußgelenk sind schlimmer beim Gehen.
ORT: **rechte Seite;** Schulter (besonders die rechte Schulter); Hüfte; Fußgelenk

CIMICIFUGA

Greift besonders den Hals an und geht einher mit neuralgischen Schmerzen mit Steifheit.
Schlimmer: Kälte und nasskalte Bedingungen
Extreme Muskelschmerzen und Fibrositis
(Siehe oben: Polyarthritis)

DULCAMARA

(Siehe oben: Polyarthritis)

FERRUM METALLICUM

Arthritis besonders der Schultern und oberen Extremitäten
Schlimmer: nachts, treiben den Patienten aus dem Bett
Erste Bewegung; die Schulterschmerzen werden schlimmer, wenn man den Arm hebt oder hinter sich legt.
Besser: Bewegung, besonders langsame Bewegung
Schulterschmerzen werden besser, wenn man den Arm beugt.
Ständiges Bedürfnis, den Arm zu beugen

GRAPHITES

Besonders wichtig bei Osteoarthritis, häufiger sind die unteren Gliedmaßen betroffen.

Gicht; psoriatische Arthritis

GUAJACUM

Greift besonders die kleinen Gelenke an bei Polyarthritis oder Osteoarthritis.

Gelenkentzündung mit unangenehmem Hitzegefühl

Schlimmer: Hitze; Bewegung; nach Erkältung

Schmerzen in den Beinen durch Gehen

Besser: **Kälte oder kalte Anwendungen**

ORT: Schultern; Unterarme; Handgelenke; Hände

Arthritische Knoten. Schmerzhafte Sehnen- oder Muskelkontrakturen

HEPAR SULFURIS

Extrem schmerzhafte Arthritis mit Deformierungen

Schlimmer: nachts; morgens beim Erwachen; **Kälte; Berührung;** Bier

Hüftgelenksarthrose mit extremen Schmerzen beim Gehen

Besser: **warme Anwendungen;** nasses Wetter

KALIUM BICHROMICUM

Arthritis im Wechsel mit oder in Verbindung mit Magenschmerzen, Ulzera oder Diarrhœ

Die Schmerzen gehen von einem Gelenk zum andern, wechseln den Ort nur langsam über einen Zeitraum von zwei oder drei Tagen.

Schmerzen an sehr spezifischen Stellen; der Patient kann den Ort genau bestimmen.

Schlimmer: Kälte; nachts; Bewegung; nach Diarrhœ

Der Patient ist am Morgen so steif, dass er sich kaum bewegen kann.

Besser: Wärme; nachdem man sich im Bett aufgewärmt hat.

KALIUM JODATUM

Arthritis mit starken reißenden Schmerzen und Gelenkerguss
Schlimmer: nachts; Hitze
Besser: frische Luft; Bewegung
ORT: Knieschmerzen; Hüftgelenksarthrose
Während Rheumatismus, Patient neigt unter Umständen dazu, den Daumen zu verkrampfen und ihn dabei in die Handfläche einzuschlagen.

KALMIA

(Siehe oben: Akute Arthritis)

LITHIUM CARBONICUM

Arthrose und arthritische Knoten. Gicht
Schlimmer: Schmerzen im Fußgelenk schlimmer beim Gehen
Besser: sehr heißes Baden
ORT: Hüfte, besonders die rechte Hüfte; Finger; Fußgelenk; kleine Gelenke

LYCOPODIUM

Arthrose und Gicht. Arthritische Knoten in den Fingern
Schmerzen oft in Verbindung mit Taubheitsgefühl
Schlimmer: nächtliche Verschlimmerung bei nassem Wetter Bewegung, besonders zu Beginn der Bewegung
Besser: Hitze; Warmwerden im Bett; anhaltende Bewegung; Gehen
ORT: **rechtsseitige Schmerzen;** Hüfte; Schulter; rechtsseitige Podagra; Gicht in den Fingern oder der Hand

MANGANUM

Arthritis mit wandernden Schmerzen
Schlimmer: nachts; nasskaltes Wetter; Berührung; Bewegung
Besser: Hinlegen
ORT: Schmerzen wandern überkreuz von einem Gelenk zum andern.

MEDORRHINUM

Gelenkschmerzen mit Gonorrhœ in der Krankengeschichte
Reiter-Syndrom
Schlimmer: nasskaltes Wetter; vor Gewitter; morgens
Besser: nachts; am Meer, besonders durch Schwimmen im Meer
ORT: Die Fußsohlen sind empfindlich und wie wund; Fußgelenke; Fingergelenke

MEZEREUM

Die Schmerzen werden in Knochen oder Periost empfunden.
Schlimmer: nachts; nasskaltes Wetter; Berührung, selbst leichte Berührung

NATRIUM PHOSPHORICUM

Arthrose. Sehnenkontrakturen
Rheumatismus bei Kindern
Gicht und Podagra
ORT: Knie; Hände; Finger; Großzehen; Rücken

PHOSPHORUS

Ein wichtiges Arzneimittel bei Spondylarthritis ankylopoetica
Lähmung der Wirbelsäule, besonders im Sakrum, durch Spondylitis
Die Brust wird starr oder unbeweglich.
(Siehe oben: Polyarthritis)

PHYTOLACCA

(Siehe oben: Polyarthritis)

PULSATILLA

Wandernde Arthritis mit Veränderungen innerhalb eines Tagesverlaufs
Schwellung und Hitze im Gelenk
Schlimmer: durch Hitze; im Anfang der Bewegung

Besser: **Kälte;** kalte Anwendungen; **frische Luft;** anhaltende langsame Bewegung

Druck; Liegen auf der schmerzhaften Seite; Entblößen des betroffenen Gelenks

ORT: wandernde Gelenkschmerzen; Hüfte

Ein ausgezeichnetes Arzneimittel bei Lyme-Borreliose

RADIUM BROMATUM

(Siehe oben: Polyarthritis)

RHUS TOXICODENDRON

Wir brauchen keine Diagnose auf Polyarthritis, um dieses Arzneimittel zu verschreiben. Viele Fälle von Arthrose, psoriatischer Arthritis usw. reagieren auf *Rhus toxicodendron*.

ORT: Schulter; Hände; Hüften; Wirbelsäule

(Siehe oben: Polyarthritis)

RUTA

(Siehe oben: Polyarthritis)

SABINA

Arthritische Schmerzen mit starken Schmerzen, als würden die Knochen brechen

Schlimmer: Menses; Hüftschmerzen schlimmer beim Aufstehen vom Sitzen

Besser: Bewegung; Gehen

ORT: Hüfte und Becken

SANGUINARIA

(Siehe oben: Tendinitis)

SANICULA

Rheumatismus und Bursitis der Schulter

Ausgeprägte Schmerzen, wenn der Patient den Arm hinter den Rücken führt

SILICEA

Arthrose oder Polyarthritis
Schlimmer: Kälte und feuchtes Wetter
Verkalkung und Schaden an der Gelenkstruktur
Skoliose und Wirbelsäulenverkrümmung
Entzündete Fußballen

SULFUR

Siehe Polyarthritis
Wichtiges Arzneimittel bei Gicht mit der typischen Vorgeschichte, dass ein Übermaß an Wein und gehaltvoller Nahrung den Anfall auslösen
Hauptmittel bei psoriatischer Arthritis

URTICA URENS

Burnette begann dieses Arzneimittel bei Gicht zu verwenden, aber er hinterließ wenig klare Angaben für seinen Gebrauch. Er berichtete von palliativen Wirkungen für akute Gichtkrisen in der Urtinktur, ich habe allerdings wenig Erfolg damit gehabt.

RÜCKENSCHMERZEN UND ISCHIALGIE

Rückenschmerzen und Rückenverletzungen sind häufiger die Ursache für Arbeitsunfähigkeit und Fehlzeiten am Arbeitsplatz als jede andere Erkrankung. Die Hauptfaktoren, die zu diesen Erkrankungen prädisponieren, sind schlechte Körperhaltung und -mechanik, Adipositas und emotionaler Stress. Die Homöopathie spielt eine wichtige Rolle bei Rückenschmerzen und -verletzungen, indem sie den Muskeltonus steigert, den allgemeinen Gesundheitszustand verbessert und die Entzündung von Muskeln und Nerven verringert.

BEHANDLUNG

Viele unserer Patienten sind bereits in physiotherapeutischer, chiropraktischer oder osteopathischer Behandlung, wenn sie die homöopathische Behandlung beginnen. Diese Therapeuten überweisen auch häufig Patienten an uns, um sie vor den Risiken allopathischer Behandlung oder eines chirurgischen Eingriffes zu bewahren. Merkwürdigerweise raten manche Homöopathen, aus Furcht vor Antidotwirkung, solchen überwiesenen Patienten davon ab, den überweisenden Therapeuten weiterhin aufzusuchen. Es ist überflüssig zu sagen, dass diese Praxis in der Gemeinschaft der alternativen Therapeuten mehr Schaden als Nutzen bringt. Wir müssen mit unseren Kollegen aus anderen Disziplinen zusammenarbeiten und unsere Probleme besprechen, anstatt unsere Patienten in Zwiespalt darüber zu versetzen, wem gegenüber sie sich loyal verhalten sollen.

Obgleich die Homöopathie bei Rückenschmerzen und sogar Bandscheibenvorfall Wunder wirken kann, sollten diese Fälle nicht ohne die Hilfe eines kompetenten Chiropraktikers, Osteopathen oder Physiotherapeuten behandelt werden. Es trifft zu, dass bestimmte manipulative Praktiken manchmal die Wirkung unserer Arzneimittel stören können. Dies trifft am meisten dann zu, wenn der Therapeut „allopathisch" arbeitet und den Körper mit Gewalt zu strecken versucht. Kraniosakrale Techniken scheinen besonders gut mit der homöopathischen Behandlung zusammenzuwirken.

Therapeutische Hinweise für Rückenschmerzen und Ischialgie

HOMÖOPATHIE

- Wenn ernste Rückenprobleme während der Konstitutionsbehandlung auftreten, sollten wir mit dem Wechsel zu einem akuten Arzneimittel sehr vorsichtig sein – es sei denn, die Symptome sind völlig unzweideutig.
- Vorzugsweise verabfolgt man wiederholte Gaben einer C12 des Konstitutionsmittels, oder, wenn diese Methode versagt, eine Wiederholungsgabe des Arzneimittels in der ursprünglichen Potenz.
- Bei einer akuten Rückenverletzung, wenn der Patient nicht in Konstitutionsbehandlung ist, gibt man eine C30 zweimal täglich zwei bis drei Tage lang. Wenn innerhalb dieser Zeit keine Reaktion eintritt, ist das Arzneimittel in der Regel nicht korrekt gewählt.

NATURHEILKUNDE

- Sanfte physikalische Medizin ist in der Regel notwendig, um eine möglichst wirksame Genesung von starken Rückenschmerzen zu erzielen. Raten Sie dem Patienten zu sanften Techniken.
- Ergänzend sind zu empfehlen: Glucosamin (500 mg 3 x tägl.); Leinöl (2 Teelöffel tägl.); Kalzium- und Magnesiumpräparate; Zink (50 mg tägl.); Vitamin C (2000 mg tägl.).
- Die lokale Anwendung von Arnika oder Emu-Öl stört die Konstitutionsbehandlung nicht. Die innere Anwendung anderer homöopathischer Produkte sollte vermieden werden.
- Wenn wir Patienten helfen, sich von schweren Rückenschmerzen zu erholen, sollten wir sicherstellen, dass ein sorgfältiges Programm für körperliche Übungen ausgearbeitet wird mit dem Ziel, die Bauchmuskeln zu stärken, schlechte Körperhaltung zu korrigieren und Übergewicht langsam und stetig abzubauen.

Allopathie

- Wenn klassische Zeichen eines Bandscheibenvorfalls selbst nach homöopathischer Behandlung und physikalischer Therapie bestehen bleiben, sollte der Patient an einen Neurochirurgen oder Orthopäden zur Untersuchung überwiesen werden. Wenn distale Taubheit oder Schwäche vorliegen, sollten wir auf eine rasche Diagnosestellung drängen.
- Wählen Sie einen Berater sorgfältig aus, vorzugsweise einen eher konservativen Chirurgen. Viele Patienten, die zwar an einem Vorfall leiden, nicht aber an einer echten Ausstoßung der Bandscheibe, haben nach einer Operation keine Linderung der Symptome erfahren.
- Wenn unser Patient allopathische Medikamente nehmen muss, sollten wir eine tägliche Dosis einer C12 des Konstitutionsmittels hinzufügen, um eine Antidotwirkung zu vermeiden.
- Kortison, entweder oral oder epidural, verschaffen in der Regel nur kurzfristig Linderung. Das korrekte Arzneimittel sollte in der Lage sein, einen Entzündungsprozess ebenso wirkungsvoll abzukühlen wie Kortison. Die Langzeitfolgen der Kortison-Anwendung sind unüberschaubar und manchmal schlimm.

REPERTORIUM

Hauptrubriken für Rückenschmerzen und Ischialgie

Die Hauptrubriken für Rückenschmerzen und Ischialgie findet man an zwei Stellen:

Rücken, Schmerzen (Unterrubriken)
Extremitäten, Gliederschmerzen, Untere Gliedmaßen, Ischialgie (Unterrubriken)

Weitere wichtige Rubriken für Rückenschmerzen und Ischialgie

Rücken, Einschnürung
Rücken, Paralyse
Rücken, Schwäche (Unterrubriken)
Rücken, Spannung
Rücken, Spasmen
Rücken, Steifheit (Unterrubriken)
Rücken, **Verkrümmung**
Rücken, Verletzungen

ARZNEIMITTEL

♦ Hauptmittel für Rückenschmerzen und Ischialgie

BELLADONNA

Starke Rückenschmerzen im Kreuz oder Ischialgien, die plötzlich einsetzen

Die Schmerzen sind so stark, dass sie jede Bewegung verhindern.

Schlimmer: **Bewegung; Erschütterung;** Husten; Menses
Stehen; **Fehltritt**
Rückenlage (d.h. direkter Druck); langes Sitzen
Steißbeinschmerzen nach langem Sitzen – der Patient kann nicht von einem Sitz aufstehen.
Plötzliche Steifheit und Schmerzen im Nacken

ORT: rechtsseitige Ischialgie; rechtsseitige Nacken- und Rückenschmerzen

CALCAREA CARBONICA

Lumbalgie sogar bei geringer Anstrengung und besonders durch Überheben

Schwächegefühl im Rücken, versinkt im Stuhl.

Arthrose der Wirbelsäule; Verkalkung; Skoliose

Schlimmer: **nasskaltes Wetter; Überheben; Anstrengung Bergaufgehen oder Treppensteigen**
Besser: Hitze; Ruhen oder Liegen

KALIUM CARBONICUM

Kreuzschmerzen und Ischialgie
Die Schmerzen treiben den Patienten nachts aus dem Bett.
Schlimmer: nachts, oft um 2 oder 3 Uhr. Kälte oder Zugluft; Essen; Liegen auf der schmerzhaften Seite; Menses; Schwangerschaft; Bewegung; Gehen
Besser: Druck; vornübergebeugtes Sitzen; nach Umhergehen; nach Blähungsabgang
ORT: besonders auf der rechten Seite der Wirbelsäule oder des Ischiasnervs
Die Schmerzen breiten sich in das Gesäß oder in die Fußsohle aus.

KALIUM JODATUM

Schwere Ischialgie mit rasenden Schmerzen und Behinderung
Schlimmer: nachts; **Liegen, besonders auf der schmerzhaften Seite**
Erhitzung; Druck; Sitzen; Stehen
Besser: **frische Luft;** Sitzen; Bewegung und Gehen; Beugen der Beine
ORT: besonders linksseitige Ischialgie

NUX VOMICA

Schwere Ischialgie das eine odere andere Bein hinab, mit ausgeprägter Empfindlichkeit und Zorn
Schlimmer: nachts; morgens, **umso schlimmer, je länger er im Bett bleibt;** Kälte; **Umdrehen im Bett;** Stehen; Bewegung; angestrengtes Pressen bei Stuhlgang
Heben von schweren Gegenstände; nach Zorn
Besser: **Hitze;** Druck; Liegen

RHUS TOXICODENDRON

Ischialgie und Kreuzschmerzen, Steifheit oder Verletzung
Gefühl der Ruhelosigkeit während der Schmerzen; ständiger Drang aufzustehen, sich zu bewegen, sich zu strecken
Schlimmer: **morgens beim Erwachen; Bewegungslosigkeit** auch nur wenige Minuten lang
Nach langem Sitzen (lange Autofahrt, Kino); nachdem eine anstrengende Tätigkeit zum Abschluß gebracht wurde
Kälte; nasskaltes Wetter; Durchnässung; durch unterdrückten Schweiß (d.h. Einwirkung kalter Luft beim Schwitzen)
Erste Bewegung; nachdem man etwas gehoben hat; bewegungsloses Liegen
Nach langem Bücken, kann sich nicht mehr aufrichten.
Besser: **Hitze; heißes Baden; Bewegung;** fester Druck
Liegen auf etwas Hartem; Zurückbeugen
ORT: besonders linksseitige Ischialgie

TELLURIUM

Starke Schmerzen, die vom Sakrum hinab in den Ischiasnerv und den Oberschenkel ausstrahlen
Schlimmer: Erschütterung, Valsalva-Versuch (Pressdruckversuch): **Husten, Lachen, Niesen; beim angestrengten Pressen zur Stuhlentleerung;** Berührung; Bewegung; Erschütterung
Liegen auf der betroffenen Seite; die Schmerzen setzen im Schlaf ein.
Besser: im Stehen; während der Harnentleerung
ORT: rechtsseitige Ischialgie; die Schmerzen erstrecken sich in den rechten Oberschenkel

◆ Weitere wichtige Arzneimittel für Rückenschmerzen und Ischialgie

AESCULUS

Schmerzen im Iliosakralgelenk, oft mit Hämorrhoiden

(oder aber auch ohne gleichzeitiges Auftreten von Hämorrhoiden)

Schlimmer: **Aufstehen von einem Stuhl,** kann manchmal kaum aufstehen

Bücken; Gehen; nach Entleerung großer Stuhlmengen

ORT: Iliosakalgelenk; der gesamte Kreuzbereich

AGARICUS

Schwere Lumbalgie und Ischialgie, oft mit Muskelzuckungen oder Spasmen

Die Wirbelsäule ist berührungsempfindlich. Schmerzen in der Wirbelsäule beim Bücken

Schlimmer: **Sitzen;** kalte Anwendungen; Bücken; beim Sich-Verdrehen

Besser: Wärme; Gehen oder anhaltende Bewegung

ARGENTUM METALLICUM

Starke Rückenschmerzen und Steifheit; der Patient ist manchmal gezwungen, vornüber gebeugt zu gehen.

Rückenschmerzen behindern die freie Atmung.

Schlimmer: Sitzen

Besser: Gehen; Druck

ARNICA

Rückenschmerzen nach Schlag oder Verletzung

Schlimmer: Kälte oder nasskaltes Wetter; Berührung oder Erschütterung

AURUM METALLICUM

Starke Schmerzen in Wirbelsäule und Gliedern
Ausgezeichnetes Arzneimittel bei Spondylarthritis ankylopoetica
Schlimmer: nachts, besonders im Bett; Hitze; Umdrehen im Bett; Aufstehen von einem Sitz
Besser: nach Aufstehen und Umhergehen

BELLIS PERENNIS

Verletzungen von Rücken und Steißbein (*Hyper.*)

BERBERIS

Kreuzschmerzen mit schießenden und stechenden Schmerzen
Manchmal besteht ein taubes Prellungsgefühl im Rücken.
Schlimmer: im Liegen oder Sitzen; Aufstehen von einem Sitz; tiefes Atmen
Stechende, einschießende Schmerzen, die in den Oberschenkel oder das ganze Bein hinab ausstrahlen

BRYONIA

Starke Rückenschmerzen und Ischialgien, die den Patienten zwingen, jede Aktivität einzustellen und flach im Bett zu liegen
Schlimmer: Bewegung, sogar leichte Bewegung; Erschütterung; Kälte; Sitzen; Gehen; Umdrehen im Bett; Bücken
Besser: Hitze; Druck; **Liegen auf der schmerzhaften Seite**
ORT: Rückenschmerzen, die sich ins Becken oder in die inneren Oberschenkel ausbreiten

CALCAREA FLUORICA

Verkalkungen und Steifheit im gesamten Nacken- und Wirbelsäulenbereich
Skoliose; Wirbelsäulenverkrümmung
Besser: Hitze; Bewegung

CALCAREA PHOSPHORICA

Ausgeprägte Schmerzen und Steifheit der Wirbelsäule und besonders im Halsbereich

Schlimmer: Zugluft; Schlucken; Anstrengung

Prellungsschmerzen oder große Empfindlichkeit in der Iliosakralverbindung, als würde sie zerbrechen

CAPSICUM

Ischialgie bei adipösen Patienten mit knackenden Gelenken

Schlimmer: Husten; Strecken der Glieder; Zurückbeugen des Oberkörpers

ORT: linksseitige Ischialgie mit Muskelatrophie

CARBO ANIMALIS

Schmerzen und Empfindlichkeit im Kreuz und Steißbein

Brennende Schmerzen und große Empfindlichkeit

Schlimmer: Berührung; angestrengtes Pressen zur Stuhlentleerung; Steißbeinverletzung (*Hyper.*, *Bell-p.*)

Stehen oder Gehen

Rückenlage verschlimmert die Steißbeinschmerzen.

CAUSTICUM

Nacken- und Rückenschmerzen mit ausgeprägter Steifheit und oft Verkalkungen

Ein wichtiges Arzneimittel für Torticollis

Schlimmer: bei kaltem, trockenem Wetter; Bewegung; Schlucken (*Calc-p.*)

Rückenschmerzen schlimmer beim Aufstehen von einem Sitz.

Besser: Hitze; Warmwerden im Bett

CHELIDONIUM

Nacken- und Kreuzschmerzen durch Bewegung (*Bry.*)

Schlimmer: Bewegung; tiefe Atemzüge; Husten; Durchbiegen nach hinten

Die Lumbalgie wird schlimmer beim Bücken und Gehen.

Empfindung, als würde der Rücken brechen beim Bücken

ORT: Nacken; Lendenwirbelsäule; rechte Schulterblattgegend

Die Nackenschmerzen breiten sich in die rechte Schulter und den Arm herab aus.

CIMICIFUGA

Starke Nackenschmerzen und Steifheit. Nackenkrämpfe

Schlimmer: Zugluft; Armbewegung oder sogar das Bewegen der Hand

Druck oder Massage; Beugen des Oberkörpers nach vorn

Rückenschmerzen und Ischialgie mit starken ziehenden Schmerzen

Schlimmer: Menses; in der Schwangerschaft; Durchbiegen nach hinten (im Ggs. zu den Nackenschmerzen)

ORT: Ischialgie hauptsächlich auf der linken Seite

COBALTUM

Rückenschmerzen oder Ischialgie in Verbindung mit nächtlichen Samenergüssen

Schlimmer: Sitzen, beim Aufstehen von einem Sitz; nach Samenerguss oder Koitus

Besser: Liegen; Bewegung; Gehen; nach dem Aufstehen von einem Sitz und Bewegung

Kann die Wirbelsäule nicht strecken, ohne dass scharf-stechende Schmerzen in den Fuß schießen.

COCCULUS

Lumbgo mit Lahmheitsgefühl im Kreuz

Schmerzen im Kreuz mit Schwäche in den Hüften, den Oberschenkeln und den Beinen

Schlimmer: **Menses;** Bewegung; Bergaufgehen oder Treppensteigen; Gehen; Bücken

COLOCYNTHIS

Ischialgie beider Beine, aber besonders rechts

Die Schmerzen treten schubweise auf; scharf-stechende, neuralgische Schmerzen

Schlimmer: morgens; Bewegung; **nach Zorn oder Kränkung** Kälte, Feuchtigkeit; Ausstrecken des Beines

Besser: Hitze; Liegen auf der schmerzhaften Seite; Druck; Beugen des Beines

CYCLAMEN

Schmerzen und Verspannungen im Hals- und Brustwirbelbereich

Besser: Zurückbiegen des Kopfes; Zurückwerfen der Schultern

DIOSCOREA

Besonders rechtsseitige Ischialgie

Die Schmerzen schießen im Bein abwärts, dabei bestehen Taubheitsgefühl und Brennen

Schlimmer: Bewegung; Sitzen

Besser: Liegen und Bewegungslosigkeit; Stehen auf den Zehenspitzen (Phatak)

DULCAMARA

Lumbago und Ischialgie durch Wetterumschwung

Schlimmer: nasskaltes Wetter; kalte Luft; Verkühlung bzw. Erkältung; Bücken; Herpes zoster

Besser: Bewegung; Gehen; Druck; Warmwerden im Bett

FERRUM METALLICUM

Rückenschmerzen und Ischialgie bei kräftigen, gedrungen-kräftigen Patienten

Schlimmer: nachts; die ganze Nacht lang, die Schmerzen vergehen morgens beim Aufstehen; Obstipation; Liegen; wenn der Patient sich zu bewegen beginnt

Besser: morgens beim Aufstehen; anhaltende sanfte Bewegung; Umgergehen

GINSENG

Rückenschmerzen und Steifheit; rechtsseitige Ischialgie
Schlimmer: Sitzen; Stehen
(Danke, Maude)

GNAPHALIUM

Ischialgie, wenn Schmerzen und Taubheitsgefühl im Bein miteinander abwechseln oder zusammen auftreten
Schweregefühl und Schmerzen und Taubheitsgefühl im Rücken
Schlimmer: **Liegen;** Bewegung; Auftreten
Besser: Sitzen auf einem Stuhl; Beugen des Beines
ORT: rechtsseitige Ischialgie mit Krämpfen im Oberschenkel und in der Wade
Die Schmerzen erstrecken sich bis in den Unterschenkelnerv.

IGNATIA

Spasmen der Hals- oder Rückenmuskulatur
Krampfartige oder ziehende Schmerzen
Die Schmerzen verschlimmern sich durch Emotionen, besonders durch Kummer.

KALIUM BICHROMICUM

Rückenschmerzen und Ischialgie, besonders Kreuz- und Steißbeinschmerzen
Die Schmerzen wandern im Bereich der Wirbelsäule umher.
Die Schmerzen können plötzlich kommen und verschwinden.
Schlimmer: Husten; Bewegung; Strecken der Wirbelsäule; Gehen; Stehen. Steißbeinschmerzen durch Sitzen, Druck, Aufstehen von einem Sitz; Koitus
Kreuzschmerzen vor der Harnentleerung und Besserung danach
Schmerzen im Zervikalbereich beim Schneuzen
Besser: Wärme; Beugen des Beines
Ischialgie besser durch Bewegung und Gehen (im Ggs. zum Lumbago)
ORT: linksseitige Ischialgie

LAC CANINUM

Schwere Ischialgie, verhindert oft den Schlaf.

Schlimmer: Ruhe; rasche Bewegung; erste Bewegung; gekrümmtes Sitzen

ORT: rechte Seite; **Wechsel von einer Seite zur andern**

LACHESIS

Starke Ischialgie mit durchzuckenden oder reißenden Schmerzen im Ischiasnerv

Hyperästhesie im betroffenen Bein, empfindlich sogar gegen nur leichte Berührung

Schlimmer: **nachts; nach dem Schlaf;** durch die geringste Bewegung

Aufstehen von einem Sitz; Aufsitzen im Bett

Besser: bewegungsloses Liegen im Bett

ORT: linksseitige Ischialgie (weniger häufig ist die rechte Seite betroffen)

LYCOPODIUM

Kreuzschmerzen und Steifheit bei Ischialgie

Ischialgie mit Verschlimmerung alle vier Tage

Schlimmer: Liegen auf der schmerzhaften Seite; Sitzen; Heben; leichte Bewegung; Druck; aufrechtes Sitzen; Aufstehen nach Bücken

Besser: Wärme oder heiße Anwendungen; Warmwerden im Bett; Umhergehen; **nach Harnentleerung** oder Blähungsabgang

ORT: **rechtsseitige Ischialgie;** beginnt auf der rechten Seite und geht nach links über.

MAGNESIA PHOSPHORICA

Ischialgie in Form plötzlicher Anfälle mit schmerzhaften Spasmen, Krämpfen oder Kneifen

Blitzartige und schießende Schmerzen, durchzuckende Stiche. Beginnen und verschwinden plötzlich.

Schlimmer: nachts; Kälte; Bewegung; in der Schwangerschaft oder seit der Entbindung

Ischialgie, die nach einer Grippe begann

Besser: **Hitze, vor allem große Hitze;** Druck; Reiben

ORT: rechtsseitige Ischialgie

Die Füße und Fußsohlen sind empfindlich bei Ischialgie.

MEDORRHINUM

Wundheitsschmerzen und große Empfindlichkeit in der Wirbelsäule. Chronische Ischialgie

Schlimmer: morgens; Zugluft; nach Heben

Besser: am Meer; Rückenlage

ORT: linksseitige Ischialgie. Die Schmerzen erstrecken sich in den Samenstrang hinein.

NATRIUM MURIATICUM

Kreuzschmerzen und Steifheit nach unterdrückten Emotionen

Schlimmer: frühmorgens; Husten; nach Koitus

Das Bücken fällt leicht, aber der Patient kann sich nicht wieder aufrichten.

Besser: Druck; Rückenlage; **Liegen auf harter Unterlage; Drücken des Rückens gegen ein Buch oder gegen die Faust**

Kontraktion der Kniesehnen

NATRIUM PHOSPHORICUM

Schwäche, Schweregefühl und dumpfe Schmerzen im Kreuz

Schlimmer: nach nächtlichen Samenergüssen (*Cob.*, *Pic-ac.*) Koitus

OLEUM JECORIS

Ischialgie mit Atrophie im betroffenen Glied

Chronische Rückenschmerzen mit Abzehrung, Abmagerung und Anämie

PHOSPHORUS

Schmerzen, Hitze und Brennen in Wirbelsäule und Ischiasnerv

Wirbelfortsatz empfindlich – besonders im Bereich der Brustwirbelsäule

Ein wichtiges Arzneimittel bei Spondylarthritis ankylopoetica mit starrer Wirbelsäule und rigider Brustwand

Schlimmer: Kälte; Aufstehen von einem Sitz; Linksseitenlage; Lachen; Übereinanderschlagen der Beine im Bett

Besser: Hitze; Rechtsseitenlage oder Rückenlage; Reiben; Bewegung

PHYTOLACCA

Rheumatismus in Verbindung mit Ischialgie. Die Wirbelsäule ist bemerkenswert steif.

Schlimmer: morgens; **nachts;** Hitze; nasskaltes Wetter; Bewegung

ORT: Schmerzen an der Außenseite des linken Oberschenkels

PLUMBUM

Ischialgie mit furchtbaren ziehenden Schmerzen und Taubheitsgefühl im Bein

Abmagerung des betroffenen Beins

Erschöpfung und Schmerzen infolge Gehens

RANUNCULUS BULBOSUS

Rheumatismus, Lumbalgie und Ischialgie mit stechenden und brennenden Schmerzen

Schlimmer: **Sturm, Gewitter oder nasskaltes Wetter;** kalte Luft; Bewegung

ORT: Die Schmerzen gehen von der Wirbelsäule aus in den Ischiasnerv.

RUTA

Starke Kreuzschmerzen und **Steifheit und Lahmheit**

Brennende oder reißende Schmerzen im Rücken und das Bein hinab

Manchmal werden die Schmerzen empfunden, als seien sie in den Knochen selbst.

Schlimmer: **nach Verletzung;** Überbelastung des Rückens; ständige Überbelastung des Rückens; Kälte oder nasskaltes Wetter; erste Bewegung; Aufstehen von einem Sitz

Die Ischialgie verschlimmert sich im Liegen nachts, tagsüber besser

Besser: morgens beim Aufstehen; Liegen; Bewegung

Ständige Bewegung verschafft Linderung (*Rhus-t.*).

ORT: Kreuzschmerzen; den Oberschenkel abwärts zur Kniekehle

SEPIA

Lumbalgie mit Erschöpfung und Schwächegefühl im Kreuz

Schlimmer: nachmittags; **vor der Menses;** nach Beendigung der Menses; **Schwangerschaft;** Bücken

Besser: fester Druck; Gehen oder sogar schwere körperliche Anstrengung; Aufstoßen

STAPHISAGRIA

Lumbalgie und Ischialgie setzen ein im Schlaf, sie zwingen den Patienten, schon am frühen Morgen aufzustehen.

Schlimmer: Aufstehen von einem Sitz

Husten im Winter im Wechsel mit Ischialgie im Sommer

SULFUR

Ischialgie und Kreuzschmerzen bei intellektuellen Personen mit sitzender Lebensweise

Schwacher Rücken und hängende, in sich zusammengesunkene Körperhaltung (*Calc.*)

Brennende Schmerzen im Rücken oder Ischialgie

Schlimmer: **abends** oder nachts; morgens beim Aufstehen; Bewegung; Bücken
Versuch, den Rücken zu strecken; geht gebeugt; **Stehen,** wie etwa beim Einkaufen oder im Museum; Aufstehen von einem Sitz; unterdrückte Hautausschläge
Besser: Linksseitenlage
ORT: linksseitige Ischialgie

THUJA

Lumbago und Ischialgie mit zunehmend schlimmeren Anfällen
Fühlt sich im Rücken zerbrechlich; alles könnte ihm weh tun.
Schlimmer: Erschütterung; Sitzen; Aufstehen von einem Sitz; Bücken; Gehen, besonders Gehen auf ebenem Boden
ORT: linksseitige Ischialgie

VALERIANA

Ischialgie und Schlaflosigkeit bei erregbaren, nervösen oder empfindlichen Patienten
Schlimmer: **mit beiden Füßen flach auf dem Boden stehen;** Sitzen; Strecken; Ausstrecken der betroffenen Gliedmaße; Schwangerschaft.
Besser: im Stehen einen Fuß auf eine Stuhlstrebe stellen; Gehen
ORT: besonders rechtsseitige Ischialgie

VERLETZUNG UND TRAUMA

Dieses Kapitel über Verletzungen beinhaltet Abschnitte über:

Prellungen und stumpfes Trauma
Verstauchungen
Frakturen
Verbrennungen
Wunden
Operationstrauma
Sonnenstich und Hitzschlag
Verletzungen der Wirbelsäule
Gehirnerschütterung

Die Homöopathie kann bei jeder Art von Trauma nützlich sein und oft bemerkenswerte Erfolge erzielen. Eines der häufigsten Ereignisse, die einen allopathischen Arzt dazu veranlassen, die Homöopathie anzuerkennen, ist ein persönliches Erlebnis mit *Arnica* bei einer akuten Verletzung. Dieses einzelne Arzneimittel hat uns viele Konvertiten gewonnen!

Man kann bei Verletzungen leicht nur in Arzneimittelbegriffen denken, aber wir sollten niemals die Notwendigkeit einer diagnostischen Untersuchung und der Standardbehandlungen ignorieren. Ein ernsthaftes Problem in der homöopathischen Praxis ist der übermäßige Gebrauch der Arzneimittel für Verletzungen. Besonders Patienten mit einer unabhängigen Natur kommen in die Sprechstunde und berichten, dass sie für eine leichte Verstauchung bereits *Arnica*, *Ruta* oder *Rhus toxicodendron* genommen haben, und „der Knöchel macht mir immer noch Schwierigkeiten". Wenn der Patient sich in einer Konstitutionsbehandlung befindet, sollte man es sich zweimal überlegen, bevor man eine Verletzung mit einem homöopathischen Arzneimittel behandelt. Viele Patienten können mit homöopathischen Urtinkturen (*Arnica*, *Hypericum*) anstelle potenzierter Arzneimittel behandelt werden, wodurch die Konstitutionsbehandlung nicht gefährdet wird.

ALLGEMEINE BEHANDLUNG

Für gewöhnliche Verletzungen ist es oft besser, eine mittlere Potenz (C12, C30, C200) zu verwenden als Hochpotenzen. Die höheren Potenzen bewahrt man besser für Fälle auf, in denen die Verletzung so schwer ist, dass der ganze Organismus in Mitleidenschaft gezogen ist. d.h. ein „blaues Auge" wird am besten mit einer C30 behandelt; eine Gehirnerschütterung vorzugsweise mit einer C200 (oder sogar mit einer 10M, wenn der Zustand lebensbedrohlich ist). Alle normalen Erste-Hilfe-Techniken treffen auch in der Homöopathie zu – wir verwenden Eispackungen, Hochlagerung, Kompressen usw. ebenso wie unsere allopathischen Kollegen.

Urtinkturen von homöopathischen Arzneimitteln sind eine nützliche Ergänzung zu unserer Behandlung. Es gibt mehrere wichtige Urtinkturen, die unten mit einigen ihrer Anwendungsbereiche aufgeführt sind.

- **ARNIKA-TINKTUR** (auch als Lotion oder Salbe erhältlich)
  Wird verwendet für jede Art von Verstauchungen, Quetschung, Muskelschmerzen.
  Die lokale Anwendung von Arnika stört die Wirkung von konstitutionell verabreichten Arzneien nicht.
  Die lokale Anwendung von Arnika auf offene Wunden muss vermieden werden.

- **CALENDULA-TINKTUR** (auch als Lotion oder Salbe erhältlich)
  Wird in erster Linie als Antiseptikum für Wunden, Abschürfungen, wunde Stellen usw. verwendet.

Es ist auch ein nützliches Hämostyptikum – es stillt Blutungen bei Wunden, die zum Nähen vorbereitet werden, auf beeindruckende Weise.
Fördert die Heilung der Wunden.
Lindert geringfügige Hautreizungen: Sonnenbrand; Verbrennungen ersten Grades; Windelausschlag; aufgesprungene Haut oder Lippen (hier sind Lotion oder Salbe zu verwenden).
Abschürfungen; Hautgeschwüre; Dekubitus können durch die Salbe gelindert werden (Lotion oder Urtinkturen werden bei offenen Wunden am besten vermieden, da der Alkohol Reizungen verursachen kann).
Kornea-Abschürfung (verdünnte Urtinktur in sterilem Wasser)
Umschläge, mit Calendula-Tinktur durchtränkt, lassen sich für Hämorrhoiden und für den Genitalbereich nach der Entbindung einsetzen.

◆ **HYPERICUM-TINKTUR**

Anwendung nach Quetschwunden der Fingerspitzen oder anderer nervenreicher Gewebe zur Linderung der starken Schmerzen
Für Konjunktivitis oder Augenreizung nach Eindringen von Fremdkörpern (mit sterilem Wasser verdünnte Tinktur). Wir müssen sicher sein, dass der Fremdkörper vollständig entfernt worden ist.

◆ **LEDUM-TINKTUR**

Wunden, besonders Biss- und Stichwunden
Erstes Arzneimittel für Stiche – in voller Stärke verwenden.
Bestes Arzneimittel für Spinnenbisse (Panos)

PRELLUNGEN UND STUMPFES TRAUMA

Die Behandlung von Quetschungen und stumpfem Trauma zielt auf die beschleunigte Heilung ab, aber auch auf die Verhinderung oder Korrektur einer chronischen Behinderung, die durch das Trauma verursacht wird. Natürlich müssen wir ein schweres Trauma ebenso diagnostizieren wie unsere allopathischen Kollegen, nach Anzeichen für innere Verletzungen suchen, Frakturen feststellen usw. Die Verwendung von allopathischen Analgetika stört gewöhnlich die Wirkung unserer Arzneimittel nicht sonderlich, allerdings kann man oft beobachten, dass Patienten in homöopathischer Behandlung sehr viel weniger Schmerzmittel benötigen. Zusätzlich zu den Arzneimitteln sind oft die Einnahme folgender Präparate hilfreich: Vitamin C (2000 mg tägl.), Bioflavonoide (250 mg tägl.) und Leinöl (1 Teelöffel tägl.). Bei geringfügigeren Quetschungen, bei denen kein Arzneimittel benötigt wird, aber der Patient das Gefühl hat, „etwas tun zu müssen", können lokale Arnika-Tinktur oder Traumeel-Salbe Linderung verschaffen, ohne die Wirkung des Konstitutionsmittels zu beeinträchtigen.

REPERTORIUM

Hauptrubriken für Prellungen und stumpfes Trauma

Gemüt, Beschwerden, Verletzungen, Gemütssymptome, durch
Auge, Ekchymose
Auge, Katarakt, Quetschung, durch
Auge, Katarakt, Verletzungen, nach
Auge, Paralyse, Lider, Oberlid, Verletzungen, nach
Auge, Retina-Ablösung, Verletzungen, nach
Auge, Rötung, Verletzungen, nach
Auge, Schmerzen, Schlag, durch
Auge, Verletzungen
Sehen, Verlust, Augenverletzung
Hören, behindert, Verletzung des Trommelfells, nach
Hören, Verlust, Ohrverletzung

Nase, Epistaxis, Schlag, durch einen
Gesicht, hippokratisch (eingefallen), Verletzungen, nach
Magen, Durst, Verletzungen, nach
Magen, Erbrechen, Verletzungen, nach
Abdomen, Kälte, Verletzungen, nach
Abdomen, Verletzungen
Rektum, Diarrhœ, Verletzungen, nach
Rektum, Hämorrhagie, Verletzungen, nach
Blase, Entzündung, Verletzungen, nach
Blase, Harnentleerung, unfreiwillig, Verletzungen, nach
Blase, Harnverhalt, Verletzungen, nach
Männer, Entzündung, Hoden, Quetschung, durch
Männer, Schwellung, Hoden, Verletzungen, nach
Männer, Verletzungen
Frauen, Abort, Verletzungen, durch
Frauen, Metrorrhagie, Verletzungen, durch
Frauen, Verhärtung, Verletzungen, durch
Atmung, langsam, Verletzungen, nach
Atmung, Stillstand, Sturz, nach einem
Husten, Verletzungen, nach
Expektoration, blutig, Sturz, nach einem
Expektoration, blutig, traumatisch
Brust, Entzündung, Mammæ, Schlag, nach
Brust, Karzinom, Mammæ, Quetschung, durch
Brust, Phthisis, Brustverletzung, nach
Brust, Verhärtung, Mammæ, Quetschung, durch
Brust, Verhärtung, Mammæ, Schlag, nach
Brust, Verletzungen, Mammæ
Extremitäten, Gliederschmerzen, rheumatisch, verletzte Partie
Extremitäten, Kälte, Verletzungen, nach
Extremitäten, Luxation
Extremitäten, Nägel, Beschwerden der, Verletzungen, nach
Extremitäten, Verfärbung, bläulich, Ekchymose
Extremitäten, Verletzungen
Schlaf, Schläfrigkeit, Verletzungen, nach
Fieber, Verletzungen, nach
Haut, Ausschläge, Furunkel, verletzte Partien
Haut, Ekchymose
Haut, Kälte, verletzte Partie
Haut, Quetschung

Haut, Quetschung
Haut, Verfärbung, bläulich, Quetschung, nach
Haut, Verfärbung, schwarz, Quetschung, nach
Allgemeines, Entzündung, Nerven, Verletzungen, nach
Allgemeines, Verhärtung, Drüsen, Verletzungen, nach
Allgemeines, Kollaps, Verletzungen, nach
Allgemeines, Ohnmacht, Verletzungen, durch
Allgemeines, Puls, schwach, Verletzungen, durch
Allgemeines, Verbrennungen
Allgemeines, Verletzungen
  Allgemeines, Verletzungen, Drüsen
  Allgemeines, Verletzungen, Extravasat, mit
  Allgemeines, Verletzungen, Muskeln
  Allgemeines, Verletzungen, Nerven
  Allgemeines, Verletzungen, Sehnen
  Allgemeines, Verletzungen, Überanstrengung, durch
  Allgemeines, Verletzungen, weicher Partien

ARZNEIMITTEL

◆ Hauptmittel für Prellungen und stumpfes Trauma

ARNICA

Das fraglos wichtigste Arzneimittel für Trauma und Prellungen

Grauenhafte Traumata – Auffahrunfälle oder Industrieunfälle – benötigen *Arnica* in Hochpotenzen (10M) als Erste-Hilfe-Maßnahme.

Kann bei chronischen Folgen von alten Traumata oder chirurgischen Eingriffen Wunder wirken.

Ausgeprägtes Wundheits- und Prellungsgefühl, empfindlich gegen Druck oder Druck, das Bett fühlt sich zu hart an, Zerschlagenheitsgefühl.

Schlimmer: Erschütterung; Berührung oder Druck; Kälte

Spezifische Bedingungen, die *Arnica* indizieren:

- **„Blaues Auge"** nach einem Schlag (*Symph.*); Blutansammlung in der vorderen Augenkammer nach Verletzung
- Postoperative Prellung und Hämatombildung bei plastischer Chirurgie im Gesicht und an der Nase
- Nasenbluten nach einem Schlag auf die Nase
- **Zahnbehandlungen,** Extraktionen mit starker Empfindlichkeit
- **Operationstrauma** mit ausgeprägtem Extravasat (z.B. orthopädische Operationen, wo ein starkes Trauma bei einem vergleichsweise kleinen Eingriff mit geringer Schnittiefe entsteht.)
- Entbindung und Geburtstrauma
- Traumatische Arthritis
- **Muskelschmerzen** nach ungewohnter Anstrengung oder Leibesübungen

Rhus toxicodendron oder *Acidum sulfuricum* schließen die Behandlung oft ab.

Arnica sollte nie lokal auf offene Wunden aufgetragen werden, weil es starke Reizung verursachen kann.

Bellis perennis

Besonders für tiefes Trauma und Prellungen: tiefe Muskelverletzungen, Trauma im Abdomen oder Becken, Operationstrauma usw.

Wundheits- und Prellungsschmerzen

Oft ausgeprägte Schwellung der proximalen Lymphdrüsen nach einigen Tagen

Schlimmer: warmes Bad; kalte Getränke; Kaltwerden

Besser: kalte Anwendungen auf die betroffene Partie

Spezifische Bedingungen, die *Bellis perennis* indizieren:

- Operation mit ausgeprägter Verletzung von weichen Organen
- Stumpfes Trauma in Abdomen oder Becken mit Quetschung der Organe
- Arthritis durch Trauma bei Arbeitern, Lastwagenfahrern usw.
- Nervenverletzungen mit Wundheitsschmerz und großer Empfindlichkeit, der Patient verträgt kein kaltes Bad.

Auch ein Arzneimittel für Nervenverletzungen und -entzündungen

Bryonia

Schwere und leichte Formen von Trauma in beliebigem Gewebe

Der Prellungsschmerzen ist so stark, dass er kaum still liegen kann, aber jede Bewegung tut weh.

Schlimmer: **Bewegung,** sogar schon geringfügige Bewegung; Erschütterung

Besser: **fester Druck;** Druckverbände**; Liegen auf dem betroffenen Körperteil**

Ledum

Prellungen mit furchtbaren Schmerzen und ausgeprägtem Ödem, oft eindellbar

Fleckige, purpurne Prellung mit enormer Schwellung

Die verletzte Partie fühlt sich oft von außen eiskalt an.

Schlimmer: jede Hitze oder warme Anwendungen

Besser: **eiskalte Anwendungen;** kann es kaum aushalten, wenn die kalte Packung entfernt wird.

Zellulitis nach Verletzung, mit Ausbreitung nach oben

◆ Weitere wichtige Arzneimittel bei Prellungen und stumpfem Trauma

ACONITUM

Ist oft in den ersten Stunden nach einem schweren Trauma vonnöten.

Muskelschwäche, Taubheitsgefühl und Lahmheit in den Gliedern nach Verletzung

Trauma in Verbindung mit großem Schreck oder Entsetzen

ARISTOLOCHIA

Quetschwunden an den Fingerspitzen (*Hyper.*)

CARBO VEGETABILIS

Schock nach Verletzung

Schwäche und Kälte nach schwerwiegender Verletzung, etwa nach einem Autounfall

Fleckige, marmorierte purpurne Prellungen mit ausgeprägter Kälte im betroffenen Bereich (*Led.*)

CONIUM

Verletzungen, Quetschungen, besonders der Drüsen – der Hoden, der Brüste usw.

In der verletzten Partie entsteht eine schwelende Entzündung und Verhärtung.

Die geprellte Partie wird bläulich, oft mit einer grünlichen Verfärbung.

Schwindel oder Ohnmacht nach Trauma oder inneren Verletzungen

HAMAMELIS

Ekchymose und Prellungen mit strammem, berstendem Gefühl im Bein

Ekchymose, mit Anschwellung und ständigem Abfluss von dunklem Blut

Nasenbluten, das noch lange nach einer Verletzung des Gesichts und der Nase anhält

Spezifisches Arzneimittel für Blutungen im Auge nach dem Trauma

Prellungen führen zu Entzündung oder Infektion.

HEPAR SULFURIS

Prellungen und Quetschungen, die **extrem berührungsempfindlich** sind; der Patient schreit auf und schlägt die Hand des untersuchenden Arztes fort.

Die betroffene Partie ist infolge der Verletzung kalt und muss warm eingehüllt werden.

Eiterungsneigung am Ort der Verletzung

HYPERICUM

Verletzungen von nervenreichen Körperteilen – Finger, Zunge, Genitalien

Scharf-stechende Schmerzen, die vom Ort der Verletzung nach oben schießen

Quetschwunden an den Fingern, besonders der Fingerspitzen

Quetschungen der Nerven durch direkten Schlag oder andere Verletzung

LACHESIS

Schwere Prellungen mit pochenden, pulsierenden Schmerzen

Die Prellung schwillt an und wird rasch dunkel purpurn oder sogar schwarz.

Abneigung gegen jeglichen Druck, z.B. von Kompressen – der Patient rebelliert gegen Bandagen und Verbände.

Schlimmer: schon geringste Hitze

Besser: Kälte

MILLEFOLIUM

Trauma, das zu Hämorrhagie führt – Nase, Lungen, Rektum usw.

Stumpfe Vereltzung des Rumpfes

Ein spezifisches Arzneimittel für die Folgen von einem Sturz aus der Höhe
Lungenquetschung und Hämoptyse

PULSATILLA

Prellungen schwellen und pochen; starkes Schwellungsgefühl in der betroffenen Partie
Die Schmerzen wechseln häufig Ort und Art.
Schlimmer: Herabhängenlassen des Beines (*Calc.*, *Vip.*)

RUTA

Prellungen der Knochenhaut, wenn der Knochen dicht unter der Haut liegt – Tibia, Darmbeinkamm, Ellenbogen
Scharf-stechende, brennende Schmerzen nach einem Stoß gegen den Knochen, noch monatelang nach einer Verletzung spürbar
Tiefe Prellungen mit ausgeprägtem Steifheitsgefühl

SECALE

Quetschwunden in distalen Körperteilen mit schwarzer Verfärbung. Drohendes Gangrän nach Trauma an distalem Körperteil
Brennende Schmerzen, aber bei Berührung kalt; muss unbedeckt bleiben.

ACIDUM SULFURICUM

Nach der akuten Heilwirkung von *Arnica* beseitigt *Acidum sulfuricum* die verbleibende Ekchymose und Steifheit.
Ein spezifisches Arzneimittel für Blutungen im Auge nach Trauma (*Ham.*)
Häufige oder sogar unerklärliche blaue Flecke wie von Prellungen
Gangrän nach Verletzung

SYMPHYTUM

Spezifisches Arzneimittel für stumpfe Verletzung des Augapfels – nicht aber der Orbita

VERSTAUCHUNGEN

Obwohl Verstauchungen allgemein leichte Beschwerden sind, die in der Regel nur Ruhe und Zeit zur Heilung brauchen, hat die Homöopathie oft neue Anhänger gewonnen, indem sie bei diesen Verletzungen überraschend schnelle Heilungen verursacht hat. Zusätzlich zur Standardbehandlung (Bandagen, Schienen, Eis, Hochlagerung und Ruhe) sollten wir dem Patienten empfehlen, die Einnahme von Vitamin C zu erhöhen (2000 mg tägl.) und täglich 1 Teelöffel Leinöl einzunehmen. Die lokale Anwendung von Arnika-Salbe oder -Lotion kann ebenfalls helfen und beeinträchtigt die Wirkung des Konstitutionsmittels nicht.

REPERTORIUM

Hauptrubriken für Verstauchungen

Extremitäten, Gliederschmerzen, verstaucht, wie (Unterrubriken)
Extremitäten, Verletzungen, Fußgelenk
Extremitäten, Verletzungen, Hand, Verstauchung
Extremitäten, Verletzungen, Handgelenk
Allgemeines, Verletzungen, Sehnen, der
Allgemeines, Verletzungen, Überanstrengung, Überbelastung, Überdehnung, durch
Allgemeines, Verletzungen, Verstauchung

ARZNEIMITTEL

◆ Hauptmittel für Verstauchungen

ARNICA

Akute Verstauchung mit Extravasat und Wundheitsschmerzen und großer Berührungsempfindlichkeit
Muskel- oder Sehnenverletzungen nach langer oder ungewohnter Anstrengung

Die Schmerzen sind Wundheits- und Prellungsschmerz oder wie zerschlagen.

Schlimmer: Berührung; Druck; Erschütterung; Kälte; Bewegung

Furcht vor Berührung oder Untersuchung: „Es ist schon in Ordnung, mir geht es gut, laßt mich einfach in Ruhe!"

ORT: **Besonders die kleineren Gelenke sind in Mitleidenschaft gezogen**

Hände; Handgelenke; **Fußgelenke;** Füße; Zehen

BRYONIA

Große Schmerzen: scharfe, rasende, quälende, stechende Schmerzen oder Schmerzen mit großer Empfindlichkeit

Schlimmer: **geringste Bewegung;** Erschütterung; Hitze

Besser: völlige Bewegungslosigkeit; Kälte; Druck

ORT: Handgelenk, Hand, Hüfte; **Fußgelenk**

RHUS TOXICODENDRON

Verstauchungen mit lästigem Steifheitsgefühl, Schmerzen, Ruhelosigkeit

Die Muskeln und Gelenke fühlen sich sehr steif an.

Schlimmer: erste Bewegung; Bewegungslosigkeit; Greifen nach irgendetwas; Überbeanspruchung

Besser: **anhaltende Bewegung; Hitze;** heißes Bad

ORT: alle Gelenke, häufiger die linke Seite

Schulter; Handgelenk; Hüfte; Knie; **Fußgelenk;** Fuß

◆ Weitere wichtige Arzneimittel für Verstauchung

BELLIS PERENNIS

Tiefe Muskelverletzungen und Zerrungen

Verstauchungen mit Ekchymose, Kälte und proximaler Lymphknotenvergrößerung

Schlimmer: Kälte; kaltes Baden

CALCAREA CARBONICA

Chronische Verstauchungen, besonders des Fußgelenks
Verstauchungen und Verletzungen durch **Überanstrengung** (*Arn.*, *Rhus-t.*)
Wiederholte Verletzungen durch Überbelastung
Schlimmer: Kälte; Anstrengung; Gehen
Besser: Hitze
ORT: Das Mittel ist häufiger für die rechte Körperseite angezeigt.
Handgelenk; Hand; **Hüfte;** Knie; **Fußgelenk;** Fuß

CALCAREA PHOSPHORICA

Wenn Verstauchungen oder Frakturen nicht in der erwarteten Zeit heilen
Steifheit und Kälte des Gelenks

CAUSTICUM

Verletzungen durch Überbeanspruchung und Zerrung
Wiederholte Verletzungen durch Überbelastung
Kontraktur oder Atrophie nach Verletzung oder nach Gipsverband
Schlimmer: Seitwärtsbewegung des Fußes; Fehltritt; Kälte
ORT: Die linke Seite ist häufiger betroffen.
Schulter; **Handgelenk;** Hand; Hüfte; **Fußgelenk**

FERRUM MURIATICUM

Verletzungen der Schultern, oft mit chronischen Schmerzen
Schlimmer: Legen des Armes hinter den Rücken; Beugen des Armes
ORT: rechte Schulter; die Schmerzen breiten sich zum rechten Ellenbogen aus.

KREOSOTUM

Zerrungen der Achillessehne (erste Informationen deuten darauf hin, dass das Arzneimittel *Prednison* [das allopathische Medikament in seiner homöopathisch potenzierten Form] ein Spezifikum für Verletzungen der Achillessehne sein könnte.)
Verstauchung des Daumens, besonders des linken Daumens

LEDUM

Akute oder rezidivierende Verstauchungen, besonders des Fußgelenks

Ausgeprägte Kälte und Ekchymose in der verletzten Partie

Schlimmer: **Hitze** (*Puls.*, *Phyt.*, *Sulf.*)

Besser: **eiskaltes Bad**

ORT: Handgelenk; **Fußgelenk**

NATRIUM MURIATICUM

Chronische oder rezidivierende Verstauchungen

ORT: Schulter; Handgelenk; **die Finger;** Hüfte; Fußgelenk

PHYTOLACCA

Schmerzen und Verletzungen der **Sehne genau am Ansatzpunkt am Knochen**

Schlimmer: Bewegung; Hitze

Entzündung der Faszien im Fußsohlenbereich. Verstauchung der rechten Schulter

PULSATILLA

Verstauchungen mit ausgeprägter Steifheit

Schmerzen und Völlegefühl

Schlimmer: Hitze; nach Stillsitzen

Besser: Kälte; Bewegung; Gebrauch des Gelenks

RANUNCULUS BULBOSUS

Verstauchungen des Schultergürtels, besonders um das linke Schulterblatt herum

Wiederholte Verletzungen durch Überbelastung der oberen Extremitäten

Schlimmer: Bewegung; Kälte; nasses Wetter; Liegen auf der schmerzhaften Seite

RHODODENDRON

Ähnliche Modalitäten wie *Rhus toxicodendron*: besser durch Hitze und Bewegung

Ausgeprägte Verschlimmerung durch stürmisches Wetter

ORT: besonders rechtsseitig; Handgelenk; Hüfte

RUTA

Zerrungen besonders der Beugesehnen

Spezifikum für Sehnenverletzungen (*Anac.*)

Tennis-Ellbogen; Chiropraktiker-Handgelenk; Karpaltunnelsyndrom

Auch ein Spezifikum für schmerzhafte nachhaltige Verletzungen am Periost – an Stellen, wo der Knochen nahe an der Oberfläche liegt – Darmbeinkamm, Schienbein usw.

Verletzungen durch wiederholte Beanspruchung

Ausgeprägte Steifheit und Prellungsschmerzen

Schlimmer: Kälte; Anstrengung

Besser: Hitze; Einhüllen; sanfte Bewegung

ORT: **Handgelenk;** Hand; Fußgelenk

STICTA

Verstauchungen mit Schwellung und ausgeprägter Rötung über der Verletzung

ORT: rechte Schulter; **Dienstmädchenknie**

STRONTIUM

Schwache Fußgelenke mit wiederholtem Umknicken und Verstauchungen

Verstauchung mit eindellbarem Ödem

Chronisch-rezidivierende Verstauchung des Fußgelenks (*Calc.*, *Nat-c.*, *Sil.* oder andere Kohlenstoff-Mittel)

ORT: Handgelenk; **Fußgelenk**

SULFUR

Zerrungen, Verstauchungen und Verletzungen durch wiederholte Beanspruchung

Wundheitsschmerzen und brennende Schmerzen

Schlimmer: Hitze; Stehen; Anstrengung; Heben des Armes

Besser: Liegen; Eis

ORT: Greift häufiger die linke Seite an.

Schulter; Hüfte; **Knie;** Fußgelenk

FRAKTUREN

Natürlich ist bei Frakturen primär eine Behandlung durch einen orthopädischen Facharzt erforderlich. Nach Einrenkung, Gipsverband usw. kann die homöopathische Behandlung dem Patienten auf vielerlei Art guttun. Die Zeit der Heilung kann abgekürzt werden, eine Infektion wird verhütet, und die Schmerzen lassen sich deutlich verringern.

◆ Hauptmittel für Frakturen

Aconitum

In den ersten Minuten nach der Verletzung, wenn Schreck und Schock im Vordergrund stehen.

Arnica

In den ersten Stunden nach einer Fraktur ist *Arnica* die Routineverordung.

Besonders wenn eine ausgeprägte Ekchymose besteht

Wundheitsschmerzen, Prellungsschmerzen; kann keine bequeme Stellung finden.

In Fällen von multiplem Trauma

Bryonia

Stärkere Schmerzen; scharfe oder stechende Schmerzen an der betroffenen Stelle

Schlimmer: leichte Bewegung (manchmal selbst an unverletzten Körperteilen); Hitze

Besser: sanfter Druck oder Schienen; kalte Anwendungen

Calcarea phosphorica

Alte Frakturen, die nicht heilen (alle *Calcarea*-Salze sind in solchen Fällen sehr nützlich.)

Schmerzen, die sich bei kaltem Wetter verschlimmern

Eupatorium perfoliatum

Große Schmerzen im Knochen; tief im Knochen
Die Schmerzen verschlimmern sich durch Bewegung.

Hypericum

Gequetschte Knochen, besonders in den Fingerspitzen
Komplizierter oder offener Bruch – hier ist es das Hauptmittel (*Arn.*, *Calen.*, *Lach.*, *Symph.*)

Lachesis

Die Schmerzen schießen von der Bruchstelle aufwärts.
Drohende Infektion bei offenen Brüchen
Quetschwunden an den Fingerspitzen mit tief purpurner oder schwarzer Verfärbung, schießenden Schmerzen und Brennen
Schlimmer: jede Form von Hitze

Ruta

Besonders in Bereichen, wo der Knochen nahe an der Oberfläche ist – Schienbein, Schädel, Kniescheibe usw.
Periostverletzungen
Chronische Schmerzen nach Abheilung des Bruchs; schlimmer durch Kälte und Feuchtigkeit

Symphytum

Fördert neues Knochenwachstum bei Frakturen.
Wirkt so schnell, daß die Bruchstellen genau in die richtige Position gebracht sein müssen, bevor man das Arzneimittel gibt.
Periostverletzungen (*Ruta*): Schienbein; Kniescheibe; Ellbogen
Frakturen heilen nicht (*Calc-p.*, *Ruta*, *Sil.*).
Für schmerzhafte Frakturen, sogar wenn sie bereits geheilt sind

VERBRENNUNGEN

Die Behandlung von Verbrennungen zielt anfangs darauf ab, den Schmerz zu lindern und in zweiter Linie, die Heilung zu beschleunigen und eine Infektion zu vermeiden. Allgemeine Erste-Hilfe-Maßnahmen sollten immer ergriffen werden: Anwendung von kaltem Wasser (nicht Eis auflegen!) mindestens 15 Minuten lang; Reinigung des verbrannten Bereichs (wenn offene Wunden entstehen); Entfernung geplatzter Blasen (geschlossene Blasen müssen nicht unbedingt geöffnet werden); die Anwendung der angemessenen lokalen Antiseptika.

Anfangs sind wir damit befasst, die Schmerzen zu lindern. Die homöopathischen Arzneimittel wirken oft rasch und können die starken Schmerzen nach Verbrennungen schnell lindern. Hahnemann hat warmes Wasser oder warme Anwendungen bei Verbrennungen empfohlen, weil dies homöopathisch gedacht ist. In der Praxis sieht man oft, dass der Patient selbst bei geringfügigen Verbrennungen von kalten Anwendungen geradezu „abhängig" wird. Der Patient hat oft Stunden nach der Verbrennung noch ein Verlangen nach eiskalten Anwendungen, aber wenn man nach anfänglicher kalter Anwendung für kurze Zeit Wärme oder Hitze anwendet, werden die Schmerzen zwar vorübergehend stärker, verschwinden aber daraufhin. Bei stärkeren Verbrennungen zweiten oder dritten Grades ist diese Technik nicht geeignet. Untersuchungen haben sehr gute Ergebnisse durch die Langzeitanwendung von Kälte bei starken Verbrennungen gezeigt; sowohl die Gewebeschwellung nahm ab, als auch die sekundäre Entzündung wurde reduziert.

Unser nächstes Anliegen ist es, die Heilung zu fördern und eine Infektion zu verhindern. Neben der Gabe des korrekten homöopathischen Arzneimittels können lokale Anwendungen hier sehr hilfreich sein. Bei Verbrennungen ersten und zweiten Grades, wenn keine Hautverletzung vorliegt, wirkt *Aloe vera* lokal am besten. Lokale *Plantago*-Urtinktur kann bei diesen leichteren Verbrennungen wirkungsvoller sein, wenn starke Schmerzen bestehen. *Hamamelis*-Urtinktur wird empfohlen, wenn Rötung und Stauung in Kapillaren und Venen vorliegen.

Bei offenen Verbrennungen zweiten Grades und allen Verbrennungen dritten Grades ist *Aloe vera* nicht mehr so wirkungsvoll. Die Wunde sollte zweimal täglich mit milden antiseptischen Seifen oder Lösungen gereinigt werden. Unverdünnte *Calendula*-Urtinktur ist zu vermeiden, weil die Alkoholbasis in der Wunde Gewebeschäden verursachen kann. Nach der gründlichen Reinigung ist ein lokales Antiseptikum zu empfehlen, bevor man einen Umschlag auflegt. *Calendula* in Öl oder auf Bienenwachsbasis ist hier sehr nützlich; wenn allerdings schwere Verbrennungen verschmutzt waren, bevorzuge ich dennoch das stärkere Antiseptikum der Silbersulfadiazin-Salben. Die Tetanus-Standardimpfung bei Verbrennungen ist im ersten Grad und bei geschlossenen Verbrennungen zweiten Grades völlig unnötig. Sogar schwerere Verbrennungen brauchen die Immunisierung nicht, wenn die Umgebung sauber ist.

REPERTORIUM

Hauptrubriken für Verbrennungen

Gemüt, Bewusstlosigkeit, Verbrennungen, nach
Gemüt, Delirium, Verbrennungen, nach
Gemüt, wild, Verbrennungen, nach
Auge, Entzündung, Verbrennungen, durch
Mund, Entzündung, Verbrennungen, durch
Mund, Verbrennungen
Rektum, Diarrhœ, chronisch, Verbrennungen, durch
Extremitäten, Gangrän, Verbrennungen, durch
Allgemeines, Sonne, Sonnenbrand
Allgemeines, Tumore, Verbrennungen, nach
Allgemeines, Verletzungen, Verbrennungen
Allgemeines, Zittern, Verbrennungen, nach

ARZNEIMITTEL

◆ Hauptmittel für Verbrennungen

APIS

Geringfügige Verbrennungen mit starken Schmerzen, Rötung und Schwellung

Eine leichte Verbrennungen, die sich nur durch eiskalte Anwendungen völlig lindern lässt.

Auch ein wichtiges Arzneimittel bei Verätzungen am Auge durch Chemikalien

ARSENICUM

Besonders bei schweren Verbrennungen, sogar Verbrennungen dritten Grades

Verbrennungen mit starken Schmerzen, Angst und Ruhelosigkeit

Tiefe Frostschauer und Kräfteverfall durch schwere Verbrennungen

Abneigung gegen kalte Kompressen; der Patient muss warm gehalten werden.

Schwarze Haut und drohendes Gangrän in der betroffenen Partie

CALENDULA

Allgemein zur lokalen Behandlung bei Verbrennungen zweiten und dritten Grades zur Verhütung einer Infektion (weitere von Homöopathen verwendete Tinkturen zur lokalen Anwendung sind *Plantago* und *Hamamelis*)

Verhütet auch Narbenbildung, während die Wunde heilt.

In der homöopathischen Literatur unter Delirium und Bewusstlosigkeit nach Verbrennungen aufgeführt

Empfohlen in hoher Potenz für Verbrennungen im Mund oder in der Speiseröhre

Hering erwähnt die Verwendung dieses Mittels bei einem Patienten mit schweren chemischen Verbrennungen.

Cantharis

Schwere Verbrennungen; Verbrennungen zweiten und dritten Grades

Grauenhaft schmerzhaftes Brennen; besser durch kalte Anwendungen

Der Patient hält es keinen Augenblick ohne die kalte Packung aus.

Wenn es sofort gegeben wird, kann es Blasenbildung verhindern.

Verbrennungen der Schleimhäute:

Verbrühungen in Mund und Hals

Chemische oder elektrische Verätzungen

Lokale Anwendungen von säurehaltigen Agentien (z.B. bei Kondylomen an den Genitalien usw.)

Chemische Verbrennungen

Urtica urens

Geringfügige Verbrennungen, besonders wenn die Haut unverletzt ist und sich keine Blasen bilden

Brennen mit Juckreiz

Besonders ein Arzneimittel **für Verbrühungen mit heißem oder kochendem Wasser**

◆ Weitere wichtige Arzneimittel für Verbrennungen

Aconitum

Im ersten Stadium nach einer furchterregenden Verletzung

Der Patient ist im Schock, zittert; stöhnt oder wird hysterisch.

Die Schmerzen werden durch kalte Anwendungen vollständig gelindert.

Einfacher Sonnenbrand mit plötzlichem Einsetzen des Brennens und oft von Frostschauern begleitet

BELLADONNA

Verbrennungen der Augen mit entsetzlicher Lichtempfindlichkeit

Sonnenbrand mit Hitze und Pochen

CALCAREA CARBONICA

Systemische Folgen von schweren Verbrennungen: Tremor, Diarrhœ, Tumore

CALCAREA FLUORICA

Boger und Phatak empfehlen dieses Arzneimittel für Verbrennungen durch Röntgenstrahlen oder andere Bestrahlung (*Phos.*, *Rad-br.*).

CALCAREA SULFURICA

Eiterung bei Verbrennungen zweiten und dritten Grades; gelblicher Eiter

ACIDUM CARBOLICUM

Nach ausgedehnter Verbrennung großer Hautflächen

Chemische Verbrennungen

Hautgeschwüre nach Verbrennungen mit übelriechender Absonderung

(Ich bin nach wie vor skeptisch bzgl. Empfehlungen zur Anwendung unverdünnter Karbolsäure bei Verbrennungen zweiten und dritten Grades.)

CAUSTICUM

Langzeitfolgen von schweren Verbrennungen. Verbrennungen dritten Grades

Verbrennungen, die aufspringen, Geschwüre bilden und nicht heilen

Verbrennungen auf der Zunge

Bei Patienten mit häßlichen Narben durch Verbrennungen, die schon länger zurückliegen

CROTALUS HORRIDUS

Gangrän und Sepsis durch schwere Verbrennungen, die sich infizieren

Auffallend schwarz und Gewebezerstörung bei Verbrennungen dritten Grades (*Lach.*)

HAMAMELIS

Verbrennungen im Mund und an der Zunge

Besonders wenn Stauung oder Venenerweiterung in der Nähe der Verletzung vorliegen

Wird als Urtinktur zur lokalen Behandlung von leichten Verbrennungen empfohlen.

HEPAR SULFURIS

Verbrennungen mit Eiterung, besonders an den Fingerspitzen

KALIUM BICHROMICUM

Verbrennungen durch Dämpfe

PETROLEUM

Empfindliche Granulation in den Wunden nach einer Verbrennung

Als Arzneimittel für Verbrennungen an den Händen

PLUMBUM

„Verbrennungen mit gelben, jauchigen Blasen, Juckreiz und drohender Gangrän" (Hering)

SECALE

Schwere Verbrennungen der distalen Extremitäten – der Hände, der Finger, der Zehen

Wenn der Kreislauf behindert ist und Gangrän droht

Hautverbrennung, die sich allerdings nicht heiß, sondern kalt anfühlt

WUNDEN

Wir setzen die homöopathische Behandlung ein, um die Heilung zu beschleunigen und Wundinfektionen zu verhüten. Alle Standardtechniken, wie etwa die Entfernung von Fremdkörpern, sorgfältige Säuberung und der Verschluss der Wunde, sind selbstverständlich. Zusätzlich können homöopathische Arzneimittel auf eine Art und Weise helfen, die sich der Behandlungsmethode konventioneller Ärzte verschließt – sie können Blutungen stillen, gangränöse Veränderungen im Frühstadium rückgängig machen, Narbenbildung einschränken usw.

Wunden heilen schneller unter homöopathischer Behandlung und bilden weniger Narben. Zusätzlich zu den Arzneimitteln sind Vitamin C, Zink und Leinöl nützlich.

Bisse und Insektenstiche brauchen in der Regel keine homöopathische Behandlung. Eine ständige Schwierigkeit in unserer Praxis tritt mit Patienten auf, die etwas von der Homöopathie verstehen, und Erste-Hilfe-Mittel zu häufig einsetzen, jeden kleinen Stich, jede Prellung oder leichtes Fieber mit einem homöopathischen Arzneimittel behandeln. Wir behalten die Arzneimittel grundsätzlich für schwerere Fälle vor, wenn es sich um einen gefährlichen Biss handelt oder der Patient systemische Reaktionen durch Insektenstiche zeigt. Patienten, die sich mit 10 oder 20 entzündeten oder infizierten Moskitostichen elend fühlen, brauchen vielleicht eine homöopathische Behandlung; Patienten mit einem einzelnen Bienenstich brauchen vielleicht nicht mehr als etwas Eis. Die lokale Anwendung von *Aloe vera* kann lindern, ebenso Anwendungen mit Ammoniak.

REPERTORIUM

Hauptrubriken für Wunden

Gemüt, Kreischen, Konvulsionen, Verletzung durch einen Splitter
Auge, Abszess, Kornea, Verletzungen, nach
Auge, Entzündung, Wunden, durch
Auge, Trübung, Hornhaut, Wunden, durch
Mund, lazerierte Zunge
Mund, Schmerzen, wund, Zunge, lazerierte Wunden, durch
Männer, Verletzungen des Penis
Extremitäten, Abszess, Arm, Wunden, Schnittwunden, durch
Extremitäten, Verletzungen (Unterrubriken)
Haut, entzündet, Wunden, durch
Haut, Insektenstiche
Haut, Narben (Unterrubriken)
Allgemeines, Entzündung, Wunden
Allgemeines, Hämorrhagie, passive Sickerblutung, Wunden, aus
Allgemeines, Schmerzen, Stechen, Wunden, in verheilten
Allgemeines, Wunden (viele Unterrubriken, nur einige sind hier aufgeführt)
- Allgemeines, Wunden, Bisse
- Allgemeines, Wunden, Bisse, giftig
- Allgemeines, Wunden, bluten stark
- Allgemeines, Wunden, durchstechend
- Allgemeines, Wunden, durchstechend, Handflächen und Fußsohlen
- Allgemeines, Wunden, eitern
- Allgemeines, Wunden, Fremdkörper
- Allgemeines, Wunden, Gangrän
- Allgemeines, Wunden, Granulation
- Allgemeines, Wunden, heilen langsam
- Allgemeines, Wunden, konstitutionelle Wirkung
- Allgemeines, Wunden, Lazerationswunden
- Allgemeines, Wunden, schmerzhaft
- Allgemeines, Wunden, Schnitte
- Allgemeines, Wunden, Splitter
- Allgemeines, Wunden, Stichwunden

ARZNEIMITTEL

◆ Hauptmittel für Wunden

CALENDULA

Bei offenen Wunden mit starker Blutung aus den Kapillargefäßen kann Calendula-Urtinktur, lokal angewendet, die Blutung stillen.

Infektionen im Frühstadium mit weißlichem Eiterabfluss aus einer geschlossenen Wunde (hier das potenzierte Mittel)

Bei praktisch jeder offenen Wunde oder Abschürfung zur Infektionsverhütung

Bei postoperativen Wundinfektionen

Zur Reinigung einer offenen Wunde (lokal)

Gewebszerreißung an der Hand

Zur Förderung der Granulation und Heilung bei Wunden, bei denen die Ränder nicht zusammenfügt werden können – tiefe Schürfwunden mit großem Gewebsverlust usw.

HYPERICUM

Wunden in nervenreichen Körperteilen – Zunge, Fingerspitzen, Genitalien

Stichwunden an den Fingerspitzen mit durchzuckenden einschießenden Stichen

Scharf-stechende Schmerzen, die zentral von der Wunde ausstrahlen

Wenn die Schmerzen stärker sind, als die Verletzung vermuten lässt

Zur Verhütung der Infektionen – sogar Tetanus

Spezifische Bedingungen, die *Hypericum* indizieren: **Nervenverletzungen**

- Narben oder Amputationsstümpfe mit schießenden Schmerzen (*All-c.*, *Staph.*)
- Quetschwunden an den Extremitäten (*Arist-c.*)
- Tiefe Bisse in die Zunge oder jede Art von Gewebszerreißung der Zunge

Augenverletzung; Abschürfung der Kornea; Fremdkörper
Entzündete Fußballen mit scharf-stechenden Schmerzen
Nachhaltige Schmerzen nach einer Rückenmarkspunktion oder Epiduralanästhesie
Nachhaltige Schmerzen nach Scheidendammschnitt und lokaler Xylokain-Injektion
Insektenstiche in nervenreichen Körperteilen
Splitter im Finger oder in anderen nervenreichen Körperteilen

Ledum

Stichwunden – eingetretene Nägel, Verletzungen an der Nähmaschine, durch Heftklammergeräte („Tacker"), sogar intramuskuläre Injektionen mit Komplikationen
Bisse jeder Art – Hundebisse, Bisse von Katzen, Schlangen, wenn nur minimale Blutung besteht und die Zähne tief eindringen
Hauptmittel bei einfachen Stichen und Insektenstichen
Infektion und Entzündung durch jeden Moskitostich (*Calad.*)
Wunden mit drohender Infektion bei oberflächlicher Rötung, umgeben von Blässe, oft mit Kälte in betroffenen Bereich
Kälte der verletzten Partie
Schmerzen werden durch kalte Anwendungen gelindert.
Wunden an den Fingerspitzen mit Blässe und Kälte im Bereich der Wunde

Staphisagria

Wunden und Gewebszerreißungen mit starken Schmerzen
Entzündete Gewebszerreißungen, Einschnitte, Stichwunden oder Schnitte
Konstitutionelle Folgen von einer Wunde - seelisch oder neurologisch
Wunden und Gewebszerreißungen des Augapfels
Scheidendammschnitt und damit verbundene Schmerzen
Nach Katheterisierung oder Erweiterung der Harnröhre – sowohl zur Schmerzlinderung als auch, um die Kontinenz wieder herzustellen

◆ Weitere wichtige Arzneimittel für Wunden

Aconitum

Wenn Schock und Schreck im Vordergrund stehen, beginnen Sie mit *Aconitum*.

Nach Fremdkörpern oder Stichwunden am Augapfel

Apis

Stiche und Bisse mit starker Rötung, Schwellung und Brennen

Allergische Reaktionen infolge solcher Stiche. Urtikaria

Wunden infolge tiefen Eindringens des verletzenden Gegenstandes ins Gewebe, Messerstiche, Schusswunden

Durchdringende Wunden mit tiefer Rötung, sogar purpurn verfärbt, stark geschwollen und heiß mit drohender Infektion

Lymphangitiis mit Schwellung und ausgeprägter Rötung, besser durch Kälte

Brennende oder stechende Schmerzen, gelindert durch kalte Anwendungen

Arnica

Opfer von **multiplem Trauma** (Autounfall) brauchen in der Regel *Arnica*.

Lazerationen, Risswunden, wenn Ekchymosen am Wundrand entstehen

Wunden mit ausgeprägter Schwellung des Gewebes oder Quetschung

Wunden infolge tiefen Eindringens des verletzenden Gegenstandes ins Gewebe, sehr schmerzhaft und empfindlich

Schusswunden, wenn starkes Trauma im umgebenden Gewebe besteht

ARSENICUM

Stichwunden mit anæroben Infektionen
Schwärende Wunden mit grauenhaften brennenden Schmerzen
Sektionswunden. Gangrän. Fleckige oder schwarze Haut
Wildes Fleisch und Granulation mit brennenden Schmerzen

BELLIS PERENNIS

Tiefe Wunden, die weit in die Muskelschicht hineinreichen
Wunden mit Verletzung der Bauch- oder Beckenorgane

BUFO

Sekundärinfektionen bei Wunden
Aufsteigende Lymphangitiis mit roten Streifen und Schwellung, besonders an Arm oder an der Hand (*Sulf.*, *Apis*, *Euph.*)

ACIDUM CARBOLICUM

Allergische Reaktionen auf Bienenstiche oder andere Insekten
Anaphylaktischer Schock. Erstickungsgefühl und ausgeprägte Schwellung
Urtikaria am ganzen Körper durch Insektenstiche. Brennende Ausschläge

CICUTA

Splitterverletzungen, der Patient schreit vor Schmerz laut auf und hat u.U. sogar Konvulsionen.
Schmerzhafte Narbenbildung oder Keloid

ECHINACEA

Bisse, besonders wenn Infektionen oder giftige Substanzen beteiligt sind
Schlangenbisse oder Stiche und Bisse giftiger Insekten

EUPHRASIA

Augenverletzungen, insbesondere Verletzungen der Hornhaut

Graphites

Eiternde Wunden

Granulationen, oft mit anhaltendem Aussickern von dickem Serum

Keloide. Wunden, die sich wieder öffnen, langsam heilen und verdickte Narben hinterlassen

Hepar sulfuris

Splitterwunden, bei denen der Fremdkörper nicht vollständig entfernt wurde, und die eitern

Splitter oder eiternde Wunden im Bereich des Nagelbetts

Jeder Kratzer eitert und heilt geradezu quälend langsam.

Überaus empfindliche Granulationen und wildes Fleisch

Lachesis

Wunden mit dunklen purpurnen Rändern; fleckige Haut

Anhaltende dunkle Sickerblutung aus der Wunde

Nekrose und drohendes Gangrän in der Wunde; infizierte Sektionswunden

Schlangenbisse oder Vergiftung durch hochgiftige Insekten oder Spinnen

Lyssinum

Tierbisse – es spielt keine Rolle, ob das Tier tollwütig-infektiös oder nicht ist; entscheidend ist seine Bösartigkeit.

Wunden schließen sich zu schnell, das Gewebe im Zentrum verheilt nicht.

Schmerzhafte Keloide

Mercurius

Eiternde Wunden oder alte Narben

Oberflächliche, sich ausbreitende Ulzera mit Sitz an selbst kleinen Wunden

MILLEFOLIUM

Anhaltende Sickerblutung aus dem Rand einer Lazerationswunde
Anhaltende Blutung aus verschlossenen, genähten Wunden

PHOSPHORUS

Blutende Wunden, um die Blutung unter Kontrolle zu bringen
Narben, die aufbrechen und bluten

PYROGENIUM

Zellgewebsentzündung mit übelriechender Absonderung und oft mit Fieber
Eiterung von Wunden im Bereich von Perineum, Vagina oder Uterus nach der Entbindung

SILICEA

Eiterung von Wunden, besonders Splitter und unvollständig entfernte Fremdkörper
Abszesse um Splitter herum oder um Kiesstückchen, die sich der Patient durch Abschürfung auf der Straße usw. Eingezogen hat
Kann helfen, Schrot, Glas oder andere Fremdkörper aus verheilten, aber schwärenden Wunden hinauszubefördern.

SULFUR

Zellgewebsentzündung mit Hitze und Rötung
Lymphangitiis und drohende Sepsis

SYMPHYTUM

Verletzungen durch tief eindringende Gegenstände, Stichwunden
Wunden, die bis aufs Periost hinabreichen
Schmerzhafter Amputationsstumpf
Stichwunden oder Gewebezerreißungen am Augapfel

TARANTULA CUBENSIS

Bisswunden und Stiche mit starkem Brennen und stechenden Schmerzen

Bisswunden werden bösartig rot oder purpurn und drohen zu eitern.

Wunden mit drohender Gangränbildung und unerträglichem Brennen

THIOSINAMINUM

Keloid und übermäßige Narbenbildung

Verwachsungen oder fibrinöse Verklebungen durch alte Wunden; einschnürende Verwachsungen

URTICA URENS

Insektenstiche und Bisswunden

Verbrennungen durch die Berührung mit Feuerquallen oder andere giftige Quallen (Medusen)

Nesselsucht, verursacht durch allergische Reaktion auf Insektenstiche

Brennen, Prickeln und schmerzhaftes Jucken, **besser durch ständiges Reiben**

OPERATIONSTRAUMA

Eine homöopathische Behandlung kann für Patienten nach einem chirurgischen Eingriff extrem hilfreich sein, sowohl zur Linderung der Symptome als auch zur raschen und vollständigen Heilung. Ein aufgeschlossener Chirurg könnte seinen Patienten sehr helfen, wenn er Homöopathie studieren würde, so wie dies die homöopathischen Chirurgen vor 70 Jahren getan haben. Im heutigen Konkurrenzkampf würde eine solche Ausbildung einem Chirurgen auch einen echten Vorteil gegenüber seinen Kollegen geben. Die Patienten würden sich um derartiges Können reißen!

BEHANDLUNG

Bei den meisten chirurgischen Eingriffen ist *Arnica* das wirksamste erste Palliativum. Eine wirkungsvolle Dosis ist eine mittlere bis hohe Potenz (C200 bis 1M), sowohl zwei bis sechs Stunden vor, als auch alle vier bis sechs Stunden, zwei Tage lang nach der Operation. Je aggressiver der Eingriff ist (z.B. Hüftersatz), um so höher wird die Potenz gewählt. Manche Patienten brauchen bei einer solchen Behandlung überhaupt keine allopathischen Schmerzmittel. Das Krankenhauspersonal vieler Kliniken zeigte sich bereits von den Ergebnissen sehr beeindruckt. Nach dem chirurgischen Eingriff muss die Behandlung individualisiert werden. Wenn Komplikationen wie Blutungen, Infektion oder Kollaps auftreten, wechseln wir das Mittel, um den Bedürfnissen des Falles gerecht zu werden.

REPERTORIUM

Hauptrubriken für Operationstrauma

Gemüt, Hysterie, Augenoperation, nach
Auge, Chemose, Operation, nach
Auge, Katarakt, Operation, nach
Auge, Schmerzen, Brennen, Operation, nach
Auge, Verletzung, Operation, nach

Ohr, Karies, drohende, Prozessus mastoideus, Operation, nach
Nase, Epistaxis, Operation, nach
Magen, Erbrechen, Operation, nach
Magen, Schluckauf, Operation, nach
Magen, Übelkeit, Operation, nach
Abdomen, Flatus, eingeklemmt, Operation, nach
Abdomen, Schmerzen, Adhäsionen, Operation, durch
Abdomen, Schmerzen, Operation, durch
Rektum, Obstipation, Operation, nach
Blase, Paralyse, Operation, nach
Blase, Harnverhalt, Operation, durch
Blase, Steinoperation, nach
Brust, Schmerzen, Fistel, Operation, nach
Schlaf, Schlaflosigkeit, Operation, nach
Allgemeines, Hämorrhagie, Operation, nach
Allgemeines, Schwäche, Operation, durch
Allgemeines, Verletzungen, Operationen

ARZNEIMITTEL

◆ Hauptmittel für Operationstrauma

ARNICA

Die erste Maßnahme vor und nach einem chirurgischen Eingriff

Besonders nützlich dort, wo Überdehnung und Zerrung in den Muskeln stattgefunden haben

Ausgeprägte Wundheits- oder Prellungsschmerzen – schlimmer durch Erschütterung oder Bewegung

Hauptmittel bei ausgedehnten Prellungen und Hämatombildung

Hauptmittel bei orthopädischen Operationen

Hauptmittel bei plastischer Chirurgie aller Art

BELLIS PERENNIS

Wenn das Hauptproblem eine Verletzung der weichen Organe ist – Leber, Milz, Uterus usw

Außerordentliche Schmerzen nach Hysterektomie, Laparoskopie usw.

Starke Schwellung der Abdominal- und Inguinaldrüsen nach Operationen

PHOSPHORUS

Große Furcht vor chirurgischem Eingriff

Hämorrhagie, starke Blutung während oder nach einem chirurgischen Eingriff

Desorientiert, furchtsam, Übelkeit, Erbrechen oder Schwäche als Folge der Anästhesie

Übelkeit und Erbrechen nach Bauchoperation

STAPHISAGRIA

Schnittwunde ist sehr schmerzhaft und heilt nur schwer.

Die Wunde ist rot, empfindlich und „bösartig".

Komplikationen und Schmerzen durch Zytoskopie und Eingriffe an Blase oder Urethra. Scheidendammschnitt

Die Schmerzen dauern nach Heilung chirurgischer Wunden noch lange an.

STRONTIUM

„Das Carbo vegetabilis des Chirurgen"

Der Patient wird kalt, kollabiert, die Kräfte lassen nach.

Der Patient kann nach einer schweren Operation, wie etwa Bypass, nicht vom Beatmungsgerät genommen werden.

Postoperative Hämorrhagie

Unerträgliche Schmerzen nach einer Operation

◆ Weitere wichtige Arzneimittel für Operationstrauma

Aconitum

Für Schock und Schreck in Verbindung mit einer Operation

Panikanfälle, die nach einer Operation einsetzen

Wenn der Patient überzeugt ist, dass er während der Operation sterben wird

Bismuthum

Schwere Bauchkrämpfe nach Laparotomie

Starke Übelkeit und Erbrechen nach einer Operation

Bryonia

Große Schmerzen nach einer Operation – **der Patient kann sich nicht bewegen, ohne daß Schmerzen und Übelkeit ausgelöst werden.**

Extremer Durst. Der Mund ist trocken, aber es besteht kein Durst.

Besonders nützlich nach Appendizitis

Folgt gut auf *Arnica*, besonders bei orthopädischen Operationen

Calendula

Wenn Blut anhaltend aus der Schnittwunde sickert und die Wunde nicht heilen will

Infizierte oder eiternde Schnitte (*Led.*, *Pyrog.*, *Staph.*, *Tarant*-c.).

Carbo animalis

Brennende Schmerzen und Auftreibung nach einer Operation im Bauch

Schlimmer: Sitzen

Besser: Blähungsabgang; Druck

Carbo vegetabilis

Schwäche und Kälte nach einer Operation; Kollaps (*Stront.*)
Ausgeprägte Auftreibung und ständiges Aufstoßen, was lindert
Auftreibung durch geringste die Nahrungsaufnahme oder Getränke
Ängstlich und beklommen in geschlossenen Räumen

Causticum

Volle Blase, aber kann nach einer Operation keinen Harn entleeren.

Chamomilla

Ungeheure Reizbarkeit und Überempfindlichkeit nach einer Operation
Lässt sich nicht berühren oder untersuchen
Nicht zufriedenzustellen – bittet um bestimmte Nahrungsmittel und weist sie dann zurück.

China

Reizbarkeit und starke Schmerzen und Überempfindlichkeit nach einer Operation
Eingeklemmter Flatus
Schwäche durch Blutverlust
Schwäche, die unverhältnismäßig groß im Vergleich zum Blutverlust ist

Gelsemium

Hochgradige Angst vor einem chirurgischen Eingriff oder bei dem Gedanken an die Operation (*Acon.*, *Aeth.*, *Phos.*, *Ars.*, *Ign.*)
Große Schwäche nach einer Operation – die Beine zittern beim Aufstehen.

Hypericum

Schmerzen nach einer Operation an für das Mittel typischen (nervenreichen) Körperteilen – Zunge, Genitalien, Blase

Starke Schmerzen nach Augenoperation

Stechende, schießende Schmerzen, die von der Operationswunde ausgehen

Phantomschmerzen nach Amputation in der betroffenen Gliedmaße (*All-c.*, *Staph.*)

Ledum

Infizierte Einschnitte – oft mit Eiterung und weicher Schwellung

Schmerzhafte oder entzündete Wunden, oft mit einem dumpfen Kältegefühl

Schmerzen, die durch Hitze verschlimmert werden, gebessert durch Kälte

Nux vomica

Reizbarkeit und Ungeduld nach einer Operation (*Cham.*, *Chin.*)

Ausgeprägte Empfindlichkeit und Kälte nach einer Operation

Der Patient kann nicht warm werden; Frostschauer bei Bewegung

Postoperative Krampfschmerzen im Abdomen

Obstipation mit starkem, jedoch erfolglosem Pressen

Opium

Abgestumpft, schläfrig, schnarchende Atmung und Stupor nach einer Operation; wacht aus der Anästhesie nicht so schnell auf wie man es eigentlich erwartet.

Schreck und Panik nach einer Operation, jedesmal wenn er sich das Ereignis in Erinnerung ruft

Entsetzliche Obstipation, sogar Kotverhaltung nach einer Operation

Postoperative Blasenlähmung

PYROGENIUM

Infektionen nach einer Operation

Die Wunde wird eitrig, übelriechend und nimmt eine tiefrote Verfärbung an.

Hohes Fieber und Schmerzen im Körper nach einer Operation

RAPHANUS

Eingeklemmter Flatus, postoperativer Ileus

Schmerzen und Auftreibung der Flexura lienalis des Dickdarms infolge Blähungen

STANNUM

Postoperativer Ileus mit starken Krampfschmerzen

Die Schmerzen steigern sich allmählich und hören dann plötzlich auf, um gleich wieder zu beginnen.

Schwach und außer Atem; Dyspnœ tritt bereits dann auf, wenn man nur das Badezimmer aufsucht

SONNENSTICH UND HITZSCHLAG

Bei Sonnenstich und Hitzschlag können homöopathische Arzneimittel außerordentlich hilfreich sein – so sehr, dass sich der Patient innerhalb von wenigen Minuten wieder relativ normal fühlt. Dennoch ist es zu empfehlen, dass sich der Patient so lange ausruht, wie die Krankheit ohne die Behandlung gedauert hätte (mindestens 24 Stunden), selbst wenn er das Gefühl hat, sofort wieder zu seinen Aktivitäten zurückkehren zu können. Bei Hitzschlag müssen Flüssigkeits- und Elektrolytzufuhr gewährleistet werden, selbst wenn sich der Patient nach der homöopathischen Behandlung wohl fühlt. Kalte Kompressen oder Eispackungen können nützlicher bei Sonnenstich sein. Nach einem Sonnenstich sollte man besonders darauf achten, dass in Zukunft der Kopf bedeckt wird.

Sonnenstich und Hitzschlag sind eng miteinander verbunden, und es ist kaum nötig, zwischen den beiden zu unterscheiden. Sonnenstich kann wegen der Tendenz zu Wiederholungen gefährlicher sein. In der Regel zeigt sich Sonnenstich mit trockener Haut, starken Kopfschmerzen und heißem Kopf. Bei Hitzschlag besteht stärkere Diaphorese und Schwäche. Die Arzneimittel für beide Beschwerden sind in der Regel recht ähnlich.

REPERTORIUM

Hauptrubriken für Sonnenstich und Hitzschlag

Gemüt, Benommenheit, Sonne, in der
Gemüt, Verwirrung, Sonne, in der
Schwindel, Sonnenhitze, durch
Kopf, Hyperämie, Sonneneinwirkung, durch
Kopf, Kälte, durch Überhitzung
Kopf, Schmerzen, Sonneneinwirkung, durch
Kopf, Schweregefühl, Gehen in der Sonne
Kopf, Schweregefühl, Sonnenhitze
Kopf, Sonnenstich, Schlafen in der Sonne, durch
Sehen, Verlust der Sehkraft, schlafen in der Sonne, nach
Magen, Übelkeit, Sonnenhitze, durch
Rektum, Diarrhœ, Sonnenhitze, durch

Extremitäten, Kälte, Fuß, Gehen in der Sonne
Frostschauer, Einwirkung von Sonnenhitze
Allgemeines, Erhitzung, bei
Allgemeines, Ohnmacht, Hitze, durch
Allgemeines, Ohnmacht, Sommerhitze, durch
Allgemeines, Schwäche, Hitze, Sommer, im
Allgemeines, Schwäche, Hitze, Sonne, durch
Allgemeines, Schwäche, Hitze, Sonnenhitze
Allgemeines, Schwäche, Sonnenstich
Allgemeines, Sonne, Sonnenstich
Allgemeines, Sonneneinwirkung

ARZNEIMITTEL

◆ Hauptmittel für Sonnenstich und Hitzschlag

Aconitum

Bei Sonnenstich, der plötzlich und mit großer Intensität auftritt
Schlimmer: Einschlafen in der Sonne
Es bestehen starke Kopfschmerzen und Photophobie.
Blutandrang im Gesicht und kontrahierte Pupillen

Belladonna

Starke pochende Kopfschmerzen mit gerötetem Gesicht (*Glon.*)
Sonnenstich, nachdem man in der Sonne eingeschlafen ist
Pochende und pulsierende Kopfschmerzen
Schlimmer: **Erschütterung;** rechte Seite; Licht; Lärm
Heißes, gerötetes Gesicht, aber der Körper (oder auch nur die Hände und Füße) wird bzw. werden kalt.

Carbo vegetabilis

Schwäche und Kollaps nach Hitze und Sonneneinwirkung
Ohnmacht durch Hitzschlag
Dem Patienten wird kalt, klamm, und er entwickelt starke Übelkeit.
Diarrhœ nach Einwirkung von Hitze und Sonne

CUPRUM

Schwere Krämpfe in Bauch oder Beinen nach Hitzschlag
Das Gesicht wird bleich, und der Patient ist sichtbar hinfällig.

GELSEMIUM

Schwach und zittrig nach Hitze- und Sonneneinwirkung
Das Gesicht ist gerötet, und es besteht eine Stauung bzw. Ein Blutzudrang zum Kopf
Schwindelgefühl
Kopfschmerzen im Hinterhaupt nach Sonneneinwirkung

GLONOINUM

Heftige Kopfschmerzen mit Pochen, gerötetem Gesicht und sichtbarem Pulsieren in den Karotiden
Starke Kopfschmerzen nach Sonneneinwirkung; besser, wenn man eine Kopfbedeckung trägt
Schwindelgefühl und Benommenheit
Heiße, trockene Haut, schläfrig, häufige Harnentleerung

LACHESIS

Starke Kopfschmerzen nach Sonneneinwirkung
Schlimmer: linke Seite; enger Kragen
Frostigkeit und Schwäche nach Umhergehen in der Sonnenhitze
Kalte Füße nach dem Gehen in der Sonne

NATRIUM CARBONICUM

Sonnenstich: für akute sowie chronische Folgen von Sonnenstich
Verwirrung und Schwindel nach Sonneneinwirkung
Schweregefühl und Dumpfheit im Kopf
Starke Kopfschmerzen durch geringste Sonneneinwirkung, besonders nach einem Sonnenstich
Schwäche nach Umhergehen in der Sonne

SELENIUM

Extreme Schwäche nach Sonneneinwirkung

SOL

Trotz einiger Kontroversen gibt es Heilungsberichte mit *Sol*, sowohl bei akutem Sonnenstich als auch zur Behandlung der chronischen Folgen von Sonneneinwirkung.

VERLETZUNGEN DER WIRBELSÄULE

Verletzungen der Wirbelsäule betreffen sowohl die Knochen (Wirbelkörper), als auch die weichen Gewebe und das Rückenmark.

Alle diese Komponenten stellen ein integriertes Gesamtgefüge dar und funktionieren im Zustand der Gesundheit zusammen als eine geschlossene Einheit (und versagen bei Krankheit gemeinsam). Häufig ist es schwierig, genau zu bestimmen, welches Gewebe von der Verletzung betroffen ist. Glücklicherweise arbeiten wir in der Homöopathie von den Symptomen des Patienten her, nicht von der klinischen Diagnose, und können daher vielen Patienten mit unterschiedlichen Rückenverletzungen helfen.

Es ist selten zu empfehlen, eine bedeutende Rückenverletzung allein homöopathisch zu behandeln. Vorsichtige physikalische Therapien, besonders kraniosakrale Manipulierung, wirkt besonders gut zusammen mit der Homöopathie. Feldenkrais, Rosen-Arbeit und „langsame Chiropraktik" unterstützen ebenfalls die homöopathische Behandlung. Zusätzlich können Leinöl (1 Teelöffel tägl.), Glucosamin (500 mg 3 x tägl.) und Chondroitinsulfat bei Patienten mit chronischen Rückenverletzungen hilfreich sein.

Bei leichteren Rückenverletzungen ist eine homöopathische Behandlung nicht unbedingt notwendig. Manipulierung, Massage und die lokale Anwendung von Arnika-Salbe sind oft ausreichend und beeinträchtigen die Wirkung des Konstitutionsmittels nicht.

Bei starkem Trauma der Wirbelsäule kann die Homöopathie dem Patienten auf vielerlei Art helfen. Bei Paraplegie können spezifische Arzneimittel (*Strych.*, *Capr.* usw.) die Muskelspasmen lindern. Konstitutionsmittel können Rezidive einer Zystitis oder Atemwegsinfektion verhüten helfen. Akute Traumamittel (*Arn.*, *Hyper.* usw.) können Schädigungen des Nervengewebes herabsetzen. Jedoch hilft die Homöopathie selten bei Patienten mit schon lange währender Lähmung, um die Nervenfunktionen wiederherzustellen.

REPERTORIUM

Hauptrubriken für Wirbelsäulenverletzung

Gemüt, Hysterie, Verletzungen am Steißbein
Nieren, unterdrückte Harnausscheidung, Erschütterung des Rückenmarks, durch
Atmung, asthmatisch, Wirbelsäulenverletzung, nach
Rücken, Schmerzen, dorsal, Sturz, wie durch einen
Rücken, Schmerzen, lumbal, Verletzungen, nach
Rücken, Schmerzen, sakral, Sturz, durch einen
Rücken, Schmerzen, Steißbein, Verletzungen, nach
Rücken, Schmerzen, Verletzungen, nach
Rücken, Verletzungen
Extremitäten, Schweiß, Fuß, Wirbelsäulenverletzung, nach
Extremitäten, Schweiß, Hand, Wirbelsäulenverletzung, nach
Extremitäten, untere Gliedmaßen, Ischialgie, Verletzungen, nach

ARZNEIMITTEL

◆ Hauptmittel für Wirbelsäulenverletzung

ARNICA

Akute Zerrungen und andere Beschwerden in Rücken und Wirbelsäule durch Überheben oder Schleudertrauma
Stumpfes Trauma der Wirbelsäule mit Schwellung und Hämatom; Rückenmarks-Syndrom
Stauchungsfrakturen der Wirbel
Unterdrückter Harn nach Quetschung der Wirbelsäule
Ischialgie durch Wirbelsäulenverletzung
Schmerz und Empfindlichkeit wie nach einer Prellung in der ganzen Wirbelsäule. Abneigung gegen Berührung

BRYONIA

Schleudertrauma mit großen, oft stechenden Schmerzen in Nacken und Schulter

Schlimmer: geringste Kopfbewegung; Erschütterung; Berührung

Besser: Druck; Liegen auf der schmerzhaften Partie; Kälte

CALCAREA CARBONICA

Verletzungen durch Überbelastung

Chronische Kreuzschmerzen infolge Verletzung durch Überheben

CARBO ANIMALIS

Steißbeinverletzung durch Sturz oder Schlag

Starke brennende Schmerzen im Steißbein

Schlimmer: Berührung; angestrengtes Drücken bei der Stuhlentleerung

HYPERICUM

Verletzungen der Wirbel oder des Rückenmarks

Konvulsionen unmittelbar nach einer Wirbelsäulenverletzung

Manchmal beschrieben als: der Patient liegt auf dem Rücken, dabei ruckt sein Kopf nach hinten.

Entsetzliche Schmerzen nach einer Verletzung, die die Wirbelsäule hochschießen

Schlimmer: **Heben der Arme;** Bewegung; Harnentleerung

Ischialgie nach Rückenverletzung. Die Schmerzen schießen die Beine herab.

Asthma nach Wirbelsäulenverletzung

Steißbeinverletzung durch Sturz, Schlag, Geburtstrauma

(wenn eine Fraktur des Steißbeins vorliegt, wird möglicherweise zuerst *Symphytum* benötigt.)

KALIUM BICHROMICUM

Steißbeinverletzung

Schlimmer: Sitzen; Koitus; vor der Harnentleerung

Kalium carbonicum

Lumbalgie und Verletzungen der Lendenwirbelsäule

Schlimmer: nachts im Bett; 2 bis 3 Uhr; Kälte; Umdrehen im Bett

Muss sich im Bett aufsetzen, um sich umzudrehen.

Natrium sulfuricum

Chronische Gemütsveränderung nach schwerer Wirbelsäulenverletzung

Die Schmerzen werden verschlimmert durch Aufstehen vom Sitzen.

Acidum nitricum

Rückenverletzung und -Frakturen

Kalte, klamme Hände und Füße nach Rückenmarksverletzung

Rückenschmerzen nach dem Koitus

Nux vomica

Wirbelsäulenverletzung mit ausgeprägten Spasmen

Spasmen in der Wirbelsäule, im Abdomen oder sogar in der glatten Muskulatur wie etwa die der Blase

Schmerzhafte Spasmen

Schlimmer: vor dem Stuhlgang oder beim Pressen zur Stuhlentleerung; nachts im Bett

Muss sich aufrichten, um sich im Bett umdrehen zu können.

Rhus toxicodendron

Verstauchung und Zerrung im Nacken und Kreuz

Ausgeprägte Schmerzen, Steifheit und Ruhelosigkeit

Schlimmer: **Kälte; langes Sitzen**; Überheben

Besser: **Bewegung; Hitze;** Massage; fester Druck

Ruhelosigkeit nach einer Verletzung; steht auf und läuft herum, sogar im Sprechzimmer

RUTA

Verstauchungen und Zerrungen im Rücken, besonders des Lendenbereichs

Ischialgie nach Verletzungen

Ausgeprägte Steifheit und Schmerzen

Schlimmer: Einatmen; morgens im Bett

Besser: Liegen; Druck; Hitze

SILICEA

Chronische Schmerzen infolge Steißbeinverletzung

GEHIRNERSCHÜTTERUNG

Die homöopathische Behandlung kann die Genesung von einer Gehirnerschütterung auf außerordentliche Art stimulieren. Selbst chronische Folgen einer Kopfverletzung reagieren auf die Behandlung. Mir ist ein Fall bekannt, in dem ein Mann, der durch eine Kopfverletzung 15 Jahre zuvor erblindet war, seine Sehkraft wieder erlangte, als er *Arnica* für ein verstauchtes Fußgelenk nahm.

BEHANDLUNG

Zumal eine Gehirnerschütterung ein schwerwiegendes Ereignis ist, nehmen wir normalerweise hohe Potenzen (200C bis 10M). Die Dosis wird jedesmal wiederholt, wenn der Patient droht, in den alten Zustand zurückzugleiten. Bei sehr schwerwiegenden Fällen kann das Arzneimittel sogar alle 15 Minuten gegeben werden. Wenn das Trauma sich langsamer entwickelt, wird das Arzneimittel weniger häufig gegeben – jede Stunde oder alle 2 Stunden. In Fällen, in denen der Patient innerhalb von wenigen Sekunden das Bewusstsein wiedererlangt, ist eine Einzeldosis des indizierten Arzneimittels in der Regel ausreichend. Eine Gehirnerschütterung ist natürlich ein ernstzunehmender Unfall, und alle Standardmaßnahmen müssen ergriffen werden, um eine angemessene Behandlung zu gewährleisten – sorgfältige körperliche Untersuchung, Röntgenaufnahmen, neurochirurgische Untersuchung, 48 Stunden Beobachtung.

REPERTORIUM

Hauptrubriken für Gehirnerschütterung

Gemüt, Abscheu, Leben, Kopfverletzung
Gemüt, Benommenheit, Kopfverletzung
Gemüt, Beschwerden, Verletzungen, Gemütssymptome, durch
Gemüt, Delirium, Kopfverletzung
Gemüt, Gedächtnis, Schwäche, Gehirnerschütterung, nach
Gemüt, Gedächtnis, Schwäche, Kopfverletzung
Gemüt, Geistestrübung, Kopfverletzung, nach
Gemüt, Neurasthenie, Geistesschwäche, Verletzungen, nach
Gemüt, Sprechen, Verlust, Kopfverletzung, nach
Gemüt, Teilnahmslosigkeit, Gehirnerschütterung, nach
Gemüt, Trübsinn, Gehirnerschütterung, nach
Gemüt, Trübsinn, Verletzungen, nach
Gemüt, Verzweiflung, Gehirnerschütterung, nach
Gemüt, Wahnsinn, Kopfverletzung
Schwindel, Kopfverletzung, nach
Kopf, Gehirnerschütterung
Kopf, Schmerzen, Schlag, durch
Kopf, Schmerzen, Sturz, nach
Kopf, Schmerzen, Verletzungen, nach mechanischen
Kopf, Verletzungen
Hören, eingeschränkt, Gehirnerschütterung, nach
Magen, Erbrechen, Verletzungen, nach
Magen, Schluckauf, Gehirnerschütterung, nach
Frauen, Abort, (auch Metrorrhagie), Gehirnerschütterung, durch
Schlaf, Schläfrigkeit, Verletzungen, nach
Allgemeines, Gehirnerschütterung, Verletzungen, durch
Allgemeines, Verletzungen, Gehirnerschütterung

ARZNEIMITTEL

◆ Hauptmittel für Gehirnerschütterung

Aconitum

Ausgeprägter Schreck oder Furcht vor dem Tod, besonders in den ersten Minuten nach einer Kopfverletzung, nach einem Autounfall usw.

Arnica

Das erste Mittel, das in der Regel nach einer Gehirnerschütterung benötigt wird

Der Patient behauptet: „Es geht mir gut." Nach einer Verletzung leugnet der Patient, dass es irgendein gesundheitliches Problem gibt. Will nicht untersucht werden, leugnet die Verletzung als instinktive Reaktion.

Der Patient gleitet abwechselnd in den Stupor und wieder aus ihm heraus in die Ansprechbarkeit.

Der Patient beantwortet die Frage korrekt, schläft dann wieder ein.

Anhaltende Symptome nach einer Kopfverletzung

Schädelfrakturen, gefolgt von Meningitis

Konvulsionen nach einer Kopfverletzung

Das Gesicht ist heiß und der Körper kalt nach einer Verletzung.

Beinahe immer ausgeprägte Prellungen oder ein großes Hämatom in Verbindung mit der Verletzung

Cicuta

Hauptsächlich für chronische Folgen der Kopfverletzung

Retardierung, Imbezillität, kindisches Verhalten nach einer Kopfverletzung

Konvulsionen nach einer Kopfverletzung

Schwindel nach einer Kopfverletzung

Helleborus

Chronische Geistestrübung und Langsamkeit nach einer Kopfverletzung
Der Patient wirkt, als befände er sich in dichtem Nebel.
Bewusstlosigkeit mit Kopfrollen

Hypericum

Chronische Gemütsveränderungen nach einer Kopfverletzung
Besonders in Verbindung mit Quetschung der Wirbelsäule
Konvulsionen beinahe unmittelbar nach einer Kopfverletzung
Kopfschmerzen nach einer Kopfverletzung

Hyoscyamus

Gehirnerschütterung mit Erregung des Nervensystems
Bewusstlosigkeit mit Übererregbarkeit, Ruhelosigkeit, Berühren der Genitalien, Geschwätzigkeit und Fluchen
Hemmungslosigkeit und Schamlosigkeit nach einer Kopfverletzung
Unaufhörlicher Schluckauf nach einer Kopfverletzung

Natrium sulfuricum

Chronische Gemütsveränderungen nach einer Gehirnerschütterung
Persönlichkeitsveränderungen nach einer Gehirnerschütterung (z.B. gereizt, verwirrt)
Depressionen und sogar Suizidgedanken nach einer Gehirnerschütterung
Konvulsionen nach einer Kopfverletzung. Petit mal nach einer Verletzung
Schwindel nach einer Kopfverletzung
Chronische Kopfschmerzen nach einer Kopfverletzung
Ausgeprägte Photophobie
Tinnitus nach einer Kopfverletzung

Oenanthe

Geistestrübung und Verwirrung durch Kopfverletzung

Heftige Konvulsionen nach Gehirnerschütterung

Opium

Stupor oder Koma nach einer Kopfverletzung

Das Gesicht sieht schwer und aufgedunsen und gerötet aus und ist schweißbedeckt.

Zusammengezogene Pupillen nach einer Kopfverletzung

Rasselnde oder schnarchende Atmung nach einer Kopfverletzung

Tiefes Koma nach einer Verletzung; manchmal erfolgen beinahe keine Reflexe mehr.

Verwirrung, Schläfrigkeit oder Langsamkeit als Folgen einer Gehirnerschütterung

Konvulsionen nach einer Kopfverletzung

Schwere Verletzungen, die völlig schmerzlos sind

Zincum

Schwere Kopfschmerzen nach einer Kopfverletzung

Rückenmarksreizung mit Ruhelosigkeit, Zuckungen, Rucken

Konvulsionen nach einer Kopfverletzung

HAUTKRANKHEITEN

Dieses Kapitel über Hautkrankheiten beinhaltet Abschnitte über:

Ekzem
Psoriasis
Rissige Haut
Urtikaria
Giftsumach
Herpes zoster
Einfacher Herpes
Herpes genitalis
Impetigo
Pilzinfektionen
Zellgewebsentzündung
Akne
Abszess
Warzen
Vitiligo

Es ist paradox, ein Kapitel den Hautkrankheiten zu widmen, wenn wir immer wieder betonen, dass es falsch ist, oberflächliche Symptome zur Grundlage einer Verschreibung zu machen. Obgleich es zutrifft, dass die Charakteristika von Hautausschlägen zu den Symptomen gehören, die für die Verschreibung am wenigsten zuverlässig sind, sind es dennoch gerade diese Charakteristika, die Aufschluss über das korrekte Konstitutionsmittel geben können.

Die meisten Patienten mit Hautkrankheiten haben mehrere Jahre allopathischer Behandlung hinter sich, bevor sie in die homöopathische Behandlung kommen. Die Mehrzahl der Patienten kommen, weil die allopathische Behandlung, die sie gegenwärtig bekommen, nicht in der Lage ist, ihre Symptome länger zu unterdrücken. In solchen Fällen sind die Charakteristika der Hautkrankheiten so stark verändert, dass sie von fragwürdigem Wert sind. Darüber hinaus ist jede Behandlung an einem solchen Zeitpunkt etwas riskant, insofern als der Patient einem Pulverfass vergleichbar ist, das nur auf den Funken eines Arzneimittels wartet, um die Hautsymptome, oft in heftiger Form, zum Ausbruch zu bringen. Früher hatten es die Homöopathen da leichter, weil die Symptome weniger erfolgreich unterdrückt waren.

BEHANDLUNG

In der großen Mehrzahl der Fälle mit Ekzem und Psoriasis werden zumindest lokal Kortikosteroide verwendet. Akne-Patienten bekommen oft Retinoide, lokale oder systemische Antibiotika oder Accutane. Die Liste der Medikamente ist endlos. Wir werden die spezifische Behandlung jeder Beschwerde getrennt besprechen, aber einige allgemeine Aspekte haben alle Hautbeschwerden miteinander gemeinsam.

Es gibt zwei grundsätzliche Ansätze zur Behandlung eines Patienten, der allopathische Medikamente gegen Hautkrankheiten einnimmt:

- *Strategie 1* ist es, den Patienten zu bitten, die allopathische Behandlung vollständig abzusetzen und drei oder vier Wochen später wieder in die Praxis zu kommen, um das wahre Ausmaß und die Art der Hautkrankheit sehen zu können. Es ist zu erwarten, dass die Symptome ungestüm hervorbrechen. Eine Begründung für diese Vorgehensweise ist, dass der Patient sich des vollen Ausmaßes der Erkrankung bewusst wird und durch die Erstverschlimmerung und Genesungszeit hindurch mehr Geduld hat, was ja oft bei Langzeiterkrankungen der Haut nötig ist. Eine zweite Begründung für diese Methode ist, dass man mehr Informationen über die wahren, nicht unterdrückten Symptome erhält und somit ein klareres Arzneimittelbild bekommt. Die Hauptschwierigkeit bei dieser Strategie ist es, dass viele Patienten das volle Ausmaß ihrer Symptome nicht ertragen können. Wenn sie soweit gebracht werden, dass sich das vollständige Symptomenbild entwickeln kann, lassen die Patienten die homöopathische Behandlung womöglich fallen.

- *Strategie 2* ist es, dem Patienten zu erlauben, die allopathische Behandlung weiterzuführen, während wir mit der Behandlung mit einem homöopathischen Arzneimittel beginnen. In diesem Fall können wir:
  a) eine Einzeldosis eines Arzneimittels in einer hohen Potenz geben.
  b) eine Dosis einer hohen Potenz, gefolgt von einer täglichen Dosis des Arzneimittels in niedriger Potenz, um eine Antidotierung zu vermeiden.
  c) eine niedrige Potenz täglich oder Q-Potenzen verabfolgen.

EKZEM

Die klassische Form der Psora kann eine der größten Herausforderungen in der homöopathischen Alltagspraxis darstellen. Nichts verursacht soviel Aufruhr in der homöopathischen Praxis so sicher wie eine starke Verschlimmerung eines Ekzems. In solchen Fällen müssen wir mit der Möglichkeit rechnen, Telefonanrufe um Mitternacht zu bekommen, und von wütenden Patienten oder Eltern in hysterischer Stimmung bestürmt zu werden. Ein Ekzem, das sich später im Leben entwickelt, hat in der Regel eine günstigere Prognose als ein Ekzem, das bereits im ersten Lebensjahr auftritt. Wir sollten bei einem Ekzem, das in der frühen Kindheit begonnen hat, mit unserer Prognose zur Besserung vorsichtig sein. Einem Ekzem, das über viele Jahre hinweg unterdrückt wurde, nähern wir uns therapeutisch mit großem Respekt und Vorsicht.

Die oft zitierte Faustregel, dass die Heilung für jedes Lebensjahr, in dem die Krankheit bestanden hat, einen Monat braucht, trifft nur auf ein Ekzem zu, das später im Leben aufgetreten ist. Bei einem Kleinkind, bei dem das Ekzem nur zwei oder drei Jahre bestanden hat, kann die Heilung mit Sicherheit länger brauchen als bloß zwei oder drei Monate! Sagen Sie bei einem Ekzem-Patienten nie den Zeitpunkt der Heilung voraus – er wird auf die Minute genau darauf bestehen wollen. Die Zeitdauer, während der die Symptome aufflackern, ist ebenfalls unterschiedlich, und zwar aufgrund verschiedener Faktoren: das Ausmaß der allopathischen Unterdrückung; ob tiefere gesundheitliche Probleme vorliegen; die Familienanamnese. Außerdem dürfen wir eine Verschlimmerung der Hautsymptome, auf der Grundlage des sog. Heringschen Gesetzes (d.h. eine Besserung der tieferen Schicht gefolgt von einer Verlagerung der Krankheit nach außen und in ein oberflächlicheres Organ, also die Haut) nicht mit einer Verschlimmerung als Erstreaktion auf das Arzneimittel verwechseln. Eine Erstverschlimmerung hält nur für kurze Zeit an (bis zu 6 oder 7 Tage) und ist in der Regel gefolgt von einer prompten Besserung. Die durch das Heringsche Gesetz beschriebenen Umstände können zu längeren Verschlimmerungszeiten führen, die sogar monatelang anhalten können. Ein Arzneimittel mit Heilwirkung kann irgendeinen dieser Prozesse zur

Folge haben, und wir müssen versuchen zu bestimmen, was geschieht, um einzuschätzen, wie lange die Verschlimmerung anhalten wird.

BEHANDLUNG

Der Hauptgrundsatz bei der Behandlung eines Ekzems ist es, dem Patienten zu ermöglichen, seine Beschwerde mit so geringem Leiden wie möglich zu bewältigen. Darum versuchen wir, lang anhaltende Verschlimmerungen zu vermeiden, besonders da viele Patienten die Behandlung während unnötig schwerer Verschlimmerungen abbrechen. Der erste Schritt zur Vermeidung solcher Katastrophen ist es zu erkennen, wann eine Verschlimmerung voraussichtlich eintritt, und in solchen Fällen Vorsichtsmaßnahmen zu ergreifen. Die wichtigsten Warnzeichen für Kandidaten für schwere Verschlimmerungen sind:

- Ekzem, das in der frühen Kindheit oder im Säuglingsalter begonnen hat.
- Ekzem in Verbindung mit tieferen gesundheitlichen Problemen, wie etwa chronischem oder schwerem Asthma, Kolitis ulcerosa, neurologischen Beschwerden oder schwerwiegenden emotionalen Problemen.
- Patienten, deren Beschwerden mit Kortisonsalbe kaum beherrscht werden können oder die immer systemische Steroide gebraucht haben.
- Sehr beherrschte oder emotional unterdrückte Patienten
- Verbreitetes Auftreten von Ekzem in der Familienanamnese

Unsere erste Aufgabe in Ekzemfällen ist es, den Patienten bezüglich der Anwendung von Kortison aufzuklären. Es ist unwahrscheinlich, dass wir eine Wirkung bei Fällen erzielen können, in denen oral systemische Kortisone eingenommen werden. Die äußerliche Anwendung von Kortisonen ist häufig kein unmittelbares Hindernis für die Wirkung des Arzneimittels. Wenn irgend möglich sollte der Patient mehrere Wochen vor Beginn der homöopathischen Behandlung (nicht gleichzeitig) auf lokal angewandte Kortisone umstellen. Die Fortführung dieser allopathischen Behandlung ist dadurch gerechtfertigt, dass die Symptome auf einer relativ erträglichen Ebene gehalten werden, ohne die Wirkung des Arzneimittels aufzuheben. Sobald das Arzneimittel zu wirken beginnt und eine Besserung eintritt, kann man die kortisonhaltigen Medikamente so schnell absetzen, wie es für den Patienten erträglich ist. Nur wenn die maximale äußerliche Anwendung von Kortison keinen erträglichen Zustand schaffen kann, sollten wir die Entscheidung treffen, ob wir den Patienten während der Einnahme systemischer Kortisonpräparate homöopathisch behandeln.

Therapeutische Hinweise für Ekzem

Homöopathie

- Besonders bei Ekzemfällen müssen wir mit der Verschreibung allein aufgrund der Hautsymptome sehr vorsichtig sein. Wir werden in Versuchung geraten, Arzneimittel wie *Sulfur*, *Graphites*, *Psorinum* oder *Mezereum* zu verschreiben und damit eine ungeheure Verschlimmerung der Haut ohne nachfolgende Besserung riskieren, wenn wir ein spezifisches Hautmittel geben, das nicht das Simillimum ist.
- Um eine starke Verschlimmerung zu vermeiden, ist es am besten, in Risikofällen mit niedrigen Potenzen zu beginnen. Wir können tägliche Gaben einer C6, C9 oder C12 geben oder höchstens eine Einzeldosis einer C30, oder wir beginnen mit Q-Potenzen.
- Obgleich Q-Potenzen sanft wirken, bewahren sie nicht unbedingt vor einer Verschlimmerung. Einige der stärksten Verschlimmerungen, die ich gesehen habe, sind bei Ekzem-Patienten unter der Behandlung mit Q-Potenzen aufgetreten. Jede Potenz muss in diesen Fällen mit Vorsicht eingesetzt werden, und bei jedem Anzeichen einer Verschlimmerung muss das Arzneimittel abgesetzt werden, bis sich der Fall beruhigt hat. Q-Potenzen sollten abgesetzt werden, sobald eine Verschlimmerung eintritt, und dann sollte die Einnahme des Mittels in einer doppelt verdünnten Lösung wieder aufgenommen werden.

NATURHEILKUNDE

- Die wichtigste ergänzende Behandlung ist die Diät. Bei Ekzem-Patienten tritt durch bestimmte Nahrungsmittel oft eine deutliche Verschlimmerung auf. Am häufigsten sind Reaktionen auf Weizen, Milchprodukte, Eier und Soja. Die Ausschaltung von Nahrungsmittelzusätzen, raffiniertem Zucker und zu starken Gewürzen sind ebenfalls in Betracht zu ziehen. Am besten beginnt man das Diätprogramm mit dem Absetzen von Weizen und Milchprodukten über einen Zeitraum von sechs Wochen. Blutuntersuchungen auf Nahrungsmittelallergien können mögliche Reizstoffe identifizieren.
- Feuchtigkeitscremes können eine hilfreiche Ergänzung sein. Calendula-Salbe kann die Haut beruhigen und Infektionen verhüten Alkoholhaltige Lotionen werden am besten vermieden, weil sie die Haut austrocknen.
- Salben auf Petroleumbasis können in Ekzemfällen ebenfalls problematisch sei, weil sie den Luftaustausch verhindern und lokale Prüfungen von Petroleum verursachen – d.h. rissige Haut. Wenn jedoch rissige Haut das Hauptproblem ist, dann werden Petroleumprodukte eher helfen (da sie in einem solchen Falle homöopathisch wirken).
- Essentielle Fettsäuren können in Ekzemfällen nützlich sein; besonders empfehlenswert ist Leinöl (1 Teelöffel 2 x tägl.).
- Vitamin A kann wirkungsvoll sein (15.000 bis 20.000 Einheiten tägl.) Auch Vitamin B-Komplexpräparate (50 mg tägl.) und Zink (50 mg tägl.) sind empfehlenswerte Zusätze.

ALLOPATHIE

- Systemische Kortisone sollten nicht abrupt abgesetzt werden, sondern vorzugsweise schrittweise, indem man die Dosis wöchentlich um 20% herabsetzt. Wenn während des Entzugs eine Rückprallverschlimmerung eintritt, ist die Rückkehr zur vorhergehenden Dosis für die Dauer einer weiteren Periode gerechtfertigt.
- Während des allmählichen Absetzens lokal angewandter Kortisone ist es eine gute Technik, zunehmend schwächere Salben zu verwenden: Von

systemischem Kortison zu 2%igem Hydrokortison, zu 1%igem Hydrokortison, zu 1/2%igem Hydrokortison.

- Die Verwendung von Antihistaminika zur Linderung des Juckreizes, besonders nachts, ist ebenfalls eine akzeptable Alternative, wenn der Patient sehr starke Symptome hat.

REPERTORIUM

Hauptrubriken für Ekzem

Haut, Ausschläge, Ekzem (Unterrubriken)
Haut, Juckreiz (Unterrubriken)

Weitere wichtige Rubriken für Ekzem

Kopf, Hautausschläge, Ekzem (Unterrubriken)
Kopf, Hautausschläge, Ekzem, Haaransatz
Kopf, Hautausschläge, juckend
Augen, Hautausschläge, Lider, Ekzem
Ohren, Hautausschläge, Ekzem
Ohren, Hautausschläge, hinter den Ohren, Ekzem
Gesicht, Hautausschläge, Ekzem (Unterrubriken)
Gesicht, Hautausschläge, juckend (Unterrubriken)
Gesicht, Juckreiz (Unterrubriken)
Extremitäten, Hautausschläge, Ekzem
Extremitäten, Hautausschläge, Ellbogen, Ellenbeuge, Ekzem
Extremitäten, Hautausschläge, Gelenke, Gelenkbeugen, Ekzem
Extremitäten, Hautausschläge, Hand, Ekzem (auch „Juckreiz" und „Blasenbildung")
Extremitäten, Hautausschläge, Juckreiz
Extremitäten, Hautausschläge, Knie, Kniekehle (Unterrubriken)
Extremitäten, Hautausschläge, obere Gliedmaßen, Ekzem
Extremitäten, Hautausschläge, Unterarm, Ekzem
Haut, Ausschläge, juckend (Unterrubriken)
Haut, Ausschläge, Blasenbildung (Unterrubriken)

ARZNEIMITTEL

◆ Hauptmittel für Ekzem

SULFUR

Das häufigste Arzneimittel für Ekzem

Ungeheurer Juckreiz (es ist schwierig, *Sulfur* ohne Zweifel zu geben, wenn der Juckreiz nur leicht ist.)

Wollüstiger Juckreiz; brennender Juckreiz; angenehmer Juckreiz

Der Patient kratzt, bis die Haut roh ist und nässt, oder bis es blutet.

Schlimmer: **nachts**, besonders wenn das Jucken den Patienten nachts im Bett weckt; **wenn man heiß wird, besonders Erhitzung im Bett;** in Bereichen, in denen der Patient schwitzt **Baden; Kontakt mit Wolle**

Besser: Kälte oder kalte Anwendungen

ÄUßERE ERSCHEINUNG: Feuchtes Ekzem – jede äußere Erscheinung ist möglich, die meisten Fälle weisen feuchte oder nässende Ausschläge auf.

Die Haut sieht schmutzig aus.

Der Ausschlag kann faulig oder nach faulen Eiern riechen.

ORT: Die häufigsten Stellen sind der Haaransatz, die Ellenbeuge und die Kniekehle, die Leisten und die Füße.

Tiefe Verschlimmerung infolge unterdrückter Ausschläge

ARSENICUM

Brennende Schmerzen in Verbindung mit Juckreiz

Muss sich kratzen, bis die Haut roh ist; **Linderung tritt ein, wenn die Haut roh ist**

Wenn die Haut heilt, kehrt der Juckreiz mit ursprünglicher Intensität wieder.

Starker Juckreiz ohne Ausschlag. Neurodermitis

Schlimmer: nachts; frische Luft; Entkleiden

Besser: Hitze (im Ggs. zu den meisten Ekzemfällen); warmes Bad

ÄUSSERE ERSCHEINUNG: pergamentartige trockene, harte Haut

Graphites

Trockenes Ekzem, mit dicker gelber oder honigartiger Absonderung

Ekzem mit tiefen Rissen in der Haut (s.u. „Rissige Haut")

Alle Hautverletzungen heilen langsam; ungesunde Haut

Schlimmer: nachts; Hitze und Erhitzung im Bett

Äussere Erscheinung: **harte, dicke Haut; trockene, rauhe Haut; Arbeiterhaut**

Ort: **Der Ausschlag sitzt oft in den Hautfalten; hinter den Ohren;** an Händen, Genitalien, im Gesicht

Unterdrücktes Ekzem im Wechsel mit tiefgreifenden Erkrankungen wie Asthma oder Ulcus pepticum

Mezereum

Stark juckendes Ekzem; **unerträglicher Juckreiz**

Die Hautausschläge machen den Patienten verrückt, häufig trotz allopathischer Medikamente.

Ausschlag an der Kopfhaut mit dicken, weißen Flocken und Eiter unter den Borken (*Olnd.*)

Schlimmer: nachts; Hitze; Feuerhitze; heißes Bad; Berührung

Besser: kalte Luft (obgleich der Patient allgemein leicht friert); ältere Patienten

Äussere Erscheinung: stark rissige Haut, geometrisches Muster – sieht aus wie rissiger ausgetrockneter Schlamm (*Rhus-v.*)

Ort: Kopf und Kopfhaut

Die distalen Extremitäten sind befallen, und es sieht aus wie ein **„Strumpf"** oder **„Handschuh"**

Haaransatz, Gesicht, Augenbrauen und um die Augen herum

Hautausschlag in Verbindung mit „Leberflecken"

Das Mittel ist in Betracht zu ziehen, nachdem gut gewählte Konstitutionsmittel versagt haben.

PETROLEUM

Das Ekzem ist beinahe immer trocken – so trocken, dass es beinahe wehtut; manchmal ist der Patient daher gezwungen, die trockenen Hautpartien in Wasser zu einzuweichen.

Für Patienten, die mit den Händen arbeiten und Chemikalien wie Teer, Pech oder Öle verwenden (z.B. Schreiner, Friseure)

Kratzt, bis es blutet; Kälte in der rohen Stelle

Ungesunde Haut; schwärende Wunden

Schlimmer: **Winter;** kaltes Wetter

ÄUSSERE ERSCHEINUNG: Kleine Blasen brechen auf, und es bilden sich Krusten (*Rhus-t.*); verdickte und rissige Haut (siehe unten)

Die Haut sieht schmutzig aus, ganz gleich wie häufig sich der Patient wäscht.

ORT: Hände und **Fingerspitzen;** Hautfalten und Winkel; Brustwarzen; Leistengegend

PSORINUM

Leicht zu verwechseln mit *Sulfur*

Bedürfnis, die Haut zu kratzen, bis sie blutet

Hautausschläge eitertn leicht und können einen abstoßenden Geruch haben.

Schlimmer: **nachts;** Kälte; Entkleiden; **Bettwärme;** im Winter; Baden; durch Wolle

Besser: Wärme

ÄUSSERE ERSCHEINUNG: Die Haut sieht schmutzig aus.

Die Haut sondert einen stinkenden Geruch ab.

ORT: Ellenbeuge und Kniekehle; Hautfalten

Verzweiflung und grauenhafte Depressionen in Verbindung mit dem Ekzem

Hautausschläge werden leicht unterdrückt, um die Entstehung tiefergreifender Erkrankungen zu begünstigen.

◆ Weitere wichtige Arzneimittel für Ekzem

Apis

Ekzem, das eine Krise erreicht und in Zellgewebsentzündung übergeht

Ausgeprägtes Brennen und Juckreiz, möglicherweise mit Besserung durch kaltes Bad oder sogar Eispackungen

Äussere Erscheinung: trockene, sehr rote Haut, bedeckt mit weißlichen oder transparenten Flocken und ausgeprägter Schwellung des betroffenen Gliedes

Calcarea carbonica

Ekzem mit trockener, rauher, rissiger Haut und Tendenz, rissig zu werden

Schlimmer: im Winter; wiederholtes Waschen

Besser: Kratzen

Ort: Hände

Calcarea sulfurica

Ekzem, das sich leicht infiziert und entzündet

Der Patient öffnet seine Wunden durch Kratzen im Schlaf; granuläre Läsionen, die Wochen oder Monate zur Heilung benötigen

Schlimmer: nachts; Hitze; Waschen; Säuglinge; Winter; emotionale Belastung

Ort: Arme; Hände; Nasenrand; Kopfhaut

Äussere Erscheinung: trockener, scharf umrissener, gelber krustiger Ausschlag

Cicuta

Ekzem mit starker Entzündung und dicken Krusten

Ekzem ohne Juckreiz; brennender Juckreiz

Brennende Hautausschläge an den Händen schon durch leichte Berührung

Äussere Erscheinung: gelbe oder dicke honigfarbene Krusten in Flecken, die sich ausbreiten und zusammenfließen

ORT: Kopfhaut; Milchschorf; Hände; zwischen den Fingern

Neurologische Erkrankungen infolge unterdrückter Hautausschläge (*Cupr.*, *Zinc.*)

JUGLANS CINEREA

Trockene, rissige Haut, die sich leicht entzündet

Prickeln oder Brennen mit Juckreiz in den Händen und Extremitäten

Schlimmer: Hitze; Bettwärme

Besser: Kratzen

ÄUSSERE ERSCHEINUNG: rote, gereizte Haut, die häufig aufspringt

ORT: Hände, besonders am Handrücken; Handgelenk; Gesicht; Sakrum

LYCOPODIUM

Krustenartige Hautausschläge, die nach Kratzen nässen und feucht werden

Kratzt, bis die Haut blutet oder nässt.

Schlimmer: Hitze; Kratzen

ORT: Kopfhaut; Mundwinkel; an Unterarm, Hand und Fingern

MANGANUM

Starkes Ekzem mit ungeheurem Juckreiz

Kratzt, bis die Haut roh ist.

Schlimmer: **Schweiß; Bad im Meer; Menses** oder Klimakterium; mit Amenorrhœ; Diabetes

Besser: Kratzen; Wärme

ÄUSSERE ERSCHEINUNG: Blasen, die sich durch Kratzen öffnen und Krusten bilden

ORT: Gelenke; Ellenbeuge und Daumen; Mundwinkel, Nase; Juckreiz an der Handfläche – besser, wenn der Patient daran leckt (Hahnemann)

MEDORRHINUM

Eines der wichtigsten Arzneimittel **für Kinder mit Ekzem seit der Geburt** (oft in Verbindung mit Asthma)

Starker Juckreiz, veranlasst oft zum Kratzen, bis es blutet.

Schlimmer: Daran denken; nachts

Schwere Windelausschläge in der Anamnese: rot mit scharf umrissenem Rand

MERCURIUS

Flecke von feuchtem Ekzem, die sich ausbreiten und helle fleckige Haut

Kratzt, bis es blutet.

Brennen durch Kratzen oder Berührung

Schlimmer: nachts; Bettwärme; beim Schwitzen; Waschen; Entkleiden

ORT: Unterarme; Kniekehlen; Achselhöhlen

NATRIUM MURIATICUM

Ekzem mit Blasenbildung und intensivem Juckreiz

Die Blasen nässen, es handelt sich um eine wässrige oder eiweißartige Flüssigkeit nach Kratzen.

Schlimmer: Hitze; Menses; Anstrengung; Baden im Meer; übermäßig großer Salzgebrauch

Nach Kummer oder unterdrückten Emotionen

Besser: Kälte

ÄUSSERE ERSCHEINUNG: Kleine Blasen platzen, wenn man kratzt, danach wird die Stelle roh, heilt mit Krustenbildung und wird rissig.

ORT: **Haaransatz;** zwischen den Fingern; in der Leistengegend, wo die Oberschenkel aneinander reiben

OLEANDER

Hautausschläge vor allem am Kopf und im Gesicht

Borken an der Kopfhaut, die nässen, wenn man sie abhebt (*Mez.*)

Kratzt, bis die Haut roh ist.

Schlimmer: deutliche Verschlimmerung durch **Orangen, Zitrusfrüchte oder andere säurehaltige Nahrungsmittel wie Tomaten**
Kalte Luft; Entkleiden, Bettwärme; leichtes Schaben
ÄUSSERE ERSCHEINUNG: **riesige Flocken** – bis zu 5cm groß
ORT: Die Kopfhaut schuppt sich (Schuppen oder Psoriasis).
Die Gesichtshaut ist sehr rauh oder rissig, besonders bei Kindern.

Pulsatilla

Ekzem mit deutlicher Wechselhaftigkeit der Symptome
Brennen und Stechen in Verbindung mit Juckreiz
Schlimmer: abends, besonders abends im Bett
Bettwärme
Kratzen; wandernder Juckreiz
Menses; unterdrückte Menses
Besser: frische Luft
ORT: am Rücken, besonders zwischen den Schulterblättern
Nacken; zwischen den Fingern

Rhus toxicodendron

Heftig juckendes Ekzem, oft mit Nässen oder Absonderung
Beginnt als winzige Blasen, die stark jucken und aufplatzen, wenn man sie kratzt, und ein wässriges Sekret absondern. Der Ausschlag trocknet dann, bildet eine Kruste und wird oft rissig.
Brennen oder Prickeln in Verbindung mit Juckreiz
Schlimmer: morgens im Bett; nasskaltes Wetter (*Dulc.*); kalte Luft; **Durchnässung;** Warmwerden im Bett
Besser: **kochendheißes Wasser über den Ausschlag laufen lassen**
ÄUSSERE ERSCHEINUNG: Blasen – klein bis mittelgroß; harte, dicke Haut; Risse
ORT: Arme und Hände; Genitalbereich

Rhus venenata

Linderung durch kochendheißes Wasser (*Rhus-t.*)

Der Ausschlag ist aufgesprungen und verdickt, oft mit Absonderung einer dünnen gelblichen Flüssigkeit.

Sepia

Ekzem beinahe immer in Verbindung mit dicken Ausschlägen oder allgemein verdickter Haut

Schlimmer: Winter; Waschen; vor der Menses; Klimakterium; Stillen; Reibung der Kleidung; Warmwerden im Bett

Besser: Kratzen, bis die Haut roh ist; leichte Wärme

Äussere Erscheinung: Blasen; verdickte und verhärtete Haut

Ort: Hautfalten; Genitalien; Perineum; um Lippen oder Nase

Weitere wichtige Arzneimittel, die bei Ekzem in Betracht kommen, sind: *Acidum nitricum*, *Arsenicum jodatum*, *Carcinosinum*, *Causticum*, *Dulcamara*, *Hepar sulfuris*, *Kalium arsenicosum*, *Kalium jodatum*, *Kalium sulfuricum*, *Natrium sulfuricum*, *Phosphorus*, *Silicea* und *Thuja*.

PSORIASIS

Psoriasis ist für die meisten Patienten ein kosmetisches Problem. Juckreiz oder Unbehagen sind oft geringfügig. Außerdem variieren die Symptome oft stark je nach Belastung, Jahreszeit und anderen Verletzungen oder akuten Krankheiten. In leichteren Fällen ist Psoriasis in der Regel eine sekundäre Beschwerde, und der Patient kommt wegen anderer, tiefer liegender Erkrankungen in die Praxis. Patienten mit diesem Krankheitsmuster müssen gewarnt werden, dass die Psoriasis sich wahrscheinlich in den ersten Monaten der homöopathischen Behandlung verschlimmern wird.

In Fällen, die spezifisch zur Behandlung von Psoriasis kommen, ist die Krankheit in der Regel aggressiver. Viele dieser Patienten leiden außerdem an psoriatischer Arthritis zusätzlich zu den Hautschäden. Wenn wir im Frühstadium der Erkrankung mit der homöopathischen Behandlung beginnen können, ist eine vollständige Heilung zu erwarten. Die Prognose für Psoriasis ist jedoch schlecht, wenn die Krankheit bereits lange besteht (über 10 Jahre lang), und besonders wenn viel Unterdrückung stattgefunden hat.

BEHANDLUNG

Wenn der Patient nur örtlich angewandte allopathische Medikamente verwendet, ist die Behandlung der Psoriasis normalerweise unkompliziert. Weil Psoriasis in der Regel weniger symptomatisch ist als das Ekzem, ist für viele Patienten ein Absetzen der allopathischen Medikamente vor Beginn der homöopathischen Behandlung erträglich. Es ist immer weise, nach dem Absetzen der Medikamente drei bis vier Wochen zu warten, bevor man das Arzneimittel gibt. Auf diese Art wird das volle Ausmaß der Erkrankung sowohl für den Patienten als auch für den Homöopathen sichtbar. Außerdem können wir nur dann zwischen einer Erstverschlimmerung und einfachen Rückfällen unterscheiden, wenn wir diesen behandlungsfreien Zeitraum haben, bevor wir ein homöopathisches Mittel geben. Als Alternative kann man sich dazu entschließen, den Patienten zu behandeln, während die allopathischen Medikamente weiterhin genommen werden und diese erst dann reduzieren, wenn das Arzneimittel eine klare Wirkung zeigt. Wenn der Patient in beträchtlichem Maße an psoriatischer Arthritis leidet, sollten wir stärker auf dem Absetzen der lokal-äußerlichen Behandlung bestehen.

Wenn der Patient systemische Medikamente bekommt, ist die Behandlung schwieriger. Systemische Medikamente sich in der Regel hartnäckigeren Fällen vorbehalten oder werden Patienten gegeben, die zunehmend stärkere allopathische Behandlung benötigt haben. Das bedeutet, dass die Erkrankung tiefer verwurzelt ist und oft seit längerem besteht. Außerdem haben systemische Kortisone, die am häufigsten verwendeten systemischen Medikamente in diesen Fällen, eine stark unterdrückende Wirkung auf die Symptome sowie auf die Wirkung des homöopathischen Arzneimittels. Allopathen haben ebenfalls entdeckt, dass Methotrexat eine ausgeprägte Wirkung bei Psoriasis hat. Die Anwendung dieses Medikaments mit stark immunsupressiver Wirkung über einen längeren Zeitraum macht die homöopathische Behandlung noch komplizierter oder beinahe unmöglich. Nur sehr erfahrene Homöopathen sollten die Behandlung eines solchen Patienten in Erwägung ziehen.

Therapeutische Hinweise für Psoriasis

Homöopathie

- Denken Sie daran, dass sich Psoriasis normalerweise in den Sommermonaten bessert. Wenn also unser Arzneimittel im Sommer zu wirken scheint, aber die Symptome im Herbst wiederkehren, ist es vermutlich unklug, die Behandlung mit demselben Arzneimittel fortzuführen.
- Bei Patienten, die keine allopathischen Medikamente nehmen, ist es in der Regel am besten, eine Einzeldosis in einer mittleren Potenz zu geben, wie etwa C30 oder C200. Wenn allopathische Unterdrückung über einen langen Zeitraum stattgefunden hat, ist die C30 zu bevorzugen, um eine starke Erstverschlimmerung zu vermeiden.
- Wenn der Patient systemische Kortisonpräparate einnimmt, können wir eine C200 geben, wenn der Fall klar ist – oder eine C30, wenn das Arz-

neimittelbild weniger deutlich ist. In beiden Fällen geben Sie dasselbe Arzneimittel als tägliche Dosis in einer C9 oder C12, um die Antidotwirkung durch das Kortison hinauszuzögern.

NATURHEILKUNDE

- Zumal bei Psoriasis-Patienten der Fettstoffwechsel verändert ist, wird eine fettarme Diät empfohlen – insbesondere eine vegetarische Diät.
- Der Zusatz von Leinöl oder Primelöl in der Ernährung ist hilfreich.
- Betakarotin (25.000 Einheiten tägl.), Zink (50 mg tägl.) und Selen (100 mcg tägl.) werden empfohlen.
- Mariendistelextrakt (300 mg 3 x tägl.) hilft manchen Patienten, die an Psoriasis leiden.
- Gute Darmfunktionen können die Symptome verringern. Faserreiche Diät, Obst und viel gereinigtes Wasser unterstützen dieses Ziel. Milde Laxantien auf pflanzlicher Basis können in hartnäckigeren Fällen verwendet werden.

ALLOPATHIE

- Die topische Anwendung von Vitamin A-Salbe (Arovit, Retinol, A-Mulsin) kann helfen, ohne die homöopathische Behandlung zu stören.
- Mildere lokal anwendbare Kohlenteerprodukte werden oft ertragen, selbst während der homöopathischen Behandlung. Ultraviolette Bestrahlung kann helfen, ohne die Wirkung des Arzneimittel zu stören.
- Lokal anwendbare Kortisone lassen sich ebenfalls in vielen Fällen verwenden, ohne die Wirkung des homöopathischen Arzneimittels zu beeinträchtigen. Es ist oft gut, dem Patienten zu erlauben, die Kortisone in sehr empfindlichen Bereichen anzuwenden (Genitalien, Gesicht, Hautfalten) während dem übrigen Körper gestattet wird, die Krankheitssymptome auszudrücken.
- Bei Patienten, die systemische Kortisone einnehmen, sollten wir die Dosierung sehr langsam herabsetzen, in der Regel nur 20% alle 10 Tage. Wenn starke Rückfallsymptome auftreten, und über vier bis fünf Tage hinaus weiterhin anhalten, sollten wir in Betracht ziehen, die letzte höhere Dosis für weitere 10 Tage fortzusetzen. In manchen Fällen mag es

zwar gut gehen, wenn man die Kortisoneinnahme rascher senkt, in vielen Fällen jedoch übersteigen die Rückfallsymptome die Toleranzschwelle oder die Erwartungen des Patienten. Die meisten Fehler werden dadurch gemacht, dass die Kortisone zu rasch abgesetzt werden.

- Bei Patienten, die Methotrexat einnehmen, ist die Hoffnung am größten, wenn man es durch Kortisone ersetzt, bevor man mit der homöopathischen Behandlung beginnt.

REPERTORIUM

Hauptrubriken für Psoriasis

Im Kapitel „Haut" unter der Überschrift **„Haut, Ausschläge, Psoriasis"** sind manche Begriffe nicht mehr gebräuchlich und bedürfen einer klaren Definition:

annularis – heilt im Zentrum und hinterlässt eine ringförmige Läsion (circinatus).
guttata – runde, kleine Flecke wie Regentröpfchen
inveterata – zusammenfließende Läsionen, die eine generalisiert indurierte und schuppige Haut hinterlassen.
nummularis – runde, münz- oder scheibenförmige Läsionen (diskoideal)
punctata – kleine, runde oder papuläre Läsionen mit einer einzelnen Schuppe darauf.

Weitere wichtige Rubriken für Psoriasis

Kopf, Hautausschläge, Psoriasis, Kopfhaut
Kopf, Hautausschläge, Schuppen (Unterrubriken)
Augen, Hautausschläge, Augenbrauen, Psoriasis, um die
Augen, Hautausschläge, Lider, Schuppen
Ohren, Hautausschläge, hinter den Ohren, schuppig
Ohren, Hautausschläge, schuppig
Ohren, Hautausschläge, schuppig, Ohrläppchen

Gesicht, Hautausschläge, Psoriasis, Augenbrauen, der
Abdomen, Hautausschläge, Schuppen
Abdomen, Hautausschläge, Schuppen, Flecken, in
Männer, Hautausschläge, Penis, Psoriasis
Männer, Hautausschläge, Penis, Vorhaut, Psoriasis
Männer, Hautausschläge, Skrotum, Psoriasis
Männer, Hautausschläge, trocken, schuppig
Brust, Hautausschläge, Achsel, schuppig
Brust, Hautausschläge, gelb, schuppig, juckende Flecken
Brust, Hautausschläge, Mammæ, Brustwarzen, schuppig
Brust, Hautausschläge, Mammæ, schuppig
Rücken, Hautausschläge, Psoriasis, Flecken
Rücken, Hautausschläge, Schuppen
Rücken, Hautausschläge, Schuppen, Schulterblatt, rechts
Rücken, Hautausschläge, Schuppen, Halsgegend, weiß
Extremitäten, deformierte Nägel
Extremitäten, Hautausschläge, Borken
Extremitäten, Hautausschläge, Ellenbogen, Psoriasis, Flecke
Extremitäten, Hautausschläge, Ellenbogen, Schuppen
Extremitäten, Hautausschläge, Finger, Fingernägel, um, Psoriasis
Extremitäten, Hautausschläge, Finger, Mittelfinger, Psoriasis
Extremitäten, Hautausschläge, Finger, Psoriasis
Extremitäten, Hautausschläge, Finger, Zeigefinger, Psoriasis
Extremitäten, Hautausschläge, Fuß, Fußrücken, schuppig
Extremitäten, Hautausschläge, Fuß, Fußsohle, Psoriasis
Extremitäten, Hautausschläge, Fußgelenk, Psoriasis
Extremitäten, Hautausschläge, Hand, Finger, zwischen, Psoriasis
Extremitäten, Hautausschläge, Hand, Handfläche, Psoriasis (Unterrubriken)
Extremitäten, Hautausschläge, Hand, Handrücken, Psoriasis, chronisch
Extremitäten, Hautausschläge, Hand, Handrücken, syphilitische Psoriasis
Extremitäten, Hautausschläge, Hand, Psoriasis diffusa
Extremitäten, Hautausschläge, Hand, Schuppen
Extremitäten, Hautausschläge, Handgelenk, Schuppen
Extremitäten, Hautausschläge, Knie, Psoriasis
Extremitäten, Hautausschläge, Knie, schuppig
Extremitäten, Hautausschläge, Oberarm, Psoriasis, schlimmer links
Extremitäten, Hautausschläge, obere Gliedmaßen, Psoriasis
Extremitäten, Hautausschläge, obere Gliedmaßen, Schuppen
Extremitäten, Hautausschläge, Schuppen
Extremitäten, Hautausschläge, Unterarm, Psoriasis

Extremitäten, Hautausschläge, Unterarm, Schuppen
Extremitäten, Hautausschläge, untere Gliedmaßen, Schuppen
Extremitäten, Hautausschläge, Unterschenkel, Psoriasis
Extremitäten, Hautausschläge, Unterschenkel, Schuppen, stellenweise
Extremitäten, Nägel, Beschwerden der
Extremitäten, Gliederschmerzen Gelenke, Psoriasis, mit
Extremitäten, verhornt, Wucherung unter den Nägeln.
Extremitäten, verkrüppelt, Fingernägel
Extremitäten, verkrüppelt, Zehennägel
Extremitäten, wellige Nägel
Haut, Ausschläge, Psoriasis, diffusa
Haut, Ausschläge, Psoriasis, inveterata
Haut, Ausschläge, Psoriasis, syphilitisch
Haut, Ausschläge, schuppig
Haut, Ausschläge, schuppig, gelb
Haut, Ausschläge, schuppig, Kleie, wie
Haut, Ausschläge, schuppig, stellenweise
Haut, Ausschläge, schuppig, weiß

ARZNEIMITTEL

◆ Hauptmittel für Psoriasis

ARSENICUM

Reizbar machende Psoriasis bei älteren, abgemagerten oder geschwächten Patienten

ORT: obere Extremitäten; Handrücken; Knie

LÄSIONEN: Psoriasis nummularis. Erhabene rote Stellen sind mit grauweißen Schuppen bedeckt.

Generalisierte, pergamentartige, trockene Haut; große Schuppen

LOKAL: brennender Juckreiz

Juckt heftig, aber brennt beim Kratzen und blutet.

Besser: Wärme; warme Anwendungen

Graphites

Psoriasis bei Kindern
Beschwerden durch unterdrückte Psoriasis
Ort: **Schuppen am Kopf und an der Kopfhaut,** besser durch Waschen; **hinter den Ohren; Genitalien; Handrücken**
Hautfalten; an den Rändern alter Narben
Läsionen: dick und weißlich; harte Haut; aufgesprungen
Läsionen können ein dickes Serum absondern.
Lokal: In der Regel blander Ausschlag, ohne Juckreiz
Starker Juckreiz und Brennen
Schlimmer: nachts; Hitze; Menses
Die Nägel sind verdickt und gedellt oder spalten sich.
Psoriasis in Verbindung mit Adipositas

Petroleum

Psoriasis mit schrecklich trockener Haut am ganzen Körper
Die Psoriasis entwickelt sich an Stellen mit Hautverletzungen oder Narben.
Ort: Hände, zwischen Fingern und Fingerspitzen; Handflächen; Skrotum; Fersen; Fußsohlen
Läsionen: dicke weiße schuppige Läsionen mit Rissen in den Hautfalten
Fissuren; wund, rot, schuppig, rissig; tiefe und blutende Risse
Lokal: Die Hände sind aufgesprungen und schmerzhaft, der Patient kann nicht damit arbeiten.
Schlimmer: **im Winter; kaltes trockenes Wetter**

Sepia

Das häufigste Arzneimittel weit und breit für Psoriasis
Läsionen: **verdickte Haut, kreisrunder Ausschlag, trocken**
Schlimmer: **im Winter**
Glänzende weiße Schuppen; Schuppen mit fettigem Aussehen
Hartnäckige Psoriasis
Dicke Borken mit Eiterung darunter

ORT: Besonders an den Genitalien oder um das Rektumherum Lider; Kinn; Gliedmaßen

LOKAL: meist ohne Juckreiz; manchmal starker Juckreiz, besonders durch Bettwärme; Brennen durch Kratzen

SULFUR

Psoriasis mit starkem oder wollüstigem Juckreiz

Psoriasis im Wechsel mit Asthma

Psoriasis und **psoriatische Arthritis** (*Aur.*, *Calc.*, *Rhus-t.*)

ORT: Hautfalten; Kopfhaut; Genitalien; Fußsohlen

LÄSIONEN: hartnäckige Psoriasis; Psoriasis nummularis; roh und erodiert;

Die Läsionen sind beinahe immer feucht oder sogar infiziert und nässend.

LOKAL: starker Juckreiz bci Psoriasis (was ungewöhnlich für die Beschwerde ist)

Schlimmer: nachts; Bettwärme; Hitze; Waschen

◆ Weitere wichtige Arzneimittel für Psoriasis

ARSENICUM JODATUM

Wird in der Fachliteratur häufig als Arzneimittel für Psoriasis erwähnt. Dies liegt eher an der Intensität der Läsion als an der Häufigkeit der Verordnung in der Praxis.

LÄSIONEN: dicke Krusten mit stark entzündeter Haut darunter

Ausgeprägtes Abschälen von Flecken mit großen Schuppen und mit roher, blutender Haut darunter

LOKAL: Juckreiz an frischer Luft

Besser: Kälte oder kalte Anwendungen

BELLADONNA

Akutes Aufflackern von Psoriasis mit entzündeter, heißer und geschwollener Haut, Fieber, vergrößerten Lymphknoten und generalisierten Schmerzen

CALCAREA CARBONICA

Trockene schuppige Borken, oft rissig

ORT: Handflächen

Psoriatische Arthritis

Verkrüppelte, wellige oder schuppige Nägel

IRIS VERSICOLOR

Psoriasis in Verbindung mit starken Kopfschmerzen oder Migräne

LÄSIONEN: unregelmäßige Flecke; glänzende Schuppen; erhabene unregelmäßige Ränder; rissig und empfindlich

ORT: rechte Seite; obere Gliedmaßen; Ellenbogen; Knie; pustulärer Ausschlag an der Kopfhaut

LOKAL: starkes Brennen; Juckreiz nachts

KALIUM ARSENICOSUM

Schwerwiegende Symptome. Hartnäckige Psoriasis

LÄSIONEN: zahlreiche kleine Flecken

Generalisierte oder hartnäckige Psoriasis

ORT:Unterarme und Vorderseite (Schienbeine) der Unterschenkel

Breitet sich von Armen und Beinen nach außen hin aus.

LOKAL: Brennen; Juckreiz

Schlimmer: Entkleiden; Wärme; nach dem Baden

KALIUM SULFURICUM

Psoriasis mit ausgeprägter Abschuppung; die Schuppen fallen in großen Mengen ab.

LÄSIONEN: gelbe Schuppen

ORT: Ellenbogen

LYCOPODIUM

Psoriasis mit trockener, rissiger Haut in den Hautfalten
ORT: Kopfhaut; Brustwarzen; Hände
LÄSIONEN: schuppig oder rissig und blutend
LOKAL: Bluten durch Kratzen
Schlimmer: Hitze
Besser: Kälte; frische Luft

MANCINELLA

Psoriasis bei Kindern nach Schreck durch Ansehen eines Horrorfilms.

MANGANUM

Psoriasis mit Verdickung und Eiterung in den Hautfalten
ORT: Hautfalten; Ellenbogen; Knie; Waden
LÄSIONEN: verdickte Haut, die fissurig wird; hartnäckige Psoriasis
Weiße, glänzende, harte, anhaftende Schuppen
LOKAL: Psoriasis mit Verschlimmerung im Winter
Psoriasis ohne Juckreiz; starker Juckreiz an schwitzenden Stellen

MEDORRHINUM

Psoriasis bei Kindern und jungen Erwachsenen
ORT: Ellenbogen; Handflächen; zwischen den Fingern
LÄSIONEN: schuppige, trockene Hautausschläge; kupferne oder gelbe Verfärbung des Bereichs, nachdem die Stelle abgeheilt ist
LOKAL: **besser durch Baden im Meer**

MERCURIUS

Trockene – oder häufiger – feuchte Läsionen bei Psoriasis
ORT: Hände; Handflächen; Flecke an den Beinen; im Nacken
Flecke über den ganzen Körper verteilt (guttata)
LÄSIONEN: leicht eiternde Läsionen mit übelriechender Absonderung; gelbe, schmutzig aussehende Borken
LOKAL: Juckreiz durch Schwitzen

MEZEREUM

Psoriasis mit feinen weißen Schuppen, die große Bereiche bedecken

ORT: Kopfhaut; Rücken; Handfläche

LÄSIONEN: feuchte oder nässende Hautausschläge; trockene, feine Borken

Dicke Krusten mit Eiter darunter; geschwürige Borken

LOKAL: Hautausschläge mit fürchterlichem Juckreiz

Schlimmer: Hitze; nach Kratzen

Die Haut brennt erheblich.

Besser: an der frischen Luft

NATRIUM MURIATICUM

Psoriasis nach Kummer (*Staph.*)

ORT: Kopfhaut; Haaransatz

LÄSIONEN: weiße Schuppen

LOKAL: Juckreiz und sehr schuppig

Schlimmer: Baden im Meer; Sonne; nach Kratzen

ACIDUM NITRICUM

Besonders übelriechende Psoriasis

ORT: kleine Flecken (guttata); Skrotum

LÄSIONEN: dicke Haut; schuppige Stellen und Borken mit tiefen Rissen

LOKAL: schmerzhafte Läsionen, Stiche in den Borken

Schlimmer: nachts; im Winter; bei Wetterumschwung

OLEANDER

Psoriasis, besonders der Kopfhaut

Schlimmer: saure Nahrung: Tomaten, Orangen

LÄSIONEN: trockene, große (sogar riesige) Schuppen, die von der Kopfhaut fallen

LOKAL: Juckreiz und Brennen

Schlimmer: nachts; kalte Luft

Phosphorus

Trockene Flecke mit Schuppen, die sich leicht ablösen und bluten
Ort: **Augenbrauen; Handflächen und Fußsohlen;** Ellenbogen; Knie; Unterschenkel
Läsionen: trockene Schuppen mit starker Abschuppung; Ichthyose
Lokal: starkes Brennen, besonders durch Kratzen
Die Borken bluten stark durch Kratzen oder wenn man sich anstößt.

Phytolacca

Die typischen *Phytolacca*-Läsionen haben eine deutliche purpurne Färbung an der Basis.
Die Haut unter der Stelle ist schrumpelig oder zusammengezogen.

Psorinum

Extrem übelriechende Hautausschläge von schmutzigem Aussehen
Ort: Hautfalten; Hände
Läsionen: Schuppen und trockene Ausschläge
Lokal: psoriatische Läsionen
Schlimmer: durch Geschirrspülen; Waschen in kaltem Wasser Im Winter; nach Impfung
Juckende Läsionen
Schlimmer: kalte Luft; Bettwärme; nachts; Wolle

Radium bromatum

Entzündete, rote und schmerzhafte Stellen
Ort: Penis und Skrotum; Arme; Taille; Psoriasis diffusa
Läsionen: kreisrunde Hautausschläge
Lokal: starker Juckreiz und Brennen
Schlimmer: 17 Uhr; nachts; Bettwärme; Waschen

RHUS TOXICODENDRON

Trockene; rote, rauhe, rohe Haut bei Psoriasis
ORT: Unterarme; Hände; Handrücken
LÄSIONEN: Psoriasis diffusa; hartnäckige Psoriasis
LOKAL: erheblicher Juckreiz
Schlimmer: Bettwärme; Waschen; Kratzen
Besser: kochendheißes Wasser

SARSAPARILLA

Psoriasis an den Händen mit sehr rissiger Haut
ORT: Handflächen; Handrücken; Füße
LÄSIONEN: verdickt und rissig; leichte Eiterung
Juckreiz tritt beim Kratzen an anderer Stelle auf.

SELENIUM

Clarke betrachtete *Selenium* als eines der wichtigsten Arzneimittel für Psoriasis an den Handflächen. Runzlige, faltige Handflächen

SILICEA

Psoriasis mit trockener, harter Haut in großen Flecken
ORT: Kopfhaut und Hinterhaupt; Zervikalbereich; Lider; Unterarme
LÄSIONEN: hartnäckige Psoriasis; Läsionen, die leicht eitern
LOKAL: Läsionen infizieren sich nach Kratzen. Psoriasis am Ort alter Narben

STAPHISAGRIA

Wenn emotionale Unterdrückung oder Kummer zu hartnäckiger Psoriasis führen, müssen wir an Staphisagria (und auch an *Nat-m.*) **denken.**
ORT: Kopfhaut, bes. am Hinterkopf

TELLURIUM

Gilt als Arzneimittel für ringförmige Psoriasis
Schuppen, unter denen es blutet

THUJA

Feuchte oder fettige Haut mit Ausschlag an bedeckten Partien
ORT: Skrotum und Innenseite der Oberschenkel
LÄSIONEN: weiße Schuppen; heilt am Zentrum und hinterlässt einen Ring (annulär).
LOKAL: juckende Flecken
Schlimmer: kaltes Baden

THYROIDINUM

Psoriasis in Verbindung mit Adipositas (Bœricke)
Psoriatische Arthritis (Künzli)

Weitere wichtige Arzneimittel für Psoriasis sind unter anderem: *Aurum*, *Aurum muriaticum*, *Baryta carbonica*, *Borax*, *Calcarea sulfurica*, *Kalium bichromicum*, *Ledum*, *Natrium sulfuricum*, *Nuphar*, *Pulsatilla*.

RISSIGE HAUT

Rissige Haut kann die Folge verschiedener Hautbeschwerden sein, insbesondere bei Ekzem und Psoriasis. Wenn die Symptome des Patienten hauptsächlich in Juckreiz bestehen, ist es hilfreicher, die Bemerkungen im Ekzem-Kapitel zu beachten. Rissige Haut ist eine weniger bösartige Form der Hautkrankheit. Verschlimmerungen bei dieser Beschwerde sind weniger stark. Die äußere Anwendung von Feuchtigkeitscremes und Leinöl sind hilfreich und beeinträchtigen die homöopathische Behandlung nicht. Auch Primelöl (zwei Kapseln 3 x tägl.) und Rotklee-Tee können den Heilungsprozess unterstützen.

ARZNEIMITTEL

◆ Hauptmittel für rissige Haut

PETROLEUM

Die Risse sind oft tief, schmerzhaft und blutig.

Schlimmer: in den Wintermonaten (*Calc., Sep.*)

Besonders betroffen sind Hände und Finger.

Risse im Bereich der Fingerspitzen, Knöchel, Handseiten und Handgelenke, aber weniger häufig an den Handflächen oder anderswo am Körper

Arbeiter oder Personen, die wiederholt mit Chemikalien an den Händen in Berührung kommen – Fotografen, Friseure usw.

Schmerzhafte Risse – der Patient vermeidet es, die Hände oder Finger zu beugen aus Furcht, die Haut durch die Spannung aufzureißen.

GRAPHITES

Risse, die ein honigartiges Sekret absondern

Die Haut ist dick oder sogar hornhautbildend.

Die häufigsten Orte sind Hände und Fingerspitzen, Ellenbeugen und Kniekehlen, hinter den Ohren, die Lippen.

Die Risse entwickeln am Übergang von Haut und Schleimhäuten.

◆ Weitere wichtige Arzneimittel für rissige Haut

CALCAREA CARBONICA

Rissige Hände, besonders im Winter (*Petr.*, *Sep.*)

Schlimmer: durch Waschen

JUGLANS CINEREA

Leicht zu verwechseln mit *Petroleum.*

Tiefe Risse an den Fingern und besonders am Handrücken

LYCOPODIUM

Risse an den Fersen, besonders an der Seite oder Rückseite der Ferse – gerade am Rand, wo die Ferse auf den Boden auftritt

ACIDUM NITRICUM

Schmerzhafte Risse in der Haut

Tiefe und blutige Risse (*Petr.*)

Risse an den Händen und am Übergang von Haut und Schleimhäuten

Analfissuren oder Risse an Lippen und Genitalien

SARSAPARILLA

Schmerzhafte Risse an den Füßen, aber auch an den Händen und Fingern

Brennende Schmerzen in den Rissen

Die Haut ist dick und lederartig.

Die Risse folgen vielleicht nicht den Gelenkfalten, sondern verlaufen eher quer zur Hautfaserung.
Rissige Haut in Verbindung mit rezidivierender Zystitis

SEPIA

Risse an beiden Händen und um das Rektum oder im Genitalbereich
Schlimmer: Händewaschen; im Winter

Weitere wichtige Arzneimittel für rissige Haut sind: *Calcarea fluorica*, *Carboneum sulfuratum*, *Condurango*, *Acidum fluoricum*, *Hepar sulfuris*, *Pulsatilla*, *Rhus toxicodendron*, *Silicea*, *Sulfur*.

URTIKARIA

Die meisten Urtikariafälle, die in die homöopathische Behandlung kommen, werden bereits allopathisch mit Antihistaminika behandelt. Wenn der Fall mit angioneurotischem Ödem einhergeht, ist es am besten, mit der homöopathischen Behandlung zu beginnen, bevor man das Antihistaminpräparat absetzt. In jedem Fall, in dem die Nesselsucht in jüngerer Vergangenheit und mit großer Hartnäckigkeit auftritt, ist es wichtig, den Patienten auf verborgene Erkrankungen wie Krebs, Bindegewebskrankheiten, Parasiten usw. zu untersuchen. Man sollte nachforschen (leider oft ohne Ergebnis), ob der Patient seit kurzem neue Produkte im Haushalt verwendet oder neue Nahrungsmittel eingeführt hat. Häufige Substanzen, die Störungen verursachen sind: Nahrungsmittelzusätze (Sacharin, BHA, BHT, Sulfit, Lebensmittelfarbstoffe, Menthol); lokale Anästhetika (wie Novocain); Medikamente (Penizillin, Aspirin, Sulfonamide, Opiate, Insulin, Gold); Fluoridpräparate; jodhaltige Präparate. Brennesselkapseln oder -tee (6 Kapseln tägl.) können unterstützend wirken, ebenso Vitamin C (bis zu 1000 mg 3 x tägl.), Multivitamine, Knoblauchkapseln. Der Patient sollte Alkohol, Süßigkeiten und Koffein vermeiden.

ARZNEIMITTEL

◆ Hauptmittel für Urtikaria

APIS

Bei einem Drittel aller Fälle generalisierter Urtikaria ist *Apis* indiziert.

Die Hautläsion ist geschwollen, heiß, rot und juckt stark oder brennt.

Schlimmer: **Überhitzung;** heiße Dusche; Leibesübungen; oft nachts verschlimmert

Besser: **Kälte oder kalte Anwendungen**

Oft sind das Gesicht und der Mund oder Hals gleichzeitig betroffen. **Starke Schwellung der Lippen oder um die Augen herum, mit Übergang in Larynxödem und sogar bis hin zum anaphylaktischen Schock.**

CHLORALUM

Intensive Nesselsucht in Verbindung mit Schlaflosigkeit

Die Augen schwellen an und brennen; ausgeprägter Juckreiz am inneren Augenwinkel

ORT: Extremitäten; Gesicht, um die Augen herum

Schlimmer: nachts; Wein; durch leichtes Frösteln

Besser: tagsüber; Wärme

NATRIUM MURIATICUM

Rezidivierende oder chronische Urtikaria mit starkem Brennen und Empfindlichkeit

LÄSIONEN: weiße Urtikaria

ORT: an den Gelenken; Fußgelenke; Hände

Schlimmer: **emotionaler Stress; Überhitzung;** durch Leibesübungen; vor der Menses (*Kali-c.*, *Dulc.*); am Meer; Reiben

Rhus toxicodendron

Knallrote, große Flecke mit prickelndem Juckreiz

Ort: Handrücken und Außenseite der Unterarme

Schlimmer: Durchnässung; kalte Luft; Herbst; Reiben; Fieber

Besser: während des Schwitzens; kochendheißes Wasser

Urtikaria mit rezidivierendem Fieber

Urtikaria bei Erkrankungen des Bindegewebes, Rheumatismus

Urtica urens

Urtikaria mit Stechen, Brennen

Starker Juckreiz mit ständigem Bedürfnis zu reiben

Ort: Kopfhaut; Hände; Finger

Läsionen: weiße oder blasse erhabene Quaddeln mit rotem Hof

Schlimmer: Hitze; heißes Baden; Anstrengung; Verzehr von Meeresfrüchten (*Astac.*)

Aufstehen vom Liegen

Besser: Liegen; Reiben

Urtikaria in Verbindung mit Rheumatismus

◆ Weitere wichtige Arzneimittel für Urtikaria

Antimonium crudum

Bleiche oder weiße Nesselausschläge mit rotem Hof

Starke Hitze und Brennen in der Haut

Urtikaria in Verbindung mit Magenbeschwerden

Schlimmer: Hitze; heißer Ofen. Fleisch, besonders Schweinefleisch; Essig oder saurer Wein

Antipyrin

Urtikaria kommt und geht plötzlich.

Urtikaria in Verbindung mit Tinnitus

Angioneurotisches Ödem mit Schwellung um die Augen und Tränenfluss

Ort: zwischen den Fingern und Zehen

APIUM GRAVEOLENS

Magenschmerzen und Schaudern vor dem Ausbrechen eines Nesselausschlags

Magenschmerzen werden besser, wenn der Nesselausschlag ausbricht.

LÄSIONEN: Urtikaria mit stechendem Juckreiz

ORT: rascher Ortswechsel

ARSENICUM ALBUM

Brennende Urtikaria mit starken Frostschauern

LÄSIONEN: längliche Quaddeln

Schlimmer: nachts; kalte Luft; Fisch

Besser: Wärme; Anstrengung

Urtikaria in Verbindung mit Übelkeit oder Diarrhœ (oder beidem)

ASTACUS

Diffuse Urtikaria

ORT: Knie; Innenseite der Oberschenkel; Brust; Rücken; Arme

Schlimmer: Fisch oder Muscheln

Leberschmerzen oder -beschwerden in Verbindung mit Urtikaria (*Myric.*)

BELLADONNA

Schmerzhafte Urtikaria, die rot und heiß ist und plötzlich ausbricht

ORT: Innenseite der Glieder; Gesicht

Urtikaria in Verbindung mit Metrorrhagie

BOVISTA

Urtikaria mit systemischer Reaktion und Toxizität

Schlimmer: morgens beim Erwachen; Erregung; Baden; Überhitzung durch Leibesübungen

Stupor, Starren, selbst Delirium mit Urtikaria

Urtikaria in Verbindung mit Diarrhœ, Metrorrhagie, Rheumatismus

Calcarea carbonica

Chronische und rezidivierende Urtikaria
Urtikaria bei Kindern
Schlimmer: feuchtes Wetter; Milch
Besser: kühle oder frische Luft

Chamomilla

Empfindliche, schmerzhafte Urtikaria
Urtikaria bei reizbaren, mürrischen oder verdrießlichen Kindern
Schlimmer: Berührung; **Abneigung gegen Annäherung**

Conium

Urtikaria mit starkem Brennen
Schlimmer: heftige Anstrengung; Kratzen

Copaiva

Unerträglicher Juckreiz bei Urtikaria in großen roten Flecken
Hände und Gesicht sind rot und geschwollen.
Schwere Kopfschmerzen bei Urtikaria
ORT: Stirn; Gesicht; Lider und um die Augen herum; Handrücken
Schlimmer: nachts; Verzehr von Muscheln; bei Kindern (*Calc.*)

Crotalus cascavella

Aggressive Urtikaria von riesigem Ausmaß (*Bell., Kali-i., Med.*)
Die Haut ist hochempfindlich gegen Kleidung oder Druck, oft werden Nesselausschläge an der Berührungsstelle erzeugt.
Knallrote große Flecke (8 bis 10 cm), die sich bilden, wenn die Quaddeln ineinander überfließen

Dulcamara

Urtikaria zusammen mit anderen allergischen Reaktionen
Schlimmer: kalte Luft; feuchte Witterung; im Herbst; Menses; nach Kratzen; durch sauren Magen
Besser: Wärme; kaltes Waschen

Elaterium

Ausgeprägte Urtikaria in Verbindung mit rezidivierendem Fieber
Besser: Reiben des betroffenen Bereichs

Hepar sulfuris

Chronische oder rezidivierende Urtikaria
Läsionen: stechende Urtikaria in kleinen, feinen Flecken, in Gruppen angeordnet
Ort: Hände; Finger; Gesicht; Kopfhaut
Schlimmer: kalte Luft; Anstrengung; Berührung; vor oder während der Frostschauer

Ignatia

Nesselausschlag durch starke emotionale Erregung oder Kummer
Urtikaria während Fieber

Kalium jodatum

Urtikaria mit riesigen, deutlich erhabenen Quaddeln
Schlimmer: Hitze; Leibesübungen; am Meer; Winter
Besser: Kälte oder kaltes Baden

Lachesis

Heftige Urtikaria mit dunkelrotem oder sogar purpurnem Ausschlag
Schlimmer: linke Körperseite; Hitze; heißes Baden; Klimakterium
Besser: kalte Luft; während der Menses

Medorrhinum

Urtikaria in großen zusammenfließenden Quaddeln
Schlimmer: Druck der Kleidung
Besser: Baden im Meer

Myrica

Leberkrankheit in Verbindung mit Urtikaria

PULSATILLA

Rote, heiße, geschwollene Urtikaria
Brennende, juckende Urtikaria begleitet Heuschnupfen und Asthma (*Apis*).
Schlimmer: nachts; Hitze; Leibesübungen; Entkleiden; gehaltvolle Speisen; Schweinefleisch; Obst; unterdrückte Menses; in Verbindung mit Diarrhœ
Asthma als Folge unterdrückter Urtikaria

ACIDUM SALICYLICUM

Urtikaria mit angioneurotischem Ödem und Dyspnœ
Heiße, brennende Haut
Besser: durch Kälte

SEPIA

Chronische oder periodisch rezidivierende Urtikaria
Schlimmer: nachts; frische oder kalte Luft; Gehen im Freien; Baden; Menses; Klimakterium; während Hitzewallungen
Besser: Wärme; durch Leibesübungen bzw. Körperliche Anstrengung
Starke Übelkeit während Urtikaria

SULFUR

Urtikaria mit starkem Brennen
ORT: Hals; Oberschenkel; Unterschenkel; Füße; Hände
Schlimmer: nachts; Bettwärme; Hitze; Leibesübungen
Besser: kalte Luft; kalte Anwendungen

VESPA

Heftige Urtikaria mit angioneurotischem Ödem
Der Körper ist mit brennenden, stechenden Quaddeln übersät.
Besser: Waschungen mit Essig

GIFTSUMACH

Unsere Kollegen in Europa können dieses Kapitel überspringen. Giftefeu und Giftsumach sind in Amerika heimisch, allerdings gibt es in jedem Kontinent ähnliche Formen von Dermatitis. Rhusvergiftung tritt durch Hautkontakt mit den Uruschiol-Säften in der Pflanze auf (die auch im Sumach vorkommen). Die Blasenausschläge, die darauf folgen, werden bei jedem weiteren Kontakt zunehmend stärker. Viele Patienten werden so empfindlich, dass sogar die Berührung eines Haustieres, das mit der Pflanze in Kontakt gekommen ist, eine schreckliche Reaktion hervorrufen kann. Personen, die am stärksten reagieren (ebenso wie Überreaktionen auf Floh- oder Insektenstiche), sind oft Patienten, bei denen das psorische Miasma im Vordergrund steht.

BEHANDLUNG

Die Beschwerde ist in der Regel geringfügig und kurzlebig (die Reaktion klingt oft innerhalb von 10 Tagen ab) und bedarf keiner homöopathischen Behandlung. Am besten bewahrt man die homöopathische Behandlung für schwere Fälle auf, besonders gilt dies für Patienten, die sich in Konstitutionsbehandlung befinden. Wenn der Juckreiz sehr stark ist, müssen wir vorsichtig behandeln und warten, bis das Symptomenbild klar ist. Es ist besser, nicht sofort bei jeder Rhusvergiftung zum potenzierten *Rhus toxicodendron* zu greifen. Dies verschleiert das Symptomenbild nur.

Viele Leute, sogar Ärzte sind verwirrt über den Mechanismus der Ausbreitung des Ausschlags. Das Ausmaß der Läsion findet nur durch äußerliche mechanische Verteilung der Pflanzensäfte statt – besonders durch die Finger beim Kratzen. Es „gelangt nicht in den Blutkreislauf." Schwerere Vergiftungen können auftreten, wenn der Patient den Rauch von brennendem Giftsumach einatmet. Die inneren Schleimhäute sind ebenso empfindlich gegen das Uruschiol wie die Haut, und es kann schwerwiegende Entzündungen der Lungen und Bronchien verursachen (daher ist *Rhus toxicodendron* ein Arzneimittel für Bronchitis und Pneumonie).

Therapeutische Hinweise für Giftsumach

Homöopathie

- Eine gute Dosierung ist eine C30, drei- bis viermal täglich mehrere Tage lang. Wenn das Symptomenbild intensiv und klar ist, wird eine Einzelgabe einer C200 oft ausreichen, um die Beschwerde zu beheben.
- Wenn kein klares Symptomenbild entsteht, aber der Patient sehr leidet, wird eine Wiederholung des Konstitutionsmittels oft Linderung verschaffen.

Naturheilkunde

- Wenn sich neue Ausschläge entwickeln, bedeutet es, dass die Säfte noch in Kontakt mit der Haut sind. Das Uruschiol bildet eine chemische Verbindung mit der Haut und braucht ein starkes Reinigungsmittel zur Entfernung. „Fell's Naphtha" ist eine ausgezeichnete Seife zur Entfernung der Pflanzensäfte. Man sollte zwei- bis dreimal täglich mit warmem, nicht mit heißem Wasser waschen. Festes Streichen ist zu empfehlen, aber nicht mit rauhem Material, das die Haut aufschaben und den Säften ermöglichen kann, in tiefere Hautschichten einzudringen.
- Wenn die Beschwerde relativ mild ist, kann sich der Patient oft mit Hafermehlbädern oder mit Backpulver im Badewasser Linderung verschaffen. Am besten nimmt man kein Bad, bis das Uruschiol vollständig abgewaschen ist. Sonst können sich die Säfte leicht über weichere und empfindlichere Bereiche ausbreiten.

Allopathie

- Die Anwendung von Antihistaminika abends vor dem Schlafengehen ermöglicht es Patienten oft, Schlaf zu finden und beeinträchtigt die Wirkung des Konstitutionsmittels selten.
- Äußerlich angewendetes Kortison beeinträchtigt die Wirkung des Konstitutionsmittels normalerweise nicht, aber es verschleiert nützliche Symptome, die zu dem korrekten Arzneimittel für die Beschwerde führen könnten. Wenn es unwahrscheinlich ist, dass der Patient häufig mit

der Pflanze in Kontakt kommt, sind lokal angewandte Kortisone in der Regel unschädlich.

- Aber wenn der Patient regelmäßig in Gebieten wandert, wo die Pflanze wächst oder in einem solchen Gebiet lebt, so führen wiederholte Kortisonanwendungen, die das Exanthem unterdrücken, zu zunehmend aggressiveren Symptomen bei jedem erneuten Kontakt. Wenn anfangs nur ein leichter Juckreiz bestand, so wird daraus ein starkes Kribbeln, bis hin zu einem unerträglichen Prickelgefühl.
- Systemisches Kortison sollte nur in sehr schweren Fällen verwendet werden. Die Annahme, dass sich das Exanthem zu den Augen oder anderweitig ausbreitet, ist falsch. Wenn der Patient am Kratzen gehindert werden kann und keine Pflanzensäfte ins Auge bringt, sind derartige Ängste unbegründet.

REPERTORIUM

Die Hauptrubrik für Giftsumach

Die Hauptrubrik für diese Beschwerde ist **„Haut, Ausschläge, Rhusvergiftung"**. Wir können auch Hinweise finden, indem wir uns die Art des spezifischen Exanthems ansehen, das sich entwickelt.

Weitere wichtige Rubriken für Giftsumach

Gesicht, Hautausschläge, Blasen
Gesicht, Hautausschläge, Rhusvergiftung
Abdomen, Hautausschläge, Blasen
Männer, Hautausschläge, blasenförmig
Männer, Hautausschläge, Penis, Blasen
Männer, Hautausschläge, Skrotum, Blasen
Männer, Hautausschläge, Skrotum, juckend
Frauen, Hautausschläge, Blasen
Extremitäten, Hautausschläge, Blasen (siehe auch spezifische Stellen)
Extremitäten, Juckreiz (siehe auch spezifische Stellen)
Haut, Ausschläge, blasenförmig (Unterrubriken)
Haut, Juckreiz (Unterrubriken)

ARZNEIMITTEL

◆ Hauptmittel für Giftsumach

ANACARDIUM

Nah verwandt mit *Rhus toxicodendron*
Intensiver Juckreiz; gräbt sich die Nägel tief in die Haut
Schlimmer: Wärme; wenn man im Bett warm wird; **Kratzen**
Besser: kochendheißes Wasser; Reiben; Essen
Brennen und Stechen in der Haut nach Kratzen
LÄSION: stecknadelkopfgroße Bläschen, die größer werden; die Blasen werden zu gelben Pusteln mit rotem geschwollenem Hof. Scharlachrote, scharf umrandete Bereiche, mit Pusteln bedeckt Schließlich erhabene Krusten, die von unten her abheilen
ORT: besonders linksseitig. Hals und Rumpf; Achseln; Skrotum; Innenseite der Oberschenkel

APIS

Rhusvergiftung mit **ungeheurer Schwellung und Hitze in dem betroffenen Bereich**
Juckreiz, Brennen und stechende Empfindung
Schlimmer: durch Hitze
Besser: kalte oder eiskalte Anwendungen
LÄSION: rötliche Schwellungen ohne viel Blasenbildung
Die gesamte Umgebung wird fiebrig und geschwollen.
ORT: Gesicht, besonders um die Augen; Unterarme und Hände

GRAPHITES

Späteres Entwicklungsstadium mit verdickter Haut und Krusten
Juckreiz und brennendes Exanthem, mit Zwang zu kratzen, bis die Haut roh ist
Schlimmer: Heißwerden im Bett; nachts oder abends
Besser: sobald die Haut roh gekratzt ist
LÄSION: dicke Krusten, die Feuchtigkeit absondern oder nässen

Feuchtigkeit trocknet zu gelblichen Kristallen.
Dicke Absonderung aus dem Exanthem, gelegentlich dick wie Honig
ORT: **Gliederbeugen; Hautfalten;** Hals; Leisten

RHUS TOXICODENDRON

Reizender, stark juckender Hautausschlag, der den Patienten unruhig und nervös macht
Juckreiz und Brennen. Prickel-, Kribbelgefühl
Schlimmer: morgens im Bett; kalte Luft; Nasswerden; Kratzen; Berührung
Besser: **Baden in kochendheißem Wasser**
LÄSIONEN: winzige Bläschen, die gekratzt werden, bis die Haut roh daliegt; rote, bösartig aussehende Haut in der Umgebung größerer Blasen
Lineare Ausbreitung der Läsionen; schließlich trockene Kruste und Verdickung der Haut mit nachhaltigem Prickeln
ORT: An den Fingern; Hände; Gesicht; Leisten; Hautfalten

SULFUR

Stark juckendes Exanthem; feucht und mit Tendenz zu Sekundärinfektionen
Dunkelrote Effloreszenz mit Juckreiz und Brennen
Schlimmer: **nachts; Warmwerden im Bett; Hitze oder Schwitzen**
Waschen; Berührung mit Wolle
Besser: kühle Luft; Eisanwendungen; Abdecken
Kratzt die Haut roh und blutig, um sich Linderung zu verschaffen.
LÄSION: feuchtes, tiefrotes Exanthem; Blasen und Pusteln
ORT: Hautfalten; Ellenbeugen und Kniekehlen; Gesicht; Handflächen; die linke Seite ist am stärksten betroffen.

◆ Weitere wichtige Arzneimittel für Giftsumach

AGARICUS

Giftsumach-Exanthem mit Reizung und Juckreiz tief in oder unter der Haut

Plötzliche Stiche, Beißen, nadelartige Empfindungen mit Brennen und Juckreiz

Schlimmer: Koitus

Besser: Anstrengung

AMMONIUM CARBONICUM

Beginnt als feiner, roter oder scharlachartiger Ausschlag; Blasen entwickeln sich nach Kratzen.

Juckreiz und Stechen hindert am Schlaf

Schlimmer: nachts; 3 Uhr; Kratzen oder Reiben

Die rechte Körperseite ist stärker betroffen.

ANAGALLIS

Giftsumach-Exanthem fleckenweise, besonders an Händen und **Handflächen**

Der Ausschlag heilt langsam, schuppt sich ab und kehrt dann wieder.

Fürchterlicher Juckreiz an den Handflächen, wird nur **gelindert, wenn man sie ständig aneinander reibt.**

ARSENICUM ALBUM

Kleine, durchsichtige Blasen, die jucken, bis man sie **roh gekratzt hat**

Brennen wie Feuer, wenn die Haut roh ist.

Schlimmer: nachts; Mitternacht bis 1 Uhr morgens; kalte Luft

Besser: Hitze

Bryonia

Ausschlag mit schmerzhafter Schwellung durch Giftsumach
Rote, geschwollene, glänzende Haut mit Stechen und Juckreiz
Schlimmer: morgens beim Aufstehen; **leichte Bewegung;** Hitze; Anstrengung
Besser: völlige Ruhelage; kühle Anwendungen; steter Druck
Reizbar und elend während des Exanthems

Cantharis

Giftsumach-Exanthem mit winzigen Bläschen, die **jucken und stark brennen**
Der Juckreiz wird gelindert durch Kratzen, um dann anderswo am Körper wieder aufzutreten.
Der Juckreiz und das Brennen werden ausgelöst durch geringste Berührung mit der Kleidung.

Clematis

Blasenausschlag mit starkem Juckreiz, Stechen und Krabbeln
Schlimmer: durch Waschen; Beißen und Brennen beim Waschen

Croton tiglium

Rhusvergiftung mit unerträglichem **Juckreiz und verdickter Haut**
Schlimmer: nachts; Berührung; Waschen
Besser: kühles Baden; sanftes Reiben
LÄSION: Beginnt mit kleinen, eng aneinander liegenden Blasen auf rotem Untergrund. Wird später zu Pusteln mit gelblichem Exsudat; schließlich bilden sich dicke Borken und eine Verhärtung, die Haut ist wie straff gezogen.
ORT: **Gesicht und Genitalien;** Penis; Skrotum

GRINDELIA

War berühmt als Waschung zur äußeren Anwendung bei Rhusvergiftung.

Kann auch potenziert für brennende juckende Blasen verwendet werden.

KALIUM SULFURICUM

Rote Papeln fließen zusammen und überziehen sich mit einer gelblichen schuppigen Kruste.

Juckreiz und Stechen durch Überhitzung im Bett

MEZEREUM

Juckende und brennende Blasen sind umgeben von einem großen roten Hof.

ORT: Hautfalten; Hand- und Fußrücken

Schlimmer: nachts; Warmwerden im Bett; Baden; Entkleiden

Besser: Kälte

PETROLEUM

Blasen, die langsam größer werden, schließlich bersten und roh werden

Juckende, rauhe, trockene, verkrustete und rissige Haut

Schlimmer: nachts; kalte Luft

Besser: Wärme

Die Haut wird trocken, krustig und rissig.

PSORINUM

Viele Patienten, die für Rhusvergiftung, Moskitostiche und Dermatitis anfällig sind, brauchen antipsorische Arzneimittel.

Hautausschläge werden chronisch nach Rhusvergiftung. Schlimmer Juckreiz

Schlimmer: Wenn man im Bett warm wird; Entkleiden; frische Luft.

Kratzt den Ausschlag, bis die Haut roh ist und blutet; kann kaum aufhören.

Rhus venenata

Blasenausschlag auf rotem, entzündetem Untergrund
Schrecklicher Juckreiz und kriechende Empfindung
Gelindert durch kochendheißes Wasser

Sepia

Rhusvergiftung mit scharfer und wundmachender, reizender Absonderung aus dem Ausschlag
Schlimmer: abends; kalte oder frische Luft; im Winter; Überhitzung im Bett
Besser: Wärme; Kratzen (brennt allerdings beim Kratzen)
Ort: Hautfalten; Genitalien; Gesicht und Kopfhaut

HERPES

Es gibt dreierlei Herpesbeschwerden, mit denen wir in der homöopathischen Praxis zu tun haben: Herpes zoster, Herpes simplex Typ 1 („einfacher Herpes") und Herpes simplex Typ 2 (Herpes genitalis). Herpes zoster oder Gürtelrose ist eigentlich kein echter Herpes, weil er durch den Varicella-Virus verursacht wird (der auch Windpocken auslöst). Herpes Typ 1 und 2 sind ebenfalls Fehlbenennungen. Es stimmt zwar, dass es verschiedene Formen von Herpesviren gibt, die Typen sind jedoch nicht mehr klar durch den Angriffsort abgegrenzt. Aus diesem Grund habe ich eine Kategorie geschaffen, die ich „einfacher Herpes" nenne. Damit ist die gewöhnliche Form von Herpes labialis und Herpes im Gesicht bezeichnet, der relativ gutartig ist und früher als Typ 1 bezeichnet wurde. Die hartnäckigere und aggressivere Form von Herpes 1, der an den Genitalien auftritt, nenne ich Herpes genitalis. Alle drei Formen können äußerlich identisch aussehen, und es gibt viele Überschneidungen bei den indizierten Arzneimitteln.

Herpes zoster

Herpes zoster ist eine zeitlich in sich begrenzte Krankheit, die spontan heilt und bei einem primären Ausbruch gewöhnlich nicht länger als drei bis vier Wochen anhält. Die Homöopathie ist bei der Behandlung von Gürtelrose extrem wirkungsvoll. Insbesondere gilt dies für die Schmerzlinderung sowohl der akuten als auch der postherpetischen Neuralgien (die nicht begrenzt sind). Viele Patienten – besonders ältere Menschen – können die Standardbehandlung oder die Schmerzmittel nicht vertragen, daher kann die Homöopathie ein echter Segen sein. Gürtelrose kann auch ein Zeichen für ein geschwächtes Immunsystem sein und sollte den Ausschlag für eine gründliche Untersuchung auf verborgene Tumore, AIDS usw. geben. Meist jedoch ist Herpes zoster ein geringfügiges Übel und bedarf keiner Behandlung, es sei denn die Symptome sind sehr stark ausgeprägt.

Therapeutische Hinweise für Herpes zoster

HOMÖOPATHIE

- Wenn der Ausbruch aggressiv ist oder empfindliche Organe angreift, wie etwa die Augen, so müssen wir homöopathisch behandeln.
- Als Dosierung eignet sich eine C200 als Einzeldosis. Stattdessen kann man auch eine C30, zweimal täglich zwei bis drei Tage lang, geben.
- Bei Patienten mit postherpetischer Neuralgie, die starke allopathische Medikamente einnehmen, bevorzugen wir eine C200-Potenz, gefolgt von einer täglichen Dosis einer C9 oder C12. Auch Q-Potenzen sind eine mögliche Alternative.

NATURHEILKUNDE

- Begleitende Maßnahmen (besonders wichtig, wenn die Symptome nicht so ausgeprägt sind, dass eine homöopathische Behandlung gerechtfertigt erscheint) sind: Vitamin C (1000 mg tägl.); Lysin (500 mg, 2 mal tägl.); empfohlen werden auch Knoblauchkapseln und Shitake-Pilze.
- Empfehlen Sie dem Patienten auch, auf Nüsse, Schokolade, Mais, Gerste und anderes Getreide sowie Milchprodukte zu verzichten.
- Die lokale Behandlung mit Calendula- oder Melissen-Creme kann lindern. Teebaumöl sollte man vermeiden, da es die Wirkung der homöopathischen Arzneimittel stören kann.

ALLOPATHIE

- Die allopathische Behandlung umfasst Schmerzmittel und Aciclovir (Zovirax), die nur in Ausnahmefällen die Wirkung des homöopathischen Arzneimittels beeinträchtigen.
- Bei postherpetischer Neuralgie brauchen viele Patienten stark narkotisierende oder sogar krampflösende Medikamente wie Tegretal, welche die homöopathische Behandlung viel mehr stören.

ARZNEIMITTEL

◆ Hauptmittel für Herpes zoster

Apis

Eines der Hauptmittel für Gürtelrose im Gesicht, besonders der linken Gesichtsseite
Die Haut ist rot oder rosa, hat stark brennende Schmerzen.
Ausgeprägte Schwellung im Gesicht und besonders um das Auge
Bedeutende Linderung durch kalte Anwendungen

Arsenicum album

Brennende Schmerzen, die paradoxerweise durch Wärme gelindert werden
Ort: besonders rechtsseitig im Gesicht, am Hals oder Rumpf
Schlimmer: nachts; kalte oder an der frischen Luft
Besser: Wärme

Dolichos

Herpes zoster mit Juckreiz, Brennen und anschließender Neuralgie
Ungeheurer Juckreiz oder Brennen lange vor oder nach dem Ausbruch des Ausschlags oder **sogar ganz ohne Exanthem**
Ort: linkes Schulterblatt, Ausbreitung zur Brust; Zahnfleisch
Besser: nachts; kaltes Baden

Graphites

Große Zoster-Blasen mit starkem Brennen
Ort: linke Brustseite
Läsionen: große Blasen, die aufplatzen und ein dickes Exsudat absondern
Schlimmer: Berührung; in geschlossenen Räumen; Menses
Besser: frische Luft

IRIS VERSICOLOR

Starkes Brennen bei Ausbruch von Herpes und lebenslange Neuralgie

ORT: **rechte Seite,** besonders rechte Bauchseite

Die Beschwerde geht oft mit Magen- oder Verdauungsstörungen einher.

KALMIA

Postherpetische Neuralgie, die beginnt, wenn das Exanthem zurückgeht

Durchzuckende Stiche oder reißende, scharf-stechende Schmerzen

ORT: häufiger auf der rechten Seite; Gesicht; Schulter; Rumpf Ausbreitung das betroffene Glied herab

LACHESIS

Starke Schmerzen; glühende oder scharf-stechende Schmerzen

LÄSIONEN: **tiefroter oder purpurner Ausschlag oder Läsionen, die nach dem Abheilen eine purpurne Narbe hinterlassen**

ORT: **Beginnt unter dem linken Schulterblatt** und breitet sich zur Flanke aus; linke Seite.

Schlimmer: Hitze; nachts; stört den Schlaf

MERCURIUS

Gürtelrose erodiert die Haut und wird juckend und hochempfindlich

ORT: Abdomen („wie ein Gürtel"); Leistengegend; rechte Seite

Läsionen: erodierende oder sich ausbreitende Blasen. Das Exanthem brennt bei Berührung.

Schlimmer: nachts; Bettwärme; frische Luft; Liegen auf der schmerzhaften Seite

Mezereum

Herpes zoster mit starkem Juckreiz und Neuralgie mit brennenden Schmerzen

Neuralgische Schmerzen, die plötzlich kommen und gehen und ein Taubheitsgefühl in betreffenden Bereich zurücklassen.

Schlimmer: **nachts;** Bettwärme; Heißwerden; leichter Druck

Besser: lokale Hitze

Ort: interkostal; postherpetische Ziliarneuralgie; um Lippen und Zahnfleisch; breitet sich über die ganze rechte Gesichtseite aus.

Läsionen: kleine juckende Blasen

Kältegefühl, als würde kalte Luft in das Auge wehen

Natrium muriaticum

Gürtelrose mit großen, empfindlichen, wässrigen Blasen

Ort: Gesicht; besonders um Mund und Nase

Schlimmer: Sonne; Kummer

Prunus

Gürtelrose mit Engegefühl bzw. Empfinden von „Strammheit" und stechenden Schmerzen

Ort: Brust und Rumpf

Gesicht und Orbita, besonders auf der rechten Seite

Herpes zoster in Verbindung mit Angina pectoris

Ranunculus bulbosus

Schmerzhafter, stechender, juckender Ausschlag bei Gürtelrose, mit anschließender Neuralgie

Ort: **linke Seite, besonders der linken Brust und Flanke**

Folgt dem Verlauf der Supraorbital- oder Interkostalnerven

Schlimmer: Bewegung; Einatmen; Druck; nasses oder stürmisches Wetter

Läsionen: Blasen, die dunkelblau aussehen, gefüllt mit Serum

Harte oder „verhornte" Krusten entstehen, wenn die Blasen abheilen.

Rhus toxicodendron

Juckende, brennende, neuralgische Schmerzen

Ort: linkes Schulterblatt; rechte Seite; rechter Unter- und Oberschenkel

Läsionen: **Blasenbildung und sehr starker Juckreiz in Verbindung mit den Schmerzen**

Schlimmer: nachts

Besser: Wärme oder sogar heißes Bad; ständige Bewegung

Der Patient wird aus Unbehagen unruhig.

Sepia

Die Läsionen sind recht schmerzhaft und verhindern oft den Schlaf.

Schlimmer: kaltes Wetter; Menses

Periodischer Ausbruch von Herpes zoster

Ort: untere Extremitäten

Sulfur

Herpes zoster mit ungeheurem Juckreiz und manchmal Nässen

Ort: Flanke des Bauches, mit kreisförmiger Ausbreitung nach vorn und hinten

Schlimmer: Hitze; nachts im Bett

Thuja

Brennende und stechende Läsionen

Ort: Greift gewöhnlich das Gesicht an, aber auch Brust oder Gesäß können betroffen sein. Hauptsächlich linksseitige Gürtelrose; Brust; Arm; Abdomen

Läsionen: Rote Pickel fließen zusammen und werden zu großen Blasen.

Sehr empfindlich gegen die geringste Berührung

Schlimmer: abends

VARIOLINUM

Gilt als spezifisches Arzneimittel bei Gürtelrose mit pustelartigem Ausschlag

Postherpetische Neuralgie

EINFACHER HERPES

Zu der Entdeckung, dass Herpesläsionen durch einen Virus verursacht werden (bzw. dass Viren überhaupt existieren), kam es lange, nachdem die meisten unserer homöopathischen Fachtexte geschrieben wurden. Vieles von dem, was in der älteren homöopathischen Fachliteratur als „Herpes" beschrieben ist, gehört daher zu einer Vielzahl von Hautkrankheiten, einschließlich Candida und anderen Pilzerkrankungen, Ekzemen und anderen sekundären Hautinfektionen und dem echten Herpes simplex. Nachdem die modernen Techniken zum Nachweis von Viren entwickelt waren, wurden die als „Herpes" bezeichneten Läsionen klarer umrissen und begrenzter. Darum müssen wir versuchen, uns zu vergewissern, dass unsere moderne Definition von Herpes unser Verständnis, das wir über einen Patienten gewonnen haben, nicht verschleiern.

Fieberblasen sind eine relativ harmlose Form von Herpes simplex. Es gibt eine deutliche erbliche Tendenz bei diesen Läsionen, gehäuft in der Familie aufzutreten. Unter einer Konstitutionsbehandlung bessert sich der Zustand in der Regel mit dem geeigneten Konstitutionsmittel. Nur selten kommt es vor, dass wir eine neue Episode oder einen besonders virulenten Ausbruch behandeln müssen. Bei derartigen Umständen kann die homöopathische Behandlung den Krankheitsverlauf um einige Tage verkürzen und bringt fast immer die systemischen Symptome innerhalb weniger Stunden zum Verschwinden. Herpes simplex kann auch andere Körperteile befallen, z.B. andere Bereiche im Gesicht, die Fingerspitzen und Hautfalten. Eine gefährlichere Form der Herpesinfektion ist Herpes genitalis, die wir getrennt besprechen werden.

Therapeutische Hinweise für Einfachen Herpes

HOMÖOPATHIE

- Wenn der Patient wegen einer akuten Infektion oder eines erneuten Ausbruchs der Fieberblasen behandelt wird, sollten wir immer versuchen, ein tieferes Konstitutionsmittel zu finden. Wenn die Symptome sehr akut sind, kann man ein spezifisches oder lokales Arzneimittel ausprobieren.
- Bei der Behandlung von Fieberblasen wählen wir die Potenz anhand des Gesundheitszustandes des Patienten, ebenso wie der Klarheit des Falles. Bei der Behandlung eines akuten Ausbruchs eignet sich als Dosierung eine C30, zwei- oder dreimal täglich drei Tage lang.

NATURHEILKUNDE

- Lysinpräparate (500 mg zweimal tägl.) helfen manchen Patienten und stören die Wirkung der Arzneimittel nicht. Auch Knoblauchkapseln und Shitake-Pilze sind zu empfehlen.
- Empfehlen Sie dem Patienten, auf Nüsse, Schokolade, Mais, Gerste und anderes Getreide sowie Milchprodukte zu verzichten.
- Die örtliche Behandlung mit Calendula- oder Melissen-Creme können lindern. Teebaumöl sollte man vermeiden, da es die Wirkung der homöopathischen Arzneimittel stören kann.

ALLOPATHIE

- Die allopathische Standardbehandlung mit Aciclovir (Zovirax), beeinträchtigt die homöopathische Behandlung normalerweise nur dann, wenn sie länger als eine Woche durchgeführt wird.
- Aciclovir kann einen Rückfall auslösen, wenn das Medikament abgesetzt wird.
- Manche empfindliche Patienten vertragen nicht einmal diese Menge von Medikamenten.

REPERTORIUM

Hauptrubriken für einfachen Herpes

Gesicht, Hautausschläge, Herpes
Gesicht, Hautausschläge, Herpes, Lippen, um die

Weitere wichtige Rubriken für einfachen Herpes

Kopf, Hautausschläge, Blasen
Kopf, Hautausschläge, Herpes
Augen, Blasen, Kornea, an
Augen, Entzündung, Kornea, blasenförmig
Augen, Hautausschläge, Augen, über, bläulich schwarze Blasen
Augen, Hautausschläge, Kornea, Blasen
Augen, Hautausschläge, Lider, Blasen, an
Augen, Hautausschläge, Lider, Herpes an
Augen, Hautausschläge, um die Augen, blasenförmig
Augen, Hautausschläge, um die Augen, Herpes
Augen, Hautausschläge, um die Augen, Herpes, Kornea
Ohren, Hautausschläge, Blasen
Ohren, Hautausschläge, Herpes
Ohren, Hautausschläge, hinter den Ohren, Blasen
Ohren, Hautausschläge, hinter den Ohren, Herpes
Ohren, Hautausschläge, Meatus, Herpes, in
Ohren, Hautausschläge, Ohrläppchen, Herpes, an
Ohren, Hautausschläge, um die Ohren, herpetisch
Ohren, Hautausschläge, vor den Ohren, Herpes
Gesicht, Hautausschläge, Blasen, Stirn
Gesicht, Hautausschläge, Blasen
Gesicht, Hautausschläge, Blasen, Lippen
Gesicht, Hautausschläge, Blasen, Lippen, Unterlippe
Gesicht, Hautausschläge, Blasen, Mund, Mundwinkel
Gesicht, Hautausschläge, Blasen, Mund, um den
Gesicht, Hautausschläge, Blasen, Nase
Gesicht, Hautausschläge, Blasen, Stirn
Gesicht, Hautausschläge, Herpes, Kinn
Gesicht, Hautausschläge, Herpes, Lippen, Oberlippe
Gesicht, Hautausschläge, Herpes, Mund, Mundwinkel
Gesicht, Hautausschläge, Herpes, Mund, Mundwinkel, unter

Gesicht, Hautausschläge, Herpes, Nase, Spitze
Gesicht, Hautausschläge, Herpes, Schnurrbart
Gesicht, Hautausschläge, Herpes, Stirn
Gesicht, Hautausschläge, Herpes, Wangen
Äußerer Hals, Hautausschläge, Herpes
Abdomen, Hautausschläge, Herpes
Abdomen, Hautausschläge, Herpes, Iliakalbereich
Abdomen, Hautausschläge, Herpes, Leistengegend
Brust, Hautausschläge, Achsel, Herpes
Brust, Hautausschläge, Herpes
Brust, Hautausschläge, Mammæ, Brustwarzen, Herpes
Brust, Hautausschläge, Mammæ, Herpes
Rücken, Hautausschläge, Herpes
Rücken, Hautausschläge, Herpes, Zervikalbereich
Extremitäten, Hautausschläge, Ellbogen, Herpes
Extremitäten, Hautausschläge, Finger, Herpes
Extremitäten, Hautausschläge, Fuß, Herpes
Extremitäten, Hautausschläge, Fußgelenk, Herpes
Extremitäten, Hautausschläge, Gelenke, Herpes
Extremitäten, Hautausschläge, Gesäß, Herpes
Extremitäten, Hautausschläge, Hand, Finger, zwischen, Herpes
Extremitäten, Hautausschläge, Hand, Handfläche, Herpes
Extremitäten, Hautausschläge, Hand, Handrücken, Herpes
Extremitäten, Hautausschläge, Hand, Herpes
Extremitäten, Hautausschläge, Handgelenk, Herpes
Extremitäten, Hautausschläge, Herpes
Extremitäten, Hautausschläge, Hüfte, Herpes
Extremitäten, Hautausschläge, Knie, Herpes
Extremitäten, Hautausschläge, Knie, Kniekehle, Herpes
Extremitäten, Hautausschläge, Oberarm, Herpes
Extremitäten, Hautausschläge, Obere Gliedmaßen, Herpes
Extremitäten, Hautausschläge, Obere Gliedmaßen, Herpes, Gelenken, an den
Extremitäten, Hautausschläge, Oberschenkel, Herpes
Extremitäten, Hautausschläge, Schulter, Herpes
Extremitäten, Hautausschläge, Unterarm, Herpes
Extremitäten, Hautausschläge, Untere Gliedmaßen, Herpes
Extremitäten, Hautausschläge, Unterschenkel, Herpes
Extremitäten, Hautausschläge, Zehen, Herpes
Extremitäten, Hautausschläge, Zehen, zwischen, Herpes
Haut, Ausschläge, blasenförmig (Unterrubriken)
Haut, Ausschläge, herpetisch (Unterrubriken)
Haut, Geschwüre, herpetisch

ARZNEIMITTEL

◆ Hauptmittel für einfachen Herpes

Natrium muriaticum

Rezidivierende Herpesausschläge im Gesicht

Läsionen: transparente Blasen, die manchmal als schimmernd beschrieben werden. Schmerzhafte Läsionen und systemische Reaktionen während des Ausbruchs

Ort: **um die Lippen herum;** Haaransatz; Kinn; an den Nasenflügeln; im Bartbereich; Kniekehlen und Ellenbeugen

Schlimmer: emotionale Belastung; jede akute Erkrankung oder Fieber; Sonneneinwirkung

Rhus toxicodendron

Geschwollene, rote, juckende, bösartige Herpesläsionen

Läsionen: kleine, brennende, stark juckende Blasen; die Blasen platzen auf, eitern und bilden gelbe Krusten.

Ort: **Lippen; Nase;** Gesicht; hinter den Ohren; Handrücken; Finger; Kornea

Schlimmer: Kälte oder nasskaltes Wetter; während Fieber

Die Hautausschläge können im Wechsel mit Atemwegsbeschwerden oder Darmsymptomen auftreten.

Sepia

Periodische Herpesläsionen mit rauher, roher oder rissiger Haut

Ort: Unterlippe

Läsionen: Blasen, die Krusten bilden und rissig werden

Schlimmer: Gewöhnlich in Verbindung mit dem Menstruationszyklus; periodischer Ausbruch: monatlich; jährlich im Frühling

◆ Weitere wichtige Arzneimittel für einfachen Herpes

Aethusa

Schmerzhafte Herpesläsionen an der **Nasenspitze**
Juckende Hautausschläge
Schlimmer: abends; durch Hitze

Agaricus

Herpesläsionen an der Oberlippe
Die Läsionen breiten sich von einer anfänglichen Blase nach außen hin aus.

Arsenicum album

Stark brennende Herpesläsionen, aber besser durch Hitze
Gefährliche Ausbreitung der **Herpesläsionen ins Auge oder in die Kornea**
Läsionen: brennende Blasen, die aufbrechen und kleine Geschwüre bilden
Ort: rechte Seite; Lippen; Kornea
Schlimmer: nächtliche Schmerzen

Borax

Herpesbläschen im Bereich von Stirn, Gesicht und Lippen
Blasen im Gesicht in Verbindung mit schmerzhaften Aphthen

Calcarea carbonica

Herpesbläschen, die Geschwüre bilden
Läsionen: stark juckende Blasen, umgeben von einem roten Hof Geschwüre werden von Blasen umgeben.
Ort: unter dem Schnurrbart; am Handrücken; zwischen den Fingern; Augen (kleine Blasen und Eiter am Rand der Kornea)

Cantharis

Läsionen: kleine, stark brennende Blasen; große Hautblasen
Ort: Nase; zwischen den Fingern
Schlimmer: kaltes Baden
Besser: Wärme

Causticum

Blasen mit tiefen Geschwüren
Läsionen: brennende Blasen, die eine ätzende, fressende Flüssigkeit absondern
Ort: Gesicht; Lippen; Brustwarzen; Finger, besonders im Bereich der Nägel; Fersen
Schlimmer: **Berührung; Brennen bei Berührung**

Clematis

Juckende, brennende Blasen, die zu Pusteln und dann zu schmerzhaften Geschwüren werden
Läsionen: gelbliches Serum; gelbe Pusteln
Ort: Unterlippe; um die Augen
Schlimmer: Waschungen mit kaltem Wasser; Sonne

Croton tiglium

Juckreiz und brennender Herpesausschlag im Gesicht und an den Lidern
Läsionen: scharlachrote Haut, gefolgt von Blasen und schließlich Pusteln
Die Haut wird entzündet, krustig und verdickt.
Krabbeln, Juckreiz und später **Empfindung wie verdickt oder straff gezogen**
Ort: **Augenlider; Gesicht**
Schlimmer: Kratzen
Besser: **sanftes Reiben**

Dulcamara

Fieberbläschen **durch Erkältung und durch Kälteeinwirkung**
Läsionen: gelbe Blasen oder Krusten
Ort: Gesicht; Lippen; Brüste bei stillenden Frauen
Schlimmer: kalte Luft; nasskaltes Wetter; vor der Menses

Graphites

Krustige herpetische Hautausschläge mit verdickter Haut
Läsionen: Blasen bilden rasch Krusten, können aufspringen und ein dickes Serum absondern.
Ort: Gesicht; um die Lippen; hinter den Ohren; Finger
Schlimmer: nachts; Bettwärme; Menses

Hepar sulfuris

Extrem empfindlicher Herpesausschlag
Läsionen: Gruppen von kleinen, weißlichen Blasen auf roter Basis Scharfe oder stechende Schmerzen
Ort: um Mund und Lippen
Schlimmer: schon die geringste Berührung; kalte Luft

Kalium sulfuricum

Kleine, harte herpetische Blasen, die dünne Borken bilden und nässen
Ort: Achselhöhlen; Hals; Hände

Lycopodium

Herpes mit dicken Krusten, die aufspringen
Ort: hauptsächlich rechtsseitig; Nasenflügel; Lippen; hinter den Ohren

Magnesia carbonica

Kleine, rote Herpesläsionen an der Nase oder auf der Stirn
Hautausschläge bilden Krusten und Schuppen.
Schlimmer: vor der Menses

MANCINELLA

Rote und brennende Blasen ohne viel Juckreiz
ORT: Fußsohlen; Gesicht

MERCURIUS

LÄSIONEN: große, gelbliche Blasen; oberflächliche Geschwüre, die sich ausbreiten, nachdem die Blasen geplatzt sind
ORT: Gesicht

MEZEREUM

Zahlreiche kleine Blasen platzen auf und bilden eine eindrucksvolle, dicke Kruste.
ORT: um den Mund; Kopfhaut

NATRIUM CARBONICUM

Die Blasen werden zu Pusteln mit rotem Hof.
Starke schießende oder stechende Schmerzen in den Läsionen
ORT: Gesicht; Nase; Knöchel; **Fingerspitzen;** auch Zehen

ACIDUM NITRICUM

Schmerzhafte Blasen und anschließend Geschwürsbildung
LÄSIONEN: brennende oder stechende Schmerzen in dem Ausschlag; die Läsionen werden trocken und rissig.
ORT: um den Mund; an den Mundwinkeln; Nasenflügel; Schnurrbart; zwischen den Fingern; Kornea

PETROLEUM

Herpes führt zu verdickter und rissiger Haut.
LÄSIONEN: Einzelne Blasen ulzerieren oder bilden eine gelbe, nässende Kruste. **Der Herpes bricht an derselben Stelle wieder aus, bis die Haut dick und rissig wird.**
ORT: Gesicht; Finger
Schlimmer: Kälte; Winter

Ranunculus bulbosus

Brennende, juckende Blasen, die beeindruckende Krusten bilden
Läsionen: bläuliche Blasen; empfindliche Blasen
Ort: über der linken Augenbraue; periorbital; Kornea
Schlimmer: durch Berührung; alkoholische Getränke

Sulfur

Läsionen: kleine, transparente, juckende Blasen in Flecken; zusammenfließende Blasen, die zu schmerzlosen Geschwüren werden; auch brennende Geschwüre
Ort: Mundwinkel
Schlimmer: nachts; Bettwärme

Tellurium

Ringförmig angeordnete Blasen auf entzündeter Basis
Ort: Hinterhaupt; Nacken; Ohrläppchen, Lippen

Thuja

Große Flecken mit Blasen
Ort: um den Mund; Augenbrauen; Abdomen; Brust

HERPES GENITALIS

Herpes genitalis ist die häufigste Geschlechtskrankheit, die man in der homöopathischen Praxis sieht. 30% aller Erwachsenen sind davon betroffen. Die Mehrzahl dieser Patienten haben nur einen einmaligen Ausschlag, aber viele Patienten haben rezidivierenden Herpes genitalis als Hauptbeschwerde. Trotz der Häufigkeit sollten wir nicht unterschätzen, wie stark diese Krankheit unsere Patienten belastet. Viele leiden sehr unter der Erkrankung, die die reproduktive Gesundheit, die sexuellen Funktionen und das Selbstbewusstsein beeinträchtigt. Der Patient darf nie das Gefühl haben, dass wir diese Beschwerde trivialisieren, die er als Katastrophe in seinem Leben empfindet.

Herpes genitalis ist eine gefährlichere Krankheit als oraler Herpes. Obgleich vielfach dieselben Arzneimittel bei beiden Formen der Läsion indiziert sind, ist die Reaktion recht unterschiedlich. Orale Läsionen sind oft nach der Arzneimittelgabe vollständig geheilt. Die genitalen Läsionen hingegen sind resistenter und brauchen eine viel längere Behandlung. Dies deutet auf den miasmatischen Aspekt von Herpes genitalis hin. Um die Tendenz zu der Läsion zu beseitigen, müssen wir nicht nur das korrekte erste Arzneimittel finden, wir müssen ein vollständiges Miasma beseitigen, was zwei oder drei Arzneimittel in korrekter Folge erfordert. Die Erkrankung scheint am nächsten mit dem sykotischen Miasma verwandt zu sein, aber könnte auch als eigenes Miasma angesehen werden, da eine familiäre Übertragung vorliegt und Nosoden von den Läsionen existieren.

Der Verlauf von Herpes genitalis ist recht unterschiedlich von gelegentlichen Rezidiven bis hin zu beinahe ständigem Ausbruch. Nach der Behandlung dürfen wir nicht erwarten, dass die Läsionen vollständig verschwinden. Oft haben Patienten weniger häufige Beschwerden, aber die Schübe sind unverändert in Intensität und Dauer. In anderen Fällen bessert sich der Schweregrad, oder die Dauer ist verkürzt, aber die Häufigkeit der Schübe ist anfangs unverändert. Eine weitere häufige Reaktion ist, dass man die vollständigen Prodromalsymptome sieht, mit Empfindlichkeit der Haut, Lymphadenopathie oder sogar systemischen Symptomen wie Fieber, doch der Ausbruch der Läsion bleibt aus. Der Patient ist überrascht, weil früher jedesmal ein vollständiger Schub auf das Prodromalbild folgte.

Therapeutische Hinweise für Herpes genitalis

Homöopathie

- Bei Patienten, die oral mit Aciclovir behandelt werden, lässt man am besten der hohen Potenz des Konstitutionsmittels (C200, 1M usw.), eine tägliche Dosis einer C6, C9 oder C12 folgen, um eine Antidotwirkung zu vermeiden. Auch Q-Potenzen sind eine mögliche Alternative.
- Während eines akuten Herpesschubes sollten wir zuerst versuchen, das Konstitutionsmittel zu wiederholen, bevor wir auf spezifische Arzneimittel für Herpes zurückgreifen.

Naturheilkunde

- Obgleich Lysin bei dieser Herpesform nicht so gut wirkt, finden manche Patienten, dass ihnen eine tägliche Dosis Lysin 500 mg (zur Verhütung) bzw. 1000 mg (während eines Ausbruchs) sehr hilft.
- Empfehlen Sie dem Patienten, auf Nüsse, Schokolade, Mais, Gerste und anderes Getreide sowie Milchprodukte zu verzichten.
- Die örtliche Behandlung mit Calendula- oder Melissen-Creme kann lindern. Teebaumöl sollte man vermeiden, da es die Wirkung der homöopathischen Arzneimittel stören kann.

Allopathie

- Die allopathische Standardbehandlung mit Aciclovir (Zovirax) zur Verhütung schließt die homöopathische Behandlung nicht aus. Viele Patienten haben zuviel Angst, das Medikament abzusetzen und reagieren dennoch auf das homöopathische Mittel. Wenn die Wirkung des Arzneimittels eingesetzt hat, kann der Patient mit mehr Zuversicht auf die Einnahme des allopathischen Medikaments verzichten.

REPERTORIUM

Hauptrubriken für Herpes genitalis

Männer, Hautausschläge, herpetisch
Männer, Hautausschläge, herpetisch, bluten leicht
Männer, Hautausschläge, herpetisch, Oberschenkel, zwischen
Männer, Hautausschläge, herpetisch, rezidivierend
Männer, Hautausschläge, herpetisch, Rückseite des Penis
Männer, Hautausschläge, herpetisch, Vorhaut
Männer, Hautausschläge, Penis, Blasen
Männer, Hautausschläge, Penis, Blasen, brennend
Männer, Hautausschläge, Penis, Blasen, juckend
Männer, Hautausschläge, Penis, Blasen, Ulzera, werden zu
Männer, Hautausschläge, Penis, Blasen, Ulzera, werden zu, am Meatus
Männer, Hautausschläge, Penis, Blasen, weiß
Männer, Hautausschläge, Penis, Eichel, Blasen
Männer, Hautausschläge, Penis, Vorhaut, Blasen
Männer, Hautausschläge, Penis, Vorhaut, herpetisch
Männer, Hautausschläge, Skrotum, Blasen
Männer, Hautausschläge, Skrotum, Blasen, gelblich
Männer, Hautausschläge, Skrotum, Blasen, Naht, entlang
Männer, Hautausschläge, Skrotum, Blasen, schmerzhaft
Männer, Hautausschläge, Skrotum, herpetisch
Männer, Hautausschläge, Skrotum, herpetisch, Skrotum und Oberschenkel, zwischen
Männer, Hautausschläge, vesikulär
Männer, Hydrozele, herpetische Ausschläge, und
Männer, Juckreiz, Penis, Vorhaut, Herpes, mit
Frauen, Entzündung, Labien, Vulva, follikulär, herpetisch
Frauen, Hautausschläge, Blasen
Frauen, Hautausschläge, Blasen, Menses, nach
Frauen, Hautausschläge, Blasen, Menses, während
Frauen, Hautausschläge, herpetisch
Frauen, Hautausschläge, herpetisch, Erkältung, durch jede
Frauen, Hautausschläge, herpetisch, Labien
Frauen, Hautausschläge, herpetisch, Menses, während
Frauen, Hautausschläge, herpetisch, rezidivierend
Frauen, Hautausschläge, herpetisch, Vulva

Urethra, Blasen, Meatus, bilden Geschwüre
Rektum, Hautausschläge, Anus, herpetisch
Rektum, Hautausschläge, Anus, herpetisch, rezidivierend
Rektum, Hautausschläge, Perineum, Herpes

ARZNEIMITTEL

◆ Hauptmittel für Herpes genitalis

ARSENICUM

Brennende Schmerzen in den Läsionen und Haut, die im Prodromalstadium betroffen ist

LÄSIONEN: Der anfängliche Schub ist oft schwerwiegend mit großen Blasen, gefolgt von oberflächlichen Ulzera, die schwären können oder schwarz werden.

Häufig mildere Rezidive ohne Ursache; periodisch

ORT: intensiver oder sogar ausschließlich auf der rechten Seite (*Lyc.*); Vorhaut; Penis; Labien

Die Schmerzen breiten sich oft über die Rückseite des Oberschenkels hinab aus.

Besser: warme Anwendungen

NATRIUM MURIATICUM

Eine schmerzhafte oder demütigende Erinnerung an eine vergangene Beziehung, die scheiterte, oder in der er sich verraten fühlte

LÄSIONEN: **Herpes mit Wundheitsschmerz und Stechen, verhindert den Koitus.**

Blasen mit klarer Flüssigkeit brechen auf und werden roh.

In Verbindung mit weißlicher oder eiweißartiger Leukorrhœ

ORT: Greift oft den Bereich an, wo der Oberschenkel gegen die Genitalien reibt. Blasen auf den Labien oder in der Vagina

Schlimmer: Koitus (d.h. schmerzhafter Koitus); Läsionen mit eindeutiger Periodizität

In Verbindung mit generalisiertem Krankheitsgefühl und Fieber

Acidum nitricum

Sehr schmerzhafte Herpesschübe mit kleinen Geschwüren

LÄSIONEN: Kleine Ulzera oder Krusten entwickeln sich.
Schmerzhaft und empfindlich, oft mit stechender Empfindung oder Splittergefühl

ORT: direkt an den Genitalien – Penis oder kleine Schamlippen; Vorhaut oder Meatus; Eichel; Labien; Klitoris; an der Naht des Skrotums

Schlimmer: nach Koitus

Petroleum

Rezidivierender Ausbruch isolierter Blasen

LÄSIONEN: Die Blasen bilden gelbe, dicke Krusten, die aufbrechen.
Starker Juckreiz während des Ausbruchs
Kälte im Bereich der betreffenden Stelle nach Kratzen

ORT: **Innenseite der Oberschenkel; Perineum;** Skrotum; Labien; Anus

Schlimmer: während der Menses; Winter

Verbindung von Herpes mit Ekzem oder Rissen an Händen oder Fingern

Sepia

Herpes bei Frauen; starker Juckreiz und Leukorrhœ

LÄSIONEN: periodisch, vor oder während der Menses oder beim Eisprung
Starkes Brennen oder Schmerzen verhindern den Koitus.

ORT: **Genitalien; Vulva; Perineum;** Hüften; Oberschenkel

Schlimmer: Menses; während der Harnentleerung (starke Schmerzen)

◆ Weitere wichtige Arzneimittel für Herpes genitalis

Apis

Brennende Hautausschläge an der Vulva mit starker Schwellung, besonders rechtsseitig

Besser: kaltes Bad oder kalte Anwendungen

Cannabis indica

Herpes bei Patienten mit häufigem Partnerwechsel

Läsionen: feste runde Blasen, die mit einer serösen Flüssigkeit gefüllt sind; straffe Blasen, die nicht aufbrechen; gelbgraue Blasen

Ort: Vorhaut

Causticum

Empfindliche Läsionen, die bei Berührung brennen

Läsionen: brennende Blasen. Ätzende und fressende Flüssigkeit in den Blasen

Ort: Gesäß; Vorhaut

Clematis

Brennen und ungeheurer Juckreiz

Ort: Oberschenkel

Croton tiglium

Blasen und Pusteln mit schrecklichem Juckreiz

Ort: Penis; **Skrotum**

Besser: Sanftes, ständiges Reiben

Dulcamara

Rezidivierender Herpesausschlag bei stämmigen Frauen

Läsionen: empfindliche Geschwüre durch aufgeplatzte klare Blasen; die Ulzera bluten leicht bei Berührung.

Ort: Vulva; Skrotum

Schlimmer: Menses; kaltes Wetter; Erkältung

GRAPHITES

Juckreiz oder brennende Blasen

LÄSIONEN: **krustige Hautausschläge, die ein dickes Serum absondern**

ORT: Vulva; Skrotum; Anus

Schlimmer: nachts; während oder nach der Menses

HEPAR SULFURIS

Sehr schmerzhafte kleine Läsionen, besonders an der Vorhaut

Schlimmer: Einwirkung kalter oder frischer Luft

LACHESIS

Schwerwiegender, schmerzhafter oder brennender Hautausschlag

LÄSIONEN: Die Blasen werden zu Pusteln mit dunkelroten oder bläulichen Rändern.

ORT: linke Seite; Ausbreitung das linke Bein abwärts

Schlimmer: vor der Menses

LYCOPODIUM

Die Schmerzen erstrecken sich entlang der Rückseite des rechten Beins abwärts.

LÄSIONEN: feuchter oder eiternder Herpesausschlag, der aufspringt und Krusten bildet

ORT: Genitalien; Anus; den Oberschenkel herab

MEDORRHINUM

Rote Blasen, die zu brennenden, juckenden, scharf umrandeten Geschwüren werden

Knallrote Oberfläche mit scharfen Ränder und verstreute kleine Geschwüre

ORT: Penis; Vorhaut

Die Läsionen sind sehr berührungsempfindlich.

MERCURIUS

Brennende Blasen, hauptsächlich klein, mit rotem Hof

LÄSIONEN: runde Stellen mit Bläschen, die platzen und flache oberflächliche Ulzera mit rotem Rand und weißlicher oder gelber Basis bilden

ORT: **Penis; Vorhaut;** Labien; Oberschenkel

Starkes Brennen bei Berührung

NATRIUM CARBONICUM

Schmerzhafter Herpes, endet mit Krustenbildung oder langwierigen Ulzera; eine Stelle ist kaum geheilt, wenn schon das nächste Rezidiv auftritt.

LÄSIONEN: rote Blasen, gefüllt mit klarem Serum; große Flecke oder Kreise von Blasen; brennende, beißende Schmerzen

ORT: **Gesäß;** Hüften; Falten der Genitalien

NATRIUM SULFURICUM

LÄSIONEN: mittelgroße Blasen mit gelbem Wasser oder Eiter

ORT: Vulva

PLATINUM

Herpetische Blasen bei ausgeprägtem Taubheitsgefühl der Genitalien

RHUS TOXICODENDRON

Brennende, juckende, nässende Ausschläge, besonders in den Hautfalten

LÄSIONEN: kleine, bösartige Blasen mit gelber Flüssigkeit. Die Blasen platzen und bilden ein brennendes oder prickelndes Geschwür.

ORT: linke Seite oder beginnt links; Eichel; Skrotum; Innenseite der Oberschenkel

Schlimmer: nachts; morgens beim Erwachen

Besser: kochendheißes Wasser

Sarsaparilla

Herpes in Verbindung mit starker Dysurie
Läsionen: Blasen, die ein rotes, blutiges Serum absondern; kreisrunde Ulzera mit roter, granulärer Basis und weißem Rand
Ort: Vorhaut; Labien

Staphisagria

Rezidivierender Herpes, verschlimmert nach jedem Koitus
Läsionen: Blasen mit stechenden Schmerzen
Die Schmerzen breiten sich das Bein hinab aus.
Schlimmer: Koitus; Zorn; Sonne

Sulfur

Sehr kleiner, stark juckender Herpes genitalis
Schlimmer: Hitze; Bettwärme; Schweiß

Thuja

Krustiger Herpesausschlag mit Nässen und süßlichem Geruch
Ort: Vulva; Penis; **Eichel**

IMPETIGO

In westlichen Ländern mit ausgezeichneten hygienischen Bedingungen ist schwerwiegende Impetigo relativ selten. Wir sehen vor allem leichte Fälle mit krustigen Läsionen bei Kindern, bei denen keine homöopathische Behandlung nötig ist. Schwerere Fälle bedürfen der homöopathischen Behandlung und reagieren normalerweise rasch.

BEHANDLUNG

In den meisten Fällen genügt die gründliche Reinigung mit antiseptischen Seifen und äußerliche Anwendung von Calendula- oder Antibiotika-Salben als Behandlung (diese beeinträchtigen die Wirkung des Konstitutionsmittels nicht). Bei akuter Impetigo, besonders bei Patienten in Konstitutionsbehandlung, ist die kurzfristige Anwendung dieser Wirkstoffe besser als die Einnahme akuter homöopathischer Arzneimittel. Bei hartnäckigeren Läsionen oder in Fällen mit ständig rezidivierender Impetigo ist eine konstitutionelle homöopathische Behandlung notwendig.

Therapeutische Hinweise für Impetigo

HOMÖOPATHIE

- Akute Impetigofälle reagieren auf spezifische Arzneimittel. Geeignet ist die Verwendung niedriger Potenzen (C12 oder C30) zweimal täglich drei bis vier Tage lang.
- Rezidivierende Fälle benötigen eine Konstitutionsbehandlung.

NATURHEILKUNDE

- Langwierige oder übereifrige Anwendung antiseptischer Seifen (besonders bei Kindern) ist kontraindiziert und kann die Resistenz gegen Infektionen herabsetzen. Dies gilt sowohl für die Widerstandsfähigkeit der Haut als auch allgemein. Als Alternative sind Bäder mit destilliertem Essig möglich.

- Unterstützend wirken: Vitamin C; Echinacea; äußere Anwendung von Calendula.

REPERTORIUM

Hauptrubriken für Impetigo

Kopf, Hautausschläge, Impetigo
Kopf, Hautausschläge, Impetigo, Haaransatz
Kopf, Hautausschläge, krustig
Gesicht, Hautausschläge, Impetigo
Gesicht, Hautausschläge, Impetigo, Lippen, um die
Gesicht, Hautausschläge, Impetigo, Stirn
Rücken, Hautausschläge, Impetigo
Extremitäten, Hautausschläge, Fuß, Fußrücken, Impetigo
Extremitäten, Hautausschläge, Impetigo
Haut, Ausschläge, Impetigo
Haut, Ausschläge, Impetigo, junge Mädchen
Haut, Ausschläge, krustig (Unterrubriken)

ARZNEIMITTEL

◆ Hauptmittel für Impetigo

ANTIMONIUM CRUDUM

Akut oder bei chronisch rezidivierenden Fällen: das wichtigste Arzneimittel!

LÄSIONEN: **Wunden bilden Krusten, werden rissig, und schließlich verdickt sich die Haut.**

Absonderung eines dünnen, stinkenden, manchmal honigartigen Sekrets (*Graph.*)

Die Absonderung trocknet, wird **krustig, gelblich und kristallartig.**

ORT: Gesicht, **Mundwinkel** oder Nase

SYMPTOME: brennende Schmerzen in den Geschwüren
Besser: frische Luft
Schlimmer: Hitze (besonders Strahlungshitze); Baden

GRAPHITES

Verdickte, ungesunde Haut, die leicht eitert
LÄSIONEN: **dicke Krusten und charakteristische honigartige Absonderung**
ORT: beliebige Hautfalten, wo Haut auf Haut liegt; Hautausschläge an Mund- und Nasenwinkeln (*Ant-c.*); hinter den Ohren mit Ausbreitung zu Wangen oder Nacken
Beine; Zehen; Achselhöhlen
SYMPTOME: starker Juckreiz; übelriechende Absonderungen
Schlimmer: nachts; Hitze

MERCURIUS

Feuchte Ausschläge oder Pusteln auf rotem entzündetem Untergrund
LÄSIONEN: Die Pusteln wachsen zusammen und bilden eine grünliche Kruste
ORT: **Kopfhaut;** Gesicht
Wund-empfindliche und juckende Krusten
Schlimmer: nachts; Bettwärme

SULFUR

Sulfur kann bei jeder beliebigen Hautinfektion indiziert sein.
Die Hautausschläge sind feucht, es ist nicht die trockene, krustige Erscheinungsform von Impetigo.
Die Haut ist oft fettig oder schweißig.
LÄSIONEN: Große Pusteln gehen ineinander über und bilden gelbgrüne Krusten. Die Haut in der Umgebung der Läsion ist stark gerötet.
Vernachlässigte Wunden und mangelhafte Hygiene
ORT: Kopfhaut; Nase; Oberlippe
Der Ausschlag juckt und brennt.
Schlimmer: Baden (*Ant-c.)*; Hitze; nachts

◆ Weitere wichtige Arzneimittel für Impetigo

ANTHROKOKALI

Impetigo mit tiefen Rissen an den Nasenflügeln

ARUM TRIPHYLLUM

Impetigo um Mund und Lippen mit rissiger Haut

Reizung und Prickeln verursacht ständiges **Zupfen an der Läsion.**

Das Kind kaut dauernd mit den Zähnen auf den Lippen herum.

CALCAREA CARBONICA

Rezidivierende Impetigo bei Kindern

LÄSIONEN: Die Pusteln bilden dicke, trockene Krusten.

ORT: Lider; Kopfhaut

CARBONEUM SULFURATUM

Die Pickel sind wund und verbinden sich zu schrecklichen juckenden Borken.

ORT: Hand- und Fußrücken; Kniekehlen

CAUSTICUM

Krusten auf der Kopfhaut, die ein übelriechendes Sekret absondern

ORT: **vor allem am Hinterkopf**

CICUTA

Dicke gelbe Borken mit brennenden Schmerzen; Krusten wie getrockneter Honig (*Ant-c.*)

Die Borken fallen ab und hinterlassen eine knallrote glatte Stelle (*Sep.*).

ORT: Kopfhaut; Gesicht, besonders im unteren Bereich

CINNABARIS

Pusteln und Borken an der Oberlippe, direkt unter der Nase

DULCAMARA

Multiple Pickel oder winzige Furunkel, die sich zu dicken, feuchten Krusten verbinden

ORT: Gesicht, besonders die Wangen

Schlimmer: **nach Einwirkung kalter Luft**

HEPAR SULFURIS

Ungesunde Haut, die leicht eitert

LÄSIONEN: feucht, stinkender Geruch, außerordentlich empfindlich

ORT: Gesicht; Kopfhaut; Hautfalten

IRIS

Pustuläre Impetigo auf der Kopfhaut

Besonders, wenn Impetigo mit Übelkeit oder Verdauungsstörungen einhergeht

JUGLANS CINEREA

Dicke und rissige Krusten, **die ein jauchiges, reizendes Serum absondern**

ORT: Kopfhaut; um die Augen; Kinn; Kniekehle; Hände

Ausgeprägter Juckreiz und Wundheit

MALANDRINUM

Dicke, grüne Krusten mit starkem Juckreiz nachts

ORT: Kopfhaut, mit Ausbreitung hinter die Ohren

Im Gesicht, auf der Oberlippe; Unterarm

Starker Juckreiz abends

MEZEREUM

Dicke oder ledrige Borken an der Kopfhaut mit weißem Eiter darunter

Unerträglicher Juckreiz, schlimmer nachts

NATRIUM MURIATICUM

Impetigo am Haaransatz; im Nacken am Haarrand

PETROLEUM

Ungesunde Haut, bei der jede Wunde eitert
Dicke, harte, grünliche Krusten mit starkem Brennen und Juckreiz
ORT: Hände; Hautfalten; Brustwarzen; in den Ohren

RHUS TOXICODENDRON

Rohe Haut, die mit gelben Borken bedeckt ist
ORT: Gesicht, besonders um den Mund; Stirn; Kinn; Unterarme; Hände
Schrecklicher Juckreiz, gelindert durch kochendheißes Wasser

SEPIA

Erhabene, sehr harte, kreisrunde, braune bis rötliche Borken, die ein dünnes reizendes Serum an den Rändern absondern
ORT: Oberflächen der Beuger; Kopfhaut; Gelenke
Schlimmer: bei jungen Mädchen oder Frauen; Hitze; nachts; Frühling

SILICEA

Ungesunde Haut mit Pusteln und Krusten; rezidivierende Impetigo
ORT: Kopfhaut; Hinterkopf; zwischen den Fingern; Hautfalten
Schlimmer: Kälte
Besser: warme Umschläge

TELLURIUM

Dicke, kreisrunde Krusten, die jucken, wenn sie der Luft ausgesetzt sind
ORT: äußeres Ohr; Lider; Perineum
Übelriechende Absonderungen

VIOLA TRICOLORATA

Rissige oder klebrige, gummiartige Krusten, die gelben Eiter absondern

ORT: Kopfhaut; Gesicht

Brennen und Juckreiz, besonders nachts

PILZINFEKTIONEN

Im nordamerikanischen Klima ist Tinea hauptsächlich lästig oder ein kosmetisches Problem. Hartnäckige oder rezidivierende Fälle von Tinea brauchen eine Konstitutionsbehandlung. Die Erkrankung wird seit langem mit dem tuberkulären Miasma in Verbindung gebracht – ein Gedanke, der durch die Tatsache bestärkt wird, dass viele Fälle von „Ringflechte" durch tuberkuläre Arzneimittel wie *Tuberculinum* und *Bacillinum* geheilt wurden. Viele dieser oberflächlichen Pilzinfektionen sind homöopathisch schwer zu behandeln. Die Lebenskraft scheint sie als sehr unwichtig im Heilungsverlauf zu betrachten. Die Behandlung zielt immer auf die gesamte Konstitution ab.

Therapeutische Hinweise für Pilzinfektionen

Homöopathie

- Wenn sich Pilzinfektionen während der Konstitutionsbehandlung entwickeln, sollten sie weder mit allopathischen Medikamenten noch mit homöopathischen Arzneimittel behandelt werden. Derartige Ausbrüche sind oft ein Zeichen, dass die Lebenskraft arbeitet, besonders dann, wenn in der Vorgeschichte frühere Pilzinfektionen unterdrückt wurden.

Naturheilkunde

- Destillierter (weißer) Essig kann für Umschläge oder in Bädern benutzt werden, um den Organismus zu reduzieren. Für Tinea pedis werden Socken in Essig getränkt, getrocknet und dann täglich mehrere Stunden lang getragen.
- Dorschlebertran (Oleum jecoris) wird seit langem, äußerlich angewendet, zur Behandlung von Ringflechte eingesetzt.
- Zusätzlich kann die „Anti-Candida-Diät" hilfreich sein (keine fermentierte Nahrung oder hefehaltigen Speisen wie Brot, Bier, Wein usw).

ALLOPATHIE

◆ Die gelegentliche Verwendung von fungiziden Salben gegen Fußpilz beeinträchtigt die Wirkung des Konstitutionsmittels selten. Die Langzeitanwendung kann eine Unterdrückung der Krankheit in tiefere Ebenen bewirken.

REPERTORIUM

Hauptrubriken für Pilzinfektionen

Haut, Ausschläge, herpetisch, zirzinär (Herpes zirzinatus oder H. tonsurans ist der ältere Befriff für Tinea corporis bzw. Trichophytie.)

Weitere wichtige Rubriken bei Pilzinfektionen

Kopf, Haar, Haarausfall, stellenweise
Kopf, Hautausschläge, Herpes, zirzinär (Unterrubriken)
Gesicht, Hautausschläge, Herpes, zirzinär
Gesicht, Hautausschläge, Ringflechte
Abdomen, Hautausschläge, Herpes, Ringflechte
Brust, Hautausschläge, Sternum, Herpes, zirzinär
Extremitäten, dick, Nägel
Extremitäten, Hautausschläge, Ellbogen, Herpes, Ringflechte
Extremitäten, Hautausschläge, Hand, Handfläche, zirzinär
Extremitäten, Hautausschläge, Oberschenkel, Herpes, zirzinär, beidseitig
Extremitäten, Hautausschläge, Ringflechte
Extremitäten, Hautausschläge, Unterarm, Herpes, Ringflechte
Extremitäten, Hautausschläge, Unterschenkel, Herpes, zirzinär, beidseitig
Extremitäten, Hautausschläge, Unterschenkel, zirzinär, Innenseite
Extremitäten, rissige Haut, Füße
Extremitäten, rissige Haut, Zehen, zwischen
Haut, Ausschläge, herpetisch, zirzinär, Frühjahr, jedes

ARZNEIMITTEL

◆ Hauptmittel für Pilzinfektionen

SEPIA

Das wichtigste Arzneimittel für Tinea (bzw. beliebige Hautkrankheiten mit schuppigen runden Flecken)

LÄSIONEN: Die betroffene Haut ist trocken, weißlich und juckt mäßig.

Auch gelbliche Flecken im Gesicht; isolierte oder kleine Flecken

ORT: Gesicht; um den Mund herum, besonders die Unterlippe; Kopf; Kopfhaut

Schlimmer: frische Luft; kaltes Waschen

Besser: Wärme

◆ Weitere wichtige Arzneimittel für Pilzinfektionen

CALCAREA CARBONICA

Kinder mit rezidivierender Ringflechte an der Kopfhaut

LÄSIONEN: feuchte Ausschläge auf der Kopfhaut, die wenig Juckreiz verursachen

Die Flecken bluten, wenn man sie abzupft.

ORT: Kopf; Kopfhaut; hinter den Ohren; Zehennägel

DULCAMARA

Typische Ringflechte, besonders an der Kopfhaut

LÄSIONEN: dicke bräunliche Krusten mit rötlichen Rändern

Stellenweiser Haarausfall an der Kopfhaut, besonders an den Schläfen

ORT: Kopfhaut; Schläfen; Gesicht; Kinn

Schlimmer: Wetterumschwung

GRAPHITES

Feuchte krustige Hautausschläge oder verfärbte Haut mit dicken Rändern

LÄSIONEN: dunkle Bereiche mit bräunlicher, erhabener Haut, dunkler am Rand; stellenweiser Haarausfall; das Haar verfilzt an den Wurzeln

Dicke, harte Nägel, besonders die Zehennägel; brüchige Nägel

ORT: Kopfhaut; Gesicht; Leisten (*Sulf., Med., Nat-m., Rhus-t.*)

Zwischen den Zehen (*Sil.*); Nagelbett

Schlimmer: Hitze und Schweiß

RADIUM BROMATUM

Ringflechte, wenn die Läsionen sehr rot sind und brennen

Makellos kreisrunde Flecken auf der Kopfhaut oder der Haut

SILICEA

Ständiger Fußschweiß führt zu Fußflechte (Tinea pedis).

Feuchte Risse zwischen den Zehen

Verdickte Nägel

SULFUR

Fadenpilzerkrankung am Bein mit fürchterlichem Juckreiz; Rötung und Reizung an den Falten des Skrotums und am Oberschenkel

LÄSIONEN: Pilzerkrankung an den Nägeln

Brennender Fußpilz, muss die Füße unbedeckt lassen.

ORT: Gesicht; Füße; Zehennägel

TELLURIUM

Tinealäsionen können den ganzen Körper oder aber auch nur einzelne Partien bedecken.

LÄSIONEN: Kreisrunde Flecke, manchmal überschneiden sich die Kreise. Bartflechte; stellenweiser Haarausfall; die Haut riecht abstoßend, nach Knoblauch oder Fischlake.

ORT: Gesicht; Bart; Kopf; Kopfhaut; Ohren; Abdomen; Skrotum; Perineum

Tuberculinum und Bacillinum

Tuberculinum und *Bacillinum* sind zwei wichtige Arzneimittel für Ringflechte.

Läsionen: Das typische Erscheinungsbild sind viele feine weiße Schuppen.

Ort: Gesicht; Kopfhaut; Bart

Stellenweiser Haarausfall an der Kopfhaut und im Gesicht

ZELLGEWEBSENTZÜNDUNG

Einfache Hautinfektionen sind oft sehr beunruhigend für Patienten, die tief verwurzelte Ängste vor „roten Flecken" am Körper haben. Die Lymphangitiis kann zwar eine sehr schwerwiegende Krankheit sein, doch viele der oberflächlicheren Zellgewebsinfektionen heilen spontan. Wenn der Fall fortgeschrittener ist, muss man in der Regel akute Arzneimittel geben. Sogar in fortgeschrittenen Fällen können Arzneimittel geradezu Wunder wirken. Fortgeschrittene Fälle von diffusen Hautinfektionen werden in unserer homöopathischen Fachliteratur als „erysipelatös" bezeichnet.

Ein echtes Erysipel ist eine Erkrankung, die man in der heutigen homöopathischen Praxis so selten sieht, dass ich keine Informationen dazu aus eigener Erfahrung geben kann.

Therapeutische Hinweise für Zellgewebsentzündung

HOMÖOPATHIE

- Für akute Beschwerden eignet sich eine C30 zwei- bis dreimal täglich.
- Wenn innerhalb von 24 Stunden keine Veränderung eintritt oder wenn die Krankheit schlimmer wird, ist das Arzneimittel nicht korrekt gewählt.
- Ziehen Sie eine Wiederholung des Konstitutionsmittels während der Infektion in Betracht.

NATURHEILKUNDE

- Die äußerliche Anwendung von Calendula-Urtinktur kann bei lokalisierten Infektionen eine erstaunliche Wirkung erzielen.
- Heiße Kompressen können den Heilungsprozess beschleunigen, indem die Zirkulation in dem betroffenen Bereich angeregt wird.
- Während der Infektion steigern Sie die Zufuhr von Vitamin C (1000 mg 3 x tägl., wenn keine Kontraindikation vorliegt). Auch Zinkpräparate (50 mg tägl.), Knoblauchkapseln und Seetang sind zu empfehlen.

ALLOPATHIE

- Lassen Sie es nicht zu, dass es dem Patienten stetig schlechter geht, während ein Arzneimittel nach dem andern ausprobiert wird. Bei jedem Anzeichen von Fieber sollte eine allopathische Untersuchung durchgeführt werden.

REPERTORIUM

Es gibt keine Rubriken für Zellgewebsentzündung. Meist können wir die Rubriken für „erysipelatös" verwenden, wenn wir es mit der weniger aggressiven Variante, der Zellgewebsentzündung, zu tun haben.

ARZNEIMITTEL

◆ Hauptmittel für Zellgewebsentzündung

SULFUR

Das beste Arzneimittel für Zellgewebsentzündung

LÄSIONEN: Die Infektion fühlt sich innerlich und äußerlich warm an. Oft besteht eine seröse Absonderung. Die Haut ist häufig verquollen und rot.

ORT: Arm und Hand; jeder beliebige Bereich

Besonders wenn die Läsion juckt und durch Hitze schlimmer wird, ist *Sulfur* in Erwägung zu ziehen.

◆ Weitere wichtige Arzneimittel für Zellgewebsentzündung

APIS

Zellgewebsentzündung mit starker Rötung, Hitze und Schwellung des betroffenen Bereichs

LÄSIONEN: in der Regel keine Eiterbildung

ORT: periorbitale Zellgewebsentzündung; Gliedmaßen
Schlimmer: Hitze
Besser: **kalte Anwendungen**

BUFO

Zellgewebsentzündung der oberen Extremitäten mit Ausbreitung in die Lymphgefäße
Panaritium oder andere Infektionen an Händen oder Füßen führen zu Lymphangiitis.
Sektionsabszesse
Die betroffene Gliedmaße schwillt an und brennt.

CALENDULA

Zellgewebsentzündung nach Gewebezerreißungen oder großen Abschürfungen
Die Schmerzen in der Wunde sind übermäßig stark und unerklärlich.
Ungesunde Haut; Wunden schwären, werden rot und geschwollen.

GRAPHITES

Wunden heilen schlecht bei langsam progredienter Infektion.
Dicke Krusten, aber eine echte Heilung scheint nicht stattzufinden; nässende Wunden

HEPAR SULFURIS

Zellgewebsentzündung durch Furunkel, Panaritium am Nagelfalz, Pickel
Die Partie wird extrem berührungsempfindlich.
ORT: Hände und Füße; periorbital

LACHESIS

Zellgewebsentzündung mit starker Schwellung, fleckiger Haut, Brennen oder eisiger Kälte
Erkrankte Partien fühlen sich bis zum Bersten geschwollen an.
ORT: Gesicht; periorbital; Extremitäten
Schlimmer: Hitze; Druck; Berührung; enge Kleidung

LEDUM

Zellgewebsentzündung nach Stichwunden oder anderen Verletzungen

Starke Schwellung der Partie, die aussieht wie nach einer Prellung

Schwellung und Lymphangiitis, die sich die Gliedmaße aufwärts ausbreitet

Kälte in dem verletzten Körperteil, aber Abneigung gegen Hitze und besser durch Kälte

PHYTOLACCA

Periorbitale Zellgewebsentzündung mit Schwellung, Tränenfluss und blauer Verfärbung der Lider

Brennende Schmerzen, schlimmer durch äußere Hitze, besser im Freien

PYROGENIUM

Zellgewebsentzündung durch Wunden, Abszesse, Dekubitus

Septische Wunden und Sektionswunden; übelriechende Absonderung

Während der Infektion wird die Partie blass, mit aufwärts wandernden roten Streifen.

Hohes Fieber, ausgehend von Zellgewebsentzündung; das Fieber ist unverhältnismäßig hoch im Vergleich zum Schweregrad der Wunde.

RHUS TOXICODENDRON

Fortgeschrittene Zellgewebsentzündung mit Schwellung, Dellenbildung, Blasen, purpurner Verfärbung

Entzündete Partie mit abfließendem Eiter

ORT: periorbital; Gesicht; Nacken; Genitalien; Beine

STAPHISAGRIA

Zellgewebsentzündung durch Schnittwunde oder Lazeration

Die Wunde wird an den Rändern rot und sondert Eiter ab.

Scharfe Schmerzen und hochgradige Empfindlichkeit der Partie

AKNE

Die Behandlung von Akne ist oft durch die Tatsache verkompliziert, dass die Personen, bei denen die Beschwerde am schlimmsten ist, diejenigen sind, die das Problem und seine homöopathische Behandlung am wenigsten tolerieren können – besonders Jugendliche. Wir stehen oft im Konflikt damit, dass es unseren Patienten viel wichtiger ist, die Pickel loszuwerden als die Langzeitfolgen zu bedenken, die eine Unterdrückung von Hautproblemen verursachen kann. Verschlimmerungen der Akne während der homöopathischen Behandlung können oft zur Folge haben, dass der Patient sich schnell von der Homöopathie abwendet.

BEHANDLUNG

Die Mehrzahl der Patienten, die zur Behandlung kommen, nehmen bereits allopathische Medikamente. Häufig kommen die Patienten in die homöopathische Praxis, weil die allopathische Behandlung nicht wirkt oder wegen der Nebenwirkungen der allopathischenMedikamente.

Wenn ein neuer Patient wegen Akne in die Praxis kommt, muss man ihn zu Anfang mit dem Gesetz der Heilung vertraut machen und erklären, dass es für das System notwendig ist, Giftstoffe durch die Haut auszuscheiden, und dass die Homöopathie eine Langzeitheilung der Beschwerde zum Ziel hat, keine kurzfristige Beseitigung der Symptome, die wiederkommen, sobald man mit der Behandlung aufhört. Es ist wichtig herauszufinden, wie hoch die Toleranzgrenze des Patienten ist, wenn es zu einer zeitweiligen Verschlimmerung des Zustandes kommt.

Therapeutische Hinweise für Akne

Homöopathie

- Grundsätzlich ist es nie empfehlenswert, mit der homöopathischen Behandlung zu beginnen und gleichzeitig die allopathische Behandlung von Akne abzusetzen. Wenn sich der Zustand unter solchen Bedingungen verschlimmert, können wir nicht wissen, ob die Verschlimmerung wegen unseres Arzneimittels oder trotz des Arzneimittels eingetreten ist. Der Patient wird dazu neigen, die homöopathische Behandlung verantwortlich zu machen. Auf diese Weise schaffen wir uns viel Kopfzerbrechen und erhalten keine nützlichen Informationen.
- Die Behandlung ist beinahe immer eine Konstitutionsbehandlung. Obgleich die äußerliche Erscheinung als ein Hinweis auf das Konstitutionsmittel dienen kann, ist es unwahrscheinlich, dass man gute Ergebnisse erzielt, wenn man die Verschreibung allein auf diese Information abstützt.
- Die Potenz des Konstitutionsmittels ist abhängig von der Klarheit des Falles. Langwierige Erstverschlimmerungen (länger als ein paar Wochen) sind selten.
- Wenn Patienten allopathische Medikamente einnehmen, können wir eine tägliche Dosis einer C6 bis C12 des Konstitutionsmittels zusätzlich geben, um eine Antidotierung zu vermeiden. Auch Q-Potenzen sind eine mögliche Alternative.

Naturheilkunde

- Die meisten Patienten, die zur Behandlung kommen, nehmen es mit der Hautreinigung bereits sehr genau. Vielfach kann sogar eine übereifrige Reinigung oder die Verwendung unangemessener Reinigungsmittel ein Teil des Problems sein.
- Das Dr. Hauschka-Reinigungssystem ist sehr wirkungsvoll.
- Die Anwendung von „Gesichtsmasken" oder Lehmpackungen hilft in den meisten Fällen.
- Unterstützend wirken folgende Präparate: Vitamin A (50.000 Einheiten tägl., eine Woche lang, danach 15.000 Einheiten tägl.); Vitamin C (1.000

bis 2.000 mg tägl.); Leinöl (1 Teelöffel tägl.); Chromium picolinate; Zink (50 mg tägl.).

- Besonders zu achten ist auf eine regelmäßige Darmentleerung. Faserreiche Ernährung, klares Wasser und Obst können hier unterstützen. Wenn nötig, kann man ein mildes Laxativum auf pflanzlicher Basis verordnen.

Allopathie

- Häufig ziehen wir es vor, die Patienten zu behandeln, während sie weiterhin allopathische Medikamente nehmen, und setzen diese ab, wenn sich Anzeichen einer Besserung zeigen. Um die Möglichkeiten auszuschöpfen, dass diese Methode funktioniert, muss die Dosierung der allopathischen Medikamente soweit herabgesetzt werden, wie es der Patient verträgt.
- Wenn wir uns mit dem Patienten auf die unterste Ebene der erträglichen allopathischen Dosis geeinigt haben, behalten wir diese Dosierung über drei bis vier Wochen bei. Der Grad der Akne bestimmt somit die Grundebene. Wenn wir mit der Behandlung beginnen, sind wir infolgedessen in der Lage, Verschlimmerungen und Fortschritt einzuschätzen.

Hierarchie der allopathischen Medikamente

- Die Hierarchie der allopathischen Medikamente für Akne ist:

  1) Adstringenzien (z.B. Hexenhasel (*Hamamelis virg.*))
  2) Lokal angewandte Retinoide
  3) Lokal angewandte Antibiotika
  4) Lokal angewandtes Kortison
  5) Kontrazeptiva
  6) Orale Antibiotika
  7) Roaccutan

ARZNEIMITTEL

◆ Hauptmittel für Akne

CALCAREA SILICATA

Häufig indiziert bei sehr hartnäckigen Aknefällen.
Schlimmer: in der späten Pubertät oder in den frühen 20ern
Schmerzhafte oder juckende Läsionen, besser durch Wärme

CALCAREA SULFURICA

Schwere Akne, manchmal **über mehrere Wochen an einer einzigen Stelle**
LÄSIONEN: tagelange Absonderung von gelblichem, cremigem Eiter
ORT: Gesicht; untere Gesichtspartie; Mundwinkel; Ohrläppchen

HEPAR SULFURIS

Empfindliche, schmerzhafte Pickel
LÄSIONEN: kleine Pickel; Mitesser; eiternde Läsionen; multiple Läsionen in Gruppen
ORT: Stirn; Lippen

KALIUM BROMATUM

Aggressive Akne, die in der Pubertät beginnt und nie aufhört
LÄSIONEN: **große, bläulichrote Pickel**, die verfärbte Narben hinterlassen
Brennen und Prickeln in den Läsionen
Große verhärtete Zysten mit rotem Hof und gelbem, eitrigem Kopf
Akne mit eingedrücktem Zentrum; tiefe Narben durch Akne
ORT: **Stirn, besonders im Zentrum der Stirn** über der Nase und den Augenbrauen
Schulter und Rücken; beinahe nie im unteren Gesichtsbereich

LACHESIS

Aggressive Akne mit vielen großen Pickeln im ganzen Gesicht

LÄSIONEN: purpurne Haut um die Pickel; purpurne Läsionen

Pickel heilen ab und hinterlassen eine purpurne Narbe in der Haut ohne Dellenbildung.

Ort: mehr auf der linken Gesichtsseite

Schlimmer: **vor der Menses; im Klimakterium**

MERCURIUS

Akne mit viel sichtbarem Eiter unter der Haut

LÄSIONEN: Pusteln auf einem Bett roter Haut; u.U. besteht große Bereitschaft zur Absonderung

Blaurote Knoten ohne jeglichen Eiter

Purpurner Hof um die Läsion; eine große Zyste, die umgeben ist von kleinen Pickeln

Die Haut wird oft als „wächsern" oder etwas blass und transparent beschrieben.

SILICEA

Diffuse Akne, besonders die Wangen sind betroffen.

LÄSIONEN: harte, tiefe Pickel, die oft nicht reifen oder keinen Eiter haben. **Die Pickel werden langsam resorbiert und hinterlassen eine eingedellte Narbe.**

Nach dem Arzneimittel beginnen die Pickel oft, Eiter abzusondern.

ORT: Gesicht, besonders die Wangen; auch auf der Stirn

SULFUR

Ausgezeichnetes Arzneimittel für Akne und Rosacea, wenn das Gesicht extrem fettig ist. *Sulfur* ist auch das Hauptmittel für Akne rosacea bei Männern.

LÄSIONEN: große, aber eher oberflächliche Pickel; Komedonen, oft mit viel Eiter unter der Haut

ORT: häufig an der Nase, verursacht starke Rötung und eine knollige Erscheinung

Schlimmer: Hitze; Waschen; vor der Menses; fettreiche Speisen

THUJA

Akne, wenn die Haut sehr fettig ist
LÄSIONEN: Pusteln, die in der Mitte eingesunken sind
ORT: Stirn; Oberlippe
Der Patient schämt sich oft sehr über sein Aussehen, das Schamgefühl steht in keinem Verhältnis zur Beschwerde.

◆ Weitere wichtige Arzneimittel für Akne

ARNICA

Akne mit sehr schmerzhaften Pickeln
ORT: **symmetrische Läsionen**

ARSENICUM

Brennende Akne im Gesicht, besonders auf der Stirn
Mitesser, manchmal mit schwarzen Köpfchen
Schlimmer: kalte Luft; kaltes Wetter

AURUM

Tiefe, große Zysten, die selten aufbrechen
Akne rosacea. Rote Knollennase

BARYTA CARBONICA

Akne bei Mädchen in der Pubertät
ORT: Gesicht; Brust
Extreme Sorgen um den kleinsten Pickel – eine Art von Perfektionismus in kleinen Dingen

BELLADONNA

Große, tiefe, sehr rote Zysten oder kleine Furunkel ohne Eiterung
LÄSIONEN: sehr empfindlich gegen Berührung, Erschütterung, Bücken
Völlegefühl oder Empfinden wie von Bersten in der Zyste; Hitze und Entzündung
Schlimmer: Menses

CARBO ANIMALIS

Brennende und verhärtete Läsionen, die häßliche Narben hinterlassen

CAUSTICUM

Trockenes, juckendes Gesicht bei Rosacea
Reibt sich ständig das Gesicht, die ganze Nacht lang.
LÄSIONEN: Pusteln und Komedonen mit schwarzem Zentrum
Rosacea mit Gruppen von Pickeln
ORT: **Nase, besonders die Nasenspitze;** Ohren; Stirn

EUGENIA

Schmerzhafte Akne mit schmerzhaften durchzuckenden Stichen; Rosacea
Schlimmer: während der Menses

GRAPHITES

Akne mit stark juckenden Pickeln, besonders nachts
LÄSIONEN: Mitesser; harte Pickel; nässend und feucht nach Kratzen
ORT: Gesicht; Kopfhaut; hinter den Ohren; Brust; Rücken
Schlimmer: vor der Menses

KREOSOTUM

Brennende, entzündete Akne besonders vor der Menses

NUX VOMICA

Akne nach Abusus von Alkohol, Nahrung, Stimulantien
Rosacea als Folge von Überarbeitung und Belastung
Schlimmer: Käse; Gewürze; Fett
Akne in Verbindung mit Magenstörungen

PSORINUM

Kleine rote Pickel, die leicht eitern
ORT: Nase; Nasenflügel; Stirn
Schlimmer: Menses; Kaffee; Fette

PULSATILLA

Akne bei jungen Mädchen oder Mädchen, die jünger wirken, als sie tatsächlich sind

Akne in Verbindung mit Menstruationsbeschwerden, mit unterdrückter Menses

SEPIA

Akne und Rosacea nach der Entbindung, oder diese Beschwerden beginnen in der Schwangerschaft.

LÄSIONEN: gelbliche Pickel

ORT: Gesicht, besonders am **Kinn**

Schlimmer: vor der Menses; durch Stillen

ABSZESS

Furunkel und Karbunkel lassen sich in der Regel recht erfolgreich homöopathisch behandeln. Akute Arzneimittel können die rasche Öffnung des Abszesses unterstützen und Linderung verschaffen, oder das Arzneimittel kann bewirken, dass der Eiter rasch resorbiert wird und so die Heilung fördern. Der Homöopath braucht sich keine Gedanken darum machen, wie sich die Beschwerde löst. Am besten löst man sich von der Vorstellung, dass sich jeder Furunkel öffnen und der Eiter abfließen muss. Es gibt zwar viele spezifische Arzneimittel, aber man sollte sich nicht auf ein oder zwei Mittel versteifen. Bei der Behandlung eines neuen und aktiven Abszesses geben wir oft ein akutes Arzneimittel. Wenn der Patient chronisch oder rezidivierend an Abszessbildung leidet oder eine ernstere Krankheit, eine Entzündung der Schweißdrüsen, hat, sollte er auch gut auf die homöopathische Behandlung reagieren. Hier ist es sinnlos, spezifische Arzneimittel zu geben. Wir müssen uns in diesem Falle darauf konzentrieren, das Konstitutionsmittel zu finden.

Therapeutische Hinweise für Abszesse

Homöopathie

- Das korrekte homöopathische Arzneimittel kann das Aufschneiden und die iatrogen induzierte Entleerung eines Abszesses oft überflüssig machen. Nach dem korrekten Arzneimittel lassen die Schmerzen nach, und die Läsion beginnt, sich zu resorbieren oder öffnet sich spontan.
- Das Konstitutionsmittel kann die Neigung zur Furunkelbildung beseitigen, selbst wenn es in unserer Literatur nicht für diese Beschwerde angegeben ist.

Naturheilkunde

- Während der Infektion können folgende Präparate unterstützende Wirkung haben: Vitamin C (1.000 bis 2.000 mg tägl.); Zink (50 mg tägl.).

- Echinacea-Urtinktur (10 Tropfen, 3 x tägl.) ist hilfreich. Bei rezidivierenden Furunkeln empfehlen Sie dem Patienten, zu versuchen, sehr viel Ananas zu essen (eine halbe Ananas tägl.), und zwar fünf bis zehn Tage lang, oder verschreiben Sie Bromelain-Kapseln (200 mg 3 x tägl.).
- Lokal heiße (jedoch nicht kochendheiß) Anwendungen können die Heilung des Abszesses unterstützen.
- Sobald sich eine Furunkel geöffnet hat, beschleunigen lokale Waschungen mit Calendula-Urtinktur den Heilungsprozess.

ALLOPATHIE

- Wenn Patienten mit einer antibiotischen Behandlung begonnen haben, ist es besser, eine homöopathische Behandlung zu vermeiden, bis die Einnahme der Antibiotika aufhört.
- Einfache Einschnitte zum Abfließen eines Abszesses beeinträchtigen normalerweise die Wirkung des Konstitutionsmittels nicht (selbst dann nicht, wenn lokale Anästhetika verwendet werden).
- Die meisten Abszesse heilen sehr gut ohne die Anwendung systemischer Antibiotika, selbst wenn die Läsion chirurgisch geöffnet wurde. Wenn die Läsion an einer heiklen oder empfindlichen Stelle sitzt, etwa im Gesicht oder im Genitalbereich, sollten wir die Einnahme der Antibiotika zulassen.

REPERTORIUM

Hauptrubriken für Abszess

Haut, Abszess
Haut, Ausschläge, Furunkel

Weitere wichtige Rubriken für Abszess

Kopf, Abszess
Kopf, Hautausschläge, Furunkel
Kopf, Hautausschläge, Furunkel, Hinterkopf
Kopf, Hautausschläge, Furunkel, Schläfe, rechts

Kopf, Hautausschläge, Karbunkel
Augen, Abszess, Kornea
Augen, Hautausschläge, um die Augen, Furunkel
Ohren, Abszess, hinter
Ohren, Abszess, Meatus, im
Ohren, Hautausschläge, Furunkel
Ohren, Hautausschläge, hinter den Ohren, Furunkel
Ohren, Hautausschläge, Meatus, im, Furunkel
Ohren, Hautausschläge, Ohrläppchen, Furunkel
Ohren, Hautausschläge, unter den Ohren, Furunkel
Ohren, Hautausschläge, vor den Ohren, Furunkel
Nase, Abszess
Nase, Abszess, Nasenspitze
Nase, Abszess, Nasenwurzel
Nase, Abszess, Septum, am
Gesicht, Abszess
Gesicht, Abszess, Kieferhöhle
Gesicht, Abszess, Lippe
Gesicht, Abszess, Oberlippe
Gesicht, Abszess, Parotiden
Gesicht, Abszess, Unterkieferdrüsen
Gesicht, Hautausschläge, Furunkel
Gesicht, Hautausschläge, Furunkel, Blutbeulen, klein
Gesicht, Hautausschläge, Furunkel, Haaransatz
Gesicht, Hautausschläge, Furunkel, Kinn
Gesicht, Hautausschläge, Furunkel, Kinn, rechte Seite
Gesicht, Hautausschläge, Furunkel, Kinn, unter
Gesicht, Hautausschläge, Furunkel, Lippen
Gesicht, Hautausschläge, Furunkel, Menses, während
Gesicht, Hautausschläge, Furunkel, Mundwinkel
Gesicht, Hautausschläge, Furunkel, Nase
Gesicht, Hautausschläge, Furunkel, Nase, innen
Gesicht, Hautausschläge, Furunkel, Nase, Nasenspitze
Gesicht, Hautausschläge, Furunkel, Schläfen
Gesicht, Hautausschläge, Furunkel, schmerzhaft
Gesicht, Hautausschläge, Furunkel, Stirn
Gesicht, Hautausschläge, Furunkel, Stirn, über den Augen
Gesicht, Hautausschläge, Karbunkel am Kinn
Äußerer Hals, Abszess
Äußerer Hals, Hautausschläge, Furunkel an den Halsseite

Abdomen, Abszess, Leistengegend
Abdomen, Abszess, Wänden, in den
Abdomen, Spondylarthritis ankylopoetica, Leistengegend, Drüsen
Abdomen, Hautausschläge, Furunkel
Abdomen, Hautausschläge, Furunkel, Leistengegend
Abdomen, Hautausschläge, Schamgegend, Furunkel
Abdomen, Zirrhose, Leber, Furunkel, mit
Rektum, Abszess
Rektum, Furunkel, Anus, im
Harn, Zucker, Gangrän, Furunkel, Karbunkel und Diarrhœ, mit
Männer, Abszess, Penis
Frauen, Abszess, Vulva, Labien
Brust, Abszess, Achsel
Brust, Abszess, Mammæ
Brust, Abszess, Mammæ, Brustwarzen
Brust, Abszess, Mammæ, drohend, in alten Narben
Brust, Hautausschläge, Achsel, Furunkel
Brust, Hautausschläge, Furunkel
Brust, Hautausschläge, Mammæ, Furunkel
Brust, Verhärtung, Mammæ, Abszess, nach
Rücken, Abszess
Rücken, Abszess, Lumbalbereich
Rücken, Abszess, Psoas
Rücken, Abszess, Steißbein, unmittelbar unterhalb
Rücken, Abszess, Zervikalbereich
Rücken, Abszess, Zervikalbereich, alte Narben
Rücken, Hautausschläge, Furunkel
Rücken, Hautausschläge, Furunkel, Blutbeulen
Rücken, Hautausschläge, Furunkel, Lumbalbereich
Rücken, Hautausschläge, Furunkel, Sakrum
Rücken, Hautausschläge, Furunkel, Schulterblattbereich
Rücken, Hautausschläge, Furunkel, Schultern, zwischen
Rücken, Hautausschläge, Furunkel, Zervikalbereich
Rücken, Hautausschläge, Karbunkel
Rücken, Hautausschläge, Karbunkel, Dorsalbereich
Rücken, Hautausschläge, Karbunkel, Zervikalbereich
Extremitäten, Abszess
Extremitäten, Abszess, Ellbogen
Extremitäten, Abszess, Finger
Extremitäten, Abszess, Fuß

Extremitäten, Abszess, Fuß, Ferse
Extremitäten, Abszess, Gesäß
Extremitäten, Abszess, Hand
Extremitäten, Abszess, Hand, Handfläche
Extremitäten, Abszess, Hand, Handrücken
Extremitäten, Abszess, Knie
Extremitäten, Abszess, Oberarm
Extremitäten, Abszess, Oberarm, Deltoideus
Extremitäten, Abszess, Obere Gliedmaßen
Extremitäten, Abszess, Obere Gliedmaßen, gangränös
Extremitäten, Abszess, Obere Gliedmaßen, Wunden, nach Sektion
Extremitäten, Abszess, Oberschenkel
Extremitäten, Abszess, Unterarm
Extremitäten, Abszess, Untere Gliedmaßen
Extremitäten, Abszess, Untere Gliedmaßen, Psoas
Extremitäten, Abszess, Unterschenkel
Extremitäten, Abszess, Unterschenkel, Wade
Extremitäten, Abszess, Zehen
Extremitäten, Hautausschläge, Finger, Daumen, Furunkel
Extremitäten, Hautausschläge, Finger, Furunkel
Extremitäten, Hautausschläge, Furunkel
Extremitäten, Hautausschläge, Fuß, Ferse, Furunkel
Extremitäten, Hautausschläge, Fuß, Furunkel
Extremitäten, Hautausschläge, Fuß, Fußsohle, Furunkel
Extremitäten, Hautausschläge, Fußgelenk, Furunkel
Extremitäten, Hautausschläge, Gesäß, Furunkel
Extremitäten, Hautausschläge, Hand, Finger, zwischen, Zeigefinger und Daumen, Blutbeulen
Extremitäten, Hautausschläge, Hand, Furunkel
Extremitäten, Hautausschläge, Hand, Furunkel, klein
Extremitäten, Hautausschläge, Hand, Handfläche, ulnare Seite, Furunkel
Extremitäten, Hautausschläge, Hand, Handrücken, Furunkel
Extremitäten, Hautausschläge, Handgelenk, Furunkel
Extremitäten, Hautausschläge, Hüfte, Furunkel
Extremitäten, Hautausschläge, Knie, Furunkel
Extremitäten, Hautausschläge, Oberarm, Furunkel
Extremitäten, Hautausschläge, Obere Gliedmaßen, Furunkel
Extremitäten, Hautausschläge, Oberschenkel, Furunkel
Extremitäten, Hautausschläge, Schulter, Furunkel
Extremitäten, Hautausschläge, Schulter, Furunkel, Blutbeulen, groß

Extremitäten, Hautausschläge, Schulter, Pickel, Furunkel, wie
Extremitäten, Hautausschläge, Unterarm, Furunkel
Extremitäten, Hautausschläge, Untere Gliedmaßen, Furunkel
Extremitäten, Hautausschläge, Unterschenkel, Furunkel
Extremitäten, Hautausschläge, Unterschenkel, Waden, Furunkel
Extremitäten, Juckreiz, Untere Gliedmaßen, Furunkel, an der Stelle eines früheren
Extremitäten, Karbunkel
Extremitäten, Karbunkel, Gesäß
Extremitäten, Karbunkel, Oberschenkel
Extremitäten, Karbunkel, Unterarm
Extremitäten, Kontraktion, Oberschenkel, Abszess, nach
Haut, Ausschläge, Furunkel, blau
Haut, Ausschläge, Furunkel, blutig
Haut, Ausschläge, Furunkel, Frühling, im
Haut, Ausschläge, Furunkel, groß
Haut, Ausschläge, Furunkel, grünlicher Eiter
Haut, Ausschläge, Furunkel, Impotenz, bei
Haut, Ausschläge, Furunkel, klein
Haut, Ausschläge, Furunkel, klein, schmerzhaft
Haut, Ausschläge, Furunkel, Menses, während
Haut, Ausschläge, Furunkel, Narbenbildung
Haut, Ausschläge, Furunkel, periodisch
Haut, Ausschläge, Furunkel, reifen langsam
Haut, Ausschläge, Furunkel, reifen nicht
Haut, Ausschläge, Furunkel, verletzte Stellen
Haut, Ausschläge, Karbunkel
Haut, Ausschläge, Karbunkel, brennend
Haut, Ausschläge, Karbunkel, purpurn, mit kleinen Blasen in der Umgebung
Haut, Ausschläge, Karbunkel, stechend
Haut, Ulzera, Furunkel, durch
Allgemeines, Abszesse, Blasen, auf
Allgemeines, Abszesse, bläulich
Allgemeines, Abszesse, blutig
Allgemeines, Abszesse, brennend
Allgemeines, Abszesse, Drüsen
Allgemeines, Abszesse, Eiter, dick
Allgemeines, Abszesse, Eiter, gelb, grün
Allgemeines, Abszesse, Eiter, grünlich
Allgemeines, Abszesse, Eiterung

Allgemeines, Abszesse, Ameisenlaufen, mit
Allgemeines, Abszesse, Fremdkörper, Entfernung
Allgemeines, Abszesse, frostig, innen
Allgemeines, Abszesse, kalt
Allgemeines, Abszesse, Knorpel
Allgemeines, Abszesse, körperlicher Anstrengung, bei
Allgemeines, Abszesse, langsam
Allgemeines, Abszesse, Menses, während
Allgemeines, Abszesse, Muskeln, der
Allgemeines, Abszesse, reifen nicht
Allgemeines, Abszesse, rezidivierend
Allgemeines, Abszesse, tief

ARZNEIMITTEL

◆ Hauptmittel für Abszess

CALCAREA SULFURICA

Abszesse sondern wochenlang oder sogar monatelang nach dem Eröffnen **Eiter ab.**

Abszesse entwickeln sich zu einer Art Fistel.

Die Absonderung ist gewöhnlich cremig und gelb.

Calcarea sulfurica ist auch ein gutes Arzneimittel bei Entzündung der Schweißdrüsen.

HEPAR SULFURIS

Furunkel öffnen sich, heilen ab und kehren an derselben Stelle wieder (*Sulf.*, *Calc-s.*).

LÄSIONEN: **Schmerzhaft und kann extrem berührungsempfindlich sein.**

Die Abszesse von *Hepar sulfuris* treten oft in Gruppen auf.

Die Absonderung hat häufig einen abstoßenden Geruch oder riecht nach altem Käse.

ORT: das Hauptmittel für Paronychie, besonders an den Fingern

Drüsenabszess; Achsel; Gesicht; Leistengegend; untere Gliedmaßen

Besser: Hitze

SILICEA

Abszesse, die sich langsam entwickeln, isoliert oder in Gruppen
Abszesse entwickeln sich um Fremdkörper herum.
LÄSIONEN: harte, indurierte Furunkel; Karbunkel und Fisteln, die chronisch Eiter absondern
ORT: Gesicht; Lider; **Tränengänge;** Nase
Achsel; Lymphdrüsen; Brust
Bartholin-Drüsen; **Oberschenkel;** Unterschenkel; Nacken oder Rücken
Paronychie – Panaritium am Nagelfalz
Karbunkel zwischen Nacken und Schulterblättern

SULFUR

Rezidivierende Karbunkel an beliebiger Körperstelle
Die Haut ist oft fettig.
Furunkel bei Patienten mit mangelhafter Hygiene
LÄSIONEN: Furunkelgruppen; auch Karbunkel
Einzelne Furunkel; ein Furunkel ist kaum geheilt, wenn bereits der nächste entsteht.
Gelbe, übelriechende Absonderung; Luftblasen in der Absonderung
ORT: Rücken; Hals; **Gesäß;** Achselhöhle; Leisten; Brust

◆ Weitere wichtige Arzneimittel für Abszess

ANTHRACINUM

Starkes Brennen im Abszess (*Tarant-c.*)
LÄSIONEN: recht groß und gespannt; **Karbunkel**
Häufig, aber nicht zwingend, schwarz oder purpurn
ORT: am Trapezius oder über dem Schulterblatt; Lippe

ARNICA

Kleine, schmerzhafte Furunkel; der ganze betroffene Bereich ist sehr wund und empfindlich.

LÄSIONEN: Furunkel reifen nicht, verschwinden langsam, aber kommen der Reihe nach wieder.

Kleine Furunkel in Gruppen (*Sulf., Kali-j.*); symmetrische Läsionen

ORT: Kopf; Halsseite; Brust

Karbunkel am Oberschenkel

Alle Formen des Abszesses sind sehr berührungsempfindlich.

ARSENICUM ALBUM

Abszesse mit ausgeprägtem Brennschmerz

LÄSIONEN: *Arsenicum album* ist unserer besten Arzneimittel für Karbunkel

ORT: innerer Abszess; Drüsenabszess; Speicheldrüse

Abszesse bei Diabetikern

BELLADONNA

Besonders bei früher Abszessbildung, oft noch bevor der Eiter lokalisiert ist

LÄSIONEN: **Furunkel sitzen tief in der Haut;** die Schwellung sitzt tief unter der Haut.

Knallrot und fühlt sich sehr heiß an.

Schrecklich schmerzhafte und gewöhnlich Furunkel mit pochender Empfindung

ORT: rechte Körperseite

Gesicht; Haaransatz; Brust; Oberschenkel

Schlimmer: **extrem empfindlich gegen Berührung oder Erschütterung**

BUFO

Karbunkel und Sektionsabszesse

LÄSIONEN: Abszess mit deutlicher kleiner Höhlung und weitem blauem Hof

ORT: besonders an den oberen Gliedmaßen, Handgelenk, Hand; Paronychie mit aufsteigender Zellgewebsentzündung Brust; Gehörgang

CALCAREA CARBONICA

Tiefe Abszesse in Muskeln, Drüsen oder tieferen Organen

Bevorzugt Resorption des Eiters anstatt Ausscheidung.

CAUSTICUM

Abszesse und Furunkel besonders an spitzen oder herausragenden Körperteilen – Nase, Kinn, Ohr

CROTALUS HORRIDUS

Fleckiger, purpurner Abszess mit starken brennenden Schmerzen

Starke Schwellung und dellenbildendes Ödem in der Umgebung der Läsion

Dunkle Sickerblutung mit Eiter

DULCAMARA

Furunkel am Ort der Verletzungen oder Prellungen

GRAPHITES

Rezidivierende Furunkel oder sogar Schweißdrüsenentzündung

LÄSIONEN: Furunkel oder Karbunkel mit chronischer Absonderung; Dickes gelbes Sekret

ORT: Hautfalten; alte Narben; Nacken und Schultern; Oberschenkel und Gesäß; Brust

ACIDUM NITRICUM

Sehr schmerzhafter Abszess mit **splitterartigen Schmerzen**
Faulige, scharfe Absonderung

PHOSPHORUS

Abszess mit multipler Fistelbildung
LÄSIONEN: Brennen im Abszess mit dünner, jauchiger, übelriechender Absonderung
„Blutfurunkel", viel gelbe Absonderung
ORT: Brust; Drüsen; harter Gaumen; Achselhöhlen; Lider

ACIDUM PICRICUM

Bläuliche Furunkel, die ein dünnes wässriges Sekret absondern, das schließlich eitrig wird
ORT: Gehörgang; Nacken; Nase; Brust
Furunkel oder Karbunkel in Verbindung mit Impotenz

PYROGENIUM

Abszess in Verbindung mit Fieber oder sogar Sepsis
Rezidivierender Abszess mit heftigem Brennen
Sektionsabszess oder innerliche Abszesse

TARANTULA CUBENSIS

Stark brennender und entzündeter Abszess
Karbunkel mit schwarzer Verfärbung oder einem schwarzen Zentrum

THUJA

Rezidivierende Furunkel mit entzündeten roten Rändern
Langsam wachsende Karbunkel mit multiplen Fisteln
ORT: Genitalien und Perineum; Gesäß; Achselhöhlen; Kniekehlen

WARZEN

Die homöopathische Behandlung von Warzen ist oft sehr eindrucksvoll. Spezifische Arzneimittel sind recht häufig wirkungsvoll bei der Heilung von Warzen, und viele unerfahrene Homöopathen werden durch die Anwendung spezifischer Arzneimittel auf diese Weise bekannt. Obgleich diese Praxis in der Regel nicht viel schadet, ist es selten ratsam, einen Konstitutionsfall zu behandeln, indem man bei der Verschreibung vom Ort oder der Art der Warzen des Patienten ausgeht.

In den meisten Fällen ist es am besten, das Konstitutionsmittel zu geben, selbst wenn das Arzneimittel diese Pathologie nicht abdeckt. Ich bin häufig in meiner Praxis damit überrascht worden, dass Warzen nach einem Konstitutionsmittel verschwunden sind, wenn ich vorher den Patienten vorgewarnt hatte, dass das Arzneimittel wahrscheinlich die Warzen nicht beseitigen würde, weil ich es für eine ernstere Erkrankung gegeben und die Warzen ignoriert hatte.

Meiner Erfahrung nach ist es relativ einfach, Warzen zu behandeln, indem man das Konstitutionsmittel gibt – ganz gleich, wie die Diagnose lautet. Allerdings müssen Warzen unsere Aufmerksamkeit immer auf eine Gruppe antisykotischer Arzneimittel lenken, und manchmal wird die Information dieser Art oder der Sitz der Warze wertvolle Hinweise auf das Konstitutionsmittel liefern.

REPERTORIUM

Hauptrubriken für Warzen

Haut, Warzen
Haut, Wucherungen, Kondylome

Weitere wichtige Rubriken für Warzen

Kopf, Warzen, Kopfhaut
Kopf, Warzen, Stirn

Augen, Kondylome, Warzen
Augen, Kondylome, Warzen, Augenbrauen
Augen, Kondylome, Warzen, Iris
Augen, Kondylome, Warzen, Lider
Nase, Warzen
Nase, Warzen, in der Nase
Nase, Warzen, Nasenspitze
Gesicht, Warzen
Gesicht, Warzen, Lippen
Mund, Kondylome, Zunge
Hals, Kondylome
Abdomen, Warzen
Rektum, Kondylome
Männer, Kondylome (Unterrubriken)
Männer, Kondylome, Fischlakengeruch, mit
Männer, Kondylome, Penis (Unterrubriken)
Männer, Kondylome, Penis, Eichel
Männer, Kondylome, Penis, Vorhaut
Männer, Kondylome, Penis, Vorhaut, Frenulum
Männer, Kondylome, Skrotum
Frauen, Kondylome (Unterrubriken)
Frauen, Kondylome, Uterus
Frauen, Kondylome, Vagina
Frauen, Kondylome, Vagina, bluten leicht
Larynx, Kondylome
Brust, Warzen, Mammæ
Brust, Warzen, Sternum
Rücken, Warzen
Rücken, Warzen, Zervikalbereich
Extremitäten, Hautausschläge, Finger, Wucherungen, Warzen, wie
Extremitäten, Warzen, Daumen
Extremitäten, Warzen, Ellenbeuge
Extremitäten, Warzen, Finger
Extremitäten, Warzen, Finger, Fingerspitzen
Extremitäten, Warzen, Finger, Nägel, nahe an
Extremitäten, Warzen, Fußsohlen
Extremitäten, Warzen, Gesäß
Extremitäten, Warzen, Hand (Unterrubriken)
Extremitäten, Warzen, Hand, Handfläche (Unterrubriken)
Extremitäten, Warzen, Handgelenk

Extremitäten, Warzen, obere Gliedmaßen
Extremitäten, Warzen, Oberschenkel
Extremitäten, Warzen, Unterarm
Haut, Warzen, alt
Haut, Warzen, berührungsempfindlich
Haut, Warzen, bluten, Waschen, durch
Haut, Warzen, blutend
Haut, Warzen, braun
Haut, Warzen, brennend
Haut, Warzen, dünner Epidermis, mit
Haut, Warzen, eingedrückt
Haut, Warzen, entzündet
Haut, Warzen, feucht
Haut, Warzen, flach
Haut, Warzen, fleischig
Haut, Warzen, gestielt
Haut, Warzen, gezackt
Haut, Warzen, glatt
Haut, Warzen, groß
Haut, Warzen, hart
Haut, Warzen, hohl, werden
Haut, Warzen, juckend
Haut, Warzen, kaltes Waschen, verschlimmert
Haut, Warzen, klein
Haut, Warzen, riechen nach altem Käse
Haut, Warzen, rot
Haut, Warzen, rund
Haut, Warzen, schmerzhaft
Haut, Warzen, Stechen, in
Haut, Warzen, trocken
Haut, Warzen, Ulzera, umgeben von einem Kreis von
Haut, Warzen, verhornt
Haut, Warzen, weich
Haut, Warzen, welk
Haut, Wucherungen, Kondylome (Unterrubriken)

ARZNEIMITTEL

◆ Hauptmittel für Warzen

Causticum

Patienten mit multiplen oder sehr großen Warzen

Art: viele Varianten; besonders fleischig, eher groß und mit breiter Basis

Gestielte Warzen; ulzerierte Warzen; auch flache Warzen

Werden schließlich hart, gezackt, empfindlich und bluten leicht.

Ort: **Fingerspitzen, besonders um die Fingernägel herum**

Gesicht; Augenbrauen oder Lider; Nasenspitze; Lippen

Medorrhinum

Häufiges Arzneimittel für Warzen bei Kindern

Warzen an den Genitalien

Art: feuchte Warzen, oft fleischige, kurze und dicke Warzen; auch spitze Warzen

Faden- oder haarförmige Warzen oder Hautzipfel

Molluscum contagiosum (Dellwarze)

Ort: besonders Warzen an den Genitalien; an Penis, Eichel und Skrotum; Warzen in der Vagina oder an den Labien

Hände; Oberschenkel; Fußsohlen

Warzen nach unterdrückten gonorrhoischen oder anderen Ausscheidungen

Acidum nitricum

Weit verbreitete empfindliche Warzen mit splitterartigen Schmerzen (allerdings häufig auch schmerslos)

Art: gezackte, juckende und besonders feuchte Warzen; manchmal übelriechend; auch gestielte Warzen; manchmal sehr groß

Die Warzen können durch Waschen oder Reiben leicht bluten.

Manchmal weiche oder blumenkohlartige Warzen

Ort: **Gesicht** und Lippen; in der Nase; Hände, Finger; **Genitalien, Anus**

THUJA

Das häufigste Arzneimittel für Warzen in unserer Materia Medica.

ART: **oft große und auffallende Warzen;** Warzen, die rasch wachsen

Warzen mit breiter Basis, kegelförmig; auch eingedrückte Warzen

Ältere Warzen sind rissig, nässen, können nach altem Käse riechen

Dunkle oder braune Warzen; rote Warzen

ORT: **Gesicht, Lippen, Nase;** Hände; Fußsohlen

Genitalien; in der Urethra oder Vagina; an Eichel oder Vorhaut; an Zervix oder Uterus

In der Vorgeschichte Warzen, die durch eine Reihe von volksheilkundlichen Methoden verschwunden sind. *Thuja* scheint das Hauptmittel für Warzen zu sein, das durch Aberglauben verschwindet (allerdings kehren sie später oft wieder).

◆ Weitere wichtige Arzneimittel für Warzen

ANTIMONIUM CRUDUM

Verhärtete Warzen oder Wucherungen, haben beinahe die Konsistenz von Horn

ART: Außer den hornigen Warzen können auch glatte, weiche und flache Warzen auftreten.

Es können sich Geschwüre um die Warzen bilden.

ORT: Handrücken und dorsal an den Fingern; **Fußsohlen;** Lider

ARGENTUM NITRICUM

Warzen besonders an Schleimhäuten

ART: Gewöhnlich bestehen Empfindlichkeit oder splitterartige Schmerzen.

Die Warzen können schmerzlos sein. Blutende Warzen

ORT: **Schleimhäute:** Larynx; Mund; Gaumen und Hals; die Finger

AURUM METALLICUM

Warzen um den Anus und im Genitalbereich; auch an der Zunge (*Aur-m.*)

BARYTA CARBONICA

Multiple, gewöhnlich kleine Warzen
ORT: Hand; Finger; Rücken

BUFO

Warzen oder Tuberkel (kleine Knötchen) an Händen und Fingern; auch an den Ohren

CALCAREA CARBONICA

Multiple Warzen, besonders an Händen und Fingern
ART: fleischige, weiche, runde Warzen
Später weiche Basis und rauhe Oberfläche
Die Warzen werden hohl.
Die entzündeten Warzen können schließlich in der Umgebung Geschwüre bilden.
ORT: Hände und Finger; Ellbogen und Unterarm
Gesicht, besonders linke Wange; hinter dem Ohr; um das Auge
Genitalien; Uterus

CASTOR EQUI

Warzen an der Stirn oder um Brüste und Brustwarzen

CINNABARIS

Besonders bei Warzen, die sich auf den perianalen Bereich beschränken
ART: fächerförmige Warzen
Warzen, die leicht bluten; nässende Warzen
ORT: um den Anus; im Genitalbereich; Vorhaut und Frenulum des Penis. Iris

DULCAMARA

Ist besonders bei glatten, weichen, flachen Warzen angezeigt.

ART: **flache Warzen;** hat auch gestielte oder blumenkohlartige Warzen

Große, fleischige Warzen

ORT: Gesicht; Hände – sowohl Handrücken als auch Handflächen; die Finger

LAC CANINUM

Warzen an den Fingern bei Patienten mit großem Selbstbewusstsein

Das Mittel ist auch für blumenkohlartige Warzen an der Eichel vermerkt.

LYCOPODIUM

Hauptsächlich trockene, oft juckende Warzen

ART: Die Warzen werden rissig und gezackt; auch feuchte und brennende Warzen; Feigwarzen oder dünne, haar- oder fadenförmige Warzen

ORT: Kinn; Genitalien; Vorhaut; Anus; Zungenspitze

MERCURIUS

Syphilitische Warzen, besonders auf den Schleimhäuten oder am Rand der Schleimhäute

ORT: über den Skleren oder der Iris; Genitalien; Feigwarzen an der Eichel

NATRIUM CARBONICUM

Entzündete und empfindliche Warzen, manchmal mit Geschwürsbildung

ORT: obere Gliedmaßen, besonders Hände; Rücken oder Gesäß

NATRIUM MURIATICUM

Empfindliche Warzen an den Handflächen; empfindlich, wenn man dagegen drückt

NATRIUM SULFURICUM

Feuchte Warzen, besonders um die Genitalien und den Anus – besonders wenn sie dort gleichzeitig auftreten (*Nit-ac.*)

Warzen bei Patienten mit Gonorrhœ oder Urethritis in der Vorgeschichte (*Med., Thuj.*)

SABINA

Nässende oder juckende Warzen an oder in der Nähe der Genitalien oder des Perineums

ART: große, auffallende und harte Warzen;

„Birnenförmige Warzen an der Rückseite des Penis"

Ein abstoßender Fischlakengeruch geht von den Warzen aus.

ORT: männliche oder weibliche Genitalien

SARSAPARILLA

Trockene und entzündete oder welke Warzen an den Genitalien

Alte Warzen

SEPIA

Juckende, harte Warzen; manchmal bräunliche Warzen; seborrhoische Keratose

ORT: Bauch, Rücken; obere Gliedmaßen

STAPHISAGRIA

Empfindliche Warzen; schmerzhaft bei Berührung; trockene Warzen

ORT: Genitalien; Eichel; in der Vagina

VITILIGO

Vitiligo ist in den meisten westlichen Ländern kein bedeutendes Problem, und daher haben wir deutlich weniger Erfahrung damit als unsere Kollegen in asiatischen Ländern. Die Behandlung ist immer eine Konstitutionsbehandlung – Arzneimittel, die nur für die Pathologie gewählt werden, sind selten wirkungsvoll. Die Hauptmittel für diese Erkrankung sind: *Thuja*, *Sepia*, *Phosphorus*, *Silicea*, *Calcarea carbonica*, *Natrium muriaticum*, *Natrium carbonicum*, *Mercurius*, *Arsenicum album* und *Arsenicum sulfuratum flavum*.

Systemische Erkrankungen

Schwindel
Grippe
Fieber
Neurologische Störungen

Schwindel

Die allopathische Definition von echtem Schwindel ist das Vorhandensein von Drehgefühl, Nystagmus und von der Norm abweichenden Untersuchungswerten des Vestibularapparats. Diese Zeichen und Symptome indizieren Labyrinthitis, Menière-Syndrom oder andere Erkrankungen des Innenohrs. Das häufigere Symptom „Schwindelgefühl" schließt echten Schwindel ebenso ein wie eine furchterregende Liste von Störungen zur Differentialdiagnose: akkustisches Neurom; Gehirnerkrankungen, Erkrankung der Karotis; degenerative Prozesse der Wirbelsäule; Hypertonie; Anämie; Schilddrüsenerkrankungen; Neoplasmen im Gehirn; Multiple Sklerose und andere neurologische Erkrankungen; Hyperventilationstetanie; Angstgefühle und andere psychiatrische Beschwerden. Es versteht sich von selbst, dass jeder Patient mit einer solchen Beschwerde gründlich untersucht werden muss. Die Untersuchungsergebnisse können oft nicht zu einer klaren Diagnosestellung beitragen, und sie sind zur Bestimmung der homöopathischen Behandlung selten hilfreich. Sie können jedoch oft helfen, die Prognose zu bestimmen. Die homöopathische Behandlung bleibt dieselbe – ganz gleich, welches die zugrunde liegende Beschwerde ist.

BEHANDLUNG

Chronischer Schwindel oder Langzeitschwindel wird immer konstitutionell behandelt. Bei vielen Patienten jedoch besteht der Schwindel erst seit kurzem, und akute Arzneimittel können in solchen Fällen angezeigt sein. Die häufigste Ursache ist eine akute Labyrinthitis, wo akuter Schwindel in

Verbindung mit Infektionen der oberen Atemwege sowie Ohrensausen vorliegt. Eine akute Labyrinthitis verläuft gewöhnlich mild und reagiert rasch auf akute Arzneimittel.

Eine schwerwiegendere Erkrankung, das Menière-Syndrom, umfasst starke Übelkeit und oft den Verlust des Hörvermögens ebenso wie den Schwindel und Tinnitus, wie wir sie von der Labyrinthitis kennen. Diese Krankheit kann zu vollständigem einseitigem Verlust des Hörvermögens führen. Wenn klare Symptome vorliegen, sollten wir ein spezifisches akutes Arzneimittel auswählen. Häufiger ist das Menière-Syndrom Teil des Konstitutionsfalles und reagiert besser auf die Konstitutionsbehandlung. Wenn Schwindel und Gehörverlust plötzlich einsetzen, ist eine aggressive Behandlung angezeigt, bei der wir eine Besserung durch das Arzneimittel innerhalb weniger Tage erwarten. Das Menière-Syndrom kann in Verbindung mit einem Mangan-Mangel auftreten (Mangan-Präparate 5mg tägl. zusätzlich). Nützlich sind auch Ginkgo biloba (eine Kapsel 3 x tägl.) und Nicotinsäure (100 mg tägl.).

Repertorium

Das Kapitel **„Schwindel"** im Repertorium ist nicht sehr lang, aber der Überschaubarkeit halber ist unten eine Zusammenfassung aufgeführt.

TEMPERATUR • WETTER

Baden, warmem, nach
Feuchtes Wetter
Frühling
Gewitter, vor
Haus, Eintreten, beim
Haus, im
Heißem Wetter, in
Hitze, durch
Hitze, Sonne
Hitze, Zimmerwärme
Kälte, kalte Anwendungen, bessern
Kälte, kalter Raum, bessert
Kälte, kaltes Wetter, während
Luft, Freien, im
Nasses Wetter
Sommer
Sonnenlicht und Hitze
Wärme, bessert
Wärme, warmer Raum
Waschen, Füße
Windiges Wetter

AKTIVITÄTEN

Anstrengung, bei
Aufstehen vom Sitzen, beim
Aufstehen, beim
Baden, nach
Bergab gehen
Bewegung, Arme
Bewegung, durch
Bewegung, Hals
Bewegung, Kopf, durch
Bewegung, plötzlich, durch
Bewegung, schnelle, durch
Binden, Haare, verschlimmert
Eisenbahnfahrt
Fahren, beim
Gehen, im
Getragen werden
Heben, Arme
Heben, Gewicht
Heben, Hände über den Kopf
Klettern, in die Höhe, beim
Kneten, Brotteig, oder ähnliche Bewegungen
Lasten auf dem Kopf tragen, verschlimmert
Leibesübungen, bei
Lesen, beim
Nähen, beim
Rasieren, nach
Schneuzen, beim
Schreiben, beim
Schütteln, Kopf, den
Sprechen, beim
Steigen
Steigen, Treppaufgehen
Strecken, beim
Treppabgehen
Überqueren, Brücke, beim

STELLUNG

Abstützen, Kopf
Anheben, Kopf
Aufrichten, Bücken, vom
Aufsitzen im Bett, beim
Aufstehen, Bett, vom
Aufstehen, Sitz, von einem
Aufstützen, Kopf, bessert
Bett, im
Beugen, Kopf nach hinten biegen
Beugen, Kopf nach vorn
Bücken, beim
Lehnen, Kopf
Lehnen, linke Wange, gegen die Hand
Liegen, beim Hinlegen
Liegen, Gesicht, auf dem
Liegen, im
Liegen, muss
Liegen, Rückenlage
Liegen, Seitenlage
Sitzen, im
Stehen, im
Stützen, Kopf, Tisch, auf den, bessert
Umdrehen, im Bett, beim
Zurücklehnen, beim

AUGEN • SEHVERMÖGEN

Bewegung, Augen
Bewegung, Lider
Dilatierte Pupillen
Diplopie, mit
Dunklen Raum, Eintreten in, beim
Farben vor den Augen, mit, beim Bücken
Farbiges Glas, scheint, wenn Licht durch
Gaslicht, durch
Geschlossenen Augen, gehen, kann nicht mit
Hör- und Sehvermögen, mit Verlust
Licht, in grellem
Licht, Tageslicht
Lichtern, nach Aufenthalt in einem Raum mit vielen
Schließen, Augen, beim
Schließen, Augen, bessert
Sehen, abwärts
Sehen, aufwärts
Sehen, Augen, mit verdrehten
Sehen, Gegenstände, die sich bewegen, auf
Sehen, unverwandt
Sehstörungen, mit

EMOTIONEN

Angst, während
Denken, wenn man daran denkt
Emotionaler Erregung, nach
Engen Straßen, Plätzen, in
Geistige Anstrengung, verschlimmert
Gemütserregung
Höhenlagen
Hysterisch
Meditieren, beim
Menschenmenge, in einer
Nachtwachen, durch
Nervöse Ursache
Rausch, wie im
Reden, angeregt, nach
Schlechte Nachrichten, durch
Schock, durch emotionalen
Schreck, nach
Verärgerung, nach
Verdruss, Kummer, durch
Willensanstrengung, bessert
Zorn, nach

KÖRPERPROZESSE

Atemzug, tief, verschlimmert
Aufstoßen, während
Einatmen, bei tiefem
Erektionen, während
Erwachen, beim
Gähnen, beim
Harnentleerung, während
Klimakterium, während
Menses, vor, während, nach
Samenerguss, nach
Schlaf, während
Schneuzen
Schwangerschaft, während
Schwitzen, beim
Wehen, während

BEGLEITERSCHEINUNGEN

Anämie, mit
Beckenbeschwerden, mit
Chronisch, Kopfschmerzen, einseitig, mit
Diarrhœ
Epilepsie, vor, während, nach
Erbrechen, vor, nach
Erschütterung, Gehirn, bei
Fieber, während, mit
Flatus, eingeklemmtem, mit
Flüssigkeitsverlust
Hämorrhagie, Uterus, mit
Hämorrhoiden, nach
Hautausschläge, unterdrückte
Herzklopfen, durch
Herzsymptomen, mit
Hirnerkrankungen, bei
Hitze, vor, während, nach
Husten, mit
Kolik, im Wechsel mit
Konvulsionen, vor, mit
Kopfschmerzen, während, nach
Kopfverletzung, nach
Leberbeschwerden, bei
Magenbeschwerden
Menses, unterdrückte
Niesen, durch
Obstipation, während
Paralyse, während
Plazentaretention, mit
Schnupfen, während
Spasmen, mit
Synkope, mit
Syphilitisch
Taubheit, mit
Tinnitus, mit
Übelkeit, mit
Unterdrückung, Fußschweiß, durch
Unterdrückung, Gonorrhœ, durch
Verdauungstrakts, Reizung des, mit
Wechsel mit, Schlaftrunkenheit, im
Wurmbefall, bei

NAHRUNG

Alkoholische Getränke
Bier, nach
Brot, nach
Essen, vor, während, nach
Fasten, verschlimmert
Frühstück, während, nach
Hungrig, wenn
Kaffee, nach
Kalte Getränke, nach
Magen, leeren, durch
Mittagessen, während, nach
Rauchen, durch
Tabak, verschlimmert
Tee, nach
Trinken, beim
Trinken, Wasser, bessert
Wein, durch

Empfindungen

Balanciergefühl
Boden in Bewegung, als sei der
Boden, ansteigt, od. erhöht sei, als ob
Boden, gibt nach
Drehen, Kreis, wie im
Dreht, Bett herum, als ob sich das
Dreht, Kreis, als ob man sich im
Füße, höher als der Kopf, Empfindung
Gegenstände scheinen sich im Kreis zu drehen
Gegenstände scheinen sich zu bewegen
Hauswände scheinen auf sie zu stürzen
Heftig
Hochgehoben, wie
Hochgezogen und vorwärts geschubst, wie
Höhe, Sturz aus der, wie
Kopf, schwebt, als ob
Liegen, das Bett nicht berührt, als ob man im
Liegen, Sinken, durch das Bett oder mit dem Bett nach unten, als ob
Rausch, wie im
Rollen, Empfindung von, im Kopf, mit
Schwanken, hin und her, Gegenstände, als ob
Schweben, wie
Schwingen, als ob
Sinken, als ob
Stürzen, Empfindung aus der Höhe
Versagen, die Sinne
Wellen, Hinterkopf, im
Wiegen, wie

Gleichgewicht

Links, schwankt nach
Links, schwankt nach, beim Gehen im Freien
Rechts, schwankt nach
Schwanken
Stürzen, Tendenz zu (Unterrubriken)
Taumeln, mit
Wanken, hin und her

Stellungswechsel

Aufrichten, Bücken, vom
Aufrichten, gebeugt sitzen
Aufstehen, beim
Aufstehen, Sitz, von einem
Boden, heben, als würde sich der
Heben, Kopf, Bett, vom
Menière-Syndrom, Kopf heben, Aufsetzen, verschlimmert
Menses, während, Bücken, beim, und wieder aufrichten
Mittagessen, aufstehen nach dem
Morgens, Aufstehen, beim
Sitzen, im, Aufsetzen im Bett
Stürzen, Tendenz zu, Aufstehen, Bett, aus dem
Stürzen, Tendenz zu, Aufstehen, Sitzen, vom

Übelkeit, Aufstehen, Bett, aus dem
Übelkeit, Aufstehen, Sitz, vom
Umdrehen, im Bett, beim
Umdrehen, Kopf, rasch

SITZ DER EMPFINDUNG

Augen, in den
Beginnt im, Nacken oder Hinterkopf
Gehirn, tief im
Hinterhaupt
Körper an, greift den ganzen
Magen, ausgehend vom
Rücken hoch, kommt den
Schläfe, links, in der
Stirn, empfunden in der
Völlegefühl und Schmerzen im Scheitel
Wellen, Hinterkopf, im
Wirbelsäule, aufsteigend von der

TEMPO DER KRANKHEIT

Anfälle, wiederholte
Chronisch
Periodisch
Plötzlich
Schubweise
Ständig
Wellen, in

Weitere wichtige Rubriken für Schwindel

Gemüt, Angst, Schwindel, während
Gemüt, Benommenheit, Schwindel, während
Gemüt, Bewusstlosigkeit, Schwindel, während
Gemüt, Geistestrübung, Schwindel, während
Kopf, Fallen, nach hinten, Schwindel, während
Kopf, Kälte, Stirn, Schwindel, mit
Kopf, Kopfschmerzen, Schwindel, nach
Kopf, Stauung, Schwindel, während
Kopf, Vergrößerungsgefühl, Schwindel, während
Kopf, Verlängerungsgefühl, Schwindel, mit, und Harndrang
Kopf, Völlegefühl, Schwindel, während
Augen, Pupillen, dilatiert, Schwindel, mit
Augen, Schmerzen, allgemein, Schwindel, mit
Augen, Zucken, Lider, Schwindel, während
Sehen, Diplopie, Schwindel, nach
Sehen, Farben, Augen, vor den, schwarze Flecken, Schwindel, mit
Sehen, Funken, Schwindel, während

Sehen, getrübt, Schwindel, während
Sehen, neblig, Schwindel, mit
Sehen, Verlust der Sehkraft, Schwindel, während
Sehen, verschwommen, Schwindel, mit
Ohren, Geräusche, Dröhnen, Schwindel, mit
Ohren, Geräusche, Schwindel, mit
Hören, eingeschränkt, Schwindel, mit
Nase, Epistaxis, Schwindel, mit
Nase, Geruchssinn, akut, empfindlich, Gasgeruch verursacht Schwindel
Gesicht, Schmerzen, Schwindel und Tinnitus, mit
Gesicht, Verfärbung, rot, Schwindel, während
Mund, Taubheitsgefühl, einseitig, Schwindel, mit
Mund, Taubheitsgefühl, Zunge, einseitig, Schwindel, mit
Magen, Erbrechen, Schwindel, während
Magen, Schwächegefühl, Schwindel, während, hinlegen, muss sich
Rektum, Drängen, Schwindel, während
Nieren, Schmerzen, im Wechsel mit, Schwindel
Frauen, Menses, unterdrückte, Schwindel, mit
Atmung, asthmatisch, Schwindel, mit
Extremitäten, Kälte, Füße, Schwindel, während
Extremitäten, Kälte, Hände, Schwindel, mit
Extremitäten, Konvulsionen, Schwindel nach, beim Aufstehen vom Stuhl
Extremitäten, Nachschleifen, Fuß, linken, Schwindel, nach
Extremitäten, Paralyse, obere Gliedmaßen, links, Schwindel, während
Extremitäten, Zittern, Hand, Schwindel, durch
Extremitäten, Zittern, Hand, Schwindel, nach
Schlaf, Erwachen, Mitternacht, vor, Schwindel, mit
Schlaf, Erwachen, Schwindel, durch
Schlaf, gestört, Schwindel, durch
Schlaf, Schlaflosigkeit, Schwindel, durch
Schlaf, Schläfrigkeit, den ganzen Tag durch Schwäche, Schwindel, mit
Frost, Frostgefühl, Schwindel, mit
Frost, Frostgefühl, Schwindel, nach
Schweiß, Kälte, Übelkeit, mit Schwindel, und
Allgemeines, Beben, Schwindel, gefolgt von
Allgemeines, Konvulsionen, epileptisch, Aura, Schwindel
Allgemeines, Ohnmacht (Unterrubriken)
Allgemeines, Puls, langsam, Schwindel, mit
Allgemeines, Schwäche, Schwindel, mit
Allgemeines, Zittern, Schwindel, mit

ARZNEIMITTEL

◆ Hauptmittel für Schwindel

Bryonia

Starke Schwindelanfälle, oft nach Krankheit mit Fieber
Gefühl, in das Bett oder durch das Bett hindurch zu sinken
Muss völlig still liegen, kann nicht einmal die Augen bewegen.
Schlimmer: **Der Versuch, sich aus dem Bett zu erheben,** verursacht sofort Erbrechen.
Bewegung; morgens beim Aufstehen; 21 Uhr
Schwindel mit Ohnmacht oder Synkope

Calcarea carbonica

Akute und chronische Formen von Schwindel
Schlimmer: **Anstrengung;** Gehen; Steigen; vor oder während der Menses
Zu schnelles Drehen des Kopfes; plötzlich Bewegung
Stehen; nach Überarbeitung oder durch geschäftliche und finanzielle Belastung
Der Schwindel wird manchmal besonders im Scheitel empfunden.
Schwindel an hochgelegenen Orten oder sogar, wenn man jemand anders an einem hohen Ort sieht

Cocculus

Echter Schwindel mit Empfindung, als ob sich das Zimmer dreht
Schwindel mit intensiver Übelkeit; ist gezwungen, still zu liegen.
Schlimmer: **Jeder Versuch, aus dem Bett aufzustehen, selbst Heben des Kopfes; Fahren im Auto, Schiff oder Flugzeug; Gegenstände ansehen, die sich bewegen**

Stehen; Sitzen; Bewegung; **Wein oder Alkohol trinken**
Kummer; Versorgung einer kranken nahestehenden Person; nach lang anhaltender Angst
Schon das Versäumen nur weniger Minuten des benötigten Schlafs
Das Mittel ist auch indiziert bei tief verwirrten und starrköpfigen Patienten mit quälendem Schwindelgefühl und Orientierungsverlust.

PHOSPHORUS

Eines der Hauptmittel bei Menière-Syndrom mit Tinnitus
Schlimmer: **morgens beim Aufstehen; aufwärts sehen**
Linksseitenlage; Bewegung; Gerüche; nach dem Stuhlgang; nach Flüssigkeitsverlust; **Sitzen**
Aufstehen von einem Sitz; muss sich hinlegen; beim Eintreten in einen warmen Raum; Augenanstrengung
Besser: Rechtsseitenlage; nach ausreichendem und erholsamem Schlaf
Chronischer Schwindel; periodischer Schwindel; Schwindel bei älteren Personen;
Schwindel mit Ohnmacht; Schwindel hauptsächlich in der Stirn

SILICEA

Schwindel in Verbindung mit Sinusitis und verstopften Ohren
Menière-Syndrom
Schlimmer: Rückenlage oder Linksseitenlage; Bewegung; Fahren; Gehen; Bücken; aufwärts sehen
Fällt zur rechten Seite.

◆ Weitere wichtige Arzneimittel für Schwindel

ACONITUM

Schwindel, der plötzlich einsetzt, besonders nach Witterungseinflüssen oder Schock

Schlimmer: nach Schreck; im Stehen

Schwindel und Ohnmacht beim Aufstehen von einem Sitz oder Bett

Neigung, nach rechts zu fallen

Schwindel mit Übelkeit und Erbrechen beim Aufstehen; Furcht aufzustehen

Akutes Menière-Syndrom; ischämische Attacken der Schädelbasisarterie

AGARICUS

Schwindel und Verwirrung, die anfallsweise auftreten

Echter Schwindel mit der Wahrnehmung, als würden die Gegenstände umherwirbeln, mit Nystagmus, mit stolperndem Gang

Schlimmer: Bewegung; Gehen im Freien

ALUMINA

Echter Schwindel, als ob man sich im Kreis dreht, der Patient fühlt sich instabil und ist verwirrt.

Schlimmer: **Schließen der Augen;** Bücken; nach dem Essen

Besser: Wischen oder Reiben der Augen; nach dem Frühstück

Neurologische Erkrankungen wie Multiple Sklerose

ARGENTUM METALLICUM

Plötzliche Schwindelanfälle

Schlimmer: nachts im Bett; Hitze; Betreten eines warmen Zimmers

ARGENTUM NITRICUM

Schwindel mit Ataxie und Unsicherheit oder sogar Taumeln
Wirbel- oder Drehgefühl
Schwindel an hochgelegenen Orten oder wenn man an hohen Gebäuden nach oben sieht
Schlimmer: im dunklen Raum; Schließen der Augen; Bücken

ARNICA

Schwindel nach Gehirnerschütterung (*Nat-s.*)
Schlimmer: Schließen der Augen; Heben oder Bewegen des Kopfes; Gehen; Aufrichten
Besser: Liegen; Ausruhen

ASARUM

Schwindel mit Schwebegefühl
Menière-Syndrom; schmerzhafte Geräuschempfindlichkeit trotz der Empfindung in den Ohren, als seien sie verstopft
Schlimmer: Aufwärtssehen;
Aufstehen vom Bett oder einem Sitz

BARYTA CARBONICA

Schwindel bei älteren Patienten mit viel Übelkeit und Schwäche
Schwindel als Folge von Hirnschlag, Alzheimer oder anderen neurologischen Beschwerden

BELLADONNA

Schwindel mit plötzlichem Einsetzen von Menière-Syndrom
Heftige Schwindelanfälle, oft mit Drehgefühl
Schlimmer: **Umdrehen im Bett; Bücken**
Bewegung, besonders Kopfbewegung; Hinlegen
Oft sind die Pupillen dilatiert, und das Gesicht ist rot oder gestaut.
Schwindel durch Hirnschlag oder Ischämie im Gehirn oder Hochdruckkrise

Borax

Grauenhafter Schwindel und Flauheit im Magen
Schlimmer: **Treppabgehen** oder im Aufzug oder auf der Rolltreppe
Geistige Anstrengung; Sprechen oder Erregung
Schwindel mit Tendenz zu fallen, besonders auf die linke Seite

Calcarea phosphorica

Schwindel in Verbindung mit Nackenschmerzen und Arthritis
Schlimmer: Obstipation; bei Kopfschmerzen; Liegen; Aufstehen vom Sitzen; Bücken; Zugluft, besonders kalte Luft im Nacken
Empfindung, in das Bett hinein zu sinken
Schwindel mit Neigung, nach vorn zu fallen

Cannabis indica

Schwindel mit Gefühl zu schweben, Orientierungsverlust, wie im Rausch oder wie „weggetreten"
Schlimmer: auf Reisen
Besser: durch Ruhe

Carbo vegetabilis

Schwindel mit Ohnmacht und starker Übelkeit
Schlimmer: schnelle Kopfbewegung; Anheben des Kopfes oder sich aufsetzen
Besser: Liegen (allerdings tritt im allgemeinen oft eine Verschlimmerung im Liegen ein)
Übelkeit und Aufstoßen mit Schwindel

Carboneum sulfuratum

Plötzliche Schwindelanfälle, oft mit Kopfschmerzen oder Sehstörungen
Empfindung wie benebelt oder im Rausch
Schlimmer: morgens beim Aufstehen
Besser: frische Luft

CAUSTICUM

Schwindel in Verbindung mit neurologischen Erkrankungen wie Parkinson-Syndrom usw.

Schlimmer: nachts im Bett; während der Stuhlentleerung

Neigung, zu fallen oder zu taumeln

Dreht sich unwillkürlich nach rechts.

CHINA

Schwindel in Verbindung mit Anämie oder nach Hämorrhagie oder Flüssigkeitsverlust

Schlimmer: Bewegung

CHININUM SULFURICUM

Menière-Syndrom mit ausgeprägtem Tinnitus

Schlimmer: beim Aufstehen

Übelkeit und Erbrechen mit Schwindel

Schwindel durch Anämie

CIMICIFUGA

Schwindel mit Kopfschmerzen und steifem Nacken

Die Steifheit so ausgeprägt, dass sie den Blutfluss zum Kopf wie mit einem Würgegriff zu unterdrücken scheint.

Völlegefühl und Schmerzen im Scheitel mit Schwindel

CONIUM

Echter Schwindel, Drehgefühl; oft durch Hormonstörungen

Schlimmer: **Liegen; Umdrehen im Bett;** Treppabgehen

Im Klimakterium oder während der Menses

Kopfbewegung oder sogar Augenbewegung

Bewegung; Kopfschütteln; plötzliche Bewegung; Wein

Besser: **Schließen der Augen;** Ruhelage

Schwindel bei älteren Patienten

CYCLAMEN

Schwindel, als ob man sich im Kreis dreht
Schlimmer: vor der Menses

GELSEMIUM

Der Schwindel oft beschrieben, **als nehme er seinen Ursprung im Nacken oder Hinterkopf**
Zittern und Schwäche mit Schwindel; taumelt beim Gehen.
Schlimmer: morgens; Anstrengung oder Gehen
Besser: beim Schließen der Augen
Diplopie oder Sehstörungen in Verbindung mit Schwindel

GLONOINUM

Schwindel durch Sonnenstich; auch mit Herzbeschwerden
Schlimmer: **Hitze oder Sonne**; Bewegung

LACHESIS

Schwindel durch Stauung im Kopf, Hypertonie, Herzkrankheit, Hirnschlag
Schwindel mit Schwebegefühl
Schlimmer: morgens beim Erwachen; schläft in die Krise hinein; Stehen; Strecken der Arme nach oben; vor der Menses
Besser: kalte Luft; während der Menses

NATRIUM MURIATICUM

Schwindel besonders in Verbindung mit Augenbeschwerden und Sehstörungen
Schlimmer: morgens beim Aufstehen oder um 11 Uhr; Koffein in jeglicher Form – im Kaffee, Tee oder anderen Getränken
Anstrengung der Augen; Lesen; Rauchen
Während Kopfschmerzen oder Migräne; Gehen; **während der Schwangerschaft**
Periodischer Schwindel; anfallsartiger Schwindel
Neigung, auf die linke Seite zu fallen

Natrium salicylicum

Ist als Spezifikum bei Menière-Syndrom verwendet worden.

Schwindel in Verbindung mit Tinnitus oder Verlust des Hörvermögens, oft rascher Beginn

Die Gegenstände scheinen sich nach rechts zu bewegen.

Schlimmer: Aufstehen vom Liegen oder sogar Heben des Kopfes

Natrium sulfuricum

Schwindel nach einer Kopfverletzung

Schlimmer: nach dem Essen; warmer Raum

In Verbindung mit Tinnitus, besonders im linken Ohr

Nux moschata

Verträumt, schwebend und vergesslich

Das Zimmer scheint zu wirbeln (stärker als nur einfaches Drehen).

Taumelt beim Gehen, besonders im Freien.

Nux vomica

Schwindel durch geistige Anstrengung, durch Überarbeitung oder Mißbrauch seiner Gesundheit

Drehen oder sogar Wirbelgefühl

Schlimmer: morgens beim Aufstehen; **nachts im Bett, wacht davon auf**

Im Bett; Aufstehen aus dem Bett; Umdrehen; nach dem Essen; Schlafverlust

Durch Gerüche; durch Tabak, Kaffee oder Alkohol

Schwindel während Frostschauern; Schwindel in Verbindung mit Verdauungsstörungen; Schwindel mit Ohnmacht oder Taumeln

Onosmodium

Schwindel in Verbindung mit Sehstörungen

Geistige Verwirrung und Rauschgefühl (*Pip-m.*)

Schlimmer: nach unten sehen

Taumelnder Gang

PETROLEUM

Schwindel in Verbindung mit Reiseübelkeit (*Cocc.*)
Schlimmer: durch Essen; nach oben sehen; Liegen mit tief gelagertem Kopf
Besser: Bücken
Erbrechen mit Schwindel

PIPER METHYSTICUM

Ständige Empfindung von Trunkenheit, oder als sei er im Rausch

PULSATILLA

Drehgefühl oder Empfindung als würde sich das Bett drehen
Schwindel morgens zwingt sie, sich wieder hinzulegen.
Schlimmer: **abends; Menses; unterdrückte Menses**
Dinge, die das System aufheizen: **warme Räume, Speisen oder Getränke**
Aufstoßen; Heben schwerer Gegenstände; Gehen; Sitzen; Bücken
Besser: frische Luft, besonders Gehen im Freien; Schließen der Augen; Liegen (allerdings manchmal schlimmer in Rückenlage)
„Gegenstände erscheinen zu weit entfernt."

RHUS TOXICODENDRON

Schwindel oft in Verbindung mit Parkinson-Syndrom oder anderen neurologischen Erkrankungen; fällt nach hinten (oder vornüber). Fällt beim Aufstehen aus dem Bett nach hinten.
Schlimmer: Aufsetzen; unterdrückte Ausschläge
Besser: nach dem Aufstehen; durch Gehen, besonders Gehen im Freien

ACIDUM SALICYLICUM

Menière-Syndrom; Verlust des Hörvermögens
Schlimmer: Aufsitzen oder Heben des Kopfes
Fällt auf die linke Seite; Gegenstände scheinen sich nach rechts zu bewegen; Schwindel in Verbindung mit Rheumatismus

Sepia

Schwindel besonders durch hormonelle Störungen wie Abort, Menopause

Schlimmer: nachmittags, besonders gegen 15 oder 16 Uhr; nachts im Schlaf

Im Freien; Schreiben; Schließen der Augen; **Knien** (wie z.B. in der Kirche)

Menses; Flüssigkeitsverlust, Stillen; Schneuzen; Fasten

Besser: Ablenkung oder Beschäftigung

Spigelia

Schwindel oft in Verbindung mit Herzklopfen

Schlimmer: **abwärts sehen oder durch Drehen der Augen zur Seite;** Rauch; Stehen oder Gehen

Besser: Liegen

Schwindel mit Neuralgie

Sulfur

Schwindel im Stehen

Schlimmer: Bücken oder Blicken nach unten; durch unterdrückte Ausschläge; Sitzen; Beugen des Kopfes

Der Schwindel wird in Stirn oder Scheitel empfunden.

Tabacum

Schwindel mit starker Übelkeit

Schlimmer: nach oben sehen

Besser: Schließen der Augen; frische Luft

Theridion

Schwindel mit Hysterie und überempfindlichen Nerven

Schlimmer: Schließen der Augen; Bewegung; Gehen; durch Geräusche; nach Schlaf

Starke Übelkeit beim Schwindel

Schwindel in Verbindung mit schrecklicher Schlaflosigkeit

GRIPPE

Weltweit bleibt Grippe eine der Haupttodesursachen, besonders von älteren Personen und von Patienten mit Erkrankungen der Atemorgane. Außerdem sehen wir nicht selten Patienten, bei denen der Beginn ihrer Langzeitbeschwerden auf einen früheren grippalen Infekt zurückzuführen ist – besonders Asthma und chronische Erschöpfungszustände. Bei der großen Grippe-Epidemie 1918 berichteten Homöopathen von phantastischen Ergebnissen, beinahe ganz ohne Todesfälle bei Patienten, die allein homöopathisch behandelt wurden. Das korrekte homöopathische Arzneimittel kann einen Grippepatienten unglaublich schnell heilen.

Die weit verbreitete Anwendung des Grippeimpfstoffes beeinflusst zwar den Ausdruck der Krankheit, aber hat die Erkrankung bei weitem nicht ausgerottet, denn der Influenza-Virus ist für seine Mutationsfähigkeit wohlbekannt. Sogar viele Allopathen halten nichts von der Impfung, die auf eine Form des Virus abzielt, die ja bereits der Vergangenheit angehört. Spätfolgen des Impfstoffes sind nicht bekannt. Ich habe persönlich nur wenige Fälle gesehen, bei denen Reaktionen auf die Immunisierung gegen Grippe zu langfristigen gesundheitlichen Problemen geführt haben.

In unseren klassischen Texten sehen wir Beschreibungen von „Influenza" eines wesentlich virulenteren Typs im Vergleich zu dem, womit wir in der Regel heute zu tun haben. Viele dieser Beschwerden würden heute von Ärzten als virale Pneumonie, sekundäre bakterielle Infektion oder Sinusitis beschrieben. Wenn also ein Patient mit Fieber und Schüttelfrost, gefolgt von starkem Husten, in die Sprechsstunde kommt, findet man vielleicht mehr nützliche Informationen in dem Kapitel über Husten als in diesem Kapitel über Grippe.

BEHANDLUNG

Die homöopathische Behandlung von Grippe sollte mit dem Respekt betrachtet werden, den eine schwere Erkrankung verdient. Wenn ein Einzelfall nicht schwer erkrankt ist und sich dieser Patient in Konstitutionsbehandlung befindet, so ist es selten empfehlenswert, ein homöopathisches Arzneimittel zu geben. Der Patient kann mit Flüssigkeitszufuhr, Bettruhe, Echinacea, Vitamin C, Knoblauch, Zinktabletten usw. Unterstützt werden. Wenn der Patient schwerer erkrankt ist oder nicht konstitutionell behandelt wird, sollten wir akut verschreiben.

Therapeutische Hinweise für Grippe

Homöopathie

- Warten Sie, bis das Krankheitsbild für ein spezifisches Mittel klar ist. In der Regel ist es sinnlos, einfach *Aconitum* oder *Ferrum phosphoricum* zu geben, nur weil man kein klareres Arzneimittelbild identifizieren kann. Derartige Routineverschreibungen können den Fall verschleiern und dazu führen, dass man einem Arzneimittel nach dem andern hinterherjagt.
- Wenn der Patient nicht in Konstitutionsbehandlung ist, so können die *Influenzinum*-Nosode oder *Oscillococcinum* prophylaktisch verwendet werden (noch vor dem Prodromalstadium). Sobald eine Krankheit tatsächlich begonnen hat, ist es besser, auf klare Symptome zu warten.
- Als Dosierung eignet sich eine C30, dreimal täglich, bis eine deutliche Besserung eintritt. Sobald sich eine eindeutige Besserung zeigt, muss der Patient mit der Einnahme aufhören, bzw. Er muß anrufen, wenn nach 24 Stunden noch keine Besserung stattgefunden hat.
- Wenn sich nach 24 Stunden keine Besserung zeigt, ist das Arzneimittel höchstwahrscheinlich inkorrekt gewählt, und es ist eine neue Fallaufnahme zu machen. Wenn eine deutliche Besserung eintritt und dann ein Rückfall erfolgt, sollte man das Arzneimittel in einer C200 geben. Bei

einem Rückfall sollte ebenfalls der Fall erneut aufgenommen werden, und ein Ergänzungsmittel ist in Betracht zu ziehen.

- Selbst wenn nach der Behandlung eine deutliche Besserung eintritt, empfiehlt man dem Patienten am besten, einen weiteren Tag zu Hause zu bleiben, um einen Rückfall zu vermeiden.
- Bei Patienten, die in Konstitutionsbehandlung sind, sollten wir eine Wiederholung des Konstitutionsmittels in Betracht ziehen, anstatt ein akutes Arzneimittel zu geben.

Naturheilkunde

- Für die Dauer der Erkrankung sollte der Patienten Bettruhe halten.
- Erlauben Sie dem Patienten, seine Temperatur selbst zu regulieren. Wenn ihm beispielsweise zu heiß ist, zwingen Sie ihn nicht, sich zuzudecken. Der Organismus weiß selbst, was er braucht.
- Eine Ausnahme von dieser Regel ist, dass allen Patienten – gleichgültig, ob sie Durst haben oder nicht – mehr Flüssigkeitszufuhr guttut.
- In jedem Stadium können wir den Patienten mit folgenden Präparaten unterstützen: Vitamin C (1.000 mg 3 x tägl. bei Erwachsenen); Echinacea (10 Tropfen der Urtinktur in Saft, 3 x tägl.); Knoblauchkapseln; Zinktabletten.

Allopathie

- Aspirin oder andere Antipyretika sollten nur verwendet werden, wenn das Fieber eine gefährliche Höhe erreicht (39°C bei älteren Menschen, 40°C bei Kindern). Das Fieber fördert die raschere Heilung.
- Kinder sollten, wegen der Gefahr einer akuten Enzephalopathie, während einer Grippe niemals Aspirin bekommen. Wenn ein Antipyretikum notwendig ist, verwenden Sie Tylenol.
- Wenn sehr schmerzhafte Symptome vorliegen, beeinträchtigen leichte Schmerzmittel in der Regel das Konstitutionsmittel nicht.
- Die Einnahme von Amantadin oder Symmetril für Grippe vom Typ A scheint die homöopathische Konstitutionsbehandlung nicht zu beeinträchtigen. Mit den neueren antiviralen Medikamenten, die zur Verkürzung von Grippe eingesetzt werden, haben wir nicht genügend Erfah-

rung, um ihre Wirkung auf die Konstitutionsbehandlung beurteilen zu können.

REPERTORIUM

Es gibt keine spezifische Rubrik zu Grippe im Kentschen Repertorium. Im Complete Repertory aber gibt es folgende Rubriken:

Fieber, Grippe
Allgemeines, Grippe

Anstatt uns auf diese Rubriken zu beschränken, ist es hilfreicher, die Symptome des Patienten zu repertorisieren – Fieber, Frost, Halsschmerzen usw.

Weitere wichtige Rubriken im Zusammenhang mit Grippe

Gemüt, Bangigkeit, Würgen, durch, Grippe
Gemüt, Delirium, Grippe, bei
Kopfschmerzen, Bersten, Grippe, während
Kopfschmerzen, Grippe, bei
Augen, Schmerzen, Wundheitsschmerz, Grippe, während
Nieren, Entzündung, eitrig, Grippe, nach
Nieren, Entzündung, Grippe, nach
Frauen, Abort, Grippe, während
Husten, Grippe, nach
Husten, Grippe, während
Brust, Entzündung, Bronchialgänge, Grippe, durch
Brust, Entzündung, Lungen, Grippe, mit
Brust, Schwäche, Herz, Grippe, nach
Extremitäten, Hitze, Grippe, mit
Extremitäten, Gliederschmerzen, Grippe, während
Extremitäten, Gliederschmerzen, Untere Gliedmaßen, Ischialgie, Grippe, nach
Extremitäten, Gliederschmerzen, Untere Gliedmaßen, Ischialgie, links, Grippe, nach
Schlaf, Schläfrigkeit, Grippe, bei
Schlaf, Schlaflosigkeit, Grippe, nach
Allgemeines, Schmerzen, Knochen, Malaria oder Grippe
Allgemeines, Schwäche, Grippe, nach

ARZNEIMITTEL

◆ Hauptmittel für Grippe

ARSENICUM

Grippe mit Gastroenteritis, Erbrechen und Diarrhœ

FIEBER: hohes Fieber (39-40°C) nach einem zwei- bis dreitägigen Prodromalstadium

Das Gesicht ist heiß, braucht frische Luft, aber der Körper friert.

Schlimmer: gegen Mitternacht oder 1 Uhr; mittags oder 13 Uhr

Fieber, gefolgt von Schüttelfrost

FROST: ausgeprägter Schüttelfrost und Rigor

Schlimmer: Essen oder Trinken vor dem Stuhlgang; Bewegung; Anstrengung

ALLGEMEIN: **Durst auf Wasser in kleinen Schlucken**

Die Zunge ist mit einem dünnen weißen Film belegt.

Ausgeprägte Ruhelosigkeit, dazwischen Kollaps oder Schwäche

GEMÜT: **ausgeprägte Angst;** der Patient fürchtet, an der Krankheit sterben zu können. Braucht ständig Menschen um sich.

BRYONIA

Langsam fortschreitende Grippe mit starken Schmerzen

FIEBER: Hitze mit starken Schweißausbrüchen

FROST: nach Zorn

Beginnt in den Fingerspitzen und Zehen – oder selten in den Lippen.

Rechtsseitige Frostschauer

ALLGEMEIN: zumeist guter Wärmehaushalt und Abneigung gegen warme Räume

Ungeheurer Durst, braucht große Mengen in Intervallen

Die Symptome verschlimmern sich gegen 21 Uhr.

Schlimmer: **durch geringste Bewegung;** Erschütterung

Ruhelosigkeit, aber der Patient erträgt nicht die geringste Bewegung.

Die Symptome sind allgemein schlimmer auf der rechten Seite, mit Ausnahme der Kopfschmerzen

LOKAL: **Starke Kopfschmerzen im Hinterkopf oder in der linken Stirnseite**

Die Zunge ist weiß oder schmutzig braun belegt, besonders in der Mitte

Brennender Schnupfen

Brust- und Rückenschmerzen

GEMÜT: **reizbar, abgestumpft, Abneigung zu antworten**

Will allein gelassen werden.

Delirium: Will nach Hause gebracht werden. Redet von geschäftlichen Dingen.

Die Symptome können durch finanzielle Belastung ausgelöst werden.

BELLADONNA

Grippe, die rasch einsetzt und erschreckend hohes Fieber

FIEBER: Fieber oft bis zu 41°C

Verschlimmerung um 15 Uhr; Delirium

FROST: Beginnt in Armen oder Händen.

ALLGEMEIN: **gerötetes Gesicht, dilatierte Pupillen, glänzende Augen**

Schlimmer: **Erschütterung;** Bewegung

Hände und Füße sind eiskalt, aber Gesicht und Körper heiß

Durstlos

Gelüste: Zitronen und **Limonade**

LOKAL: Oft bestehen starke Kopfschmerzen mit Pochen und hüpfendem Puls; rechtsseitige Kopfschmerzen, Augenschmerzen oder Halsschmerzen

GEMÜT: Delirium oder Halluzinationen, die sich rasch entwickeln

EUPATORIUM PERFOLIATUM

Grippe mit hohem Fieber und starken, unerträglichen Schmerzen

FIEBER: hohes Fieber, in der Regel über 39°C

FROST: Schüttelfrost beginnt um 9 Uhr.

Beginnt in der Lendengegend.

Frostgefühl mit ausgeprägtem oder sogar heftigem Rigor

Frostschauer schlimmer nach Trinken

ALLGEMEIN: Frieren und empfindlich gegen kalte Luft

Durst auf kalte Getränke (trotz oder sogar während Schüttelfrost)

Durstig unmittelbar, bevor die Frostschauer beginnen

Verlangen nach kalter Nahrung und Speiseeis

Spärlicher Schweiß

Allgemeine Verschlimmerung von **7 bis 9 Uhr**

Ruhelosigkeit während der Schmerzen; keine Besserung durch Bewegung

Fürchterliche Muskelschmerzen und besonders Knochenschmerzen

Schmerzen, als würden die Knochen aufbrechen

LOKAL: starke Kopfschmerzen, wenn das Fieber den Höhepunkt erreicht

Starke Schmerzen im Kopf, hebt ihn mit den Händen aus dem Kissen

Viel wässriger Schnupfen während Grippe

Übelkeit und Erbrechen; schlimmer vor Frostschauer; schlimmer durch Bewegung

Erbrechen von Galle zwischen dem Hitze- und dem Froststadium

Rasende Schmerzen im Kreuz

GEMÜT: Der Patient ist verzweifelt und stöhnt während der Schmerzen

GELSEMIUM

Grippe mit ausgeprägter Schwäche und Schläfrigkeit

FIEBER: langsames, schleichendes Einsetzen über ein bis drei Tage

FROST: **Frostschauer laufen den Rücken hoch und herunter.**

Frostschauer im Wechsel mit Hitzewallungen

Frostschauer mit feinem Zittern

ALLGEMEIN: allgemeine Verschlimmerung gegen 10 Uhr

Der Durst ist üblicherweise gering.

Zittrige Schwäche und Schweregefühl in Gliedern, Augenlidern und Kopf

Allgemeines Schläfrigkeitsgefühl

LOKAL: **Kopfschmerzen vom Hinterkopf her, die zur Stirn ausstrahlen**

Schwerer Kopf, kann ihn kaum aus dem Kissen heben.

Lider hängen herab oder sind halb geschlossen.

Das Gesicht ist von einer dunklen Rötung.

Gelber Belag auf der Zunge

GEMÜT: niedergeschlagen, stumpf, benebelt

MERCURIUS

(Siehe unten: Weitere wichtige Arzneimittel)

NUX VOMICA

Grippe mit deutlicher Empfindlichkeit gegen alle Reize

FIEBER: hohes Fieber, das rasch einsetzt – alles am ersten Tag

Das Gesicht ist glühend heiß, aber der Patient muss unter der Decke liegen.

FROST: grauenhafte intensive Frostschauer und Schüttelfrost

Frostschauer durch Abdecken oder geringste Luftbewegung unter der Decke, wenn sich der Patient bewegt

ALLGEMEIN: allgemein Mangel an Lebenswärme und Besserung durch Hitze

Empfindlich gegen Licht, Lärm, Gerüche; sogar die Haut ist überempfindlich

Verlangen nach warmen Speisen und Getränken
LOKAL: schwere Kopfschmerzen
Halsschmerzen mit Rohheitsgefühl
Übelkeit, bemerkenswerte Besserung nach Erbrechen
Der Körper schmerzt, gelindert durch Wärme.
GEMÜT: Übererregung und Überempfindlichkeit
Der Patient kann sehr reizbar sein.
Schlaflos und kann nicht aufhören, an seine Arbeit zu denken.

PYROGENIUM

Grippe mit hohem Fieber (über 39°C) und Schmerzen
FIEBER: **hohes Fieber, das sich schnell verändert**
FROST: Frostschauer, die zwischen den Schulterblättern beginnen
Die Frostschauer werden tief innen oder in den Knochen empfunden.
ALLGEMEIN: **Wundheitsgefühl und große Empfindlichkeit; sogar das Bett fühlt sich zu hart an.**
Schlimmer: Kälte
Besser: Hitze; warmes Bad; Bewegung
Ausgeprägte Ruhelosigkeit während des Fiebers
Diskrepanz zwischen Temperatur und Pulsrate, z.B. Puls von 140 bei leichtem Fieber oder umgekehrt
Übelriechender Schweiß oder Ausscheidungen
LOKAL: Muskelschmerzen, besser durch Bewegung
Abnorme bewußte Wahrnehmung des Herzens (*Iber.*)
GEMÜT: Fühlt sich wie verstreut oder doppelt (*Bapt.*).

RHUS TOXICODENDRON

Grippe mit Bangigkeit, Schmerzen und Ruhelosigkeit.
FIEBER: mäßiges bis hohes Fieber, oft ausgelöst durch Verkühlung
FROST: ausgeprägte Frostschauer, besonders wenn man sich abdeckt oder durch Zugluft
Wie mit kaltem Wasser überschüttet.
ALLGEMEIN: Schmerzen im ganzen Körper
Grauenhafte Steifheit, wegen der er sich strecken will

Schmerzen gebessert durch nahezu ständige Bewegung
Mangel an Lebenswärme. Große Linderung durch warme Bäder, warme Anwendungen oder warme Getränke
Durst auf kleine Schlucke warmer, oder selten kalter, Getränke
LOKAL: rotes Dreieck auf der Zungenspitze
Herpesläsionen an den Lippen mit Fieber
Halsschmerzen
Besser: warme Getränke; durch ständiges Schlucken
Muskel- und Gelenkschmerzen, schlimmer durch Kälte, besser durch Hitze
GEMÜT: Angst und Ruhelosigkeit während der Grippe

◆ Weitere wichtige Arzneimittel für Grippe

ACONITUM

Grippe mit plötzlichem Einsetzen nach Witterungseinflüssen oder Schock
Hohes Fieber, (über 40°C) mit geröteten Gesicht, kontrahierten Pupillen, Ruhelosigkeit, Verlangen nach kalten Getränken
Erregung, Angst und Furcht können ausgeprägt sein.
(Siehe Kapitel über „Fieber")

APIS

Hohes Fieber (über 39°C) mit heißem rotem Gesicht und großem Bedürfnis, sich abzudecken.
Trockene, nicht nachlassende Hitze, das Gesicht ist gestaut oder geschwollen; überhaupt kein Schweiß, der Patient sehnt sich nach einem guten kräftigen Schweißausbruch.
Trockene Hitze im Wechsel mit den Schweißausbrüchen
Durstlos
Schwere Pharyngitis mit geschwollener Uvula, besser durch kalte Getränke
Alle Symptome bessern sich durch Kälte und kalte Anwendungen.

ARNICA

Grippe mit fürchterlichen Schmerzen im ganzen Körper
Kann keine bequeme Stellung finden; das Bett fühlt sich zu hart an.
Heißer Kopf, dabei aber kalter Körper (*Ars.*, *Bell.*)
Übelriechender Atem und stinkendes Aufstoßen – nach faulen Eiern

ASCLEPIAS TUBEROSA

Grippe mit ausgeprägter Schwäche beim Gehen
Schmerzhafte Stiche in der Pleura, während und nachhaltig nach einer Grippe
Schlimmer: Liegen, besonders auf der linken Seite; Armbewegung; tiefe Atemzüge
Besser: Beugen nach vorn
Kurzatmigkeit beim Gehen

BAPTISIA

Fortgeschrittene Grippe mit Geistestrübung oder sogar Stupor
Der Patient schläft mitten im Satz ein.
Pharynx und Zunge sind trocken und belegt oder eitrig und sehr übelriechend, allerdings schmerzlos.
„Magengrippe" mit fauliger Diarrhœ und ekelhaftem Aufstoßen
Mastoiditis nach Grippe
Wundheitsschmerzen und große Empfindlichkeit im Körper, das Bett fühlt sich zu hart an, kann keine bequeme Stellung finden.

CAUSTICUM

Husten und Atemwegssymptome bei Grippe
ALLGEMEIN: Wundheits- und Prellungsschmerzen am ganzen Körper
Durst auf kalte Getränke, die das Fieber bessern
Lokal: dumpfe, drückende Kopfschmerzen
Tränenfluss während der Grippe; scharfes und wundmachendes Schnupfensekret; Heiserkeit

Nur geringfügig produktiver Husten; Gefühl, immer ein wenig tiefer husten zu müssen, um Linderung zu bekommen
Wunde Brust wegen Husten
Unfreiwillige Harnentleerung durch Husten
Steifer Nacken; steifes Genick während des Fiebers

CHELIDONIUM

Grippe mit Lungensymptomen in Verbindung mit Magenbeschwerden
ALLGEMEIN: Durst, vor allem auf warme Getränke
Muskelschmerzen, schlimmer durch Bewegung
LOKAL: starke Kopfschmerzen im Hinterkopf oder Kopfschmerzen über dem rechten Auge
Trockene Hitze im Gesicht
Trockenheit in Nase, Mund und Hals während Grippe
Zunge trocken, braun und rissig
Aufstoßen und Verdauungsstörungen
Dyspnœ und Engegefühl in der Brust, besonders rechtsseitig

CHINA

Grippe mit Überempfindlichkeit während des Fiebers
Besonders die Haut ist extrem empfindlich.
Ausgeprägte Kopfschmerzen, besser durch festen Druck
Das Gesicht ist totenblass während des Frosts (oder gerötet)
Deutliche Schwäche mit Schwindel bei dem Versuch, aus dem Bett aufzustehen
Blähungen und Diarrhœ bei Grippe
Typisches Fieber beginnt mit Frost, dann Durst, dann Hitze, dann wieder Durst.

EUCALYPTUS

Grippe mit erschöpfendem Schweiß
Wässriger Schnupfen und verstopfte Nase; später eitriges Sekret
Aphthen in Mund und Pharynx
Schweregefühl oder Pulsieren im Epigastrium
Erkrankung der Atemwege nach Grippe; starker Reizhusten

FERRUM PHOSPHORICUM

Grippe mit starkem Fieber mehrere Tage lang.

Hohes Fieber, Kräfteverfall, aber wenig lokalisierte Symptome

Rechtsseitige Symptome – Kopfschmerzen, Brustschmerzen, Pharyngitis

MERCURIUS

Eines von Borlands Lieblingsmitteln bei Grippe

Besonders dann angezeigt, wenn die Krankheit zu einer eitrigen Sinusitis oder Bronchitis wird.

Pharyngitis mit übelriechendem Atem, übermäßigem Speichelfluss, schmutziger Zunge

ACIDUM SALICYLICUM

Eher in Verbindung mit den Folgeerscheinungen von Grippe gebraucht als für die eigentliche Erkrankung

Hochgradige Schwäche nach Grippe

Tinnitus, der nach einer schweren Grippe bestehen bleibt

Während der Grippe schwere Pharyngitis

Retinitis nach Grippe

SULFUR

Grippe nach mehrtägiger Krankheit, aber der Patient verfällt in Sekundärinfektionen, Bronchitis usw.

Mangel an Lebenswärme, aber häufig Verschlimmerung durch Hitze; selbst geringste Hitze löst Schweißausbrüche aus.

Verklebte, ungepflegte, fettige Haare

TUBERCULINUM

Grippe mit Husten und starken Gelenkschmerzen

Die Fieber und Krankheitssymptome werden nachmittags schlimmer, Nachtschweiße

Ausgeprägte Gelenkschmerzen während des Fiebers, besonders in den Beinen

Leichter, hartnäckiger Husten und Beklemmungsgefühl in der Brust

FIEBER

Zur Zeit unserer homöopathischen Vorgänger beruhte die Krankheitsdiagnose beinahe ausschließlich auf körperlicher Untersuchung und Anamnese. Heute, wenn der Patient ungewöhnliche Fiebersymptome hat, macht der Arzt als erstes eine Blutuntersuchung und legt Kulturen an. Die Diagnose gilt nur dann als gesichert, wenn eine bestimmte Mikrobe (bzw. Bluttiter gegen eine spezifische Mikrobe) isoliert wird.

Früher waren Infektionskrankheiten die häufigste Todesursache, und daher schenkte der Arzt ihnen seine volle Aufmerksamkeit. Jede fieberhafte Erkrankung wurde in eine Hitzephase, eine Frostphase und eine Schweißphase (oder Fieberabfall) unterteilt. Alle Einzelheiten der Krankheit wurden aufs genaueste betrachtet – die Zeit des Fiebers, das Muster der Frostschauer, Hitze und Schweiß, Begleiterscheinungen und -symptome, Faktoren der Verschlimmerung und Besserung. Diese detaillierten Betrachtungen waren bei Homöopathen sogar noch ausgeprägter, da sie die Informationen sowohl für die Diagnose als auch zur Verschreibung verwenden konnten. Heutigen Homöopathen, die nicht diese Ausbildung haben, kommt die Sprache in unseren älteren Texten archaisch vor. Außerdem verschleiert die beinahe universelle Verwendung von fiebersenkenden Mitteln das natürliche Krankheitsmuster des Fiebers. Und selbst Homöopathen haben beinahe unbewusst den Gedanken im Hinterkopf, dass man im schlimmsten Fall immer auf Antibiotika zurückgreifen kann. Alle diese Faktoren tragen dazu bei, dass wir unseren homöopathischen Vorgängern, was die Diagnose und Behandlung von Fieber angeht, unterlegen sind.

BEHANDLUNG

Natürlich beschäftigt uns in jedem Falle die zugrundeliegende Ursache für das Fieber. Bei leichteren akuten Krankheiten – Grippe, Erkrankungen der oberen Atemwege, Pharyngitis usw. – ist das Fieber oft ein bedeutsamer Aspekt der Beschwerde. Eine unserer größten Herausforderungen ist der Umgang mit den Ängsten und Gewohnheiten der Patienten oder Eltern, die meinen, dass bei jedem Fieber zumindest ein fiebersenkendes Medikament gegeben werden sollte. Der Homöopath, der den Druck dieser Ängste spürt, verfällt leicht in die Gewohnheit, bei jedem einsetzenden Fieber *Aconitum* oder *Ferrum phosphoricum* zu geben. Diese Arzneimittel können manchmal das Fieber abkürzen und somit den Verlauf der Krankheit verlängern oder ein besseres Arzneimittelbild im späteren Krankheitsstadium verschleiern. Sogar allopathische Studien haben bestätigt, dass die Behandlung von Fieber widersinnig ist.

Die akkurate homöopathische Verschreibung bedarf klarer Symptome. Das bedeutet, dass man die Entwicklung eines Fiebers zusammen mit den Begleitsymptomen zulassen muss, bis ein Arzneimittelbild zum Vorschein kommt. Bei Patienten, bei denen es nie zu Fieberkrämpfen gekommen ist, kann man einen Fieberanstieg auf 39° oder 40°C zulassen, wenn es der Patient erträgt und nicht sehr „krank" ist. Andererseits, wenn der Patient viele andere Symptome hat – allgemeine Schmerzen, Kopfschmerzen, Kräfteverfall usw. – dann wird das homöopathische Arzneimittel wahrscheinlich in aller Klarheit hervortreten. Wenn der Patient hohes Fieber, jedoch keinerlei andere Symptome hat, dann ist wirklich keine Behandlung nötig.

Therapeutische Hinweise für Fieber

HOMÖOPATHIE

- Wenn die Beschwerde eine Behandlung erforderlich macht, ist es immer angebracht, eine Wiederholung des Konstitutionsmittels anstelle eines akuten Arzneimittels in Erwägung zu ziehen. Wir sollten auch die Ergänzungsmittel besonders beachten (d.h. z.B. *Belladonna* für Patienten, deren Konstitutionsmittel *Calcarea carbonica* ist usw.).

- Die Potenz richtet sich nach dem Schweregrad der Krankheit und der Klarheit des Arzneimittelbild. Bei einer leichten Erkrankung wie etwa einer Grippe ist eine C30 oft ausreichend, und man kann die Dosis dreimal täglich geben. Bei Sepsis oder Pneumonie braucht der Patient vielleicht eine 1M oder eine noch höhere Potenz, um zur vollständigen Genesung zu gelangen, und das Mittel muss vielleicht sogar stündlich wiederholt werden. Der Patient teilt uns die geeignete Dosis durch seine Reaktion mit, und oft kann man es Patienten oft freistellen, das Arzneimittel „nach Bedarf" einzunehmen.

NATURHEILKUNDE

- Ein großer Prozentsatz von leichterem Fieber und Infektionskrankheiten sollte keine homöopathische Behandlung bekommen, insbesondere dann nicht, wenn der Patient in Konstitutionsbehandlung ist.
- Empfehlen Sie andere Alternativen zur Behandlung der Krankheit, besonders nützlich sind: Echinacea-Urtinktur (10 Tropfen in Wasser, Saft oder Tee 3 x tägl.); Vitamin C (250 bis 1.000 mg 3 x tägl.); Zinktabletten; Knoblauchkapseln. Heben Sie sich homöopathische Arzneimittel für Zeiten echter Not auf. Wir sollten unsere Patienten immer dazu ermutigen, wieder anzurufen, wenn es ihnen schlechter geht.
- Angemessene Flüssigkeitszufuhr ist ein wesentlicher Teil der Behandlung bei jedem Fieber.
- Waschungen helfen manchen Patienten, aber Übereifer ist hier nicht angebracht. Das Wasser sollte warm sein, nicht kalt. Wenn der Patient durch das Bad friert, ist ein Temperaturanstieg die Reaktion.

ALLOPATHIE

- Die Verwendung rezeptfrei erhältlicher fiebersenkender Medikamente beeinträchtigt die Konstitutionsmittel selten, aber es kann nützliche Symptome verschleiern. Darüber hinaus kann die künstliche Senkung des Fiebers den Krankheitsverlauf verlängern.
- Aspirin sollte niemals Kindern mit Fieber gegeben werden, weil die Gefahr besteht, dass sich eine akute Enzephalopathie (Reye-Syndrom) entwickelt.

- Jedes Fieber, das länger als zwei Tage besteht, bedarf einer körperlichen Untersuchung.
- Fieber bis zu 40°C ist nicht gefährlich, außer bei bestimmten Patienten – älteren Personen oder sehr kleinen Kindern, Patienten mit schwerwiegender Krankheit und Immunschwäche (z.B. Krebs) und bei Patienten mit Fieberkrämpfen in der Vorgeschichte.
- Jedes Fieber bei Neugeborenen (bis zu sechs Wochen) ist ein ernstes Symptom, das von einem Kinderarzt untersucht werden muss.

REPERTORIUM

Es gibt buchstäblich Tausende von Rubriken in bezug auf Fieber und Frostschauer in unseren Repertorien. Die Mehrzahl dieser Symptome sind in den spezifischen Kapiteln „Fieber" und „Schüttelfrost" aufgeführt, aber viele andere wichtige Rubriken, die über das ganze Repertorium verstreut sind, finden sich unten aufgeführt. Der Terminus „Fieber" bezieht sich auf den tatsächlichen Anstieg der Körpertemperatur, nicht das Hitzegefühl, das Patienten bei Fieber häufig empfinden. Unglücklicherweise werden diese beiden Sachverhalte sogar in unserem doch recht präzisen Repertorium häufig verwechselt, was vermutlich auf den Sprachgebrauch der Prüfer und Patienten zurückzuführen ist, von denen die Informationen zusammengetragen wurden.

Im ganzen Repertorium gibt es Symptome, die „während Hitze" oder „im Hitzestadium" auftreten. Dies sind Symptome, die während der Hitzephase eines Fiebers einsetzen. Ebenso gibt es Symptome, die „während Schüttelfrost" oder „während Schweiß" auftreten und sich auf die entsprechende Phase der Krankheit beziehen. Wie zuvor erwähnt, nahmen solche Informationen viel Raum im gedanklichen Spektrum unserer Vorgänger ein und sind daher prozentual im Repertorium stark vertreten. Die Symptome sind unten aufgeführt, um sie leicht zugänglich zu machen.

Die Kapitel über Fieber und Schüttelfrost im Repertorium können recht verwirrend sein. Besonders da es kurze Kapitel sind, ist es hilfreich, das Repertorium vollständig durchzulesen, um sich mit dem Inhalt vertraut zu machen. Unten sind einige der Begriffe aufgeführt, die mir bei der Repertorisierung von Fällen manchmal ein Rätsel waren.

Man sollte daran denken, dass es zu der Zeit, als unsere Vorgänger die wertvollen Informationen in unseren Texten zusammengetragen haben, keine Bakterienkulturen, Bluttiter und dergl. gab. Alle Diagnosen wurden klinisch gestellt. Es gibt keine genaue Übereinstimmung zwischen dem, was beispielsweise unsere Fachliteratur als „Typhus" bezeichnet und dem, was wir heute, ausgehend von eher bakteriologischen Grundlagen, darunter verstehen. Das heißt nicht, dass unsere Vorgänger bei ihren Beobachtungen ungenau waren – sie waren präzise und sorgfältige Beobachter empirisch miteinander verbundener Phänomene und Symptome –, sondern wir wollen betonen, dass wir unsere Verschreibungen eher auf die früheren Definitionen dieser fieberhaften Erkrankungen stützen sollten als auf Laborergebnisse. Diese Verwirrung wird noch komplizierter durch unsere neuen Repertorien, in denen die Sprache von vielen verschiedenen Quellen zusammengetragen ist, so dass wir dieselben Krankheiten mit leicht unterschiedlichen Beschreibungen und unterschiedlichen Arzneimitteln in verschiedenen Rubriken finden. Es ist kein Wunder, dass wir das ganze Kapitel am liebsten ignorieren würden! Anstatt jedoch eine große Menge dieses Materials als nutzlos zu verwerfen, habe ich versucht, etwas Klarheit und Ordnung in die Informationen zu bringen. Ich glaube, dass mit der zunehmenden „Hitzezone", in der wir leben, und mit dem drohenden Versagen von Antibiotika selbst bei leichten Infektionen wir bereits sehr bald das Wissen um diese Fiebermuster wieder entwickeln müssen.

Abschließend noch ein Wort zum Zeitablauf von Fieber. Diese Informationen sind an mehreren Orten zu finden:

1) am Anfang des Kapitels „Schüttelfrost"
2) in der Rubrik „Schüttelfrost, Zeit"
3) am Anfang des Kapitels „Fieber"
4) in der Rubrik, „Fieber, Schüttelfrost fehlt"
5) Wir können auch die Rubriken am Anfang des Kapitels „Allgemeines" verwenden.

FIEBER: GLOSSAR DER BEGRIFFE

- Absteigendes Fieber
  Fieber, das im Körper abwärts geht

- Äußere Hitze
  Innerlich normale Temperatur oder sogar kalt, aber die Oberfläche ist heiß.

- Biliöses Fieber, Febris biliosa
  Oft synonym gebraucht mit „Remittierendes Fieber"

- Continua, abdominalis, Febris enterica
  Typhus; Gastrisches Fieber
  Klinisch: Schüttelfrost, gefolgt von Fieber, Krankheitsgefühl, Kopfschmerzen und Myalgie. Das Fieber wird kontinuierlich, und ausgeprägte intestinale Symptome folgen mit Diarrhœ und Darmblutung.

- Continua, eruptiv
  Typhus.;Zeckenbissfieber
  Klinisch: Mehrtägiges Prodromalstadium, gefolgt von Schüttelfrost, Rigor, anhaltendem Fieber und hochgradiger Schwäche. Hippokratisches Gesicht, Tremor, Ohnmacht und Verwirrung sind spätere Erscheinungen. Übelkeit, Erbrechen und faulig-stinkende oder blutige Diarrhœ wurden als sekundärer Teil der Krankheit betrachtet.

- Continua, Febris continua
  Lang anhaltendes Fieber ohne bedeutsame Veränderungen, ohne fieberfreie Perioden; Veränderungen von weniger als 1°C im Tagesverlauf.

- Continua, hämorrhagisches Fieber
  Fieber mit hämorrhagischer Diathese, Purpura usw.

- Continua, petechiales Fieber
  Jede Form der Genese von Petechien in Verbindung mit Fieber; manchmal spezifisch verwendet zur Bezeichnung einer Meningokokkensepsis (Waterhouse-Friederichsen-Syndrom)

◆ Entzündliches Fieber
Auch „febricula" oder „einfache Continua" genannt; ein anhaltendes Fieber von begrenzter Dauer ohne lokalisierte Symptome

◆ Gelbfieber
Tropische, durch Moskitos verursachte Virushepatitis mit schweren Kopfschmerzen, Bradykardie, Hämatemesis. Tritt heute in westlichen Ländern nur noch selten auf.

◆ Hektisches Fieber
Tuberkulärer Fiebertyp mit Fieberanstieg am Nachmittag, Wangenrötung und Nachtschweißen

◆ Hitze abwesend
Von den drei Fieberphasen – Schüttelfrost, Hitze und Schweiß – fehlt das Hitzestadium völlig oder ist nur sehr leicht.

◆ Katarrhalisches Fieber
Fieber in Verbindung mit Schleimproduktion und entzündeten Schleimhäuten

◆ Puerperalfieber
Jedes Fieber unmittelbar nach der Entbindung; insbesondere Endometritis

◆ Reizfieber
Fieber, das durch Fremdkörper, Operation, Wunden oder andere Reizungen ausgelöst wurde

◆ Rückfallfieber
Fieberperioden von mehreren Tagen, unterbrochen von etwa gleich langen fieberfreien Perioden

◆ Remittierendes Fieber, Febris remittens
Malaria oder andere rezidivierende Fieber mit Perioden von Fieberabfall, aber ohne vollständige Fieberfreiheit Temperaturschwankungen von mindestens 1°C

Tägliches Fieber mit wechselnden Arten von Schüben

- Kriechender Schüttelfrost
  Frostschauer oder –empfindung wie von Schüttelfrost, die sich ausbreiten
- Perniziöser Schüttelfrost
  Ein lang anhaltender und tiefer Schüttelfrost; ein schwerwiegender oder bedrohlicher Schüttelfrost
- Quartana
  Jeden dritten Tag ein Schub Malaria-artiger Frostschauer und Fieber
- Quotidiana
  Tägliche Schübe
- Tertiana
  Fieberschübe alle zwei Tage
- Verfrühter Schüttelfrost
  Das Froststadium kehrt früher als erwartet wieder.
- Verspäteter Schüttelfrost
  Das Froststadium tritt später ein als erwartet.
- Vorherrschender Schüttelfrost
  Ausschließliches oder hauptsächliches Froststadium ohne die erwarteten Phasen von Hitze und Schweiß

Zusammenfassung des Fieberrepertoriums

ZEIT

Anhaltendes Fieber (mit Zeiten)
Äußere Hitze (mit Zeiten)
Beginn der Fieberphase
Schüttelfrost, abwesend (mit Zeiten)
Glühende Hitze (mit Zeiten)
Innere Hitze (mit Zeiten)
Tagsüber, nur
Trockene Hitze (mit Zeiten)

TEMPERATUR • WETTER • JAHRESZEITEN

Abdecken
Feuchte Räume
Gewitter
Herbst
Luft, frische
Sommer
Sonne
Warm zudecken
Winter

EMOTIONEN

Emotionen
Fieber, glühende Hitze, wildem Delirium, mit
Fieber, im Wechsel mit Frost, Schreck, durch
Fieber, im Wechsel mit Frost, Zorn, durch
Fieber, intensive Hitze, Delirium, mit
Fieber, trockene Hitze, nachts, Delirium, mit
Heimweh
Lärm
Schreck
Verärgerung
Zorn

AKTIVITÄTEN

Anstrengung
Bewegung
Bücken
Essen
Fahren im Wagen
Gehen
Husten
Im Wechsel mit Frost, Bewegung, nach
Koitus
Sitzen
Stehen
Tabak rauchen
Trinken
Unterhaltung
Waschen

NAHRUNG

Abends, Essen, nach
Bier trinken
Essen
Kaffee trinken
Kaltes Wasser trinken
Morgens, Frühstück, nach
Morgens, Kaffee, nach
Nachmittags, Mittagessen, nach
Saure Nahrung, essen
Tabak, rauchen
Wein trinken

SCHLAF

Abends, Bett, im
Bett, im
Glühende Hitze, nacht, Schlaf, während
Intensive Hitze, Schlaf, während
Mitternacht, Schlaf, während, vergeht beim Erwachen
Morgens, Erwachen, beim
Nachts, Erwachen, beim
Nachts, trockene glühende Hitze, Schlaflosigkeit, mit
Schlaf, nach
Schlaf, während
Trockene Hitze, nachts, Schlaf, während

FIEBERTYPEN

Anhaltend, Exanthem, mit
Anhaltend, hämorrhagisch
Anhaltend, Petechien, mit
Anhaltend, Stauung, mit
Anhaltend, Stupor, mit
Biliosa
Continua, abdominalis
Continua, biliosa
Continua, pectoralis
Dengue
Entzündlich
Exanthematös
Exanthematös, Scharlach
Fieberschübe
Gastrisch
Gelbfieber
Hektisch
Influenza, bei
Intermittens
Katarrhalisch
Mittelmeerfieber
Puerperalfieber
Remittens
Rheumatisch
Rückfallfieber
Schleichend
Schwaches Fieber
Schwarzwasserfieber
Septisch
Syphilitisch
Traumatisch
Tropisch
Wechselfieber
Wochenbettfieber
Wurmfieber
Zerebrospinal
Zymotisch

Fiebermuster

Absteigend
Aufsteigend
Folgen (Unterrubriken)
Periodisch
Schübe, unregelmäßig
Unregelmäßige Stadien
Verfrüht
Wechselnde Schübe

Fieber, Arten

Beben
Schüttelfrost, ohne
Frösteln, mit
Glühend
Hitze, ohne
Intensive Hitze
Kälte, mit
Lang anhaltende Hitze
Schaudern
Trockene Hitze
Trockene Hitze, nachts, stichelnde Nadeln, wie

Fieber, Körperbereiche

Äußere Hitze
Einzelpartien
Innere Hitze
Körper, obere Partien
Körper, Rückseite
Körper, untere Partien
Körper, Vorderseite
Seite, eine Seite
Seite, linke Seite
Seite, rechte Seite
Vorderseite

Zusammenfassung der Repertoriumeinträge für Schüttelfrost

Zeit

Anfang des Frost-Kapitels
Frösteln (mit Zeiten)
Frühling
Herbst
Innerlich Frost (mit Zeiten)
Schütteln, Schüttelfrost (mit Zeiten)
Sommer
Zeiten (volle Liste)

Temperatur • Wetter

Abdecken
Abends, äußere Wärme, nicht gelindert durch
Baden
Einflüsse, kaltes Bad
Einflüsse, Küste
Einflüsse, Leben an einem fließenden Gewässer
Einflüsse, Nässe
Einflüsse, Regen
Einflüsse, Sonne
Einflüsse, Stehen im Wasser
Einflüsse, Sümpfe
Einflüsse, tropische Länder
Einflüsse, Überhitzung
Einflüsse, Zugluft
Frosteln, warmen Raum, im
Luft, frische
Luft, kalte
Luft, Zugluft
Morgens, Abdecken
Morgens, warmen Ofen, am
Nasskaltes Wetter
Schüttelfrost, Bett, Strecken, Hand aus dem
Sommer
Sonnenschein
Überhitzung
Vormittags, heißen Ofen, am
Vormittags, heißen Räumen, in
Wärme, äußere
Warmer Ofen
Warmer Raum
Warmes Bett
Warmes Wetter
Wasser, arbeiten in
Wasser, kalt
Wasser, Nasswerden
Wind
Witterungseinflüssen, nach

Körperteil

Absteigend
Aufsteigend
Äußerlich
Beginn, Abdomen
Beginn, Arm
Beginn, Blase
Beginn, Brust
Beginn, Epigastrium
Beginn, Extremitäten
Beginn, Finger
Beginn, Füße
Beginn, Fußgelenk
Beginn, Gesäß
Beginn, Gesicht
Beginn, Hals
Beginn, Hand
Beginn, Handfläche
Beginn, Handgelenk
Beginn, Knie
Beginn, Kopf
Beginn, Nabel
Beginn, Nase
Beginn, Oberschenkel
Beginn, Rücken
Beginn, Sakrum
Beginn, Scrobiculus cordis (Epigastrium)
Beginn, Unterschenkel
Beginn, Wade

Beginn, Zehen
Einzelne Partien
Innerlich
Obere Körperpartien
Rückseite des Körpers
Seiten, einseitig
Seiten, linke Seite
Seiten, rechtsseitig
Untere Körperpartien
Vorderseite des Körpers

Muster des Frosts

Kriechend
Periodizität
Quartana
Quartana, doppelte Quartana
Quotidiana
Quotidiana, doppelte Quotidiana
Tag 7, 14, 21, 28
Tertiana
Tertiana, doppelte Tertiana
Überspringend
Veränderlich
Verfrüht
Verzögert

Charakteristika des Schüttelfrost

Eiskalt
Heftig
Kriechend
Perniziös
Schaudern
Schütteln
Vorherrschend
Wellen

Schlaf, Rubriken im Zusammenhang mit

Abends, Benommenheit, Schlaf mit
Abends, Bett, im
Abends, Einschlafen, beim
Abends, Einschlafen, vor dem
Äußerlich, abends, Bett, im
Äußerlich, nachts, Schlaf, während
Bett, Aufstehen aus dem
Bett, im
Erwachen
Frösteln, Erwachen, beim
Frösteln, mittags, Schlaf, nach
Frösteln, nachmittags, nicht gelindert durch Ofenwärme, aber gelindert durch Zudecken
Frösteln, nachts, Schlaf, während
Frösteln, Schläfrigkeit, mit
Innerlich, morgens, Bett, im
Innerlich, nachts, Schlaf, im ersten
Mittags, Schlaf, nach
Morgens, Bett, im
Morgens, Erwachen, beim
Morgens, Schlaf, während
Nachmittags, Schlaf, nach
Nachts, Bett, im
Nachts, Erwachen
Schlaf, nach
Schlaf, vor
Schlaf, während
Schütteln, Schüttelfrost, abends, Bett, im
Schütteln, Schüttelfrost, abends, Einschlafen, beim

Schütteln, Schüttelfrost, morgens, Bett, im
Schütteln, Schüttelfrost, morgens, Erwachen, beim
Schütteln, Schüttelfrost, nachts, Zubettgehen, vor dem
Schütteln, Schüttelfrost, Schlaf, mit tiefem, und Schnarchen
Vormittags, Schlaf, während

NAHRUNG • ESSEN • TRINKEN

Abends, Essen, nach
Abends, Tee, nach
Abends, Trinken, nach
Alkoholische Getränke
Essen, nach
Essen, vor
Essen, während
Frösteln, Essen, beim
Frösteln, nachmittags, Mittagessen, nach
Frösteln, Trinken, beim
Frösteln, vormittags, Mittagessen, vor, Essen bessert
Getränke, warme
Innerlich, morgens, Frühstück, während
Kriechend, nachmittags, Mittagessen, nach
Mittagessen
Mittags, Mittagessen
Morgens, Frühstück
Nachmittags, Mittagessen
Schütteln, Schüttelfrost, Essen, beim
Schütteln, Schüttelfrost, mittags, Mittagessen, nach
Schütteln, Schüttelfrost, mittags, Mittagessen, während
Schütteln, Schüttelfrost, Trinken, beim
Trinken

AKTIVITÄT

Anstrengung
Aufstehen, Bett, aus dem
Berührung
Bewegung
Gähnen
Liegen
Luft, Gehen an frischer
Reden
Schreiben
Schütteln, abends, Entkleiden, beim
Schütteln, Bewegung, bei
Umdrehen, Bett, im

EMOTIONEN

Angst
Denken an Frost
Erregung
Frösteln, Freude, durch
Geistige Anstrengung
Kummer
Lärm
Nervosität
Schreck
Traurige Nachrichten
Verärgerung
Zorn

Wichtige Rubriken außerhalb der Kapitel zu Fieber und Schüttelfrost

Gemüt, Angst, Fieber, während
Gemüt, Angst, Fieber, während, Prodromalstadium
Gemüt, Angst, Schüttelfrost, während
Gemüt, Angst, Hitze, mit
Gemüt, Bangigkeit, Hitze, während
Gemüt, Benommenheit, Hitze, mit
Gemüt, Bewusstlosigkeit im Wechsel mit Ruhelosigkeit, Fieber, während
Gemüt, Bewusstlosigkeit, Schüttelfrost, während
Gemüt, Bewusstlosigkeit, Fieber, während
Gemüt, Delirium, Fieber, während
Gemüt, Delirium, geschwätzig, Fieber, bei
Gemüt, Delirium, Hitze, Typhus, wie bei
Gemüt, Denken, schneller als je zuvor, während Fieber
Gemüt, Ekstase, Hitze, während
Gemüt, Empfindlich, Hitze, während
Gemüt, Erregung, fiebrig
Gemüt, Erregung, Schüttelfrost, während
Gemüt, Erregung, Hitze, mit
Gemüt, Erregung, Hitze, mit, puerperal
Gemüt, erschreckt, leicht, Fieber, während
Gemüt, Fleißig, Hitze, während
Gemüt, Fluchen, Fieber, bei Wechselfieber
Gemüt, Fröhlichkeit, Hitze, während
Gemüt, Furcht, Hitze, während
Gemüt, Furcht, Tod, Fieber, während
Gemüt, Furcht, Tod, Hitze, während
Gemüt, Furcht, Unheil, Hitze, während
Gemüt, Geistestrübung, Schüttelfrost, während
Gemüt, Geistestrübung, Hitze, während
Gemüt, Geschwätzigkeit, Hitze, mit
Gemüt, Gesellschaft, Verlangen nach, Hitze, während
Gemüt, Hochfahren, Hitze, während
Gemüt, Ideen, Überfülle, Hitze, während
Gemüt, Kreischen, Fieber, während
Gemüt, lebensmüde, Hitze, während
Gemüt, Pfeifen, Fieber, während

Gemüt, Phantasiegebilde, Hitze, während
Gemüt, Reden, Abneigung gegen, Hitze, während
Gemüt, Reizbar, Schüttelfrost, während
Gemüt, Reizbar, Hitze, während
Gemüt, Reizbarkeit, Hitze, nach
Gemüt, Ruhelosigkeit, Schüttelfrost, während
Gemüt, Ruhelosigkeit, Hitze, mit
Gemüt, Ruhelosigkeit, im Wechsel mit Schläfrigkeit und Stupor, Fieber, während
Gemüt, Ruhige Gemütsverfassung, Hitze, mit
Gemüt, Seufzen, Hitze, während
Gemüt, Singen, Fieber, während
Gemüt, springt aus dem Bett, Fieber, während
Gemüt, Stimmungsschwankungen, Hitze, während
Gemüt, Stöhnen, Hitze, mit
Gemüt, Suizidneigung, Hitze, während
Gemüt, Teilnahmslosigkeit, Fieber, während
Gemüt, Trübsinn, Schüttelfrost, mit
Gemüt, Trübsinn, Hitze, mit
Gemüt, Ungeduld, Hitze, während
Gemüt, Ungeduld, Wechselfieber
Gemüt, Ungestüm, Hitze, mit
Gemüt, Verwirrung, Schüttelfrost, während
Gemüt, Verwirrung, Hitze, während
Gemüt, Verzweiflung, Schüttelfrost, während
Gemüt, Verzweiflung, Hitze, während
Gemüt, Wahnsinn, Hitze, mit
Gemüt, Weinen, Schüttelfrost, während
Gemüt, Weinen, Hitze, mit
Schwindel, Fallen, Tendenz zu, Fieber, während
Schwindel, Schüttelfrost, während
Schwindel, Hitze, während
Kopf, Haar, Haarausfall, Fieber, nach
Kopf, Pulsieren, Fieber, während
Kopf, Pulsieren, Hitze, während
Kopf, Schmerzen, Bersten, Fieber, mit
Kopf, Schmerzen, Drücken, Fieber, während
Kopf, Schmerzen, Drücken, Hinterkopf, Fieber, während
Kopf, Schmerzen, Drücken, Schläfen, Fieber
Kopf, Schmerzen, Drücken, Stirn, Fieber, während

Kopf, Schmerzen, Schüttelfrost, vor, während
Kopf, Schmerzen, Hinterkopf, Fieber, während
Kopf, Schmerzen, Hitze, vor, während, nach
Kopf, Schmerzen, Reißen, Hitze, während
Kopf, Schmerzen, Reißen, Stirn, Hitze, während
Kopf, Schmerzen, Stechen, Hitze, während
Kopf, Schmerzen, Stirn, Hitze, während
Kopf, Schmerzen, Wund, Prellungsschmerzen, Fieber, nach
Kopf, Schweiß, Kopfhaut, Fieber, während
Kopf, Vergrößerungsgefühl, Fieber, mit Wechselfieber
Kopf, Völlegefühl, Hitze, während
Augen, aufwärts verdreht, Fieber, während
Augen, glasiges Aussehen, Fieber, während
Augen, Hitze, Fieber, während
Augen, Pupillen, dilatiert, Schüttelfrost, während
Augen, Pupillen, dilatiert, Hitze, während
Augen, Pupillen, kontrahiert, Schüttelfrostrost, während
Augen, Pupillen, kontrahiert, Hitze, während
Augen, Schmerzen, allgemein, Hitze, während
Augen, Schmerzen, Brennen, Hitze, während
Augen, Schmerzen, Drücken, Fieber, während
Augen, Schmerzen, Stechen, Hitze, während
Augen, Strabismus, Fieber, mit
Augen, Tränenfluss, Fieber, während
Sehen, Diplopie, Fieber, während
Sehen, Kreise, Hitze, während
Sehen, Neblig, Fieber, während
Ohren, Geräusche, Dröhnen, Fieber, während
Ohren, Geräusche, Dröhnen, Hitze, während
Ohren, Geräusche, Fieber, während
Ohren, Geräusche, Summen, Hitze, während
Ohren, Hitze
Ohren, Kälte, Fieber, während
Ohren, Schmerzen, allgemein, Hitze, während
Hören, akut, Hitze, während
Hören, eingeschränkt, Hitze, während
Nase, Epistaxis, Fieber, Typhus, während
Nase, Epistaxis, Fieber, während
Nase, Schnupfen, Fieber, mit
Gesicht, Hautausschläge, Blasen, Mund, um den, Fieber, während

Gesicht, Hitze
Gesicht, Lecken, Lippen, Hitze, während
Gesicht, Schweiß, Hitze, während
Gesicht, Trockenheit, Lippen, Hitze, während
Gesicht, Verfärbung, blass, Hitze, während
Gesicht, Verfärbung, gelb, Hitze, während
Gesicht, Verfärbung, rot, Fieber, während
Mund, Geschmack, faulig, Wechselfieber, bei
Mund, klebrig, fiebrige Empfindung
Mund, Speichelfluss, Fieber, während
Mund, Speichelfluss, Hitze, während
Hals, Schmerzen, allgemein, Hitze, während
Hals, Trockenheit, Hitze, während
Magen, Appetit, gesteigert, Fieber, nach
Magen, Appetit, gesteigert, Fieber, während
Magen, Appetitmangel, Fieber, nach
Magen, Aufstoßen, Fieber, während
Magen, Durst, Fieberstadien, während aller
Magen, Durst, Schüttelfrost, vor, während, nach
Magen, Durst, Hitze, nach
Magen, Durst, Hitze, während
Magen, Durstlosigkeit, Hitze, während
Magen, Erbrechen, Galle, Fieber, während
Magen, Erbrechen, Hitze, während, nach
Magen, Erbrechen, sauer, Fieber, während
Magen, Leeregefühl, Fieber, während
Magen, Schluckauf, Fieber, während
Magen, Schluckauf, Fieber, zur Zeit wenn das Fieber auftreten sollte
Magen, Schmerzen, Brennen, Hitze, während
Magen, Schmerzen, Hitze, während
Magen, Schmerzen, Schneiden, Wechselfieber, während
Magen, Übelkeit, Fieber, während, nach
Magen, Zittern, Hitze, während
Abdomen, Auftreibung, Hitze, während
Abdomen, Hitze
Abdomen, Hitze, Ausdehnung in die Brust
Abdomen, Hitze, Fieber, während
Abdomen, innere Kälte, Hitze, während
Abdomen, Pulsieren, Hitze, während
Abdomen, Schmerzen, Drängen, Fieber, bei niedrigem

Abdomen, Schmerzen, Hitze, während
Abdomen, Schmerzen, Krämpfe, Fieber, während
Abdomen, Schmerzen, Leber, Hitze, während
Abdomen, Schmerzen, Milz, Hitze, während
Abdomen, Schwellung, Milz, Hitze, während
Rektum, Diarrhœ, Fieber, mit (Unterrubriken)
Rektum, unfreiwillige Stuhlentleerung, Fieber, mit
Blase, Harndrang, erfolglos, Fieber, während
Blase, Harndrang, Fieber, während
Blase, Harnentleerung, häufig, Fieber, während
Blase, Harnentleerung, unfreiwillig, Fieber, Typhus, während
Blase, Harnentleerung, unfreiwillig, Fieber, während
Nieren, unterdrückter Harn, Fieber, mit
Harn reichlich, Fieber, während
Harn, Farbe, blass, Fieber, während
Harn, Farbe, braun, Fieber, während
Harn, Farbe, rot, Fieber, mit
Harn, Geruch, scharf, Fieber, während
Harn, Sediment, Sand, rot, Fieber, während
Harn, Sediment, weiß, Fieber, während
Harn, spärlich, Fieber, während
Harn, wolkig, Fieber, mit
Larynx, Kitzeln in den Luftwegen, Fieber, während
Larynx, Schmerzen, Larynx, Hitze, während
Larynx, Stimme, Heiserkeit, Hitze, während
Larynx, Stimme, schwach, Hitze, während
Larynx, Trockenheit, Larynx, Hitze, während
Atmung, asthmatisch, Wechselfieber, mit
Atmung, heißer Atem, Fieber, während
Atmung, schnappt nach Luft, Fieber, während
Atmung, schnarchend, Hitze, während
Atmung, schwierig, Schüttelfrost, während
Atmung, schwierig, Hitze, mit
Atmung, Stillstand, Fieber, während
Husten, Fieber, hektisch, während
Husten, Fieber, intermittens, vor
Husten, Fieber, remittens, während
Husten, Fieber, während
Husten, locker, Fieber, während
Husten, remittierendes Fieber, während

Husten, trocken, Fieber, während
Husten, trocken, Fieber, Wechselfieber, vor
Brust, Beklemmung, Fieber, während
Brust, Herzklopfen, Fieber, während
Brust, Hitze
Brust, Schmerzen, Hitze, während
Brust, Schmerzen, Stechen, Fieber, während
Rücken, Hitze
Rücken, Hitze, Ausbreitung den Rücken abwärts
Rücken, Hitze, Ausbreitung den Rücken aufwärts
Rücken, Pulsieren, Lumbalbereich, Fieber
Rücken, Schmerzen, Fieber, während
Rücken, Schmerzen, Fieber, während
Rücken, Schmerzen, Lumbalbereich, Fieber, während
Rücken, Schmerzen, Wundheitsgefühl, Wirbelsäule, Fieber, während
Rücken, Schwäche, Fieber, nach Typhus
Rücken, Schwäche, Lumbalbereich, Fieber, während
Rücken, Zittern, Fieber, während
Extremitäten, Gliederschmerzen Brennen, Hand, Fieber, während
Extremitäten, Gliederschmerzen Fieber, während
Extremitäten, Gliederschmerzen, Schüttelfrost, vor
Extremitäten, Gliederschmerzen Schüttelfrost, während
Extremitäten, Gliederschmerzen obere Gliedmaßen, Hand, Hände abdecken, Fieber, während
Extremitäten, Gliederschmerzen, Oberschenkel, Fieber, während
Extremitäten, Gliederschmerzen, Reißen, Fieber, während
Extremitäten, Gliederschmerzen, Reißen, Gelenke, Fieber, während
Extremitäten, Gliederschmerzen, Stechen, Fieber, während
Extremitäten, Gliederschmerzen, Stechen, Gelenke, Fieber, während
Extremitäten, Gliederschmerzen, untere Gliedmaßen, Fieber, während
Extremitäten, Gliederschmerzen, untere Gliedmaßen, Unterschenkel, Fieber, mit
Extremitäten, Gliederschmerzen, untere Gliedmaßen, Zehennägel, unter, Wechselfieber, bei
Extremitäten, Gliederschmerzen Unterschenkel, Fieber, während
Extremitäten, Hitze
Extremitäten, Hitze, Fuß, Fußsohlen, Fieber, während
Extremitäten, Hitze, kriechend
Extremitäten, Kälte, Fieber, während
Extremitäten, Kälte, Füße, Fieber, während

Extremitäten, Kälte, Hände, Fieber, während
Extremitäten, Kälte, Hitze im Körper
Extremitäten, Kälte, Hitze, Gesicht, im
Extremitäten, Kälte, Unterschenkel, Fieber, während
Extremitäten, Krämpfe, Füße, Fußsohle, Wechselfieber, bei
Extremitäten, Lahmheit, Gelenke, Fieber, während
Extremitäten, Lahmheit, untere Gliedmaßen, Fieber, während
Extremitäten, Paralyse, Empfindung, Fieber, nach
Extremitäten, Ruhelosigkeit, Unterschenkel, Hitze, während
Extremitäten, Schweregefühl, Fieber, während
Extremitäten, Taubheitsgefühl, Finger, Fieber, während
Extremitäten, Taubheitsgefühl, Hitze, während
Extremitäten, Taubheitsgefühl, obere Gliedmaßen, Wechselfieber, bei
Extremitäten, Völlegefühl, Hand, Venen, Fieber, während
Extremitäten, Völlegefühl, Unterschenkel, Fieber, während
Extremitäten, Zittern, Fieber, während
Extremitäten, Zuckungen, Hitze, während
Schlaf, Einschlafen, Hitze, während
Schlaf, Gähnen, Hitze, während
Schlaf, Schlaflosigkeit, abends, Hitze, während
Schlaf, Schlaflosigkeit, Hitze, während
Schlaf, Schlaflosigkeit, niedriges Fieber, während
Schlaf, tief, Hitze, während
Schlaf, Träume, Hitze, während
Schweiß, Fieber, nach
Schweiß, morgens, Hitze, nach
Schweiß, nachmittags, Hitze, während
Schweiß, nachts, Hitze, während
Haut, Ausschläge, herpetisch, Fieber, bei
Haut, Ausschläge, Urtikaria, Fieber, während
Haut, Juckreiz, Fieber, während
Haut, Kälte, Hitze, mit innerer
Haut, Verfärbung, gelb, Hitze, während
Haut, Verfärbung, gelb, Wechselfieber, nach
Allgemeines, Auftreibung der Blutgefäße, Fieber, während
Allgemeines, Fieber, Verschlimmerung, vor, während, nach
Allgemeines, Schüttelfrost, Verschlimmerung, vor, während, nach
Allgemeines, Konvulsionen, Hitze, während
Allgemeines, Nahrung, Bier, Verlangen, Fieber, während
Allgemeines, Nahrung, warme Getränke, Verlangen, Fieber, während

Allgemeines, Nahrung, warme Getränke, Verlangen, Schüttelfrost, während
Allgemeines, Nahrung, Whisky, Verlangen, Hitze, während
Allgemeines, Ohnmacht, Fieber, während
Allgemeines, Ohnmacht, Hitze, durch
Allgemeines, Paralyse, Fieber, beginnt mit
Allgemeines, Paralyse, Wechselfieber, nach
Allgemeines, Puls, langsam, Hitze, während
Allgemeines, Schmerzen, Wundheitsschmerz, Hitze, während
Allgemeines, Schwäche, Fieber, während
Allgemeines, Schwäche, Schüttelfrost, vor
Allgemeines, Schwäche, Schüttelfrost, während
Allgemeines, Strecken, Fieber, während
Allgemeines, Verletzungen, traumatisches Fieber
Allgemeines, Zittern, Fieber, während

FIEBER – EIGENE NOTIZEN

ARZNEIMITTEL

◆ Hauptmittel für Fieber

ACONITUM

Plötzliches Einsetzen von Fieber oder Frostschauer; dann Fieber, besonders nach Einwirkung von Kälte oder Wind

FROST: durch Einwirkung von Zugluft
Schlimmer: in warmen Räumen
Besser: Bewegung

HITZE: Tritt ein während Schlaf, besonders im ersten Schlaf.
Trockene Hitze nachts
Steigt im Körper hoch.

FIEBER: **besonders abends** oder nachts
Frost, gefolgt von Hitze und Schweiß zusammen

FIEBERART: Exantheme; Scharlach; Febris remittens; Grippe; Pneumonie; Harnwegsinfektionen

ALLGEMEIN: ausgeprägte Überempfindlichkeit gegen Schmerzen während Fieber
Ohnmacht während Fieber
Schlimmer: **Witterungseinflüsse; Berührung;** Bewegung (allerdings ist der Patient ruhelos); **Schreck**
Ungeheurer Durst während Hitzestadium, aber auch während Schüttelfrost.
Bedürfnis, sich während des Fiebers abzudecken
Verlangen nach Bier während Fieber

LOKAL: **Die Pupillen sind in der Regel während des Fiebers kontrahiert.**
Photophobie, besonders während Schüttelfrost; Schweiß auf der Stirn während Schüttelfrost
Stauung im Gesicht während der Hitze
Eine Wange rot, die andere ist blass während des Fiebers *(Cham., Chin.)*.
Heiße Ohren; gerötete Ohren

Starke schneidende Schmerzen in der Brust im Froststadium
Herzklopfen während Fieber
Brauner Harn während Fieber
GEMÜT: **Erregung; hochgradige Angst, Furcht und Ruhelosigkeit**
Fieber nach einem Schreck oder Schock
Furcht vor oder Vorahnung von nahendem Tod (selten bei nur leichten akuten Beschwerden)
Trübsinn und Weinen während Fieber

ARSENICUM

Akutes und chronisches Fieber von beliebigem Schweregrad
FROST: **besonders gegen 24.00, 1.00 oder 2.00 Uhr,** auch gegen 13.00, 14.00 oder 15.00 Uhr
Beliebige Periodizität; all vierzehn Tage; jährliche Periodizität
Unregelmäßige oder veränderliche Periodizität; verfrühtes Froststadium
Langwieriges Froststadium mit ausgeprägtem Schüttelfrost
Die Frostschauer werden in einzelnen Partien empfunden.
HITZE: **im Gesicht mit kaltem Körper**
Hitze im Wechsel mit Schüttelfrost
FIEBER: Frost, gefolgt von Hitze, auf die Schweiß folgt.
Tertiana, Quartana, Quotidiana
FIEBERART: beliebig; intermittens; remittens; hektisch; Continua; Typhus; exanthematisch; septisch; zymotisch; Grippe; Cholera; Pneumonie
ALLGEMEIN: **sehr großer Mangel an Lebenswärme;** fühlt manchmal den Frost sogar während der Hitze.
Schlimmer: frische Luft oder kalte Luft; Bewegung; **Trinken, besonders kalte Getränke** (verschlimmern besonders den Frost)
Besser: **äußere Hitze und warme Räume; warme Getränke** (besonders während Frost)
Durst auf kleine Schlucke in jedem Stadium des Fiebers
Schweißausbrüche nach Fieber

Konvulsionen im Froststadium
Schwäche oder Ohnmacht während Fieber
LOKAL: **Kopfsymptome gebessert durch Kälte;** Stauung und Hitze im Kopf, gebessert durch frische Luft, aber muss bis zum Hals zugedeckt bleiben.
Kopfschmerzen vor oder während Frost
Appetit gesteigert nach Frost
Magenschmerzen oder Unterleibschmerzen im Hitze- oder Froststadium
Schluckauf tritt periodisch auf, wenn Fieber einsetzen sollte.
Übelkeit im Froststadium oder nach Fieber
Erbrechen nach kalten Getränken mit starkem Schüttelfrost
Leberschmerzen während Hitze
Häufige Harnentleerung im Froststadium
Herzklopfen während Fieber
Die Fingernägel werden im Froststadium blau.
Gelbsucht während intermittierendem Fieber
GEMÜT: **Angst und Ruhelosigkeit** im Wechsel mit Kollaps
Angst im Prodromalstadium der Krankheit
Zweifelt zutiefst an seiner Genesung; Furcht vor dem Tod, selbst bei einer Erkältung

BELLADONNA

Plötzlich intensives Fieber und Entzündung, aber keine Eiterbildung
FROST: nachmittags, 15.00 Uhr
Beginn in den Armen; Beginn im Abdomen
Beim Aufstehen oder Abdecken
HITZE: **trockene, glühende Hitze ohne Froststadium**
Lang anhaltende Hitze mit kurzem Froststadium
Hitze und starke Schweißausbrüche
Einseitige Hitze, besonders rechtsseitig
FIEBER: **nachmittags, besonders 15.00 Uhr;** nachts
Fieber im Wechsel mit Frostschauern
Frost, gefolgt von Hitze mit Schweiß

FIEBERART: Exanthem; Scharlach; Febris remittens; Grippe; Otitis media; Streptokokken-Angina; Pyelonephritis; Pneumonie

ALLGEMEIN: Verschlimmerung um 15.00 Uhr

Gesicht und Körper sind glühend heiß; Hände und Füße eiskalt

Rechtsseitige Symptome

Gelüste auf Limonade

Durstlos

Schwitzt nur an bedeckten Körperteilen.

Erweiterte Venen; Wallungen, pochender Puls während Fieber

Zuckungen im Gesicht oder Körper während Fieber

Fieberkrämpfe

LOKAL: **pochende, berstende Kopfschmerzen,** oft rechtsseitig, während Hitze

Gerötetes heißes Gesicht während Fieber

Die Pupillen sind deutlich dilatiert während des Fiebers.

Strabismus während Fieber

Die Augen sehen während des Fiebers glänzend oder glasig aus

Photophobie im Froststadium oder Hitzestadium

Unterdrückter Harn während Fieber

GEMÜT: **Delirium und Halluzinationen;** verfällt leicht ins Delirium. Erregung; Gewalttätigkeit und Zorn im Delirium

Betäubung und Koma

BRYONIA

Hohes Fieber und sehr schmerzhafte Entzündung, die nur träge einsetzen

FROST: morgens oder abends um 21.00 Uhr

Beginn: **Lippen** oder Finger- und Zehenspitzen

Zuerst Schüttelfrost, gefolgt von Frostgefühl

Verfrühtes Froststadium

Kriechende Frostschauer

Einseitige Frostschauer; rechtsseitige Frostschauer

Schlimmer: **Bewegung; Zorn;** nasskaltes Wetter; Gewitter, stürmisches Wetter
Besser: frische Luft; **bewegungsloses Liegen**
HITZE: Hitze im Wechsel mit Frostgefühl
Hitze, ohne daß Frost folgt
Trockene Hitze
Einseitige Hitze; rechtsseitige Hitze
Schlimmer: Essen; Bewegung
FIEBER: abends, besonders gegen 21.00 Uhr
Abends, nachdem man im Bett liegt
Mit jedem Schub zunehmende Intensität
Herbst; Sommer
FIEBERART: Continua; Typhus; Exanthem; intermittens; remittens; septisch; zymotisch; gastrisch; Grippe; Pneumonie; Pleuritis; Bronchitis
ALLGEMEIN: **verschlimmert um 21 Uhr**
Schlimmer durch Bewegung, sogar leichte Bewegung
Ungeheurer Durst; unstillbarer Durst auf große Mengen
Durst auf kalte Getränke im Froststadium
LOKAL: Kopfschmerzen während Fieber; **linksseitige Stirnkopfschmerzen**
Blasses Gesicht im Froststadium
Tiefrotes Gesicht während Hitze
Schnupfen während Fieber
Brustschmerzen im Froststadium; stechende Brustschmerzen
Gliederschmerzen während Fieber
GEMÜT: **Der Patient ist reizbar und braucht Ruhe und will in Ruhe gelassen werden.**
Will nach Hause gehen. Delirium mit dem Gefühl, nicht zu Hause zu sein
Redet im Delirium von geschäftlichen Dingen.
Fieber wird ausgelöst durch finanzielle Sorgen.

CHAMOMILLA

Fieber, besonders bei kleinen Kindern

FROST: Frostschauer in Verbindung mit Schweiß

Schlimmer: Abdecken

Beginnt in den Oberschenkeln oder dem Gesicht.

HITZE: einseitig, besonders in der rechten Seite

Die Hitze wird nur in der Rückseite (oder Vorderseite) des Körpers empfunden.

Lang anhaltende Hitzephase; unerträgliche Hitze; oft ohne Frostschauer

Schaudern mit Hitze

Trockene Hitze nachts mit Schlaflosigkeit

FIEBER: vormittags, besonders um 9 Uhr

Reihenfolge: Hitze, gefolgt von Schweißausbrüchen

Frost gefolgt von Hitze und Schweiß zusammen

Schlimmer: **Zahnung;** warmes Zudecken

FIEBERART: Febris remittens; Fieber durch Entzündung

ALLGEMEIN: **Verschlimmerung um 9 Uhr** oder 21 Uhr oder nachts im Bett

Starke Schweißausbrüche an bedeckten Körperpartien (*Bell.*)

LOKAL: **eine Wange rot und heiß, die andere blass,** besonders im Froststadium

Das Gesicht schwitzt während der Hitze.

Rückenschmerzen während Fieber

GEMÜT: **ausgeprägte Erregung, Reizbarkeit und Launenhaftigkeit,** bei Fieber, besonders im Froststadium

Will gehalten und getragen werden.

CHINA

Das berühmteste Arzneimittel für Malaria (auch häufig bei Grippe und anderen leichteren akuten Beschwerden angezeigt)

FROST: nachmittags und abends; mittags; 5.00 Uhr; den ganzen Tag lang

Schlimmer: frische Luft; **Zugluft;** Trinken; Gehen im Freien; im Bett; Abdecken

Der Frost beginnt in den Beinen.
Verfrühtes Froststadium
Alle 7 Tage; 14 Tage; Tertiana

HITZE: **Hitze mit Prickeln am ganzen Körper**
Hitze im Wechsel mit Frostschauern; Hitze im Wechsel mit Schweiß
Verlangt sich abzudecken, aber Entblößen löst Frost aus.

FIEBER: nachmittags und abends
Reihenfolge: Frost gefolgt von Hitze, auf Hitze folgt Schwitzen.
Schlimmer: **Bewegung**
Besser: Essen

FIEBERART: Continua; Typhus; Febris intermittens; hektisches Fieber

ALLGEMEIN: Durst vor und nach Frostschauern
Dilatierte Venen während des Fiebers
Ausgeprägte Schwäche und Erschöpfung durch Fieber
Ständige Schwäche oder Erschöpfung nach lang anhaltendem Fieber
Schlimmer nach Diarrhœ, Hämorrhagie oder Flüssigkeitsverlust

LOKAL: Kopfschmerzen während Hitze
Rotes Gesicht während Fieber (oder blass im Froststadium)
Schweiß auf der Stirn im Froststadium
Verdauungsstörungen, Blähungen, Übelkeit, Erbrechen infolge Fieber
Leber- oder Leibschmerzen im Froststadium oder während des Hitzestadiums
Herzklopfen vor dem Froststadium
Heiße Hände im Froststadium
Wundheitsgefühl in den Extremitäten während Fieber
Haut ist sehr berührungsempfindlich während Fieber.

GEMÜT: ausgeprägte Empfindlichkeit und Reizbarkeit während Fieber
Angst im Prodromalstadium oder vor dem Froststadium
Empfindlich gegen Lärm, Licht, Gerüche
Teilnahmslosigkeit oder sogar Koma bei heftigem Frost

FERRUM PHOSPHORICUM

Fieber mit nur wenigen spezifischen oder lokalisierten Symptomen

HITZE: trockene Hitze ohne nachfolgenden Frost

FIEBER: Fieber mit beliebiger Ursache kann im Frühstadium auf *Ferr-p.* reagieren.

Idiopathisches Fieber nach einer Kopfverletzung

FIEBERART: hektisch; Exanthem; durch Entzündung

ALLGEMEIN: rechtsseitige Symptome

LOKAL: Kopfschmerzen und gerötetes Gesicht im Froststadium

GELSEMIUM

Fieber mit hochgradiger Schwäche und Zittrigkeit

FROST: besonders nachmittags; auch morgens und abends

Die Frostschauer laufen den Rücken hoch und herunter.

Der Frost beginnt in Händen und Füßen.

Schlimmer: Schreck oder Erregung; Frühling oder Sommer

HITZE: Hitze im Wechsel mit Frost

Lang anhaltende Hitze ohne Frost

FIEBER: besonders am Nachmittag; Fieber im Sommer; bei warmem Wetter

FIEBERART: Continua; Typhus; Febris remittens; Scharlach; Exanthem; Grippe; Entzündungen

ALLGEMEIN: **Schläfrigkeit und Schwäche während Fieber**

Grauenhaftes Schaudern im Froststadium; will gehalten werden.

Durstlosigkeit während Fieber

LOKAL: **Kopfschmerzen im Hinterkopf, sie strahlen oft in die Stirn aus.**

Gerötetes Gesicht; dunkel oder tiefrot

Die Lider sind schwer und hängen herab.

Verschwommene Sicht oder sogar Diplopie während Fieber

Kontrahierte Pupillen während Fieber

Unfreiwillige Stuhlentleerung während Fieber

Unfreiwillige Harnentleerung vor Frost oder während Fieber

Schwere Glieder während Fieber

Gliederzittern im Froststadium oder während Fieber

GEMÜT: Beschwerden durch Schreck oder angesichts einer Herausforderung

Geistestrübung oder sogar Stupor während Fieber

HEPAR SULFURIS

(Siehe unten: Weitere wichtige Arzneimittel für Fieber)

LYCOPODIUM

(Siehe unten: Weitere wichtige Arzneimittel für Fieber)

MERCURIUS

(Siehe unten: Weitere wichtige Arzneimittel für Fieber)

NATRIUM MURIATICUM

Hauptmittel für Malaria oder Wechselfieber unbekannter Herkunft

FROST: **besonders um 10.00 Oder 11.00 Uhr**

Schlimmer: Herbst; im Schlaf; rechte Seite

Beginnt in Fingern oder Zehen; Händen oder Füßen; Rücken

Heftige Frostschauer; kriechendes Frostgefühl

Verfrühtes Froststadium; Tertiana; Quartana; Quotidiana

HITZE: hauptsächlich mittags oder nachmittags

Verlangen, sich zu entblößen

FIEBER: **vormittags,** besonders um 10.00 oder 11.00 Uhr

Reihenfolge: Auf Frost folgt Hitze, gefolgt von Schweiß.

Schlimmer: Herbst; nach Einflüssen von tropischem Klima oder nach Aufenthalt in Sümpfen

Verschlimmerung mit jedem Schub

FIEBERART: Intermittens

ALLGEMEIN: Klagt so wenig, dass man den Schweregrad der Beschwerde leicht unterschätzt.

Vollständige Linderung im Schweißstadium (*Ars.*)

Verlangen nach kalten Getränken

Verlangen nach salzigen, sauren und bitteren Dingen

LOKAL: abgemagerter Hals nach lang anhaltendem Fieber

Starke Kopfschmerzen, besonders rechtsseitig, vor, während oder nach dem Froststadium oder während Hitze

Herpes um die Lippen oder im Gesicht während Fieber

Blaue Lippen im Froststadium

Mund, Kaubewegungen im Froststadium

Erbrechen nach Frost und während der Hitze

Schmerzen und Schwellung der Milz während der Hitze

Kältegefühl um das Herz im Froststadium

Lähmung während Wechselfieber

Hände und Finger werden kalt und blau im Froststadium.

Urtikaria im Froststadium

GEMÜT: Delirium oder Koma während heftigen Frostschauern

Beschwerden durch Kummer oder Liebeskummer

NUX VOMICA

Fieber mit heftigen Symptome bei Hitze und im Froststadium

FROST: **ungeheure Frostschauer und Schüttelfrost durch die geringste Bewegung unter der Decke, oder wenn man sich abdeckt**

Unglaubliche Frostschauer und Schüttelfrost, welche nur gelindert werden durch ein kochendheißes Bad, das Hitze und Schweiß auslöst; dann kehrt das Frostgefühl wieder.

Schlimmer: **Entblößen**, sogar nur einer Hand; **Umdrehen im Bett;** Zugluft; frische Luft; Herbst; Trinken; Bewegung; Zorn

Besser: bewegungsloses Liegen; nicht gebessert durch einfaches warmes Zudecken

28-tägige Periodizität; unregelmäßige Periodizität; verfrühtes Froststadium; einseitige Frostschauer

Frostgefühl beginnt in den Händen, Füßen und im Rücken.

HITZE: glühende Hitze; lang anhaltende Hitze

Trockene Hitze nachts im Bett

Hitze im Wechsel mit Frostschauern

Ruhelosigkeit mit Hitze aber deckt sich ab; kalte Getränke oder sogar schon die geringste Bewegung lösen Frostgefühl und Schüttelfrost aus.
Einseitige Hitze; rechtsseitige Hitze

FIEBER: hohes Fieber, besonders abends; 18 Uhr; nachts
Schlimmer: **frische Luft; Gehen im Freien;** Herbst; nach dem Essen
Reihenfolge: **Hitze, gefolgt von tiefem Frostgefühl**
Frostgefühl, gefolgt von Hitze mit Schwitzen
Frostgefühl, gefolgt von Hitze, der wiederum Schweiß folgt
Verfrühtes Fieber

FIEBERART: Grippe; remittens; intermittens; zymotisch; gastrisch

ALLGEMEIN: gesteigerter Durst im Froststadium oder während Hitze
Verlangen nach und gebessert durch warme Getränke
Verlangen nach und gebessert durch äußere Hitze
Fieberkrämpfe
Krämpfe und Spasmen im Körper
Gelbsucht während Wechselfieber

LOKAL: starke Kopfschmerzen im Hinterkopf während Fieber
Kopfschmerzen im Froststadium
Summen oder Klingen in den Ohren während Hitze
Ohrenschmerzen im Froststadium
Blaues Gesicht im Froststadium; Hitze im Gesicht im Froststadium
Schnupfen während Fieber
Magenschmerzen während Hitze
Milzschmerzen während Hitze
Erfolgloser Harndrang im Froststadium
Larynx-Schmerzen während Hitze
Trockener Husten während Fieber
Einschnürung in der Brust im Froststadium
Kälte im Rücken am Morgen
Rückenschmerzen während Fieber
Kalte Hände im Froststadium
Blaue Fingernägel im Froststadium

Taubheitsgefühl in den Beinen bzw. im Unterschenkel im Froststadium
Ruhelosigkeit in den Beinen bzw. in den Unterschenkeln im Froststadium
Schwere in den Gliedmaßen während Fieber
Gliederschmerzen, besonders in den Beinen im Froststadium oder während Fieber
Schmerzen in den Beinen vor dem Froststadium
Gliederschmerzen durch Abdecken, selbst wenn man während Fieber nur eine Hand abdeckt

GEMÜT: Die ausgeprägte Reizbarkeit dieses Arzneimittel ist umgekehrt proportional im Vergleich zum Schweregrad des Fiebers und Frostgefühls verringert.
Stöhnen im Fieber und bei den Schmerzen

OPIUM

Hohes Fieber mit Schläfrigkeit, Stupor oder Koma

FROST: Frostgefühl nachts oder im Schlaf

HITZE: **Die Hitze wird im Schlaf intensiv.**

FIEBER: setzt im Schlaf ein
Reihenfolge: Froststadium gefolgt von Hitze und Schweiß gemeinsam
Trockene Hitze
Hitze im unteren Teil des Körpers

FIEBERART: Continua; Typhus; septisch

ALLGEMEIN: ausgeprägte Schläfrigkeit; Tiefschlaf während Froststadium oder Hitze
Verlangen, sich abzudecken
Fieberkrämpfe

LOKAL: heißer Kopf während des Froststadiums
Dilatierte Pupillen
Tief gerötetes Gesicht, schweißig und rot während des Fiebers
Unterdrückte Harnausscheidung während Fieber
Schnarchende Atmung während der Hitze
Kalte Hände im Froststadium

GEMÜT: **in keiner Weise durch das Fieber gestört**
Apathie, Teilnahmslosigkeit oder Stupor während Fieber
Fröhlichkeit oder Wonnegefühl während Hitze; Singen
Leicht erschreckbar; Fieber nach Schreck
Fleißig und geschäftig während der Hitze

PULSATILLA

Fieber mit ausgeprägten Symptomen, die sich ständig ändern; **kein erkennbares Muster**

FROST: nachmittags, besonders 13.00 oder **14.00 Uhr;** auch 16.00 Uhr; **Sonnenuntergang**; abends; **abends im Bett** oder nachdem man sich hingelegt hat; vor Mitternacht
Schlimmer: Umdrehen im Bett; Überhitzung; warme Räume; Husten
Besser: frische Luft; Gehen oder Anstrengung an frische Luft; Aufstehen aus dem Bett; **Bewegung**; Abdecken
Frost in Verbindung mit Schweiß
Veränderliche Schübe, Tertiana; doppelte Tertiana; Quartana; Quotidiana

HITZE: nachmittags, besonders um 14.00 Uhr
Besonders im Oberkörper
Einseitige Hitze, besonders in der rechten Seite

FIEBER: **morgens im Bett**
14.00 Uhr; Fieber um 14.00 Uhr, gefolgt von Frost um 16.00 Uhr
Nachmittags; nachmittags nach dem Liegen
Abends; **abends beim Eintreten in einen warmen Raum, wenn man von draußen aus dem Freien hereinkommt**
Nachts; Fieber mit Schweiß nachts
Reihenfolge: auf Hitze folgt Frost; Frost gefolgt von Hitze, auf die wiederum Schweiß folgt.
Schlimmer: Wärme; warme Räume; warme Decken
Besser: Abdecken; Gehen im Freien; Waschen, kaltes Baden
Veränderliche Schübe; jeder Schub ist schlimmer als der vorhergehende.

Unregelmäßige Schübe: langes Froststadium, wenig Hitze, kein Durst

FIEBERART: Exanthem; hektisch; gastrisch; remittens; septisch

ALLGEMEIN: **besser im Freien in allen Fieberstadien**

Durstlos während Fieber; durstig vor dem Froststadium

Erweiterte Venen während Fieber; Varizen

LOKAL: Kopfschmerzen während Hitze

Tränenfluss während Fieber

Rotes Gesicht während Fieber

Schweiß im Gesicht während Hitze

Leckt sich die Lippen während Hitze

Magenschmerzen im Froststadium

Leibschmerzen während Hitze

Harndrang während Fieber

Erfolgloser Harndrang während Fieber

Spärlicher Harn während Fieber

Schmerzen im Larynx während Hitze

Herzklopfen während Fieber

Frostschauer, die den Rücken herab gehen, oder die auf- und absteigen

Kälte zwischen den Schulterblättern; **Empfindung wie von einem nassen Lappen auf dem Rücken**

Rückenschmerzen mit Ausbreitung zum Hinterkopf oder Scheitel im Froststadium

Gliederschmerzen, oft wandernd im Froststadium

Schweiß an den Händen im Froststadium

Taubheitsgefühl in Händen oder Füßen im Froststadium

GEMÜT: Trübsinn oder weinerliche Stimmung während Fieber

Verlangen nach Gesellschaft; der Patient hat den Wunsch, gehalten werden.

Ruhelosigkeit während Hitze

Fröhlichkeit im Froststadium

PYROGENIUM

Auffallend hohes Fieber mit Schmerzen und Pulsieren

FROST: abends, besonders 19 Uhr

Sehr regelmäßige Frostanfälle

Frost beginnt im Rücken.

Verlangen nach, aber nicht gebessert durch, äußere Wärme

Besser: im Bett

FIEBER: extrem hohes Fieber, bis zu 41°C

Reihenfolge: Hitze gefolgt von Frost

Fieber, aber Abneigung, sich abzudecken, oder Frostschauer beim Abdecken

FIEBERART: **septisch**; zymotisch; **puerperal**; intermittens; hektisch; continua; entzündlich

ALLGEMEIN: **großer Unterschied zwischen Puls und Fieber** (z.B. langsamer Puls trotz hohen Fiebers oder umgekehrt)

Großer Durst während Frost oder Hitze

Schmerzen, so dass er keine bequeme Stellung finden kann, sogar das Bett fühlt sich zu hart an.

Abstoßender oder fauliger Geruch (besonders Ausscheidungen)

LOKAL: Epistaxis bei Fieber

Diarrhœ mit perniziösem Fieber

Der Patient ist sich während desFiebers auf abnormale Weise der Existenz seines Herzens bewußt.

Pulsieren wird bis in die Glieder empfunden.

Ausgeprägtes Wundheitsgefühl im Froststadium

Schmerzen in Ober- oder Unterschenkeln im Froststadium

Gliederschmerzen während Fieber

Schmerzen in Ober- oder Unterschenkeln während Fieber

Frostgefühl zwischen den Schulterblättern

GEMÜT: Das Denken ist schneller als je zuvor während Fieber.

Spricht schneller als sonst während Fieber.

RHUS TOXICODENDRON

Beliebiges Fieber in Verbindung **mit grauenhaften Schmerzen, Steifheit und Ruhelosigkeit**

FROST: abends, besonders um 19.00 Uhr

Schlimmer: **Abdecken,** auch nur einer Hand; Entkleiden; kalte oder frische Luft

Nasskaltes Wetter; Nasswerden; kaltes Baden; Regen

Stürmisches Wetter; Winter; Bewegung; Aufstehen aus dem Bett; Trinken; Überhitzung; während der Stuhlentleerung

Besser: Wärme; Anstrengung, anhaltende

Frostschauer beginnen in den Oberschenkeln, den Füßen, dem Rücken.

Frostschauer auf der rechten Seite (oder links); einseitiges Frostgefühl

HITZE: vormittags, besonders um 10.00 Uhr; auch abends; nachts im Schlaf

Der Patient hat die Empfindung, als würde heißes Wasser über ihn gegossen oder als laufe es durch die Adern, besonders gegen 10.00 Uhr

Hitze mit fehlendem Froststadium

Vorderseite des Körpers

Hitze auf der linken Seite; Frost auf der rechten Seite

Hitze im Wechsel mit Frost

FIEBER: vormittags; abends, besonders um 18.00 Uhr; nachts

Reihenfolge: Frostschauer, gefolgt von Hitze und Schweiß

Froststadium, gefolgt von Hitze, auf die Schweiß folgt

Schlimmer: im Bett; Gehen im Freien; Herbst; Winter

FIEBERART: Exanthem; Continua, Typhus; Scharlach; intermittens; septisch; Fleckfieber

ALLGEMEIN: **Verschlimmerung durch nasskaltes Wetter**

Durst auf kleine Mengen, oft während Frost oder Fieber

Schmerzhafte Steifheit, die sich nur durch ständige Bewegung bessert

Ausgeprägte Ruhelosigkeit

Ständiges Bedürfnis, sich zu strecken während des Fiebers

Die Schmerzen sind so groß, dass man keine bequeme Stellung finden kann, sogar das Bett fühlt sich zu hart an.

Schwindel im Froststadium

LOKAL: Kopfschmerzen während Hitze

Das Hörvermögen ist eingeschränkt während der Hitze.

Epistaxis während Typhus

Gesicht kalt und blass im Froststadium; rotes Gesicht während Frost

Zahnschmerzen im Froststadium

Leibschmerzen während Hitze

Diarrhœ während Typhus

Unfreiwillige Harnentleerung während Typhus

Heiße Atmung im Froststadium

Husten vor dem oder im Froststadium.

Kälte im Rücken während Frostgefühl

Finger kalt und blau im Froststadium

Schweregefühl in den Gliedern während Fieber

Lahmheitsgefühl in den Gelenken im Froststadium

Die Extremitäten sins steif vor oder während Frost.

Schmerzen im gesamten Bein während Frost oder Fieber

Stechende Schmerzen in den Gelenken während Fieber

Ruhelosigkeit in den Extremitäten während Hitze

Urtikaria während Frost oder Fieber

Erythema nodosum

GEMÜT: ausgeprägte Ruhelosigkeit während Fieber

Angst und Erregung während Hitze

TUBERCULINUM

Fieber, entweder durch Grippe, Pneumonie oder andere Ursachen, mit den typischen Anzeichen von hektischem Fieber mit Anstieg am Nachmittag, gerötetem Gesicht und Nachtschweißen, die den Fieberabfall verursachen

FROST: Beginnt am Abend, oft 17.00 bis 19.00 Uhr, und dauert bis Mitternacht.

Schlimmer: abends im Bett; abends beim Entkleiden; Abdecken; **Baden**; durch Angst

Kriechende Frostschauer

Der Frost kehrt alle 21 Tage wieder.

HITZE: schlimmer am Nachmittag mit erregter Rötung in der Wangengegend

FIEBER: Reihenfolge: Hitze, gefolgt von Frost

FIEBERART: **hektisch;** Febris intermittens; Relapsfieber; Grippe; Pneumonie

ALLGEMEIN: durstig während Hitze oder Frost

Nachts schweißgebadet, muss die Laken wechseln.

Verlangen nach kalten Getränken im Froststadium

LOKAL: **Ohrengeräusche** während Fieber oder besonders im Froststadium

Wundheitsgefühl in den Augen im Froststadium

Augen nach oben verdreht während Fieber

Trockener Husten vor oder während Frost

Hackender Husten während Hitze

Atembeschwerden während Hitze

Der Rücken ist steif während des Frosts.

Lahme Extremitäten im Froststadium

Steifheit in den Beinen im Froststadium

Schmerzen in Ober- und Unterschenkeln während Fieber

Gelbsucht während Wechselfieber

GEMÜT: geschwätzig während Hitze

Wahnsinn im Wechsel mit Entzündungsfieber

◆ Weitere wichtige Arzneimittel für Fieber

AILANTHUS

Ein wichtiges Arzneimittel für Scharlach und zymotisches Fieber
FIEBER: lang anhaltendes niedriges Fieber mit Verwirrung, Stupor
Reihenfolge: Hitze, gefolgt von Frost
LOKAL: Gesicht tief gerötet, purpurne Farbe
Die Augen tränen während des Fiebers.
Die Tonsillen eitern, sind stark entzündet, ulzeriert und purpurn.
Vergrößerte oder eiternde Halsdrüsen
GEMÜT: Stupor und Delirium
Wahnvorsstellungen und Träume von Tieren, besonders Ratten oder Insekten
Verträumter Verwirrungszustand; kann Träume nicht von seinen Erinnerungen unterscheiden.

APIS

FROST: nachmittags, besonders 15.00 oder 16.00 Uhr; abends
Beginnt in Brust oder Abdomen.
Schlimmer: Bewegung
Besser: frische Luft
HITZE: **trockene, glühende Hitze ohne Frostschauer oder Schweiß; sehnt sich nach einem guten kräftigen Schweißausbruch.**
Hitze im Wechsel mit Frostschauern
Schlimmer: warme Räume oder Decken
FIEBER: **morgens; nachmittags, besonders gegen 15.00** oder 16.00 Uhr
FIEBERART: Exanthem; Scharlach; Grippe; Harnwegsinfektionen; Meningitis; Pleuritis
ALLGEMEIN: Verlangen nach frischer oder kalter Luft
Schlimmer: Hitze oder warme Räume
Besser: **durch Baden, sogar kaltes Baden**
Durstlos, besonders während Hitze; kann im Froststadium durstig sein.

Schläfrig während Fieber oder im Froststadium
LOKAL: Kopfschmerzen während der Hitze
Brustbeklemmung oder Dyspnœ während Hitze oder im Froststadium
Häufiger Harndrang während Fieber; spärlicher Harn während Fieber
Heiße Hände im Froststadium
Kalte Knie im Froststadium
Die Hände sind kalt oder taub.
Urtikaria während Fieber
GEMÜT: Apathie oder sogar Stupor; Erregung, auf die Apathie folgt

ARNICA

Schwere fieberhafte Erkrankung mit starken Schmerzen und Eiterbildung
FROST: frühmorgens, 4.00 bis 6.00 Uhr; abends
Morgens beim Erwachen
Beim Abdecken
HITZE: Oberkörper
Lang anhaltendes Hitzestadium; trockene Hitze
FIEBER: Fieberanstieg während Hustenanfall
Schlimmer: Bewegung
Quartana; Quotidiana
FIEBERART: remittens; septisch; zymotisch; Pertussis; Typhus; Pneumonie
ALLGEMEIN: **heißer Kopf mit kaltem Körper**
Hämorrhagie oder Petechien während Fieber
Wundheitsgefühl und Schmerzen am ganzen Körper während Fieber
Abneigung gegen Berührung oder Erschütterung
Kann keine bequeme Stellung finden; sogar das Bett erscheint ihm zu hart.
Ausgeprägte symmetrische Verteilung der Symptome
LOKAL: Hitze und Rötung im Gesicht, besonders während der Frostschauer

Kopfschmerzen während Hitze
Epistaxis während Continua
Fauliger Atem bei anhaltendem Fieber
Fauliger Geschmack im Mund bei Febris intermittens
Durst im Froststadium
Erbrechen während Hitze
Harn- oder Stuhlinkontinenz während Typhus
Glieder- oder Knochenschmerzen im Froststadium
Gliederschmerzen während Fieber
Kalte Füße während Fieber (*Bell.*)

GEMÜT: Bangigkeitsgefühl während Fieber oder Frost
Seufzen und Stöhnen
Reizbar, Abneigung gegen Berührung
Stupor, Murmeln und Apathie während Fieber

ARANEA

Enorme anhaltende Frostschauer beherrschen das Krankheitsbild.

FROST: tiefer und ausgedehnter Frost; lang anhaltender Schüttelfrost
Frostschauer ohne jedes Hitzestadium
Ausgeprägte regelmäßige Periodizität der Frostschauer – so pünktlich, daß man die Uhr danach stellen kann
Tertiana; Quotidiana

FIEBERART: intermittens
Schlimmer: nasskaltes Wetter; Nasswerden

ALLGEMEIN: Verlangen nach Hitze, aber das Frostgefühl wird dadurch nicht gelindert.
Schlaflosigkeit während Fieber oder während rezidivierender Frostschauer

LOKAL: Magenschmerzen oder Schneiden im Magen während Fieber

GEMÜT: Trübsinn; Teilnahmslosigkeit; mürrisch

ARSENICUM

(Siehe oben: Hauptmittel für Fieber)

BAPTISIA

Fieber mit Stupor und Verwirrung

FROST: vormittags, besonders 11.00 Uhr
Fühlt sich den ganzen Tag lang frostig.
Schlimmer: frische Luft

FIEBER: vormittags; nachts
Fieber im Wechsel mit Frost
Fieber ohne nachfolgendes Froststadium

FIEBERART: Continua; gastrisch; septisch; zymotisch

ALLGEMEIN: Wundheitsschmerzen im ganzen Körper; kann keine bequeme Stellung finden.

LOKAL: Das Gesicht ist tiefrot oder purpurn.
Dummer Gesichtsausdruck
Diarrhoe und Erbrechen während plötzlichem Fieber
Epistaxis während Typhus

GEMÜT: **Geistestrübung und Verwirrung bei Fieber**
Schläft nach der Antwort oder sogar mitten im Satz ein.
Fühlt sich zerstreut. Wahnvorstellung, glaubt, der Körper sei verdoppelt oder in Stücke zerteilt.

BELLADONNA

(Siehe oben: Hauptmittel für Fieber)

BOLETUS

Gilt als Heilmittel für malariaartige Fieber.

FROST: Beginnt im Rücken oder in der Wirbelsäule.
Kriechende Frostschauer

FIEBER: Febris remittens; intermittens

LOKAL: **Rückenschmerzen im Froststadium**
Kälte im Dorsalbereich oder in der Wirbelsäule während Fieber
Gähnt im Froststadium

BRYONIA

(Siehe oben: Hauptmittel für Fieber)

CALADIUM

Fieber beginnt vor Mitternacht. Fieber setzt im Schlaf ein.
Fieber gebessert nach Schlaf
Froststadium nach Mitternacht

CALCAREA CARBONICA

Besonders chronische Fieber mit Schwäche und Behinderung
FROST: vormittags; **nachmittags, besonders 14.00 Uhr**
Schlimmer: morgens beim Aufstehen; Zugluft; frische Luft; nasskalte Bedingungen; Arbeiten in kaltem Wasser; Trinken
Frostgefühl beginnt im Epigastrium („Scrobiculus cordis").
Hitze im Wechsel mit Frost
FIEBER: Reihenfolge: Hitze, gefolgt von Frost
FIEBERART: Relapsfieber; Febris intermittens
ALLGEMEIN: hochgradige Schwäche
Schlimmer: nasskalte Witterung
LOKAL: **Kopfschweiß nachts im Bett**
Husten während Fieber
Herzklopfen während Fieber
Schwere Glieder während Fieber
Kalte Füße, muss im Bett Socken tragen.
GEMÜT: Die Symptome entwickeln sich nach Übernahme von übermäßig großer Verantwortungs und zuviel Arbeit.
Zweifelt zutiefst an der Möglichkeit seiner Genesung.

CAMPHORA

Fieber mit Kollaps und eisiger Kälte des Körpers
FROST: intensive, lang anhaltende Frostschauer und Schüttelfrost, ohne daß Hitze darauf folgt
Frostgefühl, aber Abneigung gegen Zudecken – oder gebessert durch Abdecken
Schlimmer: frische Luft; **Gehen im Freien;** Bewegung

Frostgefühl beginnt im Abdomen.

FIEBERART: Continua; Cholera; septisch

ALLGEMEIN: Zittern während Fieber; erweiterte Venen während des Fiebers

LOKAL: Die Zunge ist kalt und schlaff während des Fiebers.

Diarrhœ mit perniziösem Fieber

Kalte Haut während Fieber

GEMÜT: Delirium oder Koma während Fieber

CAPSICUM

FROST: Beginnt im Rücken, besonders im Dorsalbereich.

Schlimmer: Zugluft; wenn er sich an in kalte Luft begibt; Trinken; Abdecken

Schaudern, nachdem man kaltes Wasser getrunken hat

Besser: frische Luft; **Bewegung und Leibesübungen**; äußere Wärme und Heizkissen

Tertiana; Quotidiana

Schüttelfrost setzt ein, während man kalte Getränke zu sich nimmt.

HITZE: lang anhaltendes Hitzestadium (oder Frostschauer und Schweiß ohne Hitzestadium)

FIEBER: Setzt ein während des Sommers oder bei warmem Wetter.

Besser: Bewegung und Anstrengung an frische Luft

Reihenfolge: Frost, gefolgt von Hitze und Schweiß; Frost, gefolgt von Schweiß, aber kein Hitzestadium

FIEBERART: hektisch; intermittens; Continua, Typhus

LOKAL: überempfindliches Gehör während Hitze oder Frost

Speichelfluss im Froststadium

Kalte Brust im Froststadium

Kalte Fingerspitzen während Hitze

Beine hochgezogen im Froststadium

Kalter Schweiß auf den Oberschenkeln während Fieber

GEMÜT: **überempfindlich im Froststadium;** Geräuschempfindlich im Froststadium

Pfeift während des Fiebers.

CARBO ANIMALIS

Tiefe Kälte bei Infektionen, besonders bei Drüseninfektion

FROST: nachmittags; abends; **nachts**

Schlimmer: **im Bett**; frische Luft; Zugluft

Besser: Trinken

Frost beginnt in der Brust.

Reihenfolge: Frost, gefolgt von Schweiß ohne Hitze

FIEBERART: Continua; Pankreatitis; septisch

CARBO VEGETABILIS

Fieber mit hochgradiger Schwäche, Kälte und Kollaps

FROST: tiefe Frostschauer mit Abneigung gegen Zudecken

Schlimmer: Frühling; Winter; bei Überhitzung

Einseitiges Frostgefühl; linksseitiges Frostgefühl

Reihenfolge: Hitze, gefolgt von Schweiß gefolgt von Frost

FIEBERART: Continua; Exanthem; hektisch; Pneumonie; septisch

ALLGEMEIN: Fröstelt, aber will unbedeckt bleiben.

Verlangen nach zugefächelter Luft

Verlangen, im Bett hochgelagert zu sein

LOKAL: Das Gesicht ist aufgedunsen und blau gefleckt.

Aufgeblähter Bauch; Aufstoßen verschafft große Erleichterung.

GEMÜT: Apathie und Schlaffheit

CEDRON

Periodische Fieber, die genau um dieselbe Uhrzeit wiederkehren

FROST: nachts, besonders um 3.00 oder 4.00 Uhr, auch um 15.00 oder 16.00 Uhr

Frost um 4.00 Uhr, gefolgt von Schweiß

Beginnt in den Oberschenkeln, Unterschenkeln oder im Rücken.

Schlimmer: Nasswerden; Einwirkung von tropischem Klima oder die Folge von Aufenthalt in Sümpfen

Tertiana; Quotidiana

FIEBER: schlimmer im Sommer oder bei warmer Witterung

Reihenfolge: Frost gefolgt von Hitze, auf die wiederum Schweiß folgt; Frost, gefolgt von Schweiß ohne Hitze

ALLGEMEIN: Erregung im Froststadium

Verlangen nach warmen Getränken im Froststadium

LOKAL: rotes Gesicht vor dem Frost oder während Fieber

CHELIDONIUM

Fieber und Frostschauer nachmittags, besonders von 15.00 bis 16.00 Uhr

Gastrisches Fieber; Hepatitis; Exanthem

HITZE: **glühende Hitze in den Händen, die sich über den ganzen Körper ausbreitet**

FROST: Beginnt in den Händen oder Füßen. Rechtsseitiger Frost

Schlimmer: im Bett; Trinken

LOKAL: **Erweiterung und Überfüllung in den Handvenen im Froststadium**

CHININUM SULFURICUM

Periodisches Fieber mit pünktlicher Regelmäßigkeit

FROST: **nachmittags, besonders um 15.00 Uhr**; abends; Frost mit wenig Hitze

Aufsteigende Frostschauer

Verfrühter Frost

Tertiana; Quotidiana; 14tägige Periodizität

FIEBERART: Continua; remittens

ALLGEMEIN: deutlich unterschiedene Phasen von Frost, Hitze, Schweiß und vollständiger Fieberfreiheit

Schlimmer: durch Aufenthalt in tropischen Gebieten und Sumpfgelände

LOKAL: **Tinnitus im Froststadium oder während Fieber**

Schmerzen in der Milz im Froststadium

Brustschmerzen im Froststadium

Rückenschmerzen und Steifheit im Froststadium

Völlegefühl in den Unterschenkeln während Fieber

Gelbsucht nach Fieber

CIMEX

Malariaartiges Fieber mit ausgeprägter Muskelkontraktion

FROST: Beginnt in den Füßen.

Schlimmer: im Liegen

Quartana; Tertiana

HITZE: trockene Hitze mit krampfartigem Würgen

ALLGEMEIN: durstlos während Hitze

Durstig im Froststadium, aber Trinken verursacht Kopfschmerzen

Gesteigerter Appetit nach Fieber

LOKAL: Einschnürungsgefühl in der Brust; muss tiefe Atemzüge im Froststadium tun.

Kitzeln im Larynx während Fieber

Gelenkschmerzen im Froststadium

Kontraktion der Kniesehnen, der Unterschenkel, der Finger im Froststadium

Verkrampfte Finger zu Beginn des Froststadiums

Taubheitsgefühl in Händen und Füßen im Froststadium

CINA

FIEBER: nachts

Das Fieber setzt während oder nach Schlaf ein.

Aufsteigendes Fieber

FIEBERART: intermittens

FROST: nachmittags

Aufsteigende Frostschauer

ALLGEMEIN: Konvulsionen während Hitze

Fieber in Verbindung mit Würmern, besonders Madenwürmer

LOKAL: **Das Gesicht ist blass und kalt im Froststadium** oder während der Hitze

Kaltes Gesicht bei heißen Händen (im Ggs. zu *Bell.*)

Gesteigerter Appetit vor dem Frost, während Fieber

Durstig im Froststadium

Diarrhœ mit Wechselfieber

Hitze in der Hand im Froststadium

Cocculus

Fieber: hektisch; Continua, Typhus
Allgemein: Schwindel während Fieber
Frostschauer, nicht gebessert in warmen Räumen
Lokal: Magen oder Bauch sind aufgetrieben, Schmerzen und Krämpfe im Froststadium
Hände und Extremitäten zittern im Froststadium.
Gemüt: Fieber nach Zorn

Coffea

Frost: abends, besonders um 20.00 Uhr
Schlimmer: frische oder kalte Luft; Bewegung
Absteigend
Beginnt in Fingern oder Zehen.
Fieber: im Bett; schlimmer durch Zudecken; will sich abdecken.
Reihenfolge: Hitze, gefolgt von Schweiß
Gemüt: Erregung; Ekstase; Phantasiegebilde während Fieber

Crotalus horridus

Hämorrhagische Erkrankungen bei Fieber; insbesondere Febris continua
Gestreute intravaskuläre Koagulation
Epistaxis während Typhus
Ausgeprägter Ikterus bei Fieber; ein Hauptmittel bei Gelbfieber
Delirium und Stupor

Elaterium

Gilt als wichtiges Mittel bei malariaartigem Fieber.
Fieber: veränderliche Formen und Schübe
Tertiana; Quotidiana; **doppelte Quotidiana**
Lokal: Gähnen im Froststadium oder während Fieber
Schmerzen in Abdomen oder in der Leber während Hitze
Übelkeit, wenn die Frostschauer nachlassen; Erbrechen während Hitze
Krämpfe in Waden oder Füßen im Froststadium

Krämpfe in den Fußsohlen während Wechselfieber
Urtikaria nach dem Froststadium; Urtikaria durch unterdrücktes Fieber

EUPATORIUM PERFOLIATUM

Fieber mit qualvollen Schmerzen, besonders Knochenschmerzen

FROST: **besonders morgens von 6.00 oder 7.00 Uhr bis 9.00 Uhr**

Auch Frostschauer mittags, 14.00 Uhr und nachts
Starkes Frostgefühl morgens, gefolgt von leichten Frostschauern am folgenden Nachmittag
Der Frost beginnt im Rücken oder in den Händen.
Absteigende Frostschauer; breitet sich auch die Extremitäten auf und ab aus.
Schlimmer: Trinken; Abdecken
Besser: äußere Wärme
Unregelmäßige Schübe; Tertiana; doppelte Quartana; Quotidiana

FIEBER: nur tagsüber
Fieber im Herbst
Unregelmäßige Schübe
Reihenfolge: Frost, gefolgt von Hitze, auf die Schweiß folgt

FIEBERART: intermittens; Continua, Typhus; Grippe

ALLGEMEIN: **durstig vor dem oder im Froststadium;** Durst während Hitze; Verlangen nach kalten Dingen während Fieber
Verlangen nach warme Getränke
Spärlicher Schweiß
Gähnen und Strecken, besonders vor dem Froststadium
Ruhelosigkeit während der Schmerzen

LOKAL: Kopfschmerzen, Pochen während Fieber oder nach Ende des Hitzestadiums
Rotes Gesicht während Fieber
Übelkeit im Froststadium oder während des Fiebers oder am Ende des Froststadiums (aber auch des Fieberstadiums)

Erbrechen von Galle während des Fiebers; zwischen Frost und Hitze
Husten vor dem Fieberschub
Quälende Rückenschmerzen während Fieber
Zittern im Rücken während Fieber
Gliederschmerzen vor dem oder im Froststadium
Knochenschmerzen während Fieber
GEMÜT: Stöhnen während der Schmerzen, besonders im Froststadium

EUPATORIUM PURPUREUM

Absteigende Frostschauer, oder sie gehen den Rücken rauf und runter.
Kalte Glieder im Froststadium

HELLEBORUS

Fieber mit ausgeprägtem Stupor und Verwirrung
FROST: **Beginn von 16.00 bis 20.00 Uhr**; abends beim Hinlegen
Frost beginnt in den Armen.
Frost mit regelmäßiger Periodizität
Frost, besser durch äußere Hitze
FIEBER: morgens nach dem Aufstehen
Reihenfolge: Hitze, gefolgt von Frost
FIEBERART: Continua; Enzephalitis; Meningitis
ALLGEMEIN: gesteigerter Appetit während Fieber
LOKAL: gerunzelte Stirn während Meningitis zerebrospinalis
Augen sind nach oben verdreht während Fieber.
Rußige Nasenlöcher während Fieber
Unfreiwillige Harnentleerung während Typhusfieber
Stechende Schmerzen in den Gelenken während Fieber
GEMÜT: **Stupor oder sogar Koma während Febris continua**
Geistig langsam; denkt lange nach, bevor er eine Antwort formulieren kann.

HEPAR SULFURIS

Fieber in Verbindung mit Eiterung der Drüsen

FROST: abends; nachts; besonders um 18.00 oder **19.00 Uhr; 18.00 Uhr bis 5.00 Uhr**

Schlimmer: **Abdecken, sogar nur einer Hand oder eines Fußes**; Zugluft; frische Luft; im Bett; durch Zugluft, die durch die Decken dringt; Bewegung

Verlangen nach äußerer Wärme, die allerdings nicht unbedingt lindert

Frostschauer ohne nachfolgende Hitze; intensiver Schüttelfrost

FIEBER: Frostschauer im Wechsel mit Hitze

ALLGEMEIN: Friert ständig. Kann nicht ertragen, wenn auch nur ein einziger Körperteil der Kälte ausgesetzt ist.

Schwitzen Tag und Nacht ohne Linderung

LOKAL: Fieberbläschen um den Mund während Fieber

Die Stimme ist heiser und schwach während Fieber und Hitze.

HYOSCYAMUS

Fieber, der Patient fällt leicht ins Delirium.

FROST: tiefes Frostgefühl nachts im Bett

Der Frost beginnt in den Füßen oder im Rücken.

Aufsteigender Frost

Periodischer Frost; Quartana

FIEBER: abends

Schlimmer: Zahnung

Fieber im Wechsel mit Frost

Aufsteigendes Fieber

FIEBERART: Continua

ALLGEMEIN: erweiterte Venen während Fieber

LOKAL: unfreiwillige Harnentleerung während Typhus

Unterdrückter Harn während Fieber

Trockener Husten während Fieber

GEMÜT: Delirium und geschwätziges Murmeln

Fasst sich während Stupor oder Delirium an die Genitalien.

Ipecacuanha

Bei allen Beschwerden deutliche Übelkeit, oder aber Würgen ohne Übelkeit

Frost: vormittags, besonders 11.00 Uhr

Greift besonders den Oberkörper an.

Schlimmer: **warme Räume**; warmes Wetter; Sommer

Besser: frische Luft; Abdecken; Trinken

Tertiana; Quotidiana

Verzögerter Frost

Hitze: Hitzestadium ohne nachfolgenden Frost

Fieber: Fieber im Sommer; bei warmem Wetter

Reihenfolge: Frost, gefolgt von Hitze, der das Schweißstadium folgt

Unregelmäßige Schübe: **kurzes Froststadium, langes Hitzestadium, kein Durst**

Fieberart: Febris remittens; gastrisch; Atemwegsinfektionen

Lokal: Dem Patienten ist sterbensübel in allen Fieberstadien.

Die Zunge ist rot und bemerkenswert sauber.

Husten, besonders trockener Kitzelhusten während Fieber

Starke Rückenschmerzen während Fieber

Schmerzen in den Oberschenkeln während Fieber

Schweißige Hände im Froststadium

Gemüt: Angst während Fieber

Verdrießlich und ärgerlich

Lachesis

Aggressive Krankheit mit intensiven Schmerzen, oder der Zustand des Stupor wird rasch erreicht.

Frost: Beginnt besonders mittags oder 13.00 Uhr.

Beginnt im Dorsalbereich des Rückens oder allgemein im Rücken.

14tägige Periodizität; jährlich wiederkehrendes Froststadium

Schlimmer: warmes Wetter; Frühling; Herbst

Frostgefühl besonders in der linken Körperseite

HITZE: trockene, glühende Hitze
Aufsteigende Hitze
FIEBER: abends oder nachts; **setzt im Schlaf ein.**
Reihenfolge: Frost gefolgt von Hitze, gefolgt von Schweiß
Schlimmer: nach dem Einschlafen; Essen
FIEBERART: Continua; Typhus; hektisch; remittens; intermittens; septisch; Pneumonie; zymotisch; Scharlach; Streptokokkenentzündung im Hals
ALLGEMEIN: Symptome hauptsächlich auf der linken Seite
Schlimmer: nach unterdrückten Ausscheidungen oder Blutung
Verlangen, gehalten zu werden; will nach unten gedrückt werden.
LOKAL: **rotes Gesicht oder beinahe purpurrot während Fieber**
Schweißbedecktes Gesicht während Hitze
Kaltes Ohr während Hitze
Epistaxis während Typhus
Unfreiwillige Harnentleerung während Typhus
Paralyse während Wechselfieber
Hitze in den Fußsohlen während Fieber; kalte Füße während Fieber
GEMÜT: **Geschwätzigkeit während Hitze** (*Teucr.*)
Sarkastisch und scharfzüngig

LAUROCERASUS

Lang anhaltende Krankheit, niedriges Fieber und grauenhafte Frostschauer
FROST: Frost ohne nachfolgende Hitze
Schlimmer: frische Luft; Gehen im Freien
Nicht gebessert durch äußere Hitze; **als sei der Körper nicht fähig, auch nur den geringsten Temperaturanstieg zu erzeugen**
Der Frostschauer kann im Gesicht anfangen. Das Frostgefühl geht den Rücken abwärts.

ALLGEMEIN: Schlaf oder sogar Koma während Fieber; Gähnen
Schnarchende Atmung während Fieber
Schwindel oder Ohnmacht während Fieber
Verlangen, sich zu strecken während Fieber
Ausgeprägte Schwäche während Fieber oder nach lang anhaltendem Fieber
LOKAL: **kalter Schweiß auf der Nase**
Kälte im Rücken während Fieber

LYCOPODIUM

FROST: **nachmittags, besonders 16.00 bis 20.00 Uhr;** morgens beim Erwachen; mittags
Schlimmer: im Bett; nach Schlaf
Besser: Aufstehen aus dem Bett
Einseitige Frostschauer, besonders linksseitig (auch rechtsseitig)
Tiefes Frostgefühl mit lang anhaltendem Schüttelfrost
Quartana; Quotidiana
HITZE: Fieber ohne Hitzephase
FIEBER: nachmittags und abends
Reihenfolge: Frost, gefolgt von Schweiß ohne Hitze
Schlimmer: Bewegung; Fieber setzt im Schlaf ein. Essen; warmer Raum
FIEBERART: hektisch; intermittens; septisch; zymotisch; Continua; Typhus; Pneumonie; Scharlach; Hepatitis
ALLGEMEIN: Fröstelt, aber hat Verlangen nach frischer Luft.
Verlangen nach warmen Getränken; deutliche Abneigung gegen kalte Getränke.
LOKAL: **Die Stirn ist gerunzelt während des Fiebers.**
Augenschmerzen während Hitze
Saures Erbrechen bei Fieber
Vergrößerte Leber während Wechselfieber
Starke Harnentleerung während Fieber
Harn mit rotem Sediment während Fieber
Hitze, die sich den Rücken hoch ausbreitet während des Fiebers
Eine Hand (oder Fuß) kalt, die (der) andere warm

Taubheitsgefühl in den Extremitäten während Hitze

GEMÜT: Der Patient ist ängstlich und will jemanden in der Nähe haben, aber bevorzugt es, sich nicht zu unterhalten.

MERCURIUS

Fieber nachts mit starken Nachtschweißen und nachhaltiger Schwäche

FROST: **nachts;** abends

Schlimmer: Aufstehen aus dem Bett; im Bett; Abdecken; während der Stuhlentleerung; beim Entkleiden; frische Luft; Zugluft; Bewegung; Schreck

HITZE: Hitze im Wechsel mit Frostschauern; kann keine angenehme Temperatur finden. **Immer zu warm oder zu kalt; passt ständig die äußeren Gegebenheiten (Anzahl der Decken etc.) den fortlaufend wechselnden Bedürfnissen an.**

Schlimmer: vor dem Stuhlgang; durch Bücken

FIEBER: Fieber nachts, besonders nach Mitternacht

FIEBERART: Continua; Scharlach; Fieberschübe; Entzündung; remittens; septisch; zymotisch

ALLGEMEIN: empfindlich gegen Hitze und Kälte

Stark schwächende Nachtschweiße während Fieber

Schweiß verschlimmert die lokalen Beschwerden.

Nachtschweiße treiben Patienten aus dem Bett.

Nächtliche Verschlimmerung

LOKAL: Schnupfen mit Fieber

Speichelfluss sickert ins Kissen nachts.

Metallischer Geschmack im Mund

Scharfer Harngeruch während Fieber

ACIDUM MURIATICUM

Fieber mit ausgeprägtem Kollaps

FROST: morgens; abends im Bett; vor Mitternacht
Frost ohne nachfolgende Hitze
FIEBER: nachts mit trockener Hitze
Verlangen, sich während Fieber abzudecken; Abdecken bessert.
FIEBERART: Continua. Typhus mit Stupor oder Koma; septisch
ALLGEMEIN: eines der größten Arzneimittel in unserer Materia Medica bei Schwäche
Gleitet während des Fiebers im Bett nach unten.
Zu schwach, um sich im Bett umzudrehen
Durstlos während Fieber
LOKAL: Der Kiefer ist schlaff und hängt herab.
Zunge schwer, geschwürig und eingeschrumpft
Unfreiwillige Harnentleerung während Typhus
Starke Harnentleerung während Fieber
Dekubitus wegen der Unfähigkeit, sich umzudrehen
GEMÜT: zu schwach, um sich um sich selbst zu kümmern
Angst während Fieber
Stupor oder Koma

ACIDUM PHOSPHORICUM

Fieber mit Schwäche und Erschöpfung
FROST: im Bett oder während Schlaf
FIEBER: abends; nachts
Hitze im Wechsel mit Frostschauern
FIEBERART: **Continua; Typhus**; hektisch; Scharlach; septisch
ALLGEMEIN: Schwäche und Zittrigkeit während Fieber
Verlangen nach erfrischenden Dingen, Obst
LOKAL: Epistaxis während Typhus
Diarrhœ mit weniger Schwäche als erwartet
Unfreiwillige Harnentleerung während Typhusfieber
GEMÜT: Teilnahmslosigkeit, Apathie während Fieber
Koma, Stupor während Typhusfieber
Fieber nach Kummer

PHOSPHORUS

Fieber und Atemwegserkrankung

FROST: abends; nachts; vor Mitternacht; abends im Bett

Schlimmer: Aufstehen aus dem Bett; Abdecken; nach Schlaf; vor dem Stuhlgang

Besser: **Trinken**

Einseitiger Frost; rechtsseitiger Frost

Auf- und absteigendes Frostgefühl

HITZE: aufsteigendes Fieber, steigt besonders den Rücken hoch.

Trockene, glühende Hitze und Schlaflosigkeit nachts

Rechtsseitige Hitze

FIEBER: nachmittags; abends; nachts; besonders bei Zwielicht

Reihenfolge: Hitze, gefolgt von Frost

Schlimmer: **Essen**; vor dem Stuhlgang

Besser: **kalte Getränke; nach Schlaf;** Gehen im Freien

FIEBERART: hektisch; Exanthem; Continua, Typhus; Scharlach; Pneumonie; intermittens; septisch

ALLGEMEIN: **ungeheurer Durst auf kalte Getränke während aller Stadien**

Gesteigerter Appetit während Fieber

Während des Fiebers: Hämorrhagie, Petechien, blaue Flecke auf der Haut wie von Prellungen

Ohnmacht oder Schwäche während Fieber

LOKAL: Epistaxis während Fieber

Diarrhœ im Froststadium

Trockener Husten im Froststadium oder während Fieber

Hitze breitet sich den Rücken hinauf aus.

Frostschauer breiten sich vom Rücken zum Abdomen aus.

Kalte Hände im Froststadium

GEMÜT: Angst, Furcht und Verlangen nach Gesellschaft und Trost

PODOPHYLLUM

FROST: morgens, besonders 5.00 Uhr, auch um 7.00 Uhr oder 7.00 bis 9.00 Uhr
Schlimmer: abends nach dem Hinlegen; vor dem Stuhlgang; schon geringe Bewegung
Besser: im Bett; äußere Wärme
Tertiana; Quotidiana
FIEBER: nachmittags mit Frösteln
FIEBERART: gastrisch; remittens
LOKAL: **Schmerzen in Leber und Milz im Froststadium**
Diarrhœ bei Fieber
Rückenschmerzen vor dem Froststadium
Schmerzen in den Ellbogen im Froststadium
GEMÜT: **Redseligkeit während Fieber** (oder im Froststadium)

PSORINUM

Jährlich wiederkehrendes Fieber oder jahreszeitlich bedingt
FROST: tiefes Frostgefühl, sogar bei warmem Wetter; im Sommer
Schlimmer: **frische Luft; Abdecken; Abnehmen der Kopfbedeckung**
Kriechende Frostschauer; absteigender Frost
Unregelmäßige Periodizität oder Fieberattacken bzw. Frostschübe
FIEBER: nachts mit Schweiß
FIEBERART: intermittens; **Rückfallfieber**
ALLGEMEIN: ungeheurer Schweiß während Anstrengung
GEMÜT: Zweifelt zutiefst an seiner Genesung, sogar während der Rekonvaleszenz

SAMBUCUS

Fieber in Verbindung mit Schniefen oder anderen Atemwegserkrankungen
FROST: nachts; nachmittags, besonders 15.00 Uhr
Schlimmer: Abdecken
Besser: im Schlaf

Der Frost beginnt in den Füßen oder Händen.
Frost mit regelmäßiger Periodizität; Quotidiana
HITZE: **glühende Hitze, die im Schlaf einsetzt**
Trockene Hitze während Schlaf; Frost und Schweiß beim Erwachen
Heißer Körper mit kalten Füßen
FIEBER: Fieber setzt abends beim Hinlegen ein oder im Schlaf.
Fieber im Wechsel mit Schweiß
FIEBERART: intermittens; Sepsis bei Neugeborenen
ALLGEMEIN: hochgradige Schläfrigkeit während Hitze
Durstlos während Hitze
LOKAL: „Schniefnase"
Husten vor dem Fieberschub
Husten nach Ende des Froststadiums
Kälte, die sich den Rücken herab ausbreitet
GEMÜT: Hirngespinste während Hitze

SELENIUM

Ein Hauptmittel für Schwäche nach lang anhaltendem Fieber
Rückenschwäche nach Typhus
Samentröpfeln; sexuelle Schwäche

SANGUINARIA

Kent hielt *Sanguinaria* für eines der Hauptpalliativa bei Tuberkulose.
FIEBER: ausgeprägte Hitze, aber nur spärlicher Schweiß
Schlimmer: 14.00 bis 15.00 Uhr
FIEBERART: **hektisches Fieber**; intermittens; Scharlach
ALLGEMEIN: Hitzewallungen, die in das Gesicht hochsteigen
Erbrechen lindert alle Symptome.
LOKAL: **umschriebene Rötung im Wangenbereich**
Rechtsseitige Kopfschmerzen während Fieber
Erbrechen während Kopfschmerzen und Fieber
Husten und dicker Auswurf
Brennende Handflächen und Fußsohlen; deckt im Bett die Füße ab.

SECALE

Hohes, brennendes Fieber mit Abneigung gegen geringstes Zudecken, selbst wenn sich die Körperpartien eiskalt anfühlen

FROST: starke Frostschauer, schlimmer durch Zudecken, besser durch Abdecken

HITZE: **Empfindung von ungeheurer innerer Hitze**

FIEBER: trockene, lang anhaltende Hitze

Hitze im Wechsel mit Frost

LOKAL: unterdrückter Harn während Fieber

Brennende Füße, besonders die Fußsohlen brennen.

SEPIA

Chronisches Fieber mit Schwäche und Apathie

Wenn die ursprünglich klare Symptomatik chronischer Fieberfälle durch die Gabe zu vieler Arzneimittel verdorben wurde

FROST: morgens; nachmittags, besonders **16.00 bis 18.00 Uhr;** abends

Schlimmer: frische Luft; Herbst; Durchnässung; Bewegung; **Menses**

Besser: warme Räume; Entblößen; Anstrengung

Der Frost beginnt in Fingerspitzen oder Zehenspitzen. Auch in Rücken oder Brust

Aufsteigender Frost

Frost in einzelnen Partien; einseitiger Frost

28tägige Periodizität; unregelmäßige Periodizität

FIEBER: unregelmäßige Fieberschübe

Schlimmer: Herbst; nach Zorn oder Verärgerung

Besser: **nach Schlaf**

Reihenfolge: Hitze gefolgt von Frost

Aufsteigende Hitze

FIEBERART: hektisches Fieber; Wechselfieber

ALLGEMEIN: Ohnmacht und Schwäche während oder nach langem Fieber

Ohnmacht im Froststadium

Schwindel während Fieber

Durstlos während Hitze

Durstig während oder nach dem Froststadium

LOKAL: Kopfschmerzen im Froststadium

Augenschmerzen während Hitze

Hitze in den Augen während Fieber

Leberschmerzen oder Schwellung im Froststadium

Milzschmerzen

Scharfer, wundmachender Harn während Fieber

Taubheitsgefühl in den Händen und Fingern im Froststadium

Kalte Extremitäten während des Fiebers

Ikterus während intermittierendem Fieber

GEMÜT: schlaff, apathisch während Fieber

Fieber nach Verärgerung

SILICEA

Fieber und tiefes Frostgefühl; jede Virusinfektion wird zu einer schweren Krankheit.

FROST: nachmittags, besonders 18.00 Uhr

Schlimmer: im Bett; Aufstehen aus dem Bett; **Entblößen, selbst nur einer Hand;** Bewegung; **Zugluft**; Zugluft nach Überhitzung

Kriechende Frostschauer, die sich über den ganzen Körper ausbreiten

Einseitiges Frostgefühl

FIEBER: nachts; abends

Fieber im Wechsel mit Frostschauern

Schlimmer: Tritt während oder nach Schlaf ein.

FIEBERART: hektisch; intermittierend

ALLGEMEIN: schwerer, saurer Schweiß nach den Hitzeschüben

Schwellung und Eiterung der Drüsen

LOKAL: Atembeschwerden während Fieber

Lockerer Husten während Fieber

Stannum

Chronisches, hektisches Fieber mit Schwäche und Husten
Fieber: einseitige Hitze oder Frost; **linksseitige Hitze** oder Frost
Frostschauer um 10.00 Uhr; 9.00 bis 11.00 Uhr
Allgemein: Schwäche und Dyspnœ während hektischen Fiebers
Schwäche schon durch Sprechen
Lokal: chronischer Husten mit süßem oder salzigem Sputum
Die Brust fühlt sich schwach oder hohl an.

Stramonium

Intensives Fieber, generell begleitet von Delirium oder Schreck
Frost: nachmittags
Schlimmer: Umdrehen im Bett; Bewegung verursacht Frost; Abdecken
Besser: äußere Wärme
Absteigender Frost
Doppelte Quotidiana
Hitze: trockene, glühende Hitze; Fieber ohne Froststadien
Fieber: mittags; Mitternacht
Fieberart: Continua; Exanthem; Scharlach
Allgemein: **Fieberkrämpfe**, besonders während Hitze
Starker Durst zwischen Hitze- und Schweißstadium
Schlaflosigkeit während „niedrigen Fiebers"
Lokal: Das Gesicht ist kalt und blau im Froststadium.
Rotes Gesicht während Fieber
Kontrahierte Pupillen während Hitze
Speichelfluss während Hitze oder Fieber
Starke Harnentleerung während Fieber
Unfreiwillige Harnentleerung während Fieber
Unterdrückter Harn während Fieber
Frostgefühl mit Ausbreitung den Rücken herab
Kalte Extremitäten, besonders Unterschenkel und Füße, während Fieber

GEMÜT: ausgeprägtes Delirium und sogar Gewalttätigkeit während Hitze
Furcht vor Dunkelheit, Gewalt, Alleinsein

SULFUR

Besonders nützlich bei Fieber, das mehrere Tage unbehandelt geblieben ist, aber keine Zeichen der Besserung zeigt
FROST: vormittags, besonders 11.00 Uhr; abends im Bett; nachts; gegen Mitternacht
Schlimmer: nachmittags nach dem Mittagessen; im Bett; Gehen an der frischen Luft; warmes Wetter; während der Stuhlentleerung
Einseitiges Frostgefühl
Aufsteigender Frost; kriechender Frost
Frost beginnt in Händen und Füßen; in den Fingern und Zehen.
HITZE: **lang anhaltende Hitze;** Hitzestadium fehlt manchmal völlig.
Einseitiges Hitzegefühl; linksseitiges Hitzegefühl
Aufsteigende Hitze
FIEBER: besonders nachts mit starkem Schweiß
Nachts nach dem Erwachen
Schlimmer: nach Schlaf; warme Räume; Sommer; Winter
Besser: Abdecken
Reihenfolge: Hitze, gefolgt von Frost
Frost, gefolgt von Hitze, auf die Schweißausbrüche folgen
FIEBERART: Exanthem; remittens; intermittens; Continua; hektisch; gastrisch; Scharlach; schleichend; Entzündung; septisch; zymotisch; Pneumonie; Grippe; Hepatitis
ALLGEMEIN: Der Patient hat im allgemeinen einen guten Wärmehaushalt und eine Abneigung gegen Hitze, aber während lang anhaltenden Fiebers verliert er täglich mehr Körperwärme.
Großer Durst auf kalte Getränke, besonders während Hitze
Schwere Schweißausbrüche von üblem Geruch
Das Schwitzen kann schon morgens nach dem Erwachen einsetzen.

Stetes Nachlassen der Körperkräfte während Fieber; keine Immunreaktion (*Laur.*)

LOKAL: **heißer Kopf, besonders im Scheitelbereich während des Fiebers**

Starker Speichelfluss, besonders nachts während Hitze

Frostschauer steigen den Rücken hoch, besonders vom Sakrum her.

Glühende Hitze in den Fußsohlen während des Fiebers

Kalte Füße während Fieber

Urtikaria während Fieber

GEMÜT: oft ungewöhnlich ängstlich während Fieber; Furcht vor dem Tod

Zweifelt zutiefst an der Möglichkeit seiner Genesung.

Patient vernachlässigt seine äußere Erscheinung während Fieber.

TELA ARANEA

Gilt als Arzneimittel bei Wechselfieber.

Kalter, klammer Schweiß

Trockener Husten und asthmatische Atmung

Taubheitsgefühl in Unterschenkeln und Händen

THUJA

Ein Arzneimittel, das bei Wechselfieber zu berücksichtigen ist

FROST: nachmittags, besonders 15.00 Uhr oder 17.00 Uhr; auch 3.00 Uhr morgens

Schlimmer: Bewegung; Abdecken; warmes Wetter; Überhitzung

Jährlicher Frost

Kriechendes Frostgefühl

Frost beginnt in den Oberschenkeln.

Einseitiges Frostgefühl; linksseitiges Frostgefühl

HITZE: **trockene Hitze der bedeckten Partien; schwitzt an unbedeckten Körperteilen.**

FIEBER: Frost ohne Hitzestadium; auch Hitze ohne Froststadium

Reihenfolge: Frost, gefolgt von Schweiß ohne Hitze

VERATRUM

FROST: morgens, besonders nach dem Aufstehen; **6.00 Uhr**

Schlimmer: Trinken; Schreck; vor oder **während der Stuhlentleerung**

Das Frostgefühl wird nicht gebessert durch äußere Wärme.

Lang anhaltender Schüttelfrost, nicht gelindert durch Hitze

Periodische Frostschübe; Quartana; absteigendes Frostgefühl

HITZE: Das Hitzestadium fehlt häufig.

Aufsteigendes Hitzegefühl

FIEBER: Das Fieber beginnt nach dem Aufstehen aus dem Bett.

Fieber im Wechsel mit Schweiß; Fieber im Wechsel mit Frost

Reihenfolge: Hitze, gefolgt von Schweiß

Frost, gefolgt von Schweiß ohne Hitze

FIEBERART: gastrisch; intermittens; Pneumonie

ALLGEMEIN: großer Durst während Fieber

Verlangen nach Salz, Zitronen, Eis

LOKAL: Das Gesicht ist eiskalt und blass im Froststadium

Kalter Schweiß im Gesicht, besonders auf der Stirn

Kalter Atem; kalte Zunge

Erbrechen und Diarrhœ im Froststadium

Erschöpfende Diarrhœ

Die Hände und Füße sind kalt, blau und klamm im Froststadium.

GEMÜT: Frost mit heftigem Delirium

Kollaps und sogar Bewusstlosigkeit während Fieber

NEUROLOGISCHE ERKRANKUNGEN

Dieses Kapitel über neurologische Beschwerden umfasst Abschnitte über:

Multiple Sklerose
Bell-Lähmung (Fazialisparese)
Tics, Krämpfe und Zuckungen
Konvulsionen
Parkinson-Syndrom

Viele unserer eindrucksvollsten Resultate erzielen wir bei unheilbaren neurologischen Erkrankungen, besonders wenn die Erkrankung auf eine Entzündung des Nervengewebes zurückzuführen ist. Wenn eine echte Zerstörung des Gewebes stattgefunden hat, sind homöopathische Arzneimittel weniger wirksam, oder sie wirken dann zumindest weniger schnell. Wir wissen, dass das Nervengewebe kräftiger und widerstandsfähiger ist, als die meisten Ärzte erwarten. Besonders bei Kindern lassen sich neurologische Schäden in überraschendem Ausmaß wiederherstellen und heilen. Mit der geeigneten homöopathischen Behandlung können wir sogar Beschwerden beheben, die als Folge einer Zerstörung des Hirngewebes verursacht sind, indem die Kapazität des Gehirns angesprochen wird und alternative Mechanismen zur Ausführung der Funktionen gefunden werden.

Viele Patienten mit neurologischen Störungen im Endstadium kommen zur Behandlung in unsere Praxis, weil für sie die Homöopathie die letzte Hoffnung ist. Es bricht einem das Herz, wenn man die Geschichten hört, wie ein ganzes Leben von diesen Krankheiten zerstört wird. Wir bewegen uns auf einem sehr schmalen Grat bei diesen neuen (oder potentiellen) Patienten. Einerseits wollen wir sie ermutigen, andererseits keine unrealistischen Hoffnungen wecken. Am besten spielt man zunächst die Chancen der Besserung herab, dann ist der Patient freudig überrascht, wenn die Ergebnisse der Behandlung seine Erwartungen übertreffen.

MULTIPLE SKLEROSE UND NEURODEGENERATIVE ERKRANKUNGEN

Die Diagnose Multiple Sklerose ist vom homöopathischen Standpunkt aus gewissermaßen ohne Wert. Die Krankheit selbst hat tatsächlich solch unterschiedliche Verlaufsformen, und wir können den Fortschritt des Patienten oder mutmaßliche Symptome kaum vorhersagen. Bei dieser Krankheit gibt es einen hohen Prozentsatz spontaner Remissionen. Daher beobachten unsere allopathischen Kollegen jeden Fall von Multipler Sklerose, der mit homöopathischer Behandlung als geheilt erklärt wurde, mit Skepsis. Außerdem ist die Diagnose nicht nützlich, weil beinahe jedes tief wirkende Arzneimittel heilend wirken kann, wenn es indiziert ist. Somit hat die Kenntnis der Diagnose wenig homöopathischen Wert.

Die ungeheure Veringerung von Lähmungen als Folge einer Polio-Erkrankung scheint mit einem parallelen Anstieg von Multipler Sklerose in unserem Kulturkreis einhergegangen zu sein. Diese geradezu epidemiologischen Veränderungen haben George Vithoulkas, den weltweit führenden Homöopathen, zu Spekulationen veranlasst, dass die Zunahme von Multipler Sklerose mit der Polio-Impfung im Zusammenhang stehen könnte. Es ist, als fände jede Pathologie, die Zugang zur Bevölkerung erhält, einen Mechanismus, um sich auszudrücken – es sei denn, sie wird wahrhaft auf tiefster Ebene geheilt.

Sogar die Diagnose einer geringfügigen Beschwerde wie Hämorrhoiden kann für einen Patienten sehr traumatisch sein. Viele Patienten haben das Gefühl, dass sogar eine geringfügige Diagnose ein Zeichen von unwiderruflicher körperlicher Degeneration ist. Die Diagnose Multiple Sklerose ist ein hundertfach schwereres Trauma, und man sollte das Thema mit größter Vorsicht und absolutem Feingefühl behandeln. Dies gilt insbesondere, weil es sehr unterschiedliche Syndrome gibt, und manche sind sogar nahezu folgewidrig oder irrelevant. Es gibt eine rasch progrediente Form von Multipler Sklerose, die innerhalb weniger Jahre zu Paralyse und zum Tod führt. Diese Form ist (zum Zweck der homöopathischen Behandlung) von amyotrophischer Lateralsklerose nicht zu unterscheiden. Es gibt eine stärker intermittierende Form von Multipler Sklerose, die charakterisiert ist durch periodische Rückfälle mit völlig normalen, symptomfreien Perioden dazwischen. Bei diesen Patienten treten die Symptome oft in Zeiträumen auf, in denen der Patient schweren emotionalen Belastungen ausgesetzt ist, und sie lassen nach, wenn der Stress vorüber ist. In manchen Fällen tritt mit jedem Rückfall eine fortschreitende Verschlechterung des Zustandes auf. Es gibt auch eine sensorische Form von Multipler Sklerose, die sich hauptsächlich in Form von sensorischen Störungen zeigt, besonders als Taubheitsgefühl in verschiedenen Körperteilen. Brennende Schmerzen, Kribbeln und Schwellungsgefühl sind ebenfalls häufig. Optische Neuritis ist ein häufiger Vorbote dieser Form von Multipler Sklerose. Der Homöopath muss versuchen, die Geschwindigkeit und die Malignität des Prozesses zu bestimmen, um den Fortschritt, der durch die Behandlung zu erwarten ist, korrekt zu beurteilen.

BEHANDLUNG

Einer der ersten Aspekte, nach dem wir uns bei einem Fall erkundigen müssen, ist zeitliche Qualität der Symptome. In der Regel werden sich neurologische Schäden, die bereits ein Jahr oder noch länger bestanden haben, durch homöopathische Behandlung nicht leicht beheben lassen. Wir sollten darauf achten, dass wir unseren Multiple Sklerose-Patienten realistische Ziele setzen. Bei sehr fortgeschrittenen Fällen ist das Ziel ein Aufhalten oder manchmal auch nur eine Verlangsamung des Krankheitsverlaufs. Wenn der Patient unrealistische Erwartungen hat, wird er unfähig sein, bedeutende Veränderungen in seinem Gesundheitszustand, als Ergebnis des Arzneimittel, zu erkennen. Dies führt dazu, dass der Patient den Homöopathen dazu drängt, ihm immer weitere Arzneimittel zu geben, bis das ursprüngliche (korrekte) Arzneimittel seine Wirkung verliert. Dann verschlechtert sich der Gesundheitszustand des Patienten, und der Fall ist für die homöopathische Behandlung verloren. Wenn von Anfang an die richtigen Anleitungen gegeben werden, versteht der Patient, nach welchen Zeichen er im Heilungsprozess Ausschau halten muss und kann viel besser mitarbeiten.

Viele Symptome bei Multipler Sklerose können als üblich betrachtet werden. Zum Beispiel tritt gewöhnlich eine Verschlimmerung durch Hitze und Sonne ein. Auch wenn diese Symptome sehr stark ausgeprägt sind, kann es dennoch sein, dass das Simillimum für dieses Symptom nicht vermerkt ist, da es sich ja um ein gewöhnliches Symptom der Krankheit handelt. Ein weiterer häufiger Fehler bei der Analyse von Multipler Sklerose tritt dadurch auf, dass der Fall zu detailliert repertorisiert wird. Es ist selten produktiv, die Orte, an denen ein Taubheitsgefühl auftritt, oder Schwäche usw. in allen Einzelheiten zu repertorisieren.

Therapeutische Hinweise für Multiple Sklerose

Homöopathie

- Patienten mit progredienten Formen von Multipler Sklerose, besonders Patienten mit schwerwiegenden neurologischen Schäden, reagieren besser auf eine tägliche Behandlung mit niedrigen Potenzen oder Q-Potenzen. Man sollte bei diesen Patienten mit der Verwendung hoher Potenzen (über C200) vorsichtig sein.
- Bei den meisten anderen Patienten sollte die Potenzhöhe des Mittels die Klarheit des Arzneimittels in dem Fall widerspiegeln.
- Wenn wir klare Zeichen der Besserung im Allgemeinbefinden oder auf psychischer Ebene sehen, sollten wir mit einem Wechsel des Arzneimittels sehr zögernd sein, selbst wenn sich die körperlichen Symptome nicht deutlich verändert haben.

Naturheilkunde

- Es gibt Berichte in der Allgemeinliteratur sowie in der medizinischen Fachliteratur, dass Symptome von Multipler Sklerose verschwunden seien, nachdem die Amalgamfüllungen aus den Zähnen entfernt wurden. Die Mehrzahl der Multiple Sklerose-Patienten jedoch wird nach solchen Eingriffen keine bedeutsame Veränderung feststellen. Meiner Erfahrung nach lässt sich vorhersagen, bei welchen Patienten sich die Multiple Sklerose-Symptome durch die Entfernung von Amalgam bessern. Wenn

Symptome einer Quecksilbervergiftung vorliegen – Speichelfluss, Nachtschweiße, Reaktion auf Hitze wie auf Kälte –, kann die Entfernung der Zahnplomben eine Besserung der Symptome zur Folge haben. Patienten ohne diese Symptome werden durch die Entfernung der Plomben selten eine Wirkung spüren.

- Empfehlenswert ist eine fettarme Diät, frei von tierischem Eiweiß, Pestiziden und Alkohol.
- Unterstützende Präparate sind: Koenzym Q 10 (90mg tägl.); Schlüsselblumen- oder Leinöl (1 Teelöffel 2 x tägl.) oder g-Linolensäure. Vitamin B-Komplex (100 mg einschließlich Cholin und Inositol); Vitamin A (bis zu 25.000 Einheiten täglich).
- Mäßige sportliche Betätigung ist angezeigt, aber Überhitzung sollte vermieden werden. Schwimmen ist eine ausgezeichnete Wahl körperlichen Tätigseins.

Allopathie

- Es gibt grundsätzlich dreierlei allopathische Behandlungen für Multiple Sklerose:
  Kortison; Corticotropin (ACTH); Interferon.
  Alle drei Methoden haben schwere Nebenwirkungen und Folgen. Die Wirksamkeit von Kortison und ACTH sind nie nachgewiesen worden und werden von vielen Neurologen überhaupt nicht verordnet.
- Natürlich ist es extrem schwierig, erfolgreich homöopathisch zu behandeln, wenn der Patient Kortison oder ACTH verwendet. Andererseits sollten Homöopathen niemals zum Absetzen von Medikamenten raten, die der Neurologe empfohlen hat. Wenn ernste Zweifel hinsichtlich der allopathischen Empfehlung bestehen, bitten Sie den Patienten, einen anderen Neurologen zu Rate zu ziehen.
- Interferon ist das einzige klar wirksame allopathische Medikament für Multiple Sklerose. Interferon hebt die Wirkung homöopathischer Arzneimittel häufig auf. Außerdem ist es, wenn eine Besserung eintritt, unmöglich zu bestimmen, ob sich der Gesundheitszustand des Patienten aufgrund des Interferon oder wegen des homöopathischen Arzneimittels bessert. Darum ist es in der Regel beinahe vergeblich, Patienten zu behandeln, die Interferon nehmen. Man sollte dem Patienten gestatten,

die Interferon-Behandlung zu Ende zu führen und ihm den Vorschlag zu unterbreiten, dass ein homöopathisches Arzneimittel gegeben wird, um zukünftige Rückfälle zu verhüten, sobald die Interferon-Einnahme vorüber ist.

REPERTORIUM

Hauptrubriken für Multiple Sklerose

Extremitäten, Paralyse
Extremitäten, Paralyse, Paraplegie
Extremitäten, Paralyse, schmerzlos
Extremitäten, Taubheitsgefühl (siehe spezifische Orte)
Allgemeines, Paralyse
Allgemeines, Paralyse, aufsteigend
Allgemeines, Paralyse, einzelne Partien
Allgemeines, Paralyse, Polio
Allgemeines, Sklerose, multiple
Allgemeines, Taubheitsgefühl, äußerlich
Allgemeines, Taubheitsgefühl, einzelne Partien

Weitere wichtige Rubriken für Multiple Sklerose

Kopf, Bewegungen
Kopf, Bewegungen, unfreiwillig
Kopf, Entzündung, Gehirn
Kopf, fällt, (nach hinten, nach vorn)
Kopf, gezogen, nach hinten
Kopf, Hirnerweichung
Kopf, Kribbeln
Kopf, Prickeln
Kopf, Rucken
Kopf, Stöße
Kopf, Taubheitsgefühl
Augen, Bewegung, Pendel, wie ein

Augen, Atrophie, Nervus opticus
Augen, Bewegung, Rollen
Augen, Bewegung, unfreiwillig
Augen, blinzeln
Augen, Entzündung, Nervus opticus
Augen, Lider fallen herab
Augen, Paralyse, Iris
Augen, Paralyse, Lider
Augen, Paralyse, Muskeln des Augapfels
Augen, Paralyse, Nervus opticus
Augen, Pupillen, lichtunempfindlich
Augen, Pupillen, kontrahiert
Augen, Schließen, schwierig
Augen, Schließen, unfreiwillig
Augen, Spasmen der Lider
Augen, Spasmen, Ziliarmuskel
Augen, Strabismus
Augen, Zuckungen
Augen, Zwinkern
Sehen, Akkomodationsstörungen (Unterrubriken)
Sehen, Diplopie
Sehen, Verlust der Sehkraft
Sehen, verschwommen
Gesicht, Taubheitsgefühl
Gesicht, Kaubewegung der Kiefer
Gesicht, Kiefer fällt herab
Gesicht, Kiefersperre
Gesicht, Kribbeln
Gesicht, Paralyse
Gesicht, Zittern
Gesicht, Zuckungen
Mund, Bewegung, Zunge, fehlt
Mund, Bewegung, Zunge, schwierig
Mund, herausstrecken, Zunge, schwierig
Mund, Paralyse
Mund, Paralyse, Zunge
Mund, Spasmen, Zunge
Mund, Sprechen, stottern
Mund, Sprechen, undeutlich
Mund, Taubheitsgefühl

Mund, Taubheitsgefühl, Zunge
Mund, Zittern, Zunge
Mund, Zuckungen
Hals, Paralyse
Hals, Schlucken, schwierig
Hals, Schlucken, unmöglich wegen Lähmung
Hals, Spasmen
Hals, Taubheitsgefühl
Äußerer Hals, Paralyse
Äußerer Hals, Spasmen
Äußerer Hals, Taubheitsgefühl
Rektum, Paralyse
Rektum, unbemerkte Stuhlentleerung
Rektum, unfreiwilliger Stuhlgang
Blase, Harnentleerung, unfreiwillig
Blase, Paralyse
Urethra, Empfindungslosigkeit bei der Harnentleerung
Extremitäten, Abmagerung, paralysierte Körperteile
Extremitäten, Ataxie
Extremitäten, Bewegung, Kontrollverlust
Extremitäten, Bewegung, Langsamkeit
Extremitäten, Bewegung, schwierig
Extremitäten, Gehen (schwierig usw.)
Extremitäten, Herabfallen, Hand
Extremitäten, Kontraktion (Hände, Unterschenkel usw.)
Extremitäten, Koordinationsstörungen
Extremitäten, Kribbeln
Extremitäten, Paralyse (siehe spezifische Orte)
Extremitäten, Paralyse, aufsteigend
Extremitäten, Paralyse, Hemiplegie
Extremitäten, Paralyse, Kälte der Partien, mit
Extremitäten, Reflexe, (gesteigert, eingeschränkt usw.)
Extremitäten, Rucken (siehe spezifische Orte)
Extremitäten, Schleifen, Beine beim Gehen
Extremitäten, schwankender Gang
Extremitäten, Schweregefühl
Extremitäten, Schweregefühl, untere Gliedmaßen
Extremitäten, stürzen, Neigung zu
Extremitäten, Unbeholfenheit
Extremitäten, Zuckungen (siehe spezifische Orte)

Allgemeines, Analgesie
Allgemeines, Anästhesie
Allgemeines, Erhitzt werden
Allgemeines, Gang (schwankend usw.)
Allgemeines, Schwäche
Allgemeines, Schwäche, Hitze
Allgemeines, Schwäche, Sonne
Allgemeines, Sonne
Allgemeines, Zittern
Allgemeines, Zuckungen

ARZNEIMITTEL

◆ Hauptmittel für Multiple Sklerose

AGARICUS

SENSIBILITÄTSSTÖRUNGEN: Brennen; Taubheitsgefühl; schmerzhafte Spasmen; Juckreiz; kribbelnde, brennende Empfindung wie von Nadelstichen; Stöße, Schocks

MOTORIK: **Zuckungen und faszikuläre Zuckungen**
Koordinationsstörungen; lässt Dinge fallen.
Paralyse der oberen oder unteren Extremitäten
Hyperreflektorische Paralyse
Unfreiwillige Bewegungen (*Chorea*)

ZEICHEN: **Zuckungen und faszikuläre Zuckungen; Nystagmus**
Schlimmer: Koitus; vor Gewitter

GEMÜT: erregt; theoretisiert; abhängig von anderen Menschen

ALUMINA

Langsam fortschreitende Lähmung, oft mit Verwirrung

SENSIBILITÄTSSTÖRUNGEN: Die Beine fühlen sich bleischwer an. Taubheitsgefühl; Schwindel

MOTORIK: Paralyse der Lider, des inneren Halses, der Blase, des Rektums

Schwäche und Parese, besonders der unteren Extremitäten
Verlangsamte oder fehlende Reflexe
ZEICHEN: Rhombergtest positiv
Verzögerte Nervenreizleitung: Spürt den Einstich einer Nadel erst überraschend viel später als erwartet.
GEMÜT: Geistestrübung und Verwirrung; Langsamkeit; Schwermut

ARGENTUM NITRICUM

Ataxie und Koordinationsstörungen schreiten in Richtung Paralyse voran.
Gehstörungen – unbeholfen und aus dem Gleichgewicht oder stolpernd
SENSIBILITÄTSSTÖRUNGEN: Taubheitsgefühl oder Kälteempfindungen, besonders in den Unterarmen und Füßen
Taubheitsgefühl in den Fingerspitzen
Unbemerkter Harnabgang
MOTORIK: Ataxie und Unbeholfenheit mit hastigen Bewegung
Zuckungen
Paralyse, besonders der unteren Extremitäten
ZEICHEN: Zerebellare Symptome liegen vor.
GEMÜT: impulsiv und trottelig blöd. Ernst und beherrscht

ARSENICUM

Progrediente Paralyse mit periodischen Verschlimmerungen
SENSIBILITÄTSSTÖRUNGEN: **brennende Empfindungen** und Schmerzen in mehreren Bereichen
Optische Neuritis
Taubheitsgefühl in Kopf und Gesicht
MOTORIK: progrediente Paralyse, besonders in den unteren Extremitäten
Paralyse der Lider und Iris
Zentrale Lähmung – Hals, Blase, Rektum
Die Paralyse breitet sich von den Beinen nach oben aus.
GEMÜT: ausgeprägte Angst und Verleugnung; auf der Suche nach der „Heilung"

AURUM

Schmerzlose Lähmung, oft einseitig

SENSIBILITÄTSSTÖRUNGEN: Taubheitsgefühl und Kribbeln, schlimmer nachts

Enge- oder Steifheitsgefühl in der Brust

Scharf-stechende, schlimme Schmerzen in verschiedenen Stellen, schlimmer nachts

Horizontale Diplopie

Optische Neuritis

MOTORIK: Hemiplegie; Tremor

CAUSTICUM

Langsam voranschreitende Paralyse beliebiger Glieder, einschließlich der Sprech-, Schluck- und Atemmuskulatur

SENSIBILITÄTSSTÖRUNGEN: **Taubheitsgefühl**, besonders in den Händen und Fingern, aber auch in den Füßen

Diplopie; Retinitis

Kälte der gelähmten Partien

MOTORIK: rechtsseitige Hemiplegie oder hauptsächlich rechtsseitige Paralyse

Paralyse der oberen oder unteren Gliedmaßen, beidseitig oder einseitig; besonders Schulter, Deltoideus, Hand, Unterschenkel

Schlimmer: nach Verkühlung oder Durchnässung; nach Schlaf; durch Schreck

Sprechen und Schlucken sind wegen der Lähmung eingeschränkt.

Stottern, besonders bei Erregung

Blasenlähmung; unfreiwillige Harnentleerung

Nach gewaltsamem Harnverhalt ist der Patient unfähig zur Harnentleerung. Er muss bewusst regelmäßig Harn entleeren, um einen Harnverhalt zu vermeiden.

Tremor; Chorea

GEMÜT: ernst, eindringlich und empfindsam, besorgt

COCCULUS

Progrediente Paralyse mit Taubheitsgefühl und schlaffen Reflexen

SENSIBILITÄTSSTÖRUNGEN: Schwindel und Reisekrankheit; Ohnmacht

Schwindelgefühl, wenn man Gegenstände ansieht, die sich bewegen

Langsame Akkomodation

Die Wahrnehmung von Entfernungen verändert sich. Gegenstände weichen zurück oder nähern sich, was von Schwindelgefühl begleitet ist.

Taubheitsgefühl in Händen, Füßen, Gesicht; wanderndes Taubheitsgefühl

Kribbeln in den Füßen, besonders nach langem Sitzen

MOTORIK: schmerzlose Paralyse, besonders in den unteren Extremitäten

Stolpert oder stürzt beim Gehen; Schweregefühl in den Beinen

Zittern der Hände

ZEICHEN: positives Rhomberg-Zeichen; verlangsamte Nervenreizleitung (*Alum.*)

GEMÜT: ernst und besorgt um die Gesundheit

Die Symptome treten auf nach Pflege einer kranken nahestehenden Person.

CONIUM

Langsam aufsteigende Lähmung, die mit Schwäche in den Oberschenkeln beginnt

Neurologischer oder geistiger Verfall 3 bis 5 Jahre nach einer Krebstherapie, besonders nach Mammakarzinom

SENSIBILITÄTSSTÖRUNGEN: Schwindel mit Sehstörungen; verträgt keine Bewegung oder den Anblick von Gegenständen, die sich bewegen (*Cocc.*). Nur langsame Akkomodation

Schwindel und Neigung zu stürzen

Taubheitsgefühl beginnt in Fingern und Zehen.

MOTORIK: Schweregefühl in den unteren Gliedmaßen; kann aus der Hocke nicht aufstehen.

Schwäche in den Beinen bei dem Versuch, treppauf zu gehen

Schweregefühl in den Lidern; die Lieder schließen sich; Strabismus

Unbeholfenheit; lässt Dinge fallen.

GEMÜT: fortschreitende geistige Schwäche und Teilnahmslosigkeit

Beschwerden verwitweter Personen; als Folge der Unterdrückung sexueller Bedürfnisse

CURARE

Paralyse der Streckmuskeln, oft rasch fortschreitend

Amyotrophische Lateralsklerose; Guillain-Barré-Syndrom; Myasthenie

SENSIBILITÄTSSTÖRUNGEN: relativ spärlich, beinahe normal

MOTORIK: **Paralyse der Streckmuskeln**, besonders in Unterarm, Deltoideus und Schulter; auch die unteren Gliedmaßen können betroffen sein.

Schwäche oder Herabfallen der Lider

Schluckbeschwerden; muss trinken, um die Nahrung herunter zu bekommen.

Atemlähmung bei fortgeschrittener neurologischer Degeneration

ZEICHEN: verminderte oder fehlende Sehnenreflexe; Verlust des Würgreflexes

GEMÜT: tiefgründig negativ; misshandelt sich selbst oder andere.

GELSEMIUM

Zittrige Schwäche, die zu Paralyse fortschreitet

SENSIBILITÄTSSTÖRUNGEN: **Taubheitsgefühl im Gesicht, in der Zunge** und den Händen

Diplopie; Neuritis des Nercus opticus

MOTORIK: Paralyse und Schweregefühl in den Beinen; zittrig nach Anstrengung

Die Lider sind schwer oder sogar gelähmt; die Augen sind halb geschlossen.

Nystagmus

Schlaffe Paralyse; kann Harn oder Stuhl nicht zurückhalten.

Schwäche beim Schlucken; Aphonie

Kann die Zunge kaum herausstrecken. Zitternde Zunge

Verlust der Kontrolle über die Muskeln; Ataxie; Stolpern

ZEICHEN: Nystagmus; verringerte Reflexe

ALLGEMEINES: Symptome gebessert durch starke Harnentleerung

GEMÜT: Schüchtern; Symptome, wenn man einer überwältigenden Herausforderung begegnet.

Abgestumpft, schwer und manchmal verwirrt

IGNATIA

Plötzliche, oft vorübergehende Paralyse, besonders in den unteren Gliedmaßen

SENSIBILITÄTSSTÖRUNGEN: Taubheitsgefühl und Kribbeln in der Zunge und den Extremitäten

Enge- oder Kloßgefühl verhindert das Schlucken.

Engegefühl in Brust, Gesicht und Kiefer

Schmerzhafte Spasmen und Einschnürungen

MOTORIK: **Paralyse, die plötzlich nach Kummer auftritt, besonders bei Kindern**

Parese mit Zuckungen der betroffenen Partie

Zuckungen, besonders um die Augen

GEMÜT: eindringlich und empfindsam, angespannt und leicht verletzt

LACHESIS

Rasch fortschreitende Paralyse, besonders der linken Seite; Hirnschlag

SENSIBILITÄTSSTÖRUNGEN: linksseitiges Taubheitsgefühl

Intensive, schmerzhafte Parästhesien

MOTORIK: linksseitige Paralyse im Gesicht, in den Extremitäten sowohl links alsauch rechts

Paralyse im Hals; Schlucken ist unmöglich; Bulbärneuritis

Die Zunge ist gelähmt; sie zittert; kann sie nicht herausstrecken.

Paralyse nach unterdrückter Menses

Paralyse nach unterdrückten oder starken Emotionen
GEMÜT: **Verschlimmerung durch Eifersucht, Zorn oder heftige Emotionen**

LATHYRUS

Progrediente Paralyse, die in den Beinen beginnt
Paralyse mit Abmagerung der Muskeln, besonders der Gesäßmuskeln
SENSIBILITÄTSSTÖRUNGEN: Taubheitsgefühl in den Fingerspitzen
MOTORIK: Schwäche in den Beinen
Kann die Beine nicht übereinanderschlagen, ohne mit den Händen nachzuhelfen.
Die Knie schlagen im Gehen zusammen. Spastische Lähmung
Die Fersen berühren beim Gehen nicht den Boden.
Übermäßiges Gähnen bei neurologischen Beschwerden
ZEICHEN: stark übersteigerte Reflexe; Klonus
GEMÜT: leicht unterdrückt; die Symptome treten auf, wenn sich der Patient in einer unlösbaren emotionalen Zwickmühle befindet.

NUX VOMICA

Paralyse mit starken Spasmen, Krämpfen und Zuckungen
SENSIBILITÄTSSTÖRUNGEN: schmerzhafte Spasmen, besonders in der betroffenen Partie
Neuritis des Nervus opticus
MOTORIK: Spastische Lähmung, besonders um die Augen, im Bereich des Gesichts, des Kiefers, der Beine
Zuckungen im ganzen Körper
Paralyse der Muskeln, welche Sprache und Sehvermögen kontrollieren
Schleift die Beine im Gehen nach.
ALLGEMEIN: schlimmer nach Überarbeitung oder übermäßigem Konsum von Alkohol, Drogen oder sexuellen Ausschweifungen
GEMÜT: große nervöse Anspannung bei Menschen, die sich stark getrieben fühlen

Natrium muriaticum

Das häufigste Arzneimittel für Multiple Sklerose, beginnt in der Regel mit optischer Neuritis und diffusem Taubheitsgefühl.

Sensibilitätsstörungen: Taubheitsgefühl im ganzen Körper, besonders der Hände und Füße, der Zunge

Optische Neuritis; verschwommene Sicht oder plötzlicher Verlust der Sehkraft; Diplopie

Lichtstreifen oder Nachbilder bleiben im Gesichtsfeld bestehen.

Akkomodationsschwäche; dem Patienten fällt es schwer, den Brennpunkt von Nahsicht zur Fernsicht zu verlegen.

Die Augen werden durch Lesen müde; der Patient ist gezwungen, das Lesen aufzugeben.

Kribbeln und Taubheitsgefühl; Krabbelgefühl in den Fingerspitzen

Motorik: **Unbeholfenheit ist stärker ausgeprägt als Schwäche.**

Unfähig zu schreiben, auf der Tastatur zu tippen oder zu gehen wegen der Unbeholfenheit; lässt Dinge fallen.

Unfreiwillige Harnentleerung

Allgemein: Alle Symptome verschlimmern sich durch Aufenthalt in der Sonne.

Gemüt: verschlossene Patienten, die sich sehr anstrengen, ihre Symptome nicht zu zeigen, so dass sie mit anderen mithalten können

Beschwerden nach Kummer, Scheidung, Liebensaffären des Partners

Phosphorus

Ausgeprägtes Taubheitsgefühl, gefolgt von progredienter Paralyse

Sensibilitätsstörungen: Taubheitsgefühl in Händen und Füßen, schlimmer morgens.

Neuritis des Nervus opticus; Flecke im Sehfeld; **sieht Blitze.**

Schweregefühl, das in den Unterschenkeln beginnt

Brennende Parästhesien, besonders der Unterschenkel, der Hände, der Daumen

Kribbeln, stechende Empfindungen

MOTORIK: Blasenschwäche; unfreiwillige Harnentleerung beim Gehen

Paralyse, die zu den oberen Gliedmaßen aufsteigt mit grauenhaftem Taubheitsgefühl

Ataxie; Stolpern; Humpeln

Paralyse der Rückgratmuskulatur

GEMÜT: Offen, erregbar, engagiert sich leicht.

PLUMBUM

Progrediente Paralyse und Abzehrung

SENSIBILITÄTSSTÖRUNGEN: Taubheitsgefühl und vollständige Gefühllosigkeit der betroffenen Partien

Neuritis des Nervus opticus

Taubheitsgefühl in der ulnaren Seite der Hand. Taubheitsgefühl in den Beinen beim Gehen

Die Hände sind schmerzunempfindlich; die Patientin spürt nicht, wenn sie sich z.B. beim Kochen an der Herdplatte verbrennt.

Ungeheures Schweregefühl in den Beinen, als würden sie heruntergezogen

MOTORIK: Paralyse hauptsächlich in den Streckmuskeln

Progrediente Paralyse in oberen und unteren Gliedmaßen

Fußgelenkslähmung, „Fallfuß"; Handgelenkslähmung, „Fallhand"

Zittern in den Händen

Paralyse in Hals, Zunge, Blase, Rektum

ZEICHEN: **Abmagerung und Abzehrung in der gelähmten Gliedmaße**

Verzögerte Nervenreizleitung

GEMÜT: Der Patient ist in sich versunken, er ist geheimnistuerisch, braucht Stimulierung.

STAPHISAGRIA

Paralyse der Ausdrucksorgane – des Mundes, der Zunge, der oberen Gliedmaßen

SENSIBILITÄTSSTÖRUNGEN: Taubheitsgefühl oder hölzernes Gefühl im Kopf

GEMÜT: Symptome als Folge von unterdrücktem Zorn oder Ungerechtigkeit, die ihm widerfahren ist

Der schwächere Ehepartner, der nie für seine bzw. ihre Rechte einstehen kann

BELL-LÄHMUNG

Die Bell-Lähmung reagiert rasch auf die homöopathische Behandlung. Die homöopathische Behandlung wirkt so unaufdringlich, dass viele Patienten den Eindruck haben, spontan von der Beschwerde genesen zu sein, die gewiß einen sehr unterschiedlichen Verlauf nehmen kann. Ich habe in solchen Fällen einen vollständigen Rückfall nach Kaffeegenuß beobachtet, wenn weder der Patient noch ich selbst das Gefühl hatte, es sei irgendeine Wirkung durch das Arzneimittel eingetreten. Die allopathische Behandlung bedeutet gewöhnlich die Einnahme systemischen Kortisons, das nur mäßige Resultate erzielt.

BEHANDLUNG

Die Wirksamkeit der homöopathischen Behandlung steht im Verhältnis zu dem Zeitraum, während dem die Krankheit bereits bestanden hat. Fälle, die über mehr als ein Jahr unverändert geblieben sind, zeigen in der Regel nur eine Besserung, aber eine Heilung durch die homöopathische Behandlung ist nicht erreichbar. In diesen Fällen wählt man am besten das passendste Konstitutionsmittel und kann sogar die Lähmungssymptome völlig ignorieren. In der akuten Phase ist ein akutes Arzneimittel gewöhnlich wirksam – es sei denn, die Beschwerde beruht auf tieferen psychischen Störungen. Eine Einzeldosis einer C200 ist hier geeignet, und bei einem Fall, der erst seit etwa einem Monat besteht, darf man erwarten, dass innerhalb weniger Tage eine Reaktion einsetzt. Es ist wichtig, dass das betroffene Auge feucht gehalten wird. Ein Pflaster über dem Auge nachts kann eine Schädigung der Hornhaut durch Austrocknen verhüten.

REPERTORIUM

Hauptrubriken für Bell-Lähmung

Gesicht, Herabsinken des Mundwinkels
Gesicht, Paralyse (Unterrubriken)
Gesicht, Taubheitsgefühl, einseitig
Gesicht, Verzerrung
Gesicht, zu einer Seite gezogen
Augen, offen, im Schlaf
Augen, Schließen, schwierig
Augen, Schließen, unmöglich
Mund, Taubheitsgefühl
Mund, Taubheitsgefühl, Zunge
Mund, Taubheitsgefühl, Zunge, einseitig

ARZNEIMITTEL

◆ Hauptmittel für Bell-Lähmung

Aconitum

Plötzlich einsetzende Lähmung – innerhalb weniger Stunden nach Kälteeinwirkung oder besonders nach trockenem kaltem Wind

Taubheitsgefühl oder scharfe, stechende Schmerzen in der gelähmten Seite

Agaricus

Einseitige Fazialislähmung mit Zuckungen

Steifheitsgefühl im Gesicht

Die Mundwinkel hängen herab; Speichel fließt unbemerkt aus dem Mund.

Neuralgische Schmerzen; Schmerzen wie von Nadelstichen im Gesicht

CADMIUM SULFURICUM

Besonders linksseitige Bell-Lähmung mit vollständiger Anästhesie der Lippen

Paralyse nach Fahrten in kaltem Wind – nach Fahrradfahren, Reiten usw.

Der Mund hängt auf einer Seite herab.

Die Sprache ist undeutlich und schwerfällig.

Schluckbeschwerden

CAUSTICUM

Besonders rechtsseitige Paralyse mit vollständig geöffneten Augen

Schlimmer: **Kälte; Durchnässung; nach Fahren oder Reiten im Wind**

Die Symptome entwickeln sich langsam über einen Zeitraum von ein oder zwei Wochen, nachdem man sich den Beschwerde verursachenden Einflüssen aussetzte.

COCCULUS

Taubheitsgefühl und Lähmung der einen oder der anderen Gesichtsseite

Schlimmer: Schlafverlust; Pflege eines kranken Angehörigen

Krampfschmerzen in Kiefern und Wange

Das betroffenen Auge bleibt im Schlaf offen.

GELSEMIUM

Schwäche der Gesichtmuskulatur mit herabhängendem Mund und Lid

Taubheitsgefühl in der Zunge und im Gesicht auf der betroffenen Seite

Symptome durch Konfrontation mit einer einschüchternden Aufgabe oder Person

NATRIUM MURIATICUM

Schmerzhafte Lähmung im Gesicht
Ausgeprägtes Reißen im Auge während der Paralyse
Taubheitsgefühl in der Zunge auf der Seite der Paralyse
Beißt sich beim Essen auf die Zunge.

NUX VOMICA

Nach Überarbeitung oder einem Übermaß an Medikamentenkonsum; es handelt sich um eine spastische Lähmung, besonders auf der linken Seite.
Zuckungen oder Krampfgefühl im Gesicht
Schlimmer: Kälte; Alkohol

PHOSPHORUS

Rechtsseitige Lähmung mit Taubheitsgefühl
Die Haut fühlt sich auf der betroffenen Seite verspannt und straff an.

PLATINUM

Hauptsächlich rechtsseitige Gesichtslähmung mit ausgeprägtem Taubheitsgefühl
Taubheitsgefühl besonders um Mund und Lippen, aber auch in der Wange.
Die Patientin macht sich vor allem Sorgen um ihre äußere Erscheinung bzw. Enstellung durch die Lähmung.

TICS, KRÄMPFE UND ZUCKUNGEN

Dieser Abschnitt behandelt leichtere Erkrankungen des Nervensystems, die nicht lebensbedrohlich sind – wie Muskelzittern, Zuckungen, Krämpfe, abnorme Ruhelosigkeit, Stottern und andere verwandte neurologische krankhafte Verhaltensweisen. Diese Erkrankungen reagieren recht gut auf die homöopathische Behandlung – besonders auch aus dem Grund, weil die Patienten selten allopathische Medikamente einnehmen. Die wirksamste Behandlung ist immer das Konstitutionsmittel – es sei denn, die Erkrankung ist erst kürzlich durch akute Stressbelastung oder als Teil einer akuten Erkrankung aufgetreten.

BEHANDLUNG

Nächtlicher Myoklonus

Die Hauptmedikamente für diese Beschwerde sind Chininsulfat (unser homöopathisches *Chininum sulfuricum*) und verschiedene Benzodiazepine, besonders Valium. Wenn die Beschwerde so stark ist, dass der Patient die Medikamente nicht vor Beginn der homöopathischen Behandlung absetzen kann, gibt man das Arzneimittel entweder in Q-Potenzen oder als tägliche Dosis eine C12. Wenn sich die Beschwerde bessert, kann man die allopathischen Medikamente sofort absetzen.

Ruhelose Beine

Auch hier sind Benzodiazepine die allopathische Hauptbehandlungsmethode für dieses vergleichsweise gutartige Problem. Am besten bittet man den Patienten, die Medikamente abzusetzen, bevor man mit der homöopathischen Konstitutionsbehandlung beginnt.

Tourette-Syndrom

Weil diese Beschwerde oft schwierig auszumerzen ist und weil selbst eine deutliche Besserung nicht immer ausreicht, um sozial peinliche Verhaltensweisen zu überwinden, stehen wir hier häufig vor dem Problem, dass wir es bei der Behandlung mit allopathischen Medikamenten aufnehmen müssen. Das Hauptmedikament ist Haloperidol, ein starkes Medikament, das die Wirkung der homöopathische Arzneimittel oft beeinträchtigt. Tiefe Potenzen können während der gleichzeitigen Einnahme dieses Medikaments manchmal nichts ausrichten. Außerdem ist die Erkrankung häufig das Zeichen einer heftigen Tätigkeit des Nervensystems, die oft ein Arzneimittel in einer hohen Potenz benötigt. In diesen Fällen ist es daher oft am besten, das Arzneimittel als Einzeldosis in einer 1M oder 10M zu geben und zu warten, bis es Anzeichen für einen Rückfall gibt, bevor man es wiederholt. Dieser Rückfall tritt in der Regel innerhalb von 10 bis 40 Tagen auf, aber die Geschwindigkeit kann individuell stark variieren.
Mit dem Tourette-Syndrom verwandte Beschwerden sind ein breites Spektrum von Erkrankungen, die durch unwiderstehliche Impulse zur Ausführung motorischer Handlungen charakterisiert sind, wie etwa Kratzen, sich räuspern usw. Derartige Beschwerden werden allopathisch selten behandelt.

REPERTORIUM

Zuckungen

Gemüt, Hochfahren, abends, Zucken, gebessert beim Einschlafen
Gemüt, Hochfahren, Zucken
Kopf, Bewegungen, unfreiwillig
Kopf, Konvulsionen
Kopf, Rucken
Kopf, Stöße
Kopf, Zuckungen
Augen, Bewegung
Augen, Blinzeln
Augen, Rucken
Augen, Zuckungen
Augen, Zwinkern
Gesicht, Beben
Gesicht, Konvulsionen
Gesicht, Zuckungen
Äußerer Hals, Zuckungen
Magen, Zuckungen
Abdomen, Zuckungen

Brust, Zuckungen
Rücken, Rucken
Rücken, Schmerzen, Rucken
Rücken, Stöße
Rücken, Zuckungen
Extremitäten, Bewegung, unfreiwillig
Extremitäten, Konvulsionen
Extremitäten, Rucken
Extremitäten, Zuckungen
Schlaf, gestört, durch Zuckungen
Schlaf, Schlaflosigkeit, Rucken
Schlaf, Schlaflosigkeit, Zuckungen
Schlaf, unterbrochen, durch Rucken
Allgemeines, Konvulsionen
Allgemeines, Rucken
Allgemeines, Zuckungen

Krämpfe

Extremitäten, Gliederschmerzen, Krämpfe
Extremitäten, Krämpfe
Allgemeines, Krämpfe

Ruhelose Beine

Extremitäten, Ruhelosigkeit, untere Gliedmaßen
Extremitäten, Ruhelosigkeit, untere Gliedmaßen, abends, im Bett
Extremitäten, Ruhelosigkeit, untere Gliedmaßen, Füße, abends, im Bett
Extremitäten, Ruhelosigkeit, untere Gliedmaßen, nachts, im Bett
Extremitäten, Ruhelosigkeit, untere Gliedmaßen, Unterschenkel
Extremitäten, Ruhelosigkeit, untere Gliedmaßen, Unterschenkel, abends, im Bett

Tourette-Syndrom

Gemüt, Bellen
Gemüt, Fluchen
Gemüt, Gesten
Gemüt, Grimassen
Gemüt, Kreischen
Gemüt, Pfeifen, unfreiwillig
Gemüt, Singen, unfreiwillig
Gesicht, Zuckungen (siehe oben)
Mund, Herausstrecken, Zunge
Extremitäten, Rucken (siehe oben)
Allgemeines, Konvulsionen, hysterisch
Allgemeines, Rucken (siehe oben)

ARZNEIMITTEL

◆ Hauptmittel für Tics, Krämpfe und Zuckungen

AGARICUS

Zuckungen; Tics

Feine bis mäßige Zuckungen irgendwo im Körper, besonders betroffen sind Gesicht, Lider, Rücken, Hände, Gesäß, Zehen

Zuckungen mit Empfindung von elektrischen Stößen

Schlimmer: Koitus; vor Gewitter

Besser: im Schlaf

Unbeholfenheit der Glieder

Grimassen, besonders vor dem Sprechen

ANACARDIUM

Tourette-Syndrom

Unwiderstehlicher Drang zu fluchen

Krämpfe in den Füßen oder Waden

Schwaches Gedächtnis; tief sitzender Zorn

ARGENTUM METALLICUM

Plötzliche Empfindung wie von elektrischen Schocks

Rucken im Schlaf oder beim Einschlafen

Rucken im rechten Bein beim Einschlafen

Schwindelanfälle

ARGENTUM NITRICUM

Ataxie, Unbeholfenheit und Zuckungen

Hände oder Beine zittern; kann wegen Tremor nicht schreiben.

Schlimmer: Erwartensspannung vor einer Herausforderung; Erregung; Schübe

BELLADONNA

Tourette-Syndrom; Rucken und heftige Zuckungen

Rucken im Gesicht oder in den oberen Gliedmaßen, besonders in der Schulter

Schlimmer: Bergaufgehen oder Treppensteigen; Anstrengung; Schwitzen; rechte Seite

CALCAREA CARBONICA

Nächtlicher Myoklonus

Krämpfe in den Waden, Füßen und Zehen nachts im Bett

Schlimmer: nachts; beim Strecken; Anziehen der Stiefel

CAUSTICUM

Zuckungen; Syndrom der unruhigen Beinc

Zuckungen im Gesicht; linkes Lid; rechte Gesichtshälfte

Ruhelose Beine nachts im Bett

Wenn neurologische und rheumatische Beschwerden einander überschneiden

Stottern; Torticollis

CICUTA

Intensives Rucken und Spasmen, besonders in den oberen Gliedmaßen, in den Unterarmen

Verzerrte Körperhaltung; wilde Haltung; Kopf nach hinten gezogen

Strabismus

CUPRUM

Rucken; Zuckungen; nächtlicher Myoklonus; Tourette-Syndrom

Tourette-Syndrom mit Spasmen im Gesicht; Spucken; streckt die Zunge heraus.

Heftiges Rucken und Spasmen, besonders in den oberen Gliedmaßen, den Unterarmen, den Händen; Zuckungen der Unterarme

Ständige Neigung, die Daumen in der Faust festzuhalten

Entsetzliche Krämpfe in den Unterschenkeln und der Fußsohlen nachts im Bett

HYOSCYAMUS

Zuckungen; Tourette-Syndrom

Fluchen; Spucken; Singen; Rucken und Spasmen im Gesicht Zuckungen der Hände und Füße

IGNATIA

Zuckungen und schmerzhafte Muskelkrämpfe

Zuckungen besonders im Gesicht und um die Augen

Schlimmer: Kummer; Erregung; beim Einschlafen

KALIUM CARBONICUM

Rucken; Zuckungen

Normalerweise steif oder sogar rigide tagsüber

Zuckungen und Rucken, wenn der Patient sich völlig entspannt

Schlimmer: **beim Einschlafen;** im Schlaf; Berührung; Schwitzen

NUX VOMICA

Zuckungen; Krämpfe

Schlimmer: Erregung; nach Alkohol; im Liegen oder beim Entspannen nach Leibesübungen oder anderer Anstrengung

Krämpfe im Rektum nach einem Orgasmus

RHUS TOXICODENDRON

Syndrom der unruhigen Beine

Ständiger Drang, sich zu bewegen und im Bett mit den Füßen zu zappeln

Zeitweilig **gebessert durch Bewegung**; die Symptome kehren nach wenigen Minuten wieder.

STRAMONIUM

Rucken; Tourette-Syndrom

Heftige Spasmen, Fluchen und Bellen bei Tourette-Syndrom

Schlimmer: nach einem Schreck

Rucken der Glieder und im Gesicht

Der Kopf ruckt aus dem Kissen hoch.

STRYCHNINUM

Fürchterliche Krämpfe und Spasmen im Rücken, Nacken, Gesicht, Kiefer

Schlimmer: Berührung; Zugluft; Bewegung

TARENTULA

Syndrom der unruhigen Beine; Zuckungen

Ruhelos, angespannt, große nervliche Anspannung

Besser: Musik und Tanzen

Überempfindliche Nerven; Ameisenlaufen

Ständig zappelige Empfindung in den Unterschenkeln nachts

ZINCUM

Syndrom der unruhigen Beine; Zuckungen

Zuckungen und Rucken in jedem beliebigem Körperbereich

Wandernde Zuckungen

Schlimmer: nachts; mittags; unterdrückte Hautausschläge; Wein; Aufregung

Unruhige Beine; ständige Bewegung der Beine und Zappeln mit den Füßen

KONVULSIONEN

Die homöopathische Behandlung von Konvulsionen kann, bei korrekter Arzneimittelwahl und gekonntem Management des Falles, extrem wirkungsvoll sein. Mit einer so gefährlichen Erkrankung muss man natürlich mit extremer Vorsicht umgehen. Wenn die Krankheit schon langfristig besteht und auf eine Hirnverletzung, einen Hirntumor oder eine Hirnoperation zurückzuführen ist, dient die homöopathische Behandlung oft nur dem Zweck, den Allgemeinzustand des Patienten zu verbessern, nicht die Konvulsionen selbst zu beseitigen. Außerdem nehmen alle diese Patienten starke allopathische Medikamente, wenn sie mit der homöopathischen Behandlung beginnen. Eine ziemlich große Anzahl von Patienten, die diese Medikamente einnehmen, scheinen auf Arzneimittel nicht zu reagieren, selbst wenn die Verschreibung offensichtlich korrekt ist. Dies liegt teilweise an der Antidotwirkung, aber auch an den schweren Nebenwirkungen der antikonvulsivischen Behandlung, die viele nützliche Symptome verschleiern. Die Medikamente fügen auch bedeutsame Symptome hinzu, die von der ursprünglichen Krankheit schwer zu unterscheiden sind – wie Benebelung, Angst, Ataxie, Schwindel, Tremor usw. Daher reagiert ein relativ hoher Prozentsatz dieser Patienten nicht gut auf homöopathische Mittel.

BEHANDLUNG

Die erste Frage, die wir stellen müssen, wenn ein Patient wegen epileptischen Anfällen in unsere Praxis kommt, ist, warum er eine homöopathische Behandlung in Erwägung zieht. Wenn die Krankheit mit allopathischen Medikamenten recht gut beherrscht wird und der Patient keine Nebenwirkungen durch die Medikamente erlebt, ist es oft besser zu empfehlen, dass er bei der gegenwärtigen Behandlung bleibt, anstatt auf eine homöopathische Behandlung umzusteigen. Doch auch wenn die allopathische Behandlung der Epilepsie erfolgreich ist, so hat der Patient vielleicht andere schwerwiegende gesundheitliche Probleme, wegen der er um eine homöopathische Behandlung ersucht. Wenn Patienten ernste Nebenwirkungen durch die allopathischen Medikamente haben, dann sollte man eine homöopathische Behandlung der Konvulsionen versuchen. Natürlich beginnt man mit der homöopathischen Behandlung so rasch wie möglich, wenn die Krampfanfälle nur ungenügend beherrscht werden können.

Gelegentlich kommen Patienten (oder erkrankte Kinder werden von ihren Eltern gebracht) wegen epileptischen Anfällen in die homöopathische Praxis, ohne bei einem Neurologen in Behandlung zu sein, und allopathische Medikamente einzunehmen. Hier ist man natürlich in Versuchung, die homöopathische Behandlung zu beginnen, bevor der Patient anfängt, allopathische Medikamente einzunehmen. Diese Vorgehensweise ist nicht zu empfehlen. Man denke nur an die Möglichkeit eines plötzlichen und unerwarteten Todesfalles als Folge eines Krampfanfalls, und diese Empfehlung wird verständlich. Wenn die Eltern einen Neurologen zu Rate ziehen und dieser der Ansicht ist, dass keine dringende Notwendigkeit für die Einnahme von Medikamenten besteht, so kann der Homöopath mit der Behandlung beginnen. Es trifft ebenfalls zu, daß, wenn die allopathische Behandlung vollkommen wirkungslos ist, der Homöopath mit Zustimmung des Neurologen mit der homöopathischen Behandlung beginnen kann, während der Patient keine allopathischen Medikamente einnimmt.

Normalerweise lässt man Patienten, die wegen epileptischen Anfällen behandelt werden, über einen Zeitraum von mindestens sechs Monaten nach Beginn der homöopathischen Behandlung weiterhin die allopathischen Medikamente einnehmen. In dieser Zeit wird die Wirkung des Arzneimittels anhand des Allgemein- und Gemütszustandes ausgewertet. Wenn das Arzneimittel nach sechs Monaten gut zu wirken scheint, sollte ein EEG wiederholt werden. Wenn das EEG eine deutliche Besserung zeigt oder besonders, wenn bei der Untersuchung kein Krampfzentrum festzustellen ist, so können die allopathischen Medikamente, nach Rücksprache mit dem Neurologen, allmählich oder auch sofort abgesetzt werden. Wenn sich eine deutliche Besserung des Allgemein- und Gemütszustandes zeigt, aber das EEG weitgehend unverändert ist, sollten die allopathischen Medikamente für weitere sechs Monate eingenommen werden, bevor man die Untersuchung wiederholt. Wenn eine deutliche Besserung des Allgemein- und Gemütszustandes eingetreten ist, sollten wir das Arzneimittel nicht wechseln, selbst wenn sich die EEG-Ergebnisse nicht bessern. Eine solche Besserung kann auch erst zwei bis drei Jahre nach Beginn der homöopathischen Behandlung eintreten.

Therapeutische Hinweise für Konvulsionen

Homöopathie

- Krampfanfälle können als Erstverschlimmerung nach dem korrekten homöopathischen Arzneimittel auftreten. Obgleich dies viel seltener vorkommt, als man erwarten könnte, ist es dennoch ratsam, dem Patienten zu empfehlen, in der ersten Woche der Behandlung nicht Auto zu fahren und eine Begleitperson in erreichbarer Nähe zu haben.
- Eine andere Art der Erstverschlimmerung ist das Einsetzen von hohem Fieber – über 39°C. Bei einer solchen Reaktion sollte der Patient unter keinen Umständen fiebersenkende Medikamente oder andere homöopathische Mittel bekommen.
- Die Potenz wird auf der Grundlage der Klarheit des Falles und des allgemeinen Gesundheitszustandes des Patienten gewählt. In Fällen von Konvulsionen in Verbindung mit tiefer emotionaler Pathologie (was nicht ungewöhnlich ist) muss die Potenz der Anfangsgabe relativ hoch sein – mindestens eine 1M. Darauf sollte eine tägliche Gabe einer C12 folgen. Wenn der Patient ansonsten gesund ist, gibt man eine C200 als Einzeldosis, gefolgt von einer täglichen Dosis einer C12. Auch Q-Potenzen als tägliche Gabe sind eine mögliche Alternative
- Es ist selten sinnvoll zu versuchen, den Fall zu lösen, indem man die Charakteristika der Konvulsionen repertorisiert – wie etwa Zungenbiß usw.

Allopathie

- Die Wahl der krampfhemmenden Medikamente sollte natürlichen dem Neurologen überlassen werden, aber wenn alle Faktoren gleich sind, so gibt es mehr oder auch weniger stark störende Medikamente. Von den allopathischen Antikonvulsiva ist Phenobarbital dasjenige, das die Wirkung homöopathischer Arzneimittel am wenigsten beeinträchtigt. Benzodiazepine, Mysolin und Dilantin vertragen sich ebenfalls in der Regel eher mit der homöopathischen Behandlung. Tegretal und Valproinsäure sind etwas problematischer, doch vielen Patienten, die diese Medikamente nehmen, kann man dennoch homöopathisch helfen.

REPERTORIUM

Hauptrubriken für Konvulsionen

Gemüt, Benommenheit zwischen Konvulsionen
Gemüt, Bewusstlosigkeit, automatisches Verhalten
Gemüt, Bewusstlosigkeit, Epilepsic, nach
Gemüt, Bewusstlosigkeit, Konvulsionen, nach
Gemüt, Kreischen vor Konvulsionen
Gemüt, Raserei, bei Epilepsie
Kopf, Bewegung, konvulsivisch
Kopf, Konvulsionen
Augen, Starren
Gesicht, Konvulsionen
Gesicht, Verfärbung, blau, Konvulsionen, bei
Gesicht, Verfärbung, rot, Konvulsionen, während
Mund, beißt sich auf die Zunge, während Krampfanfall
Mund, Schaum, während Konvulsionen
Zähne, Knirschen, Epilepsie
Zähne, Knirschen, Konvulsionen, während
Magen, Aura epileptica
Rektum, unfreiwillige Stuhlentleerung, während Konvulsionen
Blase, Harnentleerung, unfreiwillig, während Konvulsionen
Rücken, Opisthotonus
Extremitäten, Ballen, der Finger, bei Epilepsie
Extremitäten, Ballen, der Finger, bei Konvulsionen
Extremitäten, Bewegung, konvulsivisch
Extremitäten, Konvulsionen (Unterrubriken)
Schlaf, komatös, Konvulsionen, zwischen

Schlaf, tief, Konvulsionen, nach
Schlaf, tief, Konvulsionen, zwischen
Frostschauer, Epilepsie, nach
Fieber, intensive Hitze, Konvulsionen, bei
Allgemeines, Konvulsionen (Unterrubriken)
Allgemeines, Konvulsionen, epileptiform (d.h. Petit Mal)
Allgemeines, konvulsivische Bewegungen

Weitere wichtige Rubriken für Konvulsionen

Gemüt, Anklammern, Konvulsionen, nach
Gemüt, Delirium, Epilepsie, vor, während, nach
Gemüt, Delirium, Konvulsionen, vor, während, nach
Gemüt, Demenz, Epilepsie, bei
Gemüt, Erregung, Epilepsie, vor
Gemüt, Erregung, Konvulsionen, vor
Gemüt, Fluchen, Konvulsionen, während
Gemüt, Furcht, Konvulsionen, während
Gemüt, Geistestrübung, Epilepsie, vor
Gemüt, Gesten, konvulsionsartig
Gemüt, Hochfahren, konvulsionsartig
Gemüt, Imbezillität, Epilepsie, vor
Gemüt, kindisch, Epilepsie, vor
Gemüt, Lachen, Konvulsionen, vor
Gemüt, närrisches Verhalten, Epilepsie, vor
Gemüt, Neurasthenie, Konvulsionen, durch
Gemüt, Raserei, Epilepsie, nach
Gemüt, Raserei, im Wechsel mit Konvulsionen
Gemüt, Raserei, Konvulsionen, während
Gemüt, reizbar, Konvulsionen, vor
Gemüt, Ruhelosigkeit, Konvulsionen, vor, nach
Gemüt, vergesslich, Epilepsie, vor
Gemüt, Verwirrung, Epilepsie, nach
Gemüt, Wahnideen, Konvulsionen, vor, nach
Gemüt, Wahnsinn, Konvulsionen, mit
Gemüt, Weinen, Konvulsionen, während
Gemüt, Zorn, Konvulsionen, vor
Kopf, gezogen, nach hinten, Konvulsionen, bei
Kopf, gezogen, seitwärts, Epilepsie, vor
Kopf, Hitze, Epilepsie, vor

Kopf, Schmerzen, Epilepsie, vor, nach
Kopf, Zittergefühl, Epilepsie, vor
Augen Pupillen, dilatiert, Epilepsie, vor
Augen, Bewegung, konvulsionsartig
Augen, Blinzeln, Epilepsie, während
Augen, nach oben verdreht, Konvulsionen, während
Augen, Pupillen, dilatiert, Konvulsionen, vor, nach
Augen, Starren, Konvulsionen, während
Sehen, Verlust der Sehkraft, Konvulsionen, vor, nach
Sehen, Diplopie, Konvulsionen, während
Sehen, Funken, Epilepsie, vor
Ohren, Geräusche, Epilepsie, nach
Ohren, Geräusche, Klingen, Epilepsie, vor
Gesicht, Kauen, Epilepsie, vor
Gesicht, Kiefersperre
Gesicht, Risus sardonicus
Gesicht, Schwitzen, Konvulsionen, während
Gesicht, Verfärbung, blau, Lippen, Konvulsionen, bei
Mund, Kontraktion, Konvulsionen, während
Mund, Speichelfluss, Konvulsionen, bei
Mund, Spucken, konvulsivisch
Mund, weit offen, Epilepsie, vor
Geschmack, faulig, Epilepsie, vor
Hals, Gurgeln, Konvulsionen, während
Hals, Schluckbeschwerden, Konvulsionen, bei
Äußerer Hals, Torticollis, Spasmen, durch
Magen, Appetit, gefräßig, Epilepsie, vor
Magen, Appetit, gesteigert, Konvulsionen, vor
Magen, Aura epileptica
Magen, Erbrechen, Konvulsionen, vor, während, nach
Magen, leer, Epilepsie, vor
Magen, Schmerzen, Konvulsionen, bei
Magen, Schock, Konvulsionen, vor
Magen, Würgen, Epilepsie, vor
Abdomen, Auftreibung, epileptischem Anfall, vor
Abdomen, Epilepsie beginnt im
Abdomen, Spasmen
Harn, reichlich, Epilepsie, nach
Nieren, unterdrückter Harn, Konvulsionen, mit
Männer, Priapismus, Epilepsie, während

Männer, Samenerguss, Spasmen, bei
Frauen, Abort, Spasmen, mit
Frauen, Metrorrhagie, Konvulsionen, mit
Atmung, Asphyxie, Spasmen, nach
Atmung, erschwert, Konvulsionen, während
Atmung, stertorös, Konvulsionen, nach
Atmung, Stillstand, Konvulsionen, während
Atmung, verlangsamt, Konvulsionen, während
Brust, Einschnürung, Epilepsie, vor
Brust, Herzklopfen, Epilepsie, vor
Brust, Herzklopfen, Konvulsionen, vor
Brust, Konvulsionen,
Brust, Schmerzen, Konvulsionen, vor
Rücken, Aura epileptica, kriecht die Wirbelsäule herab
Rücken, Kälte, eisig, Epilepsie, vor
Extremitäten, abgespreizt, Konvulsionen, während
Extremitäten, Ballen, Daumen, Epilepsie, bei
Extremitäten, Ballen, Finger, Konvulsionen, während
Extremitäten, Bewegung, konvulsivisch
Extremitäten, gebeugt, Konvulsionen, während
Extremitäten, gezogen, einwärts, aufwärts
Extremitäten, Gliederschmerzen, Hand, Epilepsie, vor
Extremitäten, Gliederschmerzen, obere Gliedmaßen, links, Epilepsie, vor
Extremitäten, kalt, Konvulsionen, während
Extremitäten, kalt, Oberschenkel, Konvulsionen, bei
Extremitäten, Kontraktion, Finger, Epilepsie, bei
Extremitäten, Kontraktion, Finger, Konvulsionen, während
Extremitäten, Maus die Glieder hoch, Empfindung als liefe eine, bei Epilepsie
Extremitäten, Paralyse, untere Gliedmaßen, Spasmen, nach
Extremitäten, Rucken, Finger, Epilepsie, bei
Extremitäten, Schwäche, obere Gliedmaßen, Spasmen, nach
Extremitäten, Steifheit, obere Gliedmaßen, Epilepsie, vor
Extremitäten, Steifheit, untere Gliedmaßen, Epilepsie, vor
Extremitäten, Strecken, Bein, Epilepsie, vor
Extremitäten, Taubheitsgefühl, Finger, Epilepsie, während
Extremitäten, Taubheitsgefühl, obere Gliedmaßen, epileptischen Anfällen, zwischen
Schlaf, Einschlafen, Konvulsionen, während
Schlaf, gähnt, Spasmen, vor
Schlaf, Schlaflosigkeit, Konvulsionen, vor, bei

Fieber, eruptiv, Konvulsionen, bei
Schweiß, kalt, Konvulsionen, während
Haut, kalt, Konvulsionen, während
Allgemeines, Kälte, einseitig, Epilepsie, vor
Allgemeines, Paralyse, Epilepsie, nach
Allgemeines, Paralyse, Epilepsie, nach
Allgemeines, Paralyse, Spasmen, mit, nach
Allgemeines, Schock, wie Stromschlag, Konvulsionen, vor
Allgemeines, Schwäche, Konvulsionen, nach
Allgemeines, Taubheitsgefühl, Epilepsie, vor

ARZNEIMITTEL

◆ Hauptmittel für Konvulsionen

ABSINTHIUM

Tonische und klonische Konvulsionen; Petit Mal

AURA: **Zittern oder Zuckungen vor Konvulsionen**

Zuckungen oder Spasmen oder Grimassenschneiden vor Konvulsionen

Herzklopfen oder Zittergefühl im Herzen vor Konvulsionen

KRAMPFANFALL: mit oder ohne völligen Bewusstseinsverlust

Beißt sich auf die Zunge; knirscht mit den Zähnen; Schaum vor dem Mund

Verzerrte Gesichtszüge

Opisthotonus

Rasche Wiederholung der Konvulsionen

DEM ANFALL FOLGEND: Geistestrübung nach Konvulsionen

Vollständige Amnäsie, was das Ereignis angeht

Schwäche oder Paralyse, besonders im Bereich von Gesicht oder Zunge

GEMÜT: menschenfeindlich; brutal

Paranoia mit dem Gefühl, ermordet oder verfolgt zu werden

Kleptomanie

AGARICUS

Petit Mal; tonische und klonische Konvulsionen; hysterische Konvulsionen

Schlimmer: Koitus; unterdrückte Milch oder Hautausschläge; Zurechtweisungen und Maßregelung; vor Gewitter

Besser: Schlaf

AURA: Empfindung von kalter Luft über der Wirbelsäule oder dem ganzen Körper

KRAMPFANFALL: leichte Konvulsionen; herdförmige Konvulsionen; vollständig ausgeprägte epilepische Krampfanfälle

Übermenschliche Kraft während des Krampfanfalls

GEMÜT: intensives Theoretisieren, hellsichtig und mit einer Vorliebe für Trommeln oder Tanzen

ARGENTUM NITRICUM

Tonische und klonische Konvulsionen; Eklampsie

Schlimmer: nachts; Furcht; Menses

AURA: Gefühl der Ausdehnung; Angst; **dilatierte Pupillen**

KRAMPFANFALL: ständige oder ruhelose Bewegung der Extremitäten vor oder zwischen Konvulsionen

GEMÜT: impulsiv, naiv und abhängig

ARTEMISIA VULGARIS

Petit Mal; tonische und klonische Konvulsionen; Eklampsie

Schlimmer: bei Kindern; Menarche; Schreck; Kummer; Kopfverletzung; Lichtreize

Aura: reizbar oder erregt; Empfindungen im Epigastrium

KRAMPFANFALL: **sehr häufige Petit Mal-Episoden; anfallsartiges Starren; einseitige Konvulsionen (v.a. rechtsseitig); die andere ist Seite gelähmt.**

Schlimmer: morgens; Mädchen in der Pubertät; nach Verletzungen

Übelriechender oder nach Knoblauch riechender Schweiß während des Krampfanfalls

Samenergüsse während Konvulsionen

DEM ANFALL FOLGEND: Verwirrung; tiefer Schlaf

ASTERIA RUBENS

Tonische und klonische epileptische Anfälle

AURA: Zuckungen können über mehrere Tage zunehmen, bevor es zu Konvulsionen kommt.

Schlimmer: 15.00 Uhr; zu Beginn des Abendessens; durch starke Emotionen

KRAMPFANFALL: Fällt plötzlich zu Boden; Konvulsionen der Kiefermuskulatur; blasses Gesicht; Schaum vor dem Mund

DEM ANFALL FOLGEND: extremer Kräfteverfall; Angstgefühl im Oberbauch

BELLADONNA

Fieberkrämpfe; Eklampsie; Meningitis

Schlimmer: **Fieber;** Kinder; Apoplexie; Menses

AURA: Empfindung, als ob eine Maus das Bein hochläuft; akustische Wahrnehmungen

KRAMPFANFALL: plötzlich und heftig

Risus sardonicus; rotes Gesicht

Schweiß an bedeckten oder bekleideten Körperteilen

Vor allem die rechte Seite ist angegriffen.

Gesicht und obere Gliedmaßen sind angegriffen, oder die Konvulsionen nehmen dort ihren Anfang.

BUFO

Tonische und klonische Konvulsionen

Schlimmer: **geistig zurückgebliebene Kinder; Koitus; Masturbation; sexuelle Erregung;** Schweiß; Zorn; Hauteiterung

Kind, dessen Mutter während der Schwangerschaft einen Schock erlebt hat oder extrem wütend geworden ist

AURA: Ruhelosigkeit und Rucken in Extremitäten und Hals

Dilatierte Pupillen; der Mund ist weit geöffnet.

KRAMPFANFALL: **Zähneknirschen**; Schaum vor dem Mund; beißt sich auf die Zunge

Unfreiwillige Harnentleerung

Intensives Schwitzen während Konvulsionen

GEMÜT: Geistestrübung; grob; frühreife oder zwanghafte Sexualität

CALCAREA CARBONICA

Tonische und klonische Konvulsionen
Eines der häufigsten Arzneimittel bei Konvulsionen
Schlimmer: 4.00 Uhr morgens; abends; Zahnung; **bei Kindern; Anstrengung; Schreck**; Kränkung; Strecken; Vollmond
AURA: Empfindung im Epigastrium, die in den Kopf hochsteigt
Empfindung, als ob eine Maus den Arm hoch oder das Bein herunterläuft
Herzklopfen
Kaubewegungen

CALCAREA ARSENICOSA

Tonische und klonische Konvulsionen
Epilepsie in Verbindung mit Herzkrankheit
AURA: Empfindungen im Rücken, im Herzen oder im linken Arm
Herzklopfen vor Konvulsionen

CAUSTICUM

Tonische und klonische Konvulsionen; Petit Mal
Schlimmer: morgens; nachts im Schlaf; kalt werden; Pubertät Menses; unterdrückte Ausschläge; Schreck
Besser: kalt Baden
AURA: Schwitzen auf der Kopfhaut
KRAMPFANFALL: Beißt sich auf die Zunge; Zähneknirschen; Schaum vor dem Mund
Unfreiwillige Harnentleerung
Besonders betroffen ist der linke Arm.
DEM ANFALL FOLGEND: **schwere Kopfschmerzen**
Tinnitus
Paralyse
GEMÜT: Empfindliche Patienten mit übermäßig starken Emotionen, die sich nicht beherrschen lassen

CINA

Hysterische Konvulsionen; Petit Mal; tonische und klonische Konvulsionen

Schlimmer: nachts; **bei Kindern; Würmer, besonders Madenwürmer; Berührung; Zurechtweisung; Zahnung**

AURA: kalte Füße

KRAMPFANFALL: **ohne Bewusstseinsverlust**

Einseitige Konvulsionen

Betrifft hauptsächlich die Streckmuskeln

Schaum vor dem Mund

Blaues Gesicht, während man den Atem anhält oder während Konvulsionen

GEMÜT: reizbar; bösartig; launisch

CICUTA

Tonische und klonische Konvulsionen; Eklampsie; Petit Mal; Meningitis

Schlimmer: nachts; bei Kindern; Zahnung; Kopfverletzung; Geräusche; Kälte; Hitze; durch Splitter oder verschluckten Knochen bzw.Gräte, die im Hals steckenbleiben; Schlaf; Lärm

AURA: **Schocks** bzw. **Stöße**, die besonders im Magen empfunden werden

Angst, die den Stößen bzw. Schocks oder Konvulsionen vorausgeht

Kreischen vor den Konvulsionen

KRAMPFANFALL: **Beginnt oft mit grauenhaften Verrenkungen und Grimassen**

Opisthotonus während Konvulsionen

Der ganze Körper windet sich.

Kann im Kopf oder Gesicht beginnen und breitet sich nach unten aus.

Klammert sich während der Konvulsionen an umstehende Personen.

Aufgetriebener Magen während Konvulsionen

Das Gesicht wird blau.

Konvulsionen in rascher Folge, eine nach der andern, beinahe ohne jede refraktäre Phase

DEM ANFALL FOLGEND: tiefe Somnolenz nach Konvulsionen

Lang anhaltende Folgeerscheinungen – stundenlang oder einen ganzen Tag lang

GEMÜT: kindisch; Stimmungswechsel und extremes Verhalten; schüchtern

CUPRUM

Tonische und klonische Konvulsionen; Eklampsie

Schlimmer: nachts; **unterdrückte Hautausschläge**; Menses; Pubertät; bei Kindern; Verärgerung; Nasswerden; Kopfverletzung

AURA: **Kreischen oder Bellen**

Verlust der Sehkraft

Erbrechen vor (oder nach) Konvulsionen

KRAMPFANFALL: **Beginnt in den Händen, Fingern** und Füßen, dann generalisiert

Heftige Konvulsionen

Ballt die Daumen

Beißt sich auf die Zunge; Schaum vor dem Mund

Unfreiwillige Harn- oder Stuhlentleerung

Bauchlage mit auf- und abruckendem Gesäß

Das Gesicht und die Lippen werden blau.

DEM ANFALL FOLGEND: starke Kopfschmerzen nach Konvulsionen

Reichliche Harnentleerung nach Konvulsionen

Erbrechen

GEMÜT: Extrem verschlossen; emotionale oder sexuelle Unterdrückung

HYOSCYAMUS

Tonische und klonische Konvulsionen; Petit Mal; psychomotorische Krampfanfälle

Schlimmer: Erregung; Schreck; Liebeskummer; Trinken; Essen; Eklampsie; Menses; Schlaf; Kinder; Würmer; Alkoholiker

AURA: **Schwindel**

Funkensehen vor den Augen

Zuckungen oder Spasmen um die Augen gehen dem Krampfanfall voraus.

Ungeheurer Appetit vor den Konvulsionen

KRAMPFANFALL: Zähneknirschen; Schaum vor dem Mund

Risus sardonicus

Heftige Konvulsionen; bizarre Konvulsionen oder Verhaltensweisen

Unfreiwillige Harnentleerung

Abwechselnd in den oberen und dann in den unteren Gliedmaßen; wandernde Konvulsionen

Obszöne Verhaltensweisen während Konvulsionen

Delirium tremens

GEMÜT: Schamlosigkeit; Raserei; Argwohn

INDIGO

Tonische und klonische Konvulsionen

Schlimmer: starke, unterdrückte Emotionen; Schreck; kalte Luft; alle 7 Tage

AURA: **Hitzewallungen im Solar Plexus, steigen zum Kopf hoch.**

Erregung und Zorn vor Konvulsionen

KRAMPFANFALL: Schaum vor dem Mund

Heftige Konvulsionen

GEMÜT: Melancholie; tiefe Emotionen; Hellsichtigkeit

LYSSINUM

Tonische und klonische Konvulsionen

Schlimmer: 21.00 Uhr; **starke Reize** jeder erdenklichen Art – Licht, Geräusche, Gerüche, Berührung

Annäherung einer fremden Person; beim Versuch zu sprechen

Schlucken; Trinken; Geräusch von fließendem Wasser; Anstrengung

KRAMPFANFALL: heftiger Krampfanfall, oft mit Opisthotonus
Beißen, Knurren während der Konvulsionen
Schaum vor dem Mund

NUX VOMICA

Tonische und klonische Konvulsionen; Delirium tremens
Schlimmer: **Zorn; Berührung Bewegung; Zugluft; Erschütterung**
Neigen des Kopfes nach hinten; Kaltwerden; Alkoholismus; Menses
AURA: Solar Plexus
KRAMPFANFALL: **tetanische Steifheit, die von plötzlichen Spasmen durchbrochen wird**
Starre Haltung; Opisthotonus
Die Lippen werden blau und zyanotisch.
GEMÜT: übererregt; angespannt; gereizt; bösartig

OENANTHE

Tonische und klonische Konvulsionen
Schlimmer: nachts; **Menses** (oder anstelle der Menses); Schlaf; **Kopfverletzung**; Schwangerschaft; alle 14 Tage; bei Kindern
AURA: laute Schreie zu Beginn der Konvulsionen
Rennt vor Konvulsionen im Kreis herum. Seltsame Verhaltensweisen
KRAMPFANFALL: heftige Konvulsionen
Knallrotes Gesicht während des Anfalls
Die Augen sind halb geschlossen während der Konvulsionen.
Der Patient rollt die Augen vor und zurück.
Das Gesicht wird blau während der Konvulsionen.
Beißt sich auf die Zunge; Schaum vor dem Mund; Speichelfluss; Risus sardonicus
Unbemerkte Stuhlentleerung während Konvulsionen
Der Körper ist kalt während der Konvulsionen.
GEMÜT: Geistestrübung; Imbezillität bei vorher intelligenten Personen; Manie

Opium

Tonische und klonische Konvulsionen; Fieberkrämpfe; Narkolepsie
Schlimmer: nachts; **Schreck**; Schreck der Mutter während der Schwangerschaft; Kummer; Zorn; **Erregung; Kopfverletzung;** warmes Baden; Weinen; Kinder; Schlaf; im ersten Schlaf
AURA: Erbrechen vor den Konvulsionen
KRAMPFANFALL: **Das Gesicht ist heiß und knallrot.**
Beißt sich auf die Zunge; Schaum vor dem Mund
Augen halb geschlossen und nach oben gerollt
Opisthotonus
DEM ANFALL FOLGEND: **tiefer, stupuröser Schlaf mit schnarchender Atmung**
GEMÜT: erregt; Wonnegefühl; Furcht zu leiden; Geistestrübung; Benommenheit

Stramonium

Tonische und klonische Konvulsionen; Fieberkrämpfe; Delirium tremens
Schlimmer: nachts; **Schreck; Anblick von grellem Licht**, Wasser oder glitzernden Gegenständen; Kinder; Zahnung; Berührung; Kaffee; Eklampsie
AURA: **Veränderung des Charakters; Raserei**
Empfindung, als ob etwas von den Fersen her in den Hinterkopf einschießt
KRAMPFANFALL: **besonders heftige Krampfanfälle**
Mit oder ohne Bewusstseinsverlust
Hysterische Konvulsionen
Opisthotonus; Speichelfluss
Kann besonders die linke Seite in Mitleidenschaft ziehen.
GEMÜT: Raserei oder Erregung wechseln sich mit den Konvulsionen ab.
Entsetzen; nächtliche Panikanfälle; Gefühl von Bedrohung oder Gewalt

STRYCHNINUM

Tonische und klonische Konvulsionen; tetanische Starre

Meningitis

Schlimmer: die geringste Berührung; leichteste Bewegung; Lärm; Zugluft

Besser: Ausstrecken der Gliedmaßen mit Nachdruck; Reiben

KRAMPFANFALL: heftige Anfälle rigider Körperhaltung

Plötzliche schmerzhafte Stöße und Schocks durch den Körper hindurch unterbrechen die Spasmen.

Schaum vor dem Mund

DEM ANFALL FOLGEND: Ameisenlaufen im Bereich der Extremitäten nach den Konvulsionen

ZINCUM

Tonische und klonische Konvulsionen; Enzephalitis; Meningitis

Schlimmer: Wein oder anderer Alkohol; unterdrückte Ausschläge; Impfung; unterdrückte Menses; während der Menses

Nach Kopfverletzung oder Verletzung der Wirbelsäule; Kinder

KRAMPFANFALL: Das Gesicht ist blass und kalt; Hoch- und Heranziehen der Gliedmaßen an den Körper

Zuckungen der Gliedmaßen

PARKINSON-SYNDROM

Das Parkinson-Syndrom ist vom homöopathischen Standpunkt aus eine der schwierigsten zu behandelnden Krankheiten, und sie lässt sich nur selten heilen. Dennoch kann die Behandlung den Patienten oft gut tun, und Patienten, die sich in homöopathischer Behandlung befinden, können erheblich länger auf Dopamin ansprechen als Patieten, die keine homöopathische Behandlung bekommen. Es scheint, als würde die homöopathische Therapie den Patienten vor einer Gewöhnung an das Medikament bewahren. Die besten Ergebnisse werden in Fällen erzielt, in denen die Behandlung schon zu einem sehr frühen Zeitpunkt des Krankheitsverlaufs aufgenommen wird (nicht erst nach der Diagnose, die ja manchmal erst Jahre nach dem Einsetzen der Symptome gestellt wird), besonders wenn die Behandlung in den ersten sechs Monaten anfängt. Wenn möglich, gibt man in den Frühstadien zur Linderung der Symptome besser Antihistaminika, während man gleichzeitig versucht, homöopathisch zu behandeln.

Wenn erst mit der Dopamin-Behandlung begonnen worden ist, ist der Krankheitszustand nur selten reversibel. Wir verwenden tägliche Gaben des Arzneimittel in niedrigen Potenzen, C6 oder C12, ein-, zwei- oder dreimal täglich. Q-Potenzen sind in solchen Fällen auch eine Möglichkeit. Oft haben Patienten eine dramatische Reaktion auf die homöopathische Behandlung, die aber nur ein oder zwei Monate anhält. Danach kommt der Patient wieder und klagt darüber, dass das Arzneimittel seine Wirkung verloren hat. In solchen Fällen müssen wir erkennen, dass es sehr unwahrscheinlich ist, dass ein „Beinahe-Simillimum, aber dennoch inkorrektes Arzneimittel" in einer so fortgeschrittenen Pathologie überhaupt eine Wirkung hat. Wir sollten nach einer solchen Reaktion nicht allzu leichtfertig das Arzneimittel wechseln. Selbst wenn der Patient zögernd zugibt, dass sein Zustand sich vielleicht um 25% gebessert hat, sollten wir mit demselben Arzneimittel weitermachen, es mit häufigeren Wiederholungen oder Q-Potenzen versuchen. Unser Ziel ist oft bescheiden – häufig beschränkt es sich darauf, die Funktionen so lange wie möglich erhalten zu können – in diesen fortgeschrittenen Fällen kann man leider keine Heilung erwarten. Wenn der Patient das Ziel und die erwartbaren Möglichkeiten versteht, wird er sich nicht enttäuscht von der homöopathischen Behandlung abwenden, und er wird somit zumindest diesen bescheidenen Nutzen aus der Behandlung ziehen können.

REPERTORIUM

Hauptrubriken für Parkinson-Syndrom

Kopf, Bewegungen, Nicken
Kopf, Bewegungen, unfreiwillig
Gesicht, Ausdruck, abwesend
Extremitäten, Bewegung, Finger
Extremitäten, Bewegung, ständige
Extremitäten, Steifheit
Extremitäten, Zittern
Extremitäten, Zittern, Hände
Allgemeines, Paralyse, Parkinson-Syndrom
Allgemeines Zittern

ARZNEIMITTEL

◆ Hauptmittel für das Parkinson-Syndrom

ARGENTUM NITRICUM

Angeregt und ausdrucksvoll – eher selten bei Parkinson-Patienten

Ataxie und Gleichgewichtsstörungen sind sehr ausgeprägte oder frühe Symptome.

Zittern der Hände – oft so stark, dass man nicht schreiben kann

Ausgeprägtes Zittern, das nur periodisch auftritt

Die Beine fühlen sich schwer an oder wie aus Holz oder starr.

CAUSTICUM

Langsam fortschreitende Lähmung – die Familie bemerkt die Veränderungen allmählich, und noch bevor es dem Patienten selbst auffällt.

Schwerfälliges Sprechen – die Krankheit ist weiter fortgeschritten oder setzt früher ein als bei anderen Mitteln.

Die rechte Seite ist stärker betroffen als die linke, besonders der Arm.

Zittern in den Händen, schlimmer beim Schreiben

Ausgeprägtes Steifheitsgefühl und das Bedürfnis, sich zu strecken

HELLEBORUS

Der Patient ist wie in einem tiefen Nebel – das Begriffsvermögen ist sehr begrenzt.

Das Sprechen geschieht erstaunlich langsam, und der Patient denkt so lange über seine Antwort nach, dass es scheint, als habe er die Frage nicht gehört.

AUSDRUCK: leer, aber besorgt und bedrückt; gerunzelte Stirn

KALIUM BROMATUM

Geistige Starre; fixe Ideen und Überzeugungen

Die Finger sind in ständiger Bewegung – rollen, ringen, zucken

Sehr unstabil auf den Füßen – kann nicht das Gleichgewicht halten.

AUSDRUCK: leerer Gesichtsausdruck

MERCURIUS

Eines der wichtigsten Arzneimittel beim Parkinson-Syndrom

Der Patient ist zurückhaltend; die Emotionen sind stark verinnerlicht.

Langsames oder stotterndes Sprechen

Ausgeprägtes Zittern in den Händen, wenn man sie ausstreckt oder beim Versuch, zu essen oder zu trinken – der Patient kann unmöglich Suppe essen.

Ausgeprägte Bewegung, als würde der Patient Pillen drehen, oder er vollführt andere unfreiwillige Bewegungen.

NATRIUM MURIATICUM

Unterdrückte Emotionen führen zu einem verschlossenen, nicht mitteilsamen Zustand.

Besonders bemerkt man das ständige **Kopfnicken**.

Zittern in den Händen, besonders beim Schreiben – zuerst wird dies bemerkt, wenn er einen Scheck unterschreibt.

Unbeholfenheit; lässt Dinge fallen oder läuft gegen die Tür.

AUSDRUCK: verschlossen ; sieht alt aus.

PLUMBUM

Langsam fortschreitende Paralyse und Muskelschwund
Zittern in den Händen und Armen beim Essen, beim Schreiben, bei Bewegung oder Ausstrecken der Hände
Die Lähmung ist begleitet von flüchtigen Krämpfen.
Die Parese verschlimmert sich nach Anstrengung – oft stundenlang
Starkes Bedürfnis, sich zu strecken, was aber keine Linderung gibt.

RHUS TOXICODENDRON

Parkinson-Syndrom mit ungeheurer Steifheit, besser durch Bewegung
Gehen ist beinahe unmöglich beim ersten Versuch, sich zu bewegen, dann jedoch bewegt er sich zunehmend freier bei fortgesetzter Bewegung.
Kann sich oft nicht vorwärts bewegen, oder er geht sogar rückwärts (*Mang.*).
Schlimmer: morgens oder am Anfang, nachdem man sich von einem Stuhl erhoben hat
Das Zittern ist weniger ausgeprägt als bei anderen Arzneimitteln.

Weitere Arzneimittel, die bei Parkinson-Syndrom in Betracht zu ziehen sind: *Baryta carbonica*, *Hyoscyamus*, *Manganum*, *Phosphorus*, *Tabacum*, *Zincum*

NOTIZEN

NOTIZEN

NOTIZEN

NOTIZEN

Notizen

NOTIZEN

NOTIZEN

NOTIZEN

Notizen

NOTIZEN

NOTIZEN

NOTIZEN